U0266808

NATIONAL PUBLICATION FOUNDATION

生物材料科学与工程丛书

王迎军　总主编

生物医用高分子材料（上）

丁建东 等　著

科学出版社

北　京

内 容 简 介

  本书为"生物材料科学与工程丛书"之一。生物医用高分子材料具有十分广泛的用途和丰富的科学内涵。本书从基础层面介绍高分子以及医用高分子材料的基本概念和主要用途，并且特别结合各章作者的特长总结了医用高分子的多个方面，在介绍国际学术前沿的同时，也适当突出我国学者的相关基础研究。为响应国家从上游基础研究和下游应用的全链条研究开发的号召，本书也适当介绍了面向临床应用的实例和相关医疗器械的生物学评价原则。

  本书集中了我国有关专家学者和高级研发人员，他们从多个方面介绍了生物医用高分子材料的基础知识、最新科研动态和趋势展望，可供相关领域的高等院校师生、科研人员、有关企事业员工和医务工作者参考，既方便初学者获得有关生物医用高分子材料的基础知识，也有助于研发人员洞悉前沿和深入思考。

图书在版编目 (CIP) 数据

生物医用高分子材料. 上/丁建东等著. —北京：科学出版社，2022.2

（生物材料科学与工程丛书/王迎军总主编）

国家出版基金项目

ISBN 978-7-03-070271-5

Ⅰ. 生… Ⅱ. ①丁… Ⅲ. ①生物材料-医用高分子材料 Ⅳ. ①R318.08

中国版本图书馆 CIP 数据核字（2021）第 216223 号

丛书策划：翁靖一
责任编辑：翁靖一 杨新改 / 责任校对：樊雅琼
责任印制：赵 博 / 封面设计：东方人华

科 学 出 版 社 出版

北京东黄城根北街 16 号
邮政编码：100717
http://www.sciencep.com

北京中科印刷有限公司印刷
科学出版社发行 各地新华书店经销
*

2022 年 2 月第 一 版 开本：B5（720 × 1000）
2025 年 1 月第三次印刷 印张：26 1/4
字数：482 000

定价：198.00 元

（如有印装质量问题，我社负责调换）

生物材料科学与工程丛书

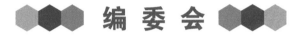 编 委 会

学术顾问：周　廉　张兴栋　Kam W. Leong　付小兵　丁传贤

总　　主　　编：王迎军

常务副总主编：王　均

丛书副总主编（按姓氏汉语拼音排序）：

曹谊林　常　江　陈学思　顾忠伟　刘昌胜　奚廷斐

丛书编委（按姓氏汉语拼音排序）：

陈　红	陈晓峰	崔福斋	丁建东	杜　昶
樊瑜波	高长有	顾　宁	憨　勇	计　剑
刘宣勇	孙　皎	孙　伟	万怡灶	王春仁
王云兵	翁　杰	徐福建	杨　柯	尹光福
张胜民	张先正	郑玉峰	郑裕东	周长忍

《生物医用高分子材料（上）》各章作者名单

第1章 医用高分子材料概论：丁建东、俞麟（复旦大学）

第2章 高分子基础知识和常见的医用合成高分子：丁建东、崔书铨（复旦大学）

第3章 天然高分子基生物医用材料：常春雨、张俐娜（武汉大学）

第4章 可注射性热致水凝胶：俞麟、丁建东（复旦大学）

第5章 高强度医用水凝胶：刘文广、徐冰、刘博、张银宇（天津大学）

第6章 药用高分子：陆伟、郑彬彬、章思航（复旦大学）

第7章 基于响应性高分子的探针和诊疗功能材料：刘世勇、胡进明（中国科学技术大学）

第8章 抗肿瘤纳米药物的设计：申有青、孙瑞、邱娜莎、孙启航（浙江大学）

第9章 RNA干扰药物的高分子递送载体：王均、沈松（华南理工大学）

第10章 高分子造影剂：艾华（四川大学），王志勇（中山大学），苏红莹（昆明理工大学），金蓉蓉（四川大学），谢丽斯、刘刚（厦门大学）

第11章 影像可视化药物和基因输送高分子载体：帅心涛（中山大学）、王勇（暨南大学）、于梦（南方医科大学）

第12章 自身具有治疗功能的聚合物材料：陈永明、梁慧怡、刘利新（中山大学）

《生物医用高分子材料（下）》各章作者名单

第 13 章 组织工程和组织再生高分子多孔支架：丁建东、高镜铭（复旦大学）

第 14 章 生物 3D 打印与高分子材料：赖毓霄、陈英奇、李龙、李彩荣（中国科学院深圳先进技术研究院），秦岭（香港中文大学、中国科学院深圳先进技术研究院）

第 15 章 软骨再生修复高分子材料：樊渝江、林海、肖芸、王启光、张兴栋（四川大学）

第 16 章 小口径人工血管材料：孔德领、王恺、闫泓雨、吴依璠、袁星宇、董显豪、王丽娜、万烨（南开大学）

第 17 章 血液净化吸附材料：贾凌云、任军（大连理工大学）

第 18 章 血液净化用膜材料：赵长生、孙树东、赵伟锋、张翔、谢毅、施振强、杨晔（四川大学）

第 19 章 可降解高分子冠脉支架：姜洪焱、罗七一、乐承筠、常兆华[上海微创医疗器械（集团）有限公司]

第 20 章 抗菌高分子材料：刘鹏、蔡开勇、沈新坤（重庆大学）

第 21 章 脱细胞基质材料：解慧琪（四川大学）、笪琳萃（四川大学、福建医科大学附属福建省妇幼保健院）

第 22 章 脂肪族聚酯高分子在可吸收医疗器械中的应用：何斌、蒲雨吉（四川大学）

第 23 章 面向产业化的医用材料生物学评价：奚廷斐、王配（北京大学），王春仁（中国食品药品检定研究院），丁建东（复旦大学）

总　序

生物材料科学与工程是与人类大健康息息相关的学科领域，随着社会发展和人们对健康水平要求的不断提高，作为整个医疗器械行业基础的生物材料，愈来愈受到各国政府、科学界、产业界的高度关注。

生物材料及其制品在临床上的应用不仅显著降低了心血管疾病、重大创伤等的死亡率，也大大改善了人类的健康状况和生活质量。因此，以医治疾病、增进健康、提高生命质量、造福人类为宗旨的生物材料也是各国竞争的热点领域之一。我国政府高度重视生物材料发展，制定了一系列生物材料发展战略规划。2017 年科技部印发的《"十三五"医疗器械科技创新专项规划》将生物材料领域列为国家前沿和颠覆性技术重点发展方向之一，并将骨科修复与植入材料及器械、口腔种植修复材料与系统、新型心脑血管植介入器械及神经修复与再生材料列为重大产品研发重点发展方向，要求重点开展生物材料的细胞组织相互作用机制、不同尺度特别是纳米尺度与不同物理因子的生物学效应等基础研究，加快发展生物医用材料表面改性、生物医用材料基因组学、植入材料及组织工程支架的个性化 3D 打印等新技术，促进生物材料的临床应用，并从国家政策层面和各种形式的经费投入为生物材料的大力发展保驾护航。

生物材料的发展经历了从二十世纪的传统生物材料到基于细胞和分子水平的新型生物材料，以及即将突破的如生物 3D 打印、材料基因组等关键技术的新一代生物材料，其科学内容、研究范围和应用效果都发生了很大的变化。在科技快速迭代的今天，生物材料领域现有的重要专著，已经很难满足我国生物材料科学与工程领域科研工作者、教师、医生、学生和企业家的最新需求。因此，对生物材料科学与工程这一国际重点关注领域的科学基础、研究进展、最新技术、行业发展以及未来展望等进行系统而全面地梳理、总结和思考，形成完整的知识体系，对了解我国生物材料从基础到应用发展的全貌，推动我国生物材料研究与医疗器械行业发展，促进其在生命健康领域的应用，都具有重要的指导意义和社会价值。

为此，我接受科学出版社的邀请，组织活跃在科研第一线的生物材料领域刘昌胜、陈学思等院士，教育部"长江学者"特聘教授、国家杰出青年科学基金获得者等近四十位优秀科学家撰写了这套"生物材料科学与工程丛书"。各分册的内容涵盖了纳米生物材料、可降解医用高分子材料、自适应性生物材料、生物医用金属材料、生物医用高分子材料、生物材料三维打印技术及应用、生物材料表界面与表面改性、生物医用材料力学、生物医用仿生材料、生物活性玻璃、生物材料的生物相容性、基于生物材料的药物递送系统、海洋生物材料、细菌纤维素生物材料、生物医学材料评价方法与技术、生物材料的生物适配性、生物医用陶瓷、生物医用心血管材料与器械等生物材料科学与工程的主要发展方向。

本套丛书具有原创性强、涵盖面广、实用性突出等特点，希望不仅能全面、新颖地反映出该领域研究的主流和发展趋势，还能为生物科学、材料科学、医学、生物医学工程等多学科交叉领域的广大科技工作者、教育工作者、学生、企业家及政府部门提供权威、宝贵的参考资料，引领对此领域感兴趣的广大读者对生物材料发展前沿进行深入学习和研究，实现科技成果的推广与普及，也为推动学科发展、促进产学研融合发挥桥梁作用。

在本套丛书付梓之际，我衷心感谢参与撰写、编审工作的各位科学家和行业专家。感谢参与丛书组织联系的工作人员，并诚挚感谢科学出版社各级领导和编辑为这套丛书的策划和出版所做出的一切努力。

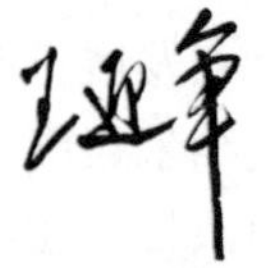

中国工程院院士

亚太材料科学院院士

华南理工大学教授

◆◆◆ 前　言 ◆◆◆

　　二十多年前，当我从高分子凝聚态物理研究领域主动转向生物医用高分子材料领域时，十分希望能找到一本让自己快速入门的书籍，以便一下子较为全面地了解该领域的概貌以及部分前沿方向，但却未能遂愿。

　　两年前，王迎军院士筹划总主编"生物材料科学与工程丛书"，丛书编委会决定《生物医用高分子材料》分册由我来撰写或者主编，这倒是可以为将来的"新手"提供一本备选书籍，我便欣然接受了这个任务。考虑到读者不仅包括化学与材料领域从事医用材料研究的人员，还可能涉及医生、医疗器械与生物制药企业员工等高分子材料的使用人员，我自己除直接参与撰写第 4 章"可注射性热致水凝胶"以及第 13 章"组织工程和组织再生高分子多孔支架"，还撰写了前两章，以介绍生物材料的基本概念及常见的医用高分子，期望任何一名有大专以上理、工、医背景的人员都不至于完全读不懂本书或者在阅读此书之前非要先去补读一下高分子或者医学教材。

　　我当初在复旦大学生命科学院获得学士学位、材料科学系获得硕士学位、高分子科学系获得博士学位。在复旦大学高分子科学系工作以后，又去英国剑桥大学材料科学与冶金学系访问了一年。剑桥的学习工作让我增长了多方面的见识，但是没有得到我自以为可带回国的新的研究方向。开辟新的交叉学科研究领域的愿望是如此强烈，以至于我回国后马上主动转向了将高分子科学与生命科学以及医学相结合的交叉学科研究领域——生物医用高分子材料。这是一个我从来没有触碰过的领域；这个经历也使得我对于生物医用高分子材料的艰难以及博大精深别有一番体会。虽然我本人的课题组这些年来涉猎了组织修复材料、药物缓释载体、细胞与材料相互作用等数方面的研究，并且我还承担了相关的教学工作，但是鉴于生物医用高分子材料的面很广，在短期内独自全面完成一部生物医用高分子材料的专著仍不成熟。经认真考虑，我总体设计框架后邀请了多个单位的教授结合自己的研究专长共同撰写此书，以使得本书可以反映生物医用高分子材料的多方面的国际学术前沿。因此，本书的主要读者对象绝不限于"新手"。

生物医用高分子材料在整个医用材料领域举足轻重。我所邀请的共同撰写此书的课题组各自在此领域的代表性方向上均取得过具有国际水平的学术研究成果。考虑到生物材料的临床应用有特殊的法规要求，在许多情况下生物材料研究从一开始就有必要了解这方面的规则及其背后的科学缘由，我还邀请了参与国家生物材料标准制订以及代表中国参与国际标准委员会交流的专家共同撰写了全书的最后一章。

当年我转向医用高分子材料领域的时候，这个领域并不热。令人欣喜的是，此领域这些年来蓬勃发展，尤其对于青年人有磁石般的吸引力。本书作者群当中既有医用材料领域的资深专家，也有不少青年才俊。毫不夸张地说，本书反映了中国改革开放四十余年以来在医用高分子材料领域所取得的成就。每章的撰写者在国际学术界都在自己的特定研究方向有相当的话语权，并且大部分章节的撰写结合了作者所在课题组的最新研究成果。正是出于这样的考虑，我没有要求各章之间过于统一，而是保持各个代表性团队的特色与风格，并且经过与出版社的协商，在总序的前面显著提示各章的作者和单位、在每章的章末再次附上参与写作的人员的名单。

在主编此分册的过程中还有一个小"插曲"。生物医用高分子材料分册由于参编课题组多、内容丰富，而在丛书编委会的一次会议上被部分委员提出了大幅"瘦身"的建议。凫胫虽短，续之则忧；鹤胫虽长，断之则悲。一本书的篇幅长短要根据其特点来，在此前提下统筹兼顾。后经过协商，既考虑到丛书每个分册的厚薄不宜相差过大，又考虑到生物医用高分子材料的实际情况，将此书分为上下册，这就是《生物医用高分子材料（上）》与《生物医用高分子材料（下）》的来源。由此也可以理解为何这两本书共用一个"前言"以及《生物医用高分子材料（下）》的开篇并不是从第 1 章开始，而是从第 13 章开始。当然即便如此，上下册两本书也不可能包括中国在此领域的所有代表性课题组以及国际上在此领域的所有重要方面。

今天对于中华儿女是个特别的日子——七夕节，对于我而言恰好还是从教三十周年的纪念日，因为 1991 年的 8 月 14 日，我遵从复旦大学人事处的通知按时来校报到、成为一名人民教师。在大学从事科学研究与教书育人工作多年，使我懂得了一个道理：是否受过良好高等教育的重要标识在于是否学会了"品判性思维（critical thinking）"。复旦大学校歌中唱到的"学术独立、思想自由"，真要做到很不容易；同时也是值得我们毕生追求的境界，并且既要让自己努力做到，也希望有助于别人去践行这样的理念。谨以《生物医用高分子材料（上）》和《生物医用高分子材料（下）》致谢曾经教导过我们的前辈以及曾经为各章作者团队做出过贡献的研究生、博士后等人员。同时，也特别希望此书在让读者了解生物医用高分子材料概貌和若干学术前沿的同时，也有助于启发读者去独立思考、产生"创新思想（new idea）"。你的优秀，在于你的学术境界，也在于你的与众不同。

丁建东

2021 年 8 月 14 日

于复旦大学江湾校区

目　录

总序

前言

（上）

第1章　医用高分子材料概论 ………………………………………………………… 1

　1.1　生物材料的定义和分类 …………………………………………………………… 1

　1.2　医用高分子材料的发展历程 ……………………………………………………… 2

　1.3　医用高分子材料的基本要求与特色 ……………………………………………… 4

　1.4　主要的医用高分子材料类型和用途 ……………………………………………… 4

　　1.4.1　医用高分子材料类型 ………………………………………………………… 4

　　1.4.2　医用高分子材料的用途简介 ………………………………………………… 7

　1.5　医用高分子材料的发展趋势 ……………………………………………………… 9

　参考文献 ……………………………………………………………………………… 11

第2章　高分子基础知识和常见的医用合成高分子 ………………………………… 13

　2.1　高分子基础知识 …………………………………………………………………… 13

　　2.1.1　高分子的定义与历史 ………………………………………………………… 13

　　2.1.2　高分子的结构与命名 ………………………………………………………… 14

　　2.1.3　高分子的基本参数 …………………………………………………………… 15

　　2.1.4　高分子的分类 ………………………………………………………………… 17

　　2.1.5　高分子材料的制备方法 ……………………………………………………… 17

　　2.1.6　影响聚合物性能的因素 ……………………………………………………… 18

　2.2　常见的医用高分子简介 …………………………………………………………… 19

　2.3　常见的医用合成高分子 …………………………………………………………… 20

　　2.3.1　可降解合成高分子 …………………………………………………………… 20

2.3.2 不可降解合成高分子 ……………………………………………… 26

参考文献 ……………………………………………………………………… 30

第3章 天然高分子基生物医用材料 ……………………………………… 38

3.1 天然高分子概述 ………………………………………………………… 38

3.1.1 主要的天然高分子 …………………………………………………… 39

3.1.2 天然高分子材料的生物医学应用前景 ……………………………… 42

3.2 天然高分子药物缓释载体材料 ………………………………………… 44

3.2.1 壳聚糖载体 …………………………………………………………… 44

3.2.2 海藻酸载体 …………………………………………………………… 46

3.2.3 普鲁兰多糖载体 ……………………………………………………… 47

3.2.4 其他天然高分子载体 ………………………………………………… 48

3.3 天然高分子组织工程材料 ……………………………………………… 49

3.3.1 骨组织工程材料 ……………………………………………………… 49

3.3.2 皮肤组织工程材料 …………………………………………………… 51

3.3.3 神经组织工程材料 …………………………………………………… 53

3.3.4 其他组织工程材料 …………………………………………………… 55

3.4 天然高分子医用敷料 …………………………………………………… 56

3.4.1 纤维素基敷料 ………………………………………………………… 56

3.4.2 甲壳素/壳聚糖敷料 ………………………………………………… 58

3.4.3 海藻酸敷料 …………………………………………………………… 60

参考文献 ……………………………………………………………………… 62

第4章 可注射性热致水凝胶 ……………………………………………… 73

4.1 热致水凝胶的含义和特色 ……………………………………………… 74

4.2 PEG-聚酯热致水凝胶 …………………………………………………… 76

4.2.1 可热致凝胶化的PEG-聚酯嵌段共聚物的合成 …………………… 76

4.2.2 PEG-聚酯热致水凝胶的凝胶性质及其性能的调控 ……………… 77

4.2.3 热致水凝胶的凝胶化机理 …………………………………………… 80

4.2.4 热致水凝胶的体内降解与生物相容性 ……………………………… 82

4.2.5 热致水凝胶的医学应用 ……………………………………………… 83

4.3 PEG-聚多肽热致水凝胶 ………………………………………………… 98

4.4 聚有机磷腈水凝胶 ……………………………………………………… 99

4.5 小结与展望 ……………………………………………………………… 101

参考文献 ………………………………………………………………………… 102

第 5 章 高强度医用水凝胶 …………………………………………………… 112

5.1 高强度医用水凝胶定义 ……………………………………………… 113

5.2 高强度医用水凝胶分类 ……………………………………………… 113

    5.2.1 化学交联高强度水凝胶 …………………………………………… 113

    5.2.2 物理/化学双交联高强度水凝胶 ………………………………… 114

    5.2.3 物理交联高强度水凝胶 …………………………………………… 117

5.3 多功能高强度水凝胶的构建 ………………………………………… 119

    5.3.1 形状记忆水凝胶 …………………………………………………… 119

    5.3.2 刺激响应性水凝胶 ………………………………………………… 120

    5.3.3 自修复高强度水凝胶 ……………………………………………… 123

    5.3.4 导电高强度水凝胶 ………………………………………………… 123

    5.3.5 3D 打印高强度水凝胶 …………………………………………… 123

5.4 高强度水凝胶在生物医学领域的应用 …………………………… 124

    5.4.1 药物/基因递送载体 ……………………………………………… 124

    5.4.2 智能细胞培养支架 ………………………………………………… 125

    5.4.3 柔性器件与传感器 ………………………………………………… 125

    5.4.4 人工角膜 …………………………………………………………… 126

    5.4.5 人工软骨替代物 …………………………………………………… 126

    5.4.6 骨缺损修复支架 …………………………………………………… 127

    5.4.7 人工血管 …………………………………………………………… 128

    5.4.8 永久动脉瘤栓塞材料 ……………………………………………… 129

参考文献 …………………………………………………………………… 131

第 6 章 药用高分子 …………………………………………………………… 136

6.1 口服制剂中的高分子 ………………………………………………… 137

    6.1.1 普通口服制剂中的高分子 ………………………………………… 137

    6.1.2 口服缓控释制剂中的高分子 ……………………………………… 140

    6.1.3 口服定时定位制剂中的高分子 …………………………………… 142

6.2 注射制剂中的高分子 ………………………………………………… 145

    6.2.1 高分子药物 ………………………………………………………… 146

    6.2.2 纳米给药系统 ……………………………………………………… 156

6.3 植入给药系统中的高分子 …………………………………………… 164

6.3.1 非生物降解型植入剂中的高分子 ·················· 164

6.3.2 生物可降解型植入剂中的高分子 ·················· 165

6.3.3 可注射植入剂中的高分子 ························· 166

6.4 经皮给药制剂中的高分子 ································ 167

6.4.1 常规经皮给药制剂中的高分子 ··················· 167

6.4.2 微针给药系统中的高分子 ························· 171

6.5 眼部给药系统中的高分子 ································ 175

6.5.1 水凝胶 ······································ 176

6.5.2 眼部插入剂 ··································· 178

6.6 黏膜给药制剂中的高分子 ································ 180

6.6.1 鼻腔黏膜给药制剂中的高分子 ··················· 180

6.6.2 阴道黏膜给药制剂中的高分子 ··················· 182

6.6.3 直肠黏膜给药制剂中的高分子 ··················· 182

6.7 介入治疗中的高分子 ··································· 183

6.7.1 血管支架置入术 ······························ 183

6.7.2 栓塞术 ······································ 184

6.8 影像制剂中的高分子 ··································· 187

6.8.1 荧光成像 ···································· 188

6.8.2 生物发光成像 ································· 189

6.8.3 光声成像 ···································· 190

6.8.4 放射性影像 ··································· 191

6.9 细胞和免疫治疗用高分子 ································ 192

6.9.1 输送载体 ···································· 192

6.9.2 细胞支架 ···································· 194

参考文献 ·· 196

第 7 章 基于响应性高分子的探针和诊疗功能材料 ················ 204

7.1 响应性高分子概述 ····································· 205

7.2 响应性高分子荧光探针 ································· 206

7.2.1 基于响应性高分子本体性质的温度和 pH 探针 ········· 207

7.2.2 超分子识别型响应性高分子荧光探针 ··············· 209

7.2.3 化学反应型高分子荧光探针 ····················· 210

7.3 响应性高分子磁共振造影探针 ··························· 216

7.3.1　光响应大分子磁共振造影剂 ·· 217

7.3.2　生物微环境响应性大分子磁共振造影剂 ······························ 218

7.3.3　生物微环境响应性高分子诊疗材料 ···································· 223

7.4　小结与展望 ··· 229

参考文献 ··· 231

第8章　抗肿瘤纳米药物的设计 ·· 239

8.1　抗肿瘤纳米药物的设计原理 ·· 240

8.1.1　抗肿瘤纳米药物的研究现状 ·· 240

8.1.2　抗肿瘤靶向药物输送过程：CAPIR 级联过程与输送瓶颈 ········· 240

8.1.3　纳米药物的功能协同：2R2SP 需求与 3S 纳米特性转换 ·········· 242

8.1.4　实现 3S 纳米特性转换的方法 ·· 244

8.1.5　肿瘤渗透 ·· 251

8.2　电荷反转纳米药物的设计 ·· 253

8.2.1　电荷反转化学原理 ·· 253

8.2.2　纳米药物电荷反转策略实现途径 ······································ 253

8.3　利用电荷反转实现 3S 纳米特性转换 ···································· 256

8.3.1　电荷反转用于调控纳米药物的表面电势 ······························ 256

8.3.2　电荷反转用于调控纳米药物尺寸 ······································ 256

8.3.3　电荷反转用于调控纳米药物的稳定性 ·································· 258

8.4　小结与展望 ··· 260

参考文献 ··· 262

第9章　RNA 干扰药物的高分子递送载体 ·· 279

9.1　RNA 干扰概述 ·· 280

9.2　RNA 干扰现象的发现及作用机制 ·· 280

9.2.1　RNA 干扰现象的发现 ·· 280

9.2.2　RNA 干扰的作用机制 ·· 281

9.3　RNA 干扰药物在疾病治疗中的应用及面临的挑战 ··················· 282

9.3.1　RNA 干扰在抗病毒治疗中的研究 ···································· 282

9.3.2　RNA 干扰在肿瘤治疗中的研究 ······································ 283

9.3.3　已完成及正进行临床试验的 RNA 干扰药物 ························ 284

9.4　RNA 干扰药物的高分子递送载体 ······································· 286

9.4.1　基于环糊精的纳米载体 ·· 287

9.4.2　基于壳聚糖的纳米载体 ··· 288

9.4.3　基于 PEI 的纳米载体 ··· 288

9.4.4　基于 PLGA/PLA 的纳米载体 ·· 289

9.4.5　基于聚阳离子树枝状大分子的纳米载体 ······························ 290

9.4.6　高分子材料辅助的脂质体类纳米载体 ·································· 291

9.5　阳离子脂质辅助的纳米载体 ·· 293

9.5.1　基于 PEG-PLA/PLGA 的阳离子脂质辅助的纳米载体 ············ 293

9.5.2　肿瘤酸度响应性 CLAN ··· 294

9.5.3　CLAN 递送小干扰 RNA 在肿瘤等疾病治疗中的应用 ··············· 295

9.5.4　CLAN 的临床前研究 ··· 296

9.6　小结与展望 ··· 297

参考文献 ··· 298

第 10 章　高分子造影剂 ··· 303

10.1　核磁共振影像原理与高分子造影剂的构建 ································ 304

10.1.1　磁共振 T_1 造影剂及其设计 ·· 305

10.1.2　磁共振 T_2 造影剂及其设计 ·· 307

10.2　其他生物成像方法的原理与高分子造影剂的构建 ······················ 312

10.2.1　光学影像原理及造影剂设计 ·· 312

10.2.2　光声影像原理及造影剂设计 ·· 314

10.2.3　超声影像原理及造影剂设计 ·· 317

10.2.4　核医学影像原理及造影剂设计 ·· 321

10.2.5　X 射线影像原理及造影剂设计 ·· 326

10.2.6　多模态造影剂 ··· 329

10.3　磁共振造影剂纳米粒子的生物安全性研究 ································ 331

参考文献 ··· 333

第 11 章　影像可视化药物和基因输送高分子载体 ································· 343

11.1　基于高分子载体的药物和基因输送 ·· 344

11.2　影像可视化引导高分子载体输送体系进行更高效的疾病治疗 ·········· 346

11.2.1　影像可视化可反映高分子传输体系在体内的实时分布与代谢 ······· 347

11.2.2　影像可视化实现高分子传输体系的诊疗一体化 ····················· 347

11.2.3　影像可视化的引入可促进药物的释放与渗透 ······················· 348

11.3　高分子载体输送体系的影像可视化手段 ································· 350

　　　11.3.1　光学成像是最常用的高分子载体输送体系可视化途径 ·············· 350

　　　11.3.2　磁共振成像对高分子载体的体内输送行为进行实时监测 ·············· 353

　　　11.3.3　超声成像辅助高分子载体输送体系进行靶点药物释放 ·············· 356

　　　11.3.4　高分子载体体系其他影像可视化手段的实现 ·············· 359

　　　11.3.5　多模态成像的引入实现高分子载体输送体系的体内精准定位 ·············· 363

　　11.4　影像可视化高分子载体的应用与展望 ·············· 365

　　参考文献 ·············· 365

第 12 章　自身具有治疗功能的聚合物材料 ·············· 374

　　12.1　从载体材料到具有治疗功能的聚合物材料 ·············· 374

　　12.2　可抑制免疫反应的阳离子聚合物 ·············· 375

　　　12.2.1　阳离子聚合物抑制免疫反应的机理 ·············· 375

　　　12.2.2　采用阳离子聚合物全身治疗的应用 ·············· 377

　　　12.2.3　采用阳离子聚合物局部治疗的应用 ·············· 379

　　　12.2.4　阳离子聚合物的生物安全性 ·············· 381

　　12.3　具有药理活性的树形大分子 ·············· 382

　　　12.3.1　抗炎症反应的树形大分子 ·············· 382

　　　12.3.2　抗肿瘤的树形大分子 ·············· 385

　　　12.3.3　抗病毒的树形大分子 ·············· 386

　　12.4　小结与展望 ·············· 387

　　参考文献 ·············· 387

关键词索引 ·············· 392

（下）

第 13 章　组织工程和组织再生高分子多孔支架 ·············· 395

　　13.1　组织工程和组织再生材料概述 ·············· 396

　　　13.1.1　组织工程 ·············· 396

　　　13.1.2　组织诱导或原位组织再生 ·············· 399

　　　13.1.3　组织工程与原位再生材料的共性特点 ·············· 401

　　13.2　组织工程和组织再生材料的主要类别 ·············· 403

　　　13.2.1　按照构建的组织分类 ·············· 403

　　　13.2.2　按照材料的理化特性和来源分类 ·············· 403

　　　13.2.3　按照支架材料的植入方式分类 ·············· 406

13.3 相关支架材料的主要制备方法 ····································· 408

    13.3.1 纤维无纺布的黏接 ·· 408

    13.3.2 静电纺丝技术 ·· 408

    13.3.3 模压-气体发泡法 ·· 409

    13.3.4 溶液浇注-模压-粒子浸出法 ····································· 409

    13.3.5 熔融成型-模压-粒子浸出法 ····································· 410

    13.3.6 挤出成型-粒子浸出法 ··· 410

    13.3.7 模压-冷冻干燥法 ·· 411

    13.3.8 三维快速成型法 ··· 411

13.4 组织工程与再生多孔支架的表征方法 ····························· 412

    13.4.1 孔径及孔径分布 ··· 412

    13.4.2 孔隙率 ··· 413

    13.4.3 孔的连通性 ·· 415

    13.4.4 支架的力学性能 ··· 415

    13.4.5 支架的生物相容性评价 ··· 418

13.5 高分子支架材料的降解调控 ····································· 419

    13.5.1 高分子材料的溶胀 ·· 419

    13.5.2 本体降解和表面溶蚀 ··· 420

    13.5.3 聚酯材料的降解机理 ··· 421

    13.5.4 聚合物多孔支架的降解动力学 ····································· 422

    13.5.5 聚酯支架降解的影响因素 ··· 423

13.6 组织工程与再生材料的表面改性 ································· 425

    13.6.1 浸泡法 ··· 425

    13.6.2 物理截留法 ·· 425

    13.6.3 表面涂层法 ·· 426

    13.6.4 表面接枝法 ·· 426

    13.6.5 等离子处理法 ·· 426

13.7 组织工程与再生面临的问题、发展与未来 ······················· 427

参考文献 ·· 429

第14章 生物 3D 打印与高分子材料 ····································· 436

14.1 生物 3D 打印概述 ·· 437

    14.1.1 3D 打印及其发展历程 ·· 437

14.1.2 生物 3D 打印技术原理 ·································· 439

14.1.3 生物 3D 打印分类 ····································· 439

14.2 生物 3D 打印高分子材料 ································· 442

14.2.1 生物 3D 打印高分子材料分类 ······················ 442

14.2.2 生物 3D 打印高分子材料应用及研究现状 ············· 443

14.2.3 生物 3D 打印设备及打印高分子关键问题 ············· 454

14.3 生物 3D 打印的局限与发展方向 ······················ 455

参考文献 ··· 457

第 15 章 软骨再生修复高分子材料 ····························· 463

15.1 关节软骨缺损及其治疗 ·································· 464

15.1.1 关节软骨的生理功能及结构特点 ····················· 464

15.1.2 关节软骨的缺损及其临床治疗 ······················· 465

15.1.3 关节软骨再生修复高分子材料 ······················· 467

15.2 用于软骨再生修复的天然高分子材料 ················· 467

15.2.1 基于蛋白质的软骨再生修复材料 ····················· 468

15.2.2 基于天然多糖高分子的软骨再生修复材料 ············· 474

15.3 合成高分子材料 ·· 484

15.3.1 海绵样多孔支架材料 ································· 484

15.3.2 纤维支架或具有直线梁的材料 ······················· 485

15.3.3 水凝胶支架材料 ····································· 487

15.4 软骨-骨复合缺损的再生修复 ··························· 489

15.5 展望 ··· 492

参考文献 ··· 493

第 16 章 小口径人工血管材料 ······························· 513

16.1 体外构建组织工程血管 ·································· 515

16.1.1 利用细胞片层构建组织工程血管 ····················· 515

16.1.2 利用 ECM 成分构建组织工程血管 ··················· 515

16.1.3 利用可降解的高分子聚合物材料构建组织工程血管 ····· 516

16.2 聚合物材料人工血管 ···································· 517

16.2.1 人工血管聚合物材料 ································· 517

16.2.2 人工血管结构设计及制备工艺 ······················· 519

16.3 人工血管的活性修饰 ···································· 521

16.3.1 抗凝血修饰 ·· 521

16.3.2 促血管再生活性修饰 ··· 522

16.4 细胞外基质人工血管 ·· 526

16.4.1 异种组织来源 ECM 人工血管 ·································· 527

16.4.2 动物皮下或腹腔构建 ECM 人工血管 ··························· 527

16.4.3 体外生物反应器构建 ECM 人工血管 ··························· 528

16.5 人工血管的体内评价研究 ··· 529

16.5.1 大鼠和小鼠 ·· 529

16.5.2 兔 ·· 529

16.5.3 犬 ·· 530

16.5.4 猪 ·· 530

16.5.5 羊 ·· 530

16.5.6 非人灵长类动物 ·· 531

16.5.7 实验动物的选择 ·· 531

16.6 展望 ·· 532

16.6.1 使用干细胞构建人工血管移植物 ······························ 532

16.6.2 3D 打印技术制备组织工程血管 ······························ 533

参考文献 ·· 534

第 17 章 血液净化吸附材料 ··· 541

17.1 血液净化吸附技术及治疗模式 ····································· 542

17.2 吸附材料及吸附原理 ··· 543

17.2.1 吸附材料 ··· 543

17.2.2 吸附原理 ··· 549

17.3 吸附材料的临床血液净化应用 ····································· 550

17.3.1 急性药物和毒物中毒 ·· 550

17.3.2 尿毒症 ··· 552

17.3.3 肝脏疾病 ··· 552

17.3.4 内毒素血症 ··· 553

17.3.5 自身免疫性疾病 ·· 554

17.3.6 其他疾病的治疗 ·· 556

17.4 展望 ·· 556

参考文献 ·· 557

第18章　血液净化用膜材料 ·· 559

　18.1　血液净化用膜材料的制备与应用概况 ························· 560

　　18.1.1　血液净化用膜材料的发展史和现状 ···················· 560

　　18.1.2　血液净化用膜材料的制备方法 ·························· 561

　　18.1.3　血液净化用膜材料的种类 ······························ 562

　　18.1.4　血液净化用膜材料应用领域 ···························· 563

　18.2　血液净化用膜材料的改性 ···································· 565

　　18.2.1　膜材料改性的方法 ···································· 566

　　18.2.2　血液净化用膜材料的抗凝血改性研究进展 ·············· 567

　　18.2.3　血液净化用膜材料的其他功能化改性 ·················· 581

　18.3　血液净化用膜发展的趋势 ···································· 590

　参考文献 ·· 593

第19章　可降解高分子冠脉支架 ·· 604

　19.1　冠心病与冠脉介入技术概述 ·································· 604

　19.2　经典的金属药物洗脱支架 ···································· 609

　19.3　可降解高分子冠脉支架概述 ·································· 612

　　19.3.1　聚乳酸支架 ·· 613

　　19.3.2　酪氨酸聚碳酸酯支架 ·································· 627

　　19.3.3　聚酸酐酯支架 ·· 629

　19.4　可降解高分子支架的结构与性能 ······························ 630

　　19.4.1　支架材料与支架相关性能 ····························· 630

　　19.4.2　支架结构设计 ·· 638

　　19.4.3　药物及药物涂层设计 ·································· 641

　19.5　可降解冠脉支架展望 ·· 642

　参考文献 ·· 645

第20章　抗菌高分子材料 ·· 650

　20.1　抗菌高分子材料概述 ·· 651

　20.2　具有抑菌/杀菌功能的高分子材料 ······························ 651

　　20.2.1　抑制细菌黏附的高分子材料 ··························· 651

　　20.2.2　杀菌高分子材料 ······································ 654

　　20.2.3　抑菌/杀菌双功能高分子材料 ·························· 656

　20.3　抗菌高分子药物载体材料 ···································· 656

20.3.1 一般释放的高分子抗菌材料 ················· 656

20.3.2 具有刺激响应释放功能的抗菌高分子材料 ················· 657

参考文献 ················· 662

第 21 章 脱细胞基质材料 ················· 665

21.1 脱细胞基质材料概述 ················· 666

21.2 组织脱细胞基质材料 ················· 668

21.2.1 脱细胞羊膜基质 ················· 668

21.2.2 脂肪组织来源的脱细胞基质材料 ················· 668

21.2.3 小肠黏膜下层 ················· 669

21.2.4 脱细胞真皮基质 ················· 669

21.2.5 软骨和骨组织来源的脱细胞基质材料 ················· 670

21.2.6 神经组织来源的脱细胞基质材料 ················· 670

21.3 细胞来源的脱细胞基质材料 ················· 671

21.4 器官脱细胞基质材料 ················· 672

21.4.1 心脏脱细胞基质材料 ················· 673

21.4.2 肝脱细胞基质材料 ················· 674

21.4.3 肺脱细胞基质材料 ················· 675

21.4.4 其他器官脱细胞基质材料 ················· 675

21.5 脱细胞基质材料的临床转化 ················· 676

参考文献 ················· 677

第 22 章 脂肪族聚酯高分子在可吸收医疗器械中的应用 ················· 687

22.1 脂肪族聚酯生物降解高分子 ················· 688

22.1.1 脂肪族聚酯生物降解高分子的合成方法 ················· 688

22.1.2 脂肪族聚酯生物降解高分子的性能 ················· 690

22.1.3 几类主要的可吸收医疗器械用脂肪族聚酯生物降解高分子材料 ········ 695

22.2 脂肪族聚酯可吸收医疗器械产品 ················· 696

22.2.1 可吸收医疗器械产品的应用范围 ················· 696

22.2.2 我国可吸收医疗器械产品现状 ················· 697

22.3 可吸收医疗器械产品的研发 ················· 698

22.3.1 可吸收医疗器械的研发流程 ················· 699

22.3.2 几类代表性可吸收医疗器械产品 ················· 699

22.4 展望 ················· 705

参考文献 …………………………………………………………………………………… 706

第 23 章　面向产业化的医用材料生物学评价 ………………………………………… 708

23.1　生物医用材料和机体的相互作用 ………………………………………………… 709

23.2　生物医用材料的生物相容性 ……………………………………………………… 711

23.3　生物医用材料生物学评价标准 …………………………………………………… 711

23.4　生物学评价试验选择和评价原则 ………………………………………………… 713

23.4.1　生物医用材料生物学评价流程 …………………………………………… 713

23.4.2　生物医用材料生物学评价分类 …………………………………………… 715

23.4.3　医疗器械生物学评价基本原则 …………………………………………… 717

23.5　生物学评价试验中应注意的问题 ………………………………………………… 718

23.6　生物相容性评价试验方法 ………………………………………………………… 720

23.6.1　细胞毒性试验 ……………………………………………………………… 720

23.6.2　刺激试验 …………………………………………………………………… 720

23.6.3　免疫毒性试验 ……………………………………………………………… 720

23.6.4　全身毒性试验 ……………………………………………………………… 722

23.6.5　热原试验 …………………………………………………………………… 723

23.6.6　植入后局部反应试验 ……………………………………………………… 723

23.6.7　遗传毒性和致癌试验 ……………………………………………………… 725

23.6.8　生殖发育毒性试验 ………………………………………………………… 727

23.6.9　血液相容性试验 …………………………………………………………… 727

23.6.10　可降解材料的降解、吸收、代谢试验 …………………………………… 727

23.6.11　生物源材料病毒灭活验证 ……………………………………………… 728

23.7　生物学评价进展 …………………………………………………………………… 729

23.7.1　细胞毒性试验 ……………………………………………………………… 729

23.7.2　免疫原试验 ………………………………………………………………… 729

23.7.3　生物材料的分子生物学评价 ……………………………………………… 730

参考文献 …………………………………………………………………………………… 732

关键词索引 ……………………………………………………………………………… 733

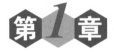

医用高分子材料概论

摘要：医用高分子材料是生物材料的一个重要分支。本章简要介绍了生物材料的定义与分类、医用高分子材料的发展历程及作为生物材料的基本要求和特色，还介绍了医用高分子材料的主要类型和用途，最后展望了医用高分子材料的发展趋势。

Abstract：Biomedical polymer materials are an important branch of biomaterials. This chapter is aimed to briefly introduce the definition and classification of biomaterials, the history of biomedical polymer materials and their basic characteristics, the main types and applications of biomedical polymer materials, and their development trend in the future.

1.1 生物材料的定义和分类

生物医用材料简称生物材料或医用材料，是对机体进行诊断、治疗或对组织和器官进行修复、替代甚至再造的一类材料。生物材料本身并不是药物，但与生物机体相接触并发生相互作用，同时又可避免产生不良的影响。2018 年 6 月，国际生物材料科学与工程学会联合会（International Union of Societies for Biomaterials Science and Engineering，IUSBSE）在中国成都召开了生物材料定义的专题高峰会议，来自中国、美国、澳大利亚、加拿大、英国等 17 个国家和地区的 50 多位生物材料领域国际知名专家达成共识，并通过 2019 年出版的《二十一世纪生物材料定义》一书对生物材料作了如下权威的定义："Biomaterial is a material designed to take a form which can direct，through interactions with living systems，the course of any therapeutic or diagnostic procedure（生物材料是一种通过与生命系统相互作用、可以指导诊断与治疗过程的材料）"[1]。

生物材料除了应具备一定的物理、化学特性外，还必须满足一个先决条件，即具有足够好的生物相容性。在 1986 年，欧洲生物材料学会（European Society for

Biomaterials）召开的首次生物材料定义共识会就生物相容性给出了如下的定义：
"The ability of a material to perform with an appropriate host response in a specific application（材料针对特定应用具有合适生物响应的能力）" [2-4]。换言之，生物相容性就是指生物材料与生物体之间发生相互作用而产生各种各样复杂的化学、物理、生物反应，且将生物体对这些反应的忍受程度控制在可以接受的范围以内[5]。材料生物相容性的影响因素很多，它既与材料本身的物理、化学和生物学特性密切相关，也受到材料形状和结构以及作用部位与作用时间长短等的影响。

生物材料的种类繁多，应用广泛，可以按照不同的方法对其进行分类。比如，按照材料的来源，生物材料可分为天然材料和人工合成材料；按照材料的属性，可分为医用金属材料、医用无机非金属材料、医用高分子材料和医用复合材料；按照是否植入体内，可分为植入材料和非植入材料；按照是否与血液接触，可分为血液接触材料和非接触材料；按照应用对象，又可分为软组织及硬组织替代材料、组织再生材料、药物缓释载体、体内外检测与诊断材料等。

1.2 医用高分子材料的发展历程

高分子也称为聚合物，英文为 macromolecule 或者 polymer，通常指相同的一个或数个单元多次重复连接而成的高分子量的大分子。典型的高分子具有链状特征，单个分子就存在构象熵的效应，其材料往往具备黏弹性。有时认为分子量10 000 以上的大分子可称为高分子，但实际上并不存在关于分子量范围的绝对标准。高分子可分为合成高分子和天然高分子两大类。蛋白质、多聚核糖核酸和多糖等生物大分子以及天然橡胶等早就存在；但是人类认识到存在高分子这种物质还是从德国化学家施陶丁格（H. Staudinger）于 1920 年在《德国化学会会志》上发表划时代的论文《论聚合》开始的[6]，他也因该研究获得了诺贝尔化学奖。如今人类的衣食住行均离不开各类高分子材料。

医用高分子材料，顾名思义就是指应用于生物医学领域的高分子材料。医用高分子材料及其应用多姿多彩，如图 1-1 所示。医用高分子材料无论在高分子材料领域还是生物医用材料领域都起着十分重要的作用[7, 8]。

天然高分子材料在生物医学领域的应用历史非常悠久，早在一千多年前基于胶原蛋白的羊肠线就已被成功作为手术的缝合线[9]。相比之下，合成高分子材料作为生物材料的历史就短得多。随着 20 世纪合成聚合物的出现，合成高分子材料才逐渐地被应用于生物医学领域。例如，聚甲基丙烯酸甲酯（PMMA）在 20 世纪30 年代开始被应用于牙科[10]，醋酸纤维素在 20 世纪 40 年代被开发作为血液透析袋的原材料[11]。可降解的合成高分子材料作为生物材料的应用则直到 20 世纪

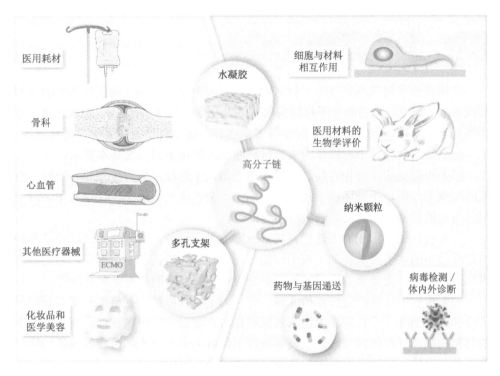

图 1-1　医用高分子材料及其应用

60 年代后半期才逐渐开始[12]。聚乙醇酸（PGA）是最早被研究并成功开发的可降解合成高分子材料，目前在临床上被用作可降解的手术缝合线和骨钉等[13]。各国政府也相应推出了各种医用高分子材料的研究计划。比如，20 世纪 60 年代美国国立卫生研究院（NIH）提出了研发优异血液相容性的合成材料用于人工心脏的计划。此后，医用高分子材料进入快速发展的阶段。

　　根据 Evaluate MedTech 公司发布的 *World Preview 2018，Outlook to 2024* 报告预测，2024 年全球医疗器械市场的规模将达到 5950 亿美元。不包括所有的医用高分子材料，目前仅医用塑料市场就已经约占全球医疗器械十分之一的市场份额，且还保持了每年 7%～12%的增长率。

　　医用高分子材料在我国的起步虽然相对较晚，但国家对医用高分子材料及其相关医疗器械产业的发展越来越重视，大力发展生物医药及高性能医疗器械，重点发展全降解血管支架等高值医用耗材，以及可穿戴、远程诊疗等移动医疗产品。科技部从 2016 年开始，每年会推出"生物医用材料研发与组织器官修复替代"重点专项项目，鼓励企业和高校以及医院共同参与并解决生物医用材料领域的"卡脖子"问题。可以预见，我国的医用高分子材料及其产业今后会迎来更加蓬勃的发展。

1.3 ▶ 医用高分子材料的基本要求与特色

医用高分子材料既是高分子材料的一个重要分支，也是生物医学工程的重要组成部分。因此，医用高分子材料的研究涉及化学（高分子化学）、物理（高分子物理）、生物、医学、药学、工程学等多个学科，属于典型的交叉学科研究。

笔者认为，高分子材料作为生物材料通常应满足下列三大基本要求：

（1）可接受的生物相容性。对生物体无毒，无热原反应，无致癌、致畸、致基因突变的作用，不破坏或干扰周围组织，不会产生严重的免疫性副作用，以及材料与血液接触时具有良好的血液相容性等。

（2）良好的力学和加工性能。具备一定的力学性能，可满足生理环境及其他特定环境下的使用要求；加工成型性能好，易加工为所需的复杂形态，且能够规模化生产；能经受必要的灭菌过程而不变形、不明显降解且不影响其性能。

（3）可控的化学稳定性。植入体内时，对于不可降解的材料要有足够好的稳定性和生理惰性，且长期体内植入还能够保持良好的物理机械性能；对于可降解的材料要求能够在体内酶解、水解等条件下降解为无毒且人体可吸收或能够排出体外的化合物，同时降解周期与其应发挥功效的时间相匹配。

技术含量高、研发周期长但附加值高是医用高分子材料及其制品的一大特色。医用高分子材料的纯度要求比普通高分子材料高很多，对于单体、引发剂和溶剂残留都有非常严格的限制，以防止它们对人体产生毒副作用。这必然使得其生产的技术难度变大，再加上必须进行的生物学评价，导致医用高分子材料的生产成本是普通高分子材料的几百倍甚至数千倍。同时，其产品也具有很高的附加值。普通高分子材料通常以"t"或"kg"为单位出售，而医用高分子材料出售单位往往以"g"、甚至"mg"计。如普通的聚乳酸（PLA）1 kg 的价格约几十元，而医用级的聚乳酸原料 1 kg 则达数万元；而做成制品后，其价值会进一步数十倍或上百倍地增加。

1.4 ▶ 主要的医用高分子材料类型和用途

1.4.1 医用高分子材料类型

医用高分子按照来源可以分为医用天然高分子和医用合成高分子。医用天然高分子主要来源于微生物、植物和动物。如图 1-2 所示，医用天然高分子一般可以分为多糖类及其衍生物和蛋白质/多肽类这两大类。多糖类及其衍生物包括甲壳素、壳聚糖、透明质酸、纤维素及其衍生物、淀粉、海藻酸和葡聚糖等；蛋白质/多肽类有明胶、丝蛋白、胶原蛋白、白蛋白、纤维蛋白、弹性蛋白等。

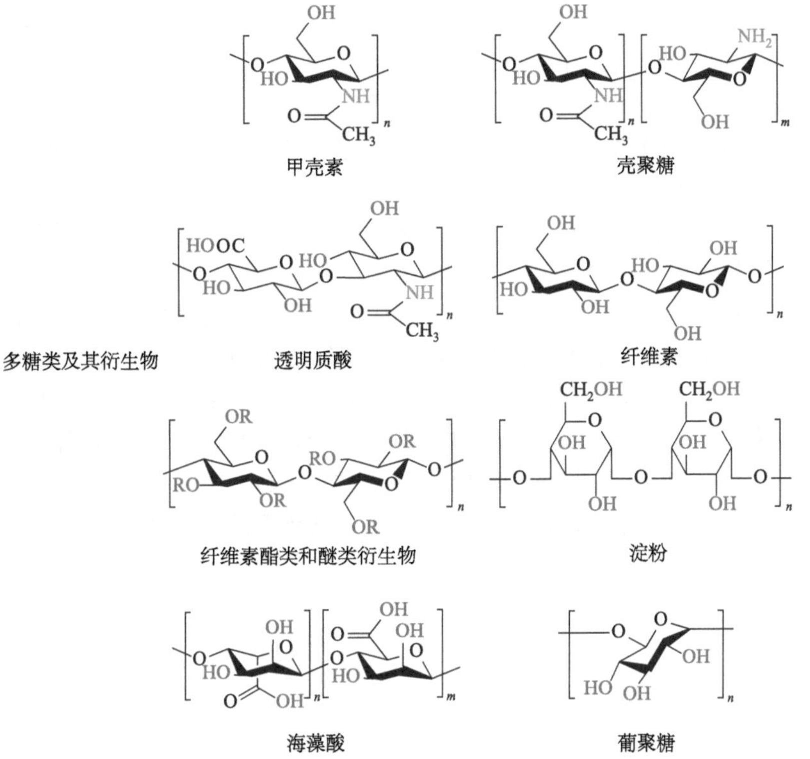

蛋白质/多肽类

明胶

丝蛋白

胶原蛋白

白蛋白

纤维蛋白

弹性蛋白

……

图 1-2　主要的天然医用高分子

天然高分子作为生物材料具有众多的优点，包括优异的生物相容性、降解产物的无毒性、出色的体外稳定性、可调可控的溶解性、类似于细胞外基质材料的结构特征以及特殊的组织/细胞的靶向性[14-16]。另一方面，天然高分子作为生物材料也存在一些不足。由于其来源于活的生物体，加上本身结构与组成的复杂性，天然高分子不同批次之间的组成与性能存在差异[17]。同时，天然高分子还可能会引起免疫性副反应[18, 19]。此外，有限的资源造成一些天然高分子如胶原和透明质酸等生产费用非常高，而另外一些天然高分子如纤维素和壳聚糖等虽然相对便宜、但与许多合成高分子相比往往不太容易被加工[17]。

医用合成高分子主要是指通过链式聚合（chain polymerization）和逐步聚合（step polymerization）等方法得到的医用高分子材料。医用合成高分子可按照能否降解分为可降解的医用合成高分子和不可降解的医用合成高分子。其中，可降解的医用合成高分子包括脂肪族聚酯类、聚碳酸酯类、聚原酸酯类、聚酸酐类、聚磷腈类、氨基酸类聚合物、聚 α-氰基丙烯酸烷基酯类等（图 1-3），这些材料进入人体后可生物降解（水解与酶解），降解的中间产物和最终产物能够被人体吸收或排出体外，且不产生明显的毒副作用；不可降解的医用合成高分子有聚乙烯类、聚丙烯类、聚氯乙烯类、聚四氟乙烯类、聚苯乙烯类、聚乙烯醇类、聚乙烯吡咯烷酮类、聚氨酯类、聚酰胺类、聚醚砜类、聚砜类、聚醚类、聚醚醚酮类、聚丙烯酸类、聚(甲基)丙烯酸酯类、硅橡胶类等（图 1-4），这些材料通常能够在体内生理环境下长期保持稳定，不发生降解、交联以及不易发生物理磨损等，同时能够在植入期间维持良好的力学性能。

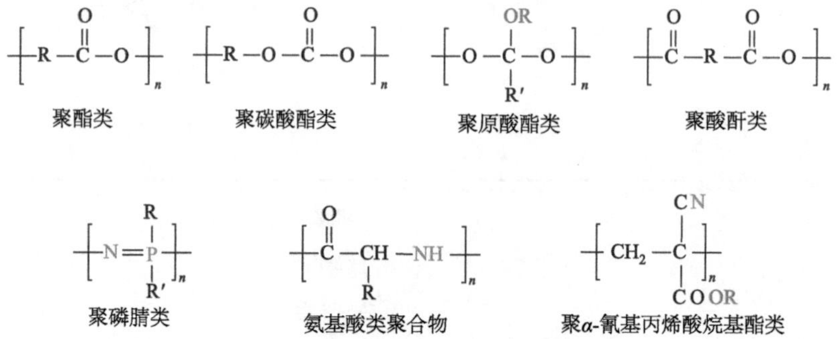

图 1-3 主要的可降解的医用合成高分子

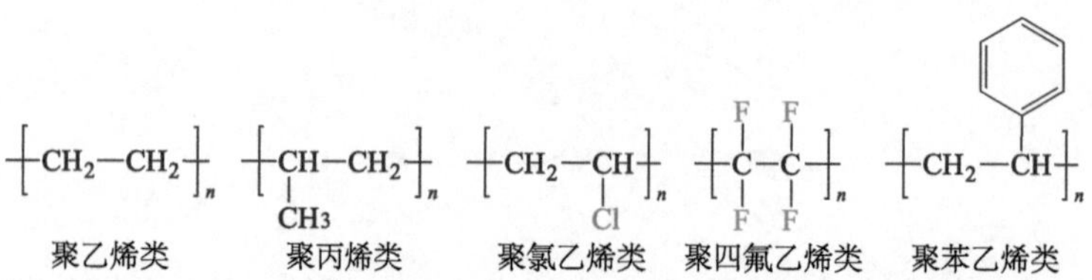

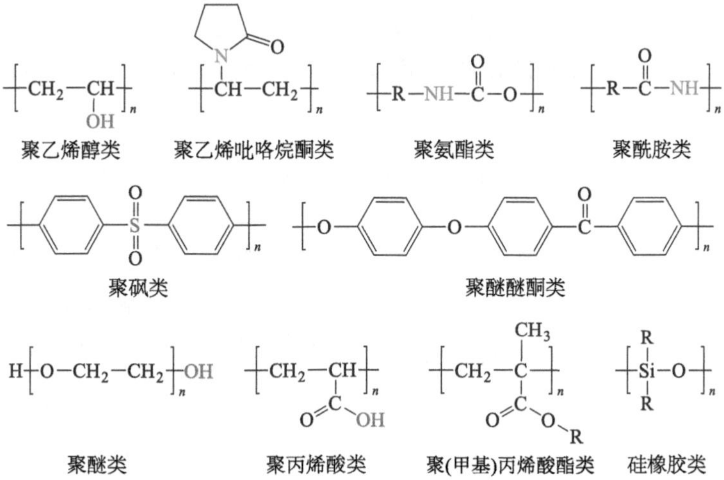

图 1-4　主要的不可降解的医用合成高分子

脂肪族聚酯材料是研究最广泛和深入的可降解医用合成高分子，根据聚酯单体的组成不同又可以细分为聚乳酸、聚乙醇酸、聚ε-己内酯（PCL）、聚(乳酸-乙醇酸)共聚物（PLGA）等。

相比于天然高分子，合成高分子的性能与结构通常更容易控制、更易于大规模生产，因此具有相对较低的生产成本，并且能够保持良好的批次之间的稳定性。同时，相比天然高分子，合成高分子的降解速率、机械性能及亲疏水比例更易调节和可控。然而，合成高分子往往缺乏生物学特性，通常需要进一步修饰来引入生物活性位点，从而改善细胞或组织对合成高分子的亲和力[20]。有研究认为，合成高分子的生物相容性通常要逊于天然高分子，植入体内后常常会引起炎症反应并形成纤维包膜囊，导致正常组织和植入物发生隔离[21, 22]。此外，一些合成高分子如聚乳酸会产生酸性的降解产物，从而会改变周围组织的pH 值；pH 值的变化会影响细胞的行为，在严重的情况下还可能引起周围组织的无菌性炎症反应[23]；当然，这还取决于植入材料的剂量、降解时间和植入部位，不能一概而论[24]。

1.4.2　医用高分子材料的用途简介

医用高分子材料的生物及医学用途非常广泛，可以作为手术器械、植入的医用装置、人造器官、创伤辅料、手术缝合线、药物递送系统、细胞两维和三维培养载体、整形美容填充材料、生物传感器件、微流控装置以及体内外诊断试剂等。同时，在上述生物及医学应用中，医用高分子材料将根据应用目的不同被制成粒子、胶囊、纤维、薄膜、多孔膜、补片、水凝胶以及三维支架等形式。表 1-1 总结了主要医疗用品和器械的用途、功能以及相应可选用的医用高分子材料的示例。

表 1-1 主要医疗用品和器械的用途、功能以及可选用的医用高分子材料

用途	功能	主要选用的高分子材料
人工肾（血液净化器）	治疗尿毒症	再生纤维素、醋酸纤维素、聚碳酸酯-环氧乙烷共聚物、聚砜、聚醚砜、聚酰胺、丙烯腈-丙烯共聚物、乙烯-乙烯醇共聚物、聚乙烯醇、聚乙烯、聚乙烯、聚甲基丙烯酸甲酯等
人工肺（氧合器）	替代肺进行血液的气体交换	聚丙烯、聚甲基丙烯酸甲酯、聚乙烯醇、聚乙烯、聚丙烯腈等
人工关节	置换病变及损伤的关节	超高分子量聚乙烯、高交联聚乙烯等
人工血管	血管的替代与重建	聚四氟乙烯、尼龙-6、聚乳酸、聚乙醇酸、胶原蛋白、透明质酸、聚氨基酸/聚多肽等
人工韧带	交叉韧带的重建	聚对苯二甲酸乙二醇酯、胶原蛋白、聚乙烯醇
人工皮肤	皮肤创伤的修复和损伤皮肤的替代	尼龙、聚丙烯、聚乙烯醇、聚氨酯、硅橡胶、聚乙烯、聚四氟乙烯、胶原蛋白、透明质酸、壳聚糖等
人工角膜	替代病变及损伤的角膜	聚甲基丙烯酸羟乙酯、聚甲基丙烯酸甲酯等
人工晶体	治疗白内障，替代摘除的晶体	聚甲基丙烯酸甲酯、聚甲基丙烯酸羟乙酯、硅凝胶等
人工泪液	治疗干眼症	透明质酸、聚乙烯醇等
冠脉支架	撑开闭塞的血管以实现血运重建	聚乳酸、聚己内酯、聚(乳酸-乙醇酸)共聚物、聚(乳酸-己内酯)共聚物、聚酸酐等
组织工程支架	骨、软骨等组织缺损的修复、再生	聚乳酸、聚乙醇酸、聚原酸酯、聚(乳酸-乙醇酸)共聚物、聚己内酯、胶原蛋白、丝素蛋白、透明质酸、海藻酸钠、壳聚糖等
齿科高分子材料	齿修补、替代、填充、黏合	聚甲基丙烯酸甲酯、环氧树脂、聚四氟乙烯、聚砜等
手术缝合线	用于结扎止血、缝合止血以及组织、器官的缝合	聚乳酸、聚乙醇酸、聚(乳酸-乙醇酸)共聚物、胶原蛋白、蚕丝蛋白、聚丙烯等
整形、美容填充材料	实现整形、美容	硅橡胶、透明质酸、聚乳酸、聚甲基丙烯酸甲酯、聚丙烯酰胺、胶原蛋白等
创伤敷料	保护、预防和控制感染、加速创面愈合	胶原蛋白、纤维蛋白、壳聚糖、藻酸盐、聚氨酯等
药物递送系统的载体	实现药物的缓释、控释或靶向递送	聚乳酸、聚乙醇酸、聚(乳酸-乙醇酸)共聚物、聚己内酯、聚碳酸酯、聚原酸酯、聚酸酐、聚磷腈、聚氨基酸/聚多肽、聚 α-氰基丙烯酸烷基酯、聚乙二醇、泊洛沙姆、胶原蛋白、白蛋白、丝素蛋白、透明质酸、海藻酸钠、壳聚糖、纤维素、淀粉、聚丙烯酸、聚丙烯酸钠、硅橡胶等
药品包装材料	直接接触药品并为药物提供保护、容纳作用	聚乙烯、聚丙烯、聚氯乙烯、聚苯乙烯、聚对苯二甲酸乙二醇酯、聚碳酸酯、纤维素类等
注射器	向人体输送液体、药物以及营养物质等	聚丙烯、聚乙烯、聚苯乙烯、聚氯乙烯等
输液（血）器（袋）	向人体输液或输血	聚氯乙烯、聚丙烯、聚乙烯、聚酰胺等

续表

用途	功能	主要使用的高分子材料
各种医用插管、导管	治疗过程中的引流、检查、输液	聚氨酯、聚氯乙烯、聚乙烯、聚丙烯、硅橡胶等
手术覆盖膜	替代手术圆孔巾,防止汗液感染	聚乙烯膜、聚甲基丙烯酸(压敏胶)等

后述各个章节将针对不同的医用高分子材料的结构、性能和用途进行详细的介绍并评述。比如,第 2 章将专门介绍高分子基础知识和常见的医用合成高分子;第 3 章介绍天然高分子及其医学应用;第 4、5 章结合中国研究团队的特色介绍医用高分子水凝胶;第 6~11 章聚焦于医用高分子作为药物和基因递送载体以及医学诊断等多方面的前沿应用;第 12 章则重点介绍具有自身免疫等治疗功能的高分子材料。从第 13 章开始归入《生物医用高分子材料(下)》,侧重组织修复材料,将展示医用高分子在骨、软骨、人工血管、冠脉支架、血液净化、抗菌材料等诸方面的应用,全书最后一章还将面向产业化介绍医用材料的生物学评价。

1.5 医用高分子材料的发展趋势

正如新材料是整个国民经济的基础和支柱之一,生物医用材料也是整个大健康产业的基石之一,在人体健康方面扮演着举足轻重的角色。据统计,过去的若干年当中,仅仅医疗器械相关的生物医用材料产业的增速就已经与和信息科技息息相关的半导体材料大体相当;而生物材料还涉及药物、干细胞、公共卫生等多个方面。可以说,没有生物医用材料的蓬勃发展,整个大健康产业就失去了根基。西方国家对医疗器械与药物的研发投入大体为 1∶1,而中国则远低于 1∶1,故我国的医疗器械行业亟待发展。而同时涉及医疗器械、药物等多个领域的生物医用材料相关的基础研究和产业转化需要大力加强。

虽然医用高分子材料的发展取得了长足的进步,其应用已经渗透到整个医学领域,但现有的医用高分子材料或多或少存在一些不足,包括功能性有限、免疫性不好以及有效作用时间不够长等,故至今尚未有能够称得上"完美"的医用高分子材料。因此,开发不同的医用高分子材料使其能够匹配不同的生物医学应用或满足个体化治疗的需求,是医用高分子发展的一个总的趋势,即需要设计、合成具有特定功能的新型高分子材料或实现材料个性化的定制。

具体实施的途径包括但不限于:①开发具有独特化学结构的新型聚合物以增加高分子材料的多样性;②发展生物合成的方法,制备得到具有仿生结构的聚合物;③采用组合和计算的方法来加速新型医用聚合物的设计与发现。

此外，生物材料设计的前提是充分了解材料的"生物"属性，这需要与细胞外基质、细胞信号传导、发育和系统生物学研究中出现的新见解等相结合。因此，研究医用高分子材料与细胞相互作用就显得特别重要[25-27]。人类对于各类细胞与材料相互作用的认识是一个逐步提高的过程。比如，直到新世纪，人们才意识到材料的软硬度可以成为细胞黏附、迁移和干细胞分化的一种生物学信号[28,29]，并随后通过决定性实验得到了确证[30,31]。鉴于金属和无机非金属模量范围通常远超出了细胞响应的敏感范围，基底软硬度效应主要出现在医用高分子材料，尤其是高分子水凝胶当中，并且这种材料学信号的生物响应强烈而持久。

通过化学、物理或生物学的方法，对现有的天然高分子和合成高分子进行改性、提升其性能也是医用高分子材料的发展方向。化学改性是改善聚合物材料理化性质、生物学特性、机械强度的有力工具，包括可以调控材料的亲疏水性、生物相容性、表面功能化基团的密度等。化学交联是提升聚合物材料性能，特别是物理机械性能的有效策略和手段，但是一些交联试剂的使用及其残留会导致生物相容性的问题。发展绿色和更加有效的交联方法是其未来的趋势，比如酶促的交联方法具有更好的生物相容性，有望得到更加安全的医用高分子材料。利用非化学交联的手段自发形成物理水凝胶也是一种获得新兴的医用高分子材料的策略[32-35]。

物理改性是改善和提升高分子材料理化性质与生物学特性的另外一种有效途径。由于不涉及使用化学、生物试剂，物理改性方法相比于化学改性更加简单、安全。这一方法可以便利地调控材料表面的软硬度、粗糙度和微观形貌，从而来改变其理化性质与生物学特性。比如，该类方法可以有效影响细胞在材料表面的黏附、迁移、增殖和分化等行为。由于其良好的可拓展性、安全性，物理改性方法已经越来越受到研究者欢迎，并且相比化学改性，该方法更利于高分子材料由基础研究向临床应用的转化。

医用高分子材料的另外一个重要发展趋势是从那些已经在临床使用的材料入手，将其复合得到具有更佳的力学性能、形态更灵活或能够提供新功能的复合材料。这种复合方法既可以是天然高分子之间、合成高分子之间以及天然与合成高分子之间的复合，也可以是高分子与无机、金属等非高分子材料之间的复合。合理和有效的复合可以使得到的复合材料产生协同增强的理化性能和生物学特性。此外，由于不涉及化学与生化反应，该方法得到的材料通常在生物安全性方面的问题相对较小。

需要特别指出的是，医用高分子材料不能单纯从材料科学的角度予以理解，而需要结合基础医学、临床医学、化学生物学、生物医学工程学的多学科背景开展综合性的合作研究。人体的组织由细胞与细胞外基质组成，细胞外基质中的主要成分是由细胞所分泌的蛋白质、多糖等天然高分子。从这个意义上讲，医用高分子的研究也有助于我们了解组织器官、理解人体自身。而现代医用高分子材料的一个重要立足点就是仿细胞外基质。这种仿生未必是单纯的组成模仿，而是一种借助材料多层次结构和体内外生物响应的功能再造。

　　相比于金属材料和生物陶瓷等，灵活多变是医用高分子材料的显著特色。随着再生医学、现代药学、医学检测的发展以及新冠肺炎所促发的人类面对公共卫生的重大调整，医用高分子材料的研究、开发和产业转化面临蓬勃生机，任重而道远。

参 考 文 献

[1]　Zhang X D, Williams D F. Definitions of Biomaterials for the Twenty-First Century. Amsterdam: Elsevier, 2019.

[2]　Anderson J M. Biological responses to materials. Annual Review of Materials Research, 2001, 31: 81-110.

[3]　Williams D F. On the mechanisms of biocompatibility. Biomaterials, 2008, 29(20): 2941-2953.

[4]　Williams D F. Definitions in biomaterials//Proceedings of a Consensus Conference of the European Society for Biomaterials. Chester: Elsevier, 1986.

[5]　陈建海. 药用高分子材料与现代药剂. 北京: 科学出版社, 2003.

[6]　Staudinger H. Über Polymerisation. Berichte Der Deutschen Chemischen Gesellschaft, 1920, 53: 1073-1085.

[7]　陈学思, 陈红. 生物医用高分子. 北京: 科学出版社, 2018.

[8]　丁建东, 张先正, 陈学思. 医用高分子//董建华, 张希, 王利祥. 高分子科学学科前沿与进展. 北京: 科学出版社, 2011.

[9]　Gomes M E, Reis R L. Biodegradable polymers and composites in biomedical applications: From catgut to tissue engineering. Part 1: Available systems and their properties. International Materials Reviews, 2004, 49(5): 261-273.

[10]　Peppas N A, Langer R. New challenges in biomaterials. Science, 1994, 263(5154): 1715-1720.

[11]　Ratner B D, Hoffman A S, Schoen J F, Lemons J E. Biomaterials Science: An Introduction to Materials in Medicine. San Diego: Academic, 1996.

[12]　Nair L S, Laurencin C T. Biodegradable polymers as biomaterials. Progress in Polymer Science, 2007, 32(8-9): 762-798.

[13]　Ulery B D, Nair L S, Laurencin C T. Biomedical applications of biodegradable polymers. Journal of Polymer Science Part B: Polymer Physics, 2011, 49(12): 832-864.

[14]　Malafaya P B, Silva G A, Reis R L. Natural-origin polymers as carriers and scaffolds for biomolecules and cell delivery in tissue engineering applications. Advanced Drug Delivery Reviews, 2007, 59(4-5): 207-233.

[15]　Zhao X, Guo B, Wu H, Liang Y, Ma P X. Injectable antibacterial conductive nanocomposite cryogels with rapid shape recovery for noncompressible hemorrhage and wound healing. Nature Communications, 2018, 9: 2784.

[16]　Mano J F, Silva G A, Azevedo H S, Malafaya P B, Sousa R A, Silva S S, Boesel L F, Oliveira J M, Santos T C, Marques A P, Neves N M, Reis R L. Natural origin biodegradable systems in tissue engineering and regenerative medicine: Present status and some moving trends. Journal of the Royal Society Interface, 2007, 4(17): 999-1030.

[17]　Abbasian M, Massoumi B, Mohammad-Rezaei R, Samadian H, Jaymand M. Scaffolding polymeric biomaterials: Are naturally occurring biological macromolecules more appropriate for tissue engineering? International Journal of Biological Macromolecules, 2019, 134: 673-694.

[18]　郑俊民. 药用高分子材料学. 北京: 中国医药科技出版社, 2009.

[19] Tian H, Tang Z, Zhuang X, Chen X, Jing X. Biodegradable synthetic polymers: Preparation, functionalization and biomedical application. Progress in Polymer Science, 2012, 37(2): 237-280.

[20] Asti A, Gioglio L. Natural and synthetic biodegradable polymers: Different scaffolds for cell expansion and tissue formation. International Journal of Artificial Organs, 2014, 37(3): 187-205.

[21] Narayan R. Biomedical Materials. New York: Springer Science & Business Media, 2009.

[22] Bernard M, Jubeli E, Pungente M D, Yagoubi N. Biocompatibility of polymer-based biomaterials and medical devices - regulations, *in vitro* screening and risk-management. Biomaterials Science, 2018, 6(8): 2025-2053.

[23] Cicuendez M, Doadrio J C, Hernandez A, Teresa Portoles M, Izquierdo-Barba I, Vallet-Regi M. Multifunctional pH sensitive 3D scaffolds for treatment and prevention of bone infection. Acta Biomaterialia, 2018, 65: 450-461.

[24] Pan Z, Ding J D. Poly(lactide-*co*-glycolide) porous scaffolds for tissue engineering and regenerative medicine. Interface Focus, 2012, 2(3): 366-377.

[25] Discher D E, Mooney D J, Zandstra P W. Growth factors, matrices, and forces combine and control stem cells. Science, 2009, 324(5935): 1673-1677.

[26] Yao X, Peng R, Ding J D. Cell-material interactions revealed via material techniques of surface patterning. Advanced Materials, 2013, 25(37): 5257-5286.

[27] Liu Q, Zheng S, Ye K, He J H, Shen Y, Cui S Q, Huang J L, Gu Y X, Ding J D. Cell migration regulated by RGD nanospacing and enhanced under moderate cell adhesion on biomaterials. Biomaterials, 2020, 263: 120327.

[28] Discher D E, Janmey P, Wang Y L. Tissue cells feel and respond to the stiffness of their substrate. Science, 2005, 310(5751): 1139-1143.

[29] Engler A J, Sen S, Sweeney H L, Discher D E. Matrix elasticity directs stem cell lineage specification. Cell, 2006, 126(4): 677-689.

[30] Ye K, Wang X, Cao L P, Li S Y, Li Z H, Yu L, Ding J D. Matrix stiffness and nanoscale spatial organization of cell-adhesive ligands direct stem cell fate. Nano Letters, 2015, 15(7): 4720-4729.

[31] Ye K, Cao L P, Li S Y, Yu L, Ding J D. Interplay of matrix stiffness and cell-cell contact in regulating differentiation of stem cells. ACS Applied Materials & Interfaces, 2016, 8(34): 21903-21913.

[32] Yu L, Ding J D. Injectable hydrogels as unique biomedical materials. Chemical Society Reviews, 2008, 37(8): 1473-1481.

[33] 崔书铨, 俞麟, 丁建东. 基于适度两亲性嵌段共聚物的可注射性热致水凝胶. 高分子学报, 2018, (8): 997-1015.

[34] Cui S Q, Wei Y M, Bian Q, Zhu Y, Chen X B, Zhuang Y P, Cai M Y, Tang J Y, Yu L, Ding J D. Injectable thermogel generated by the "block blend" strategy as a biomaterial for endoscopic submucosal dissection. ACS Applied Materials & Interfaces, 2021, 13(17): 19778-19792.

[35] Cao D L G, Chen X, Cao F, Guo W, Tang J Y, Cai C Y, Cui S Q, Yang X W, Yu L, Su Y, Ding J D. An intelligent transdermal formulation of ALA loaded copolymer thermogel with spontaneous asymmetry by using temperature induced sol-gel transition and gel-sol (suspension) transition on different sides. Advanced Functional Materials, 2021, 31(22): 2100349.

（丁建东　俞　麟）

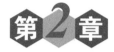

高分子基础知识和常见的医用合成高分子

摘要： 医用高分子材料属于高分子材料的一个应用分支，想要对医用高分子材料有一个充分的认识，必须了解一部分高分子学科的基础知识，这对于非高分子专业的读者尤为重要。本章的主要内容之一就是介绍一些基本的高分子概念，包括高分子定义、历史以及一些专业术语等，以便于读者对后续章节的阅读。另外，本章也概要介绍了医用高分子的类型以及常见的医用合成高分子，希望让读者对医用高分子材料有一个大致的了解。

Abstract： Biomedical polymer materials have constituted an important part of polymer materials. Research & development (R & D) of biomedical polymers requires basic knowledge of polymer science. This chapter is aimed to introduce some polymer concepts, such as the definition of polymers, polymer history, key professional terms. In addition, main types of biomedical polymers and in particular synthesized biomedical polymers are also introduced in order to help readers understand the later chapters better.

2.1 高分子基础知识

材料是衡量一个国家科技和人民生活水平的重要指标，依据不同材料的使用可将人类社会划分成不同的阶段，如石器时代、青铜时代、铁器时代。作为一种重要的材料，高分子材料由于其优异的性能、丰富的原料资源，已在各个领域获得迅猛发展。如果按照体积计算，全世界的塑料产量目前已经远远超过钢铁。可以说，人类已经进入高分子时代。现今的高分子材料不仅要为工农业生产和人们的衣食住行用等不断提供各种新产品和新材料，也要为发展高技术提供更多更有效的高性能结构材料和功能性材料。

2.1.1 高分子的定义与历史

高分子往往指分子量在 10^4 以上的通过共价键连接的大分子化合物（当然，

分子量范围并没有严格界定，并且近年来不依赖共价键连接的超分子聚合物也为人们所研究）。高分子又称大分子、大分子化合物、高分子化合物、高聚物、聚合物，其英文名称为 macromolecule 或 polymer。

生命体本身就是由高分子等构成的。人类从起源开始就与高分子材料息息相关。但高分子这一概念真正得到人类的认同也就仅仅一百年的时间。最早报道的对聚合物的研究分为两个各自独立的方向。一部分科学家致力于天然聚合物如淀粉、植物纤维材料（纤维素）、蛋白质和橡胶的物理化学组成研究；另一部分科学家虽然并不研究聚合物，但在有机化学实验中无意发现了合成聚合物。不过这些研究人员似乎都没有意识到这些偶有报道的聚合物的重要性。1861 年，Thomas Graham 特别指出，某些聚合物在溶液中的扩散速度很慢，甚至可以忽略不计，而且它们无法通过半透膜。他为这些物质创造了"胶体（colloid）"这一术语，而其他一些在大多数情况下可以通过宏观晶体的形式获得的化学物质，他称之为"晶体（crystalloid）"。"胶体"学说认为，"胶体"是大量小分子通过非共价键聚集的一种物态表现。但是，该学说存在一个很大的问题，那就是有些"胶体"作为一种物态却并不可逆，无法通过物理变化转变为所谓的"晶体"。在之后的几十年里，该学说成为解释实验中碰到的聚合物的主流，而研究者尚未意识到聚合物或高分子的存在[1]。

部分科学家也对"胶体"学说产生过怀疑，但他们的学说或者不被同行接受，或是他们自己也无法坚持自己的观点。真正建立"高分子"这一学科的是德国化学家施陶丁格（H. Staudinger）。他选择天然橡胶为模型，通过氢化来破坏双键间的非共价相互作用，结果发现氢化后的产物与天然橡胶非常相似。1920 年，施陶丁格在《论聚合》中提出聚合反应的产物实际是由共价键连接的重复单元形成的分子量很大的聚合物[2]。1922 年，在另一篇文章中，施陶丁格真正提出了"大分子（macromolecule）"这一概念[3]。因此，胶体学说可以解释真正的胶体，但不适合解释聚合物。1932 年，施陶丁格发表了专著《高分子有机化合物》，这标志着高分子科学的正式诞生。大量新型高分子分析技术的发展也进一步支持了大分子学说，使得该学说被学界广为接受。1953 年，施陶丁格因提出高分子理论而获得诺贝尔化学奖。

2.1.2 高分子的结构与命名

虽然高分子的结构千差万别，但几乎所有高分子都可以表示为结构单元的大量重复。在许多情况下，单一类型的结构单元重复足以构成整个聚合物分子。这一特征，即通过重复一个或几个基本单位而产生整体结构，是聚合物的基本特征，正如聚合物（polymer）一词的词源所暗示的那样，polymer，也就是 many members。

在最简单的线型聚合物中，重复单元串接而成。这种聚合物可以如图 2-1 表示，常见的包括聚乙烯、聚丙烯等（图 2-2）。

$$\cdots —A—A—A—A—A— \cdots \quad 或 \quad \left\{ A \right\}_n$$

图 2-1　线型聚合物的基本结构

A 代表重复单元，下标 n 代表重复单元数目，也称为聚合度

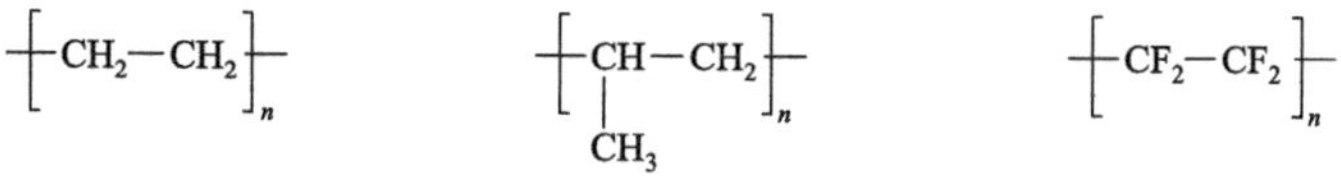

$$\left\{ CH_2—CH_2 \right\}_n \qquad \left\{ \begin{array}{c} CH—CH_2 \\ | \\ CH_3 \end{array} \right\}_n \qquad \left\{ CF_2—CF_2 \right\}_n$$

聚乙烯　　　　　　　　　聚丙烯　　　　　　　　聚四氟乙烯
PE　　　　　　　　　　　PP　　　　　　　　　　PTFE

图 2-2　常见的线型聚合物

如上所述，几乎所有高分子都可以表示为一定数目的不同结构单元的重复。因此，高分子化合物的正规命名法［国际纯粹与应用化学联合会（IUPAC）系统命名法］是在聚合单体的系统命名前冠以"聚（poly）"字构成的。但有时系统命名比较复杂，因此一些聚合物也采用了一些约定俗成的名字。聚合物命名主要包括以下四类：

（1）按单体名称命名，如由乙烯聚合得到的聚乙烯、丙烯聚合得到的聚丙烯；

（2）按所含官能团命名，如含有酯基的聚酯、含有碳酸酯基的聚碳酸酯；

（3）按聚合物组成命名，如由苯酚和甲醛聚合而成的酚醛树脂、由丁二烯和苯乙烯共聚而成的丁苯橡胶；

（4）按商品名或习惯名命名，如聚酯纤维我们往往称之为涤纶，而聚甲基丙烯酸甲酯也被称为有机玻璃。

2.1.3　高分子的基本参数

1）分子量与分子量分布

相对于小分子，聚合物的分子量大且具有多分散性。利用某种形式的分子量分布曲线可以最直观地描述高分子分子量的特征。但在多数情况下，还是直接测量其平均分子量。平均分子量又根据不同的统计权重具有不同的表达形式，现进行简要的介绍。

假设一高分子体系中存在一系列不同分子量的分子，第 i 种分子的分子量用 M_i 表示，摩尔数为 n_i，质量数为 w_i，在整个试样中该种分子所占的摩尔分数为 N_i，质量分数为 W_i，那么对于该体系：

以数量为统计权重的数均分子量定义为

$$M_n = \frac{\sum_i n_i M_i}{\sum_i n_i} = \sum_i N_i M_i$$

以质量为统计权重的重均分子量定义为

$$M_w = \frac{\sum_i n_i M_i^2}{\sum_i n_i M_i} = \frac{\sum_i w_i M_i}{\sum_i w_i} = \sum_i W_i M_i$$

用稀溶液黏度法测得的平均分子量为黏均分子量，定义为

$$M_\eta = \left(\sum_i w_i M_i^a \right)^{1/a}$$

通常 a 在 $0.5 \sim 1$ 之间。

为了简单表示高分子体系的分子量多分散性，可采用摩尔分散系数 $Đ_M$ 来表示，$Đ_M = M_w/M_n$。对于单分散试样，$Đ_M = 1$；对于多分散试样，$Đ_M > 1$。$Đ_M$ 越大，聚合物体系分子量分布越宽。

常见的测量聚合物分子量的方法有端基分析、渗透压法、光散射法、体积排除色谱等[4]。

2）玻璃化转变温度与熔融温度

通常来说，非晶高聚物随着温度升高存在三个状态：玻璃态、高弹态和黏流态。玻璃态和高弹态之间发生转变所对应的温度称为玻璃化转变温度 T_g，而高弹态和黏流态之间发生转变所对应的温度称为熔融温度 T_m。在玻璃态，由于分子热运动能量很小，因此高分子运动单元仅仅为链节、重复单元或更小的基团等尺度，运动形式主要是振动和转动。因此处于玻璃态的聚合物的物理性质和玻璃等小分子材料类似，非常坚硬，在外力作用下也难以发生形变。而随着温度升高到 T_g 以上，分子热运动加剧，这时体系中不仅存在链节的运动，也存在大链段的运动。这时高分子表现出橡胶的性质：只需要一个很小的力就可以使聚合物变形，但一旦撤去外力，聚合物又会恢复原状。当温度进一步升高到 T_m 以上，整根高分子链也会因相对位移而发生流动。由于聚合物熔体的黏度大，因此这一状态也被称为黏流态。

需要指出的是，对于结晶聚合物而言，其存在晶区和非晶区，晶区的分子链段不能运动，所以不存在玻璃化转变温度 T_g。因此一些结晶聚合物虽然 T_g 很低，但 T_g 对材料性能的影响并不容易显现出来。

3）机械性能参数

高分子材料具有多种多样的性质，其中机械性能是人们在选择高分子材料时比较关心的一项指标。材料的基本力学性能是表示材料在外力作用下发生形变或破坏的难易程度的物理量。通常采用模量来反映材料变形的难易；采用强度来反映材料被破坏的难易[3]。

弹性模量的定义是使材料产生单位应变所需的应力。模量越大，材料刚性越好，在外力作用下越不容易发生变形；反之，材料越软，越容易发生形变。例如橡胶材料往往模量很小，而纤维和硬塑料模量则往往很大。

强度是衡量材料破坏时力学性质的通用标准。通常用试样破坏时单位面积所承受的最大载荷来表示。作用的应力可以是拉伸力、冲击力、压缩力或剪切力等，对应的强度分别为抗张强度、抗冲强度、抗压强度或剪切强度等。

2.1.4　高分子的分类

根据标准的不同，高分子可以有不同的分类。例如，按照来源，高分子可以分为天然高分子、半合成高分子和合成高分子。按照用途，高分子可以分为塑料、橡胶和纤维三大类。另外随着材料应用领域的不断拓展，高分子在涂料、胶黏剂和其他功能高分子材料方面也有大幅发展。

根据是否可降解，可以将高分子分为可降解高分子与不可降解高分子。绝对不能降解的高分子材料是不存在的，这里所说的不可降解是指相对稳定、在所应用的时间范围内（如 3 年）无显著降解现象。

另外，比较严格的分类是按照高分子主链的组成进行分类。根据这种分类，高分子主要包括碳链高分子（主链只含碳元素）、杂链高分子（主链含碳、氧、氮、磷等元素）、元素有机高分子（主链不含碳元素，侧链含有机基团）和无机高分子（主链和侧链都为无机基团）。

2.1.5　高分子材料的制备方法

将小分子或低分子化合物转化为高分子的过程称为聚合。由于聚合物的化学结构很大程度上影响着聚合物材料的性能，因此聚合在高分子材料的制备中是非常重要的一环。根据聚合反应的机理，聚合物的合成包括链式聚合（chain polymerization）与逐步聚合（step polymerization）。

连锁聚合在反应过程中有活性中心（自由基或离子）形成，而且可以在很短的时间内使许多单体聚合形成分子量很大的大分子。该反应主要包括三个基元反应，即链引发、链增长和链终止，有时还伴有链转移反应。根据反应活性中心的类型又可以分为自由基连锁聚合、离子型聚合、配位催化聚合。

与连锁聚合不同，逐步聚合中低分子量分子转变成高分子是缓慢逐步进行的，每步反应的速率和活化能大致相同。两单体分子反应，形成二聚体；二聚体与单体反应，形成三聚体；二聚体相互反应，形成四聚体。分子量缓慢增加，达到较高数值，形成高分子。含有不同的双官能团或多官能团的单体一般通过逐步聚合的方式聚合，包括逐步缩聚和逐步加聚。二者区别在于，前者在反应过程中伴随小分子生成，而后者则无小分子生成。

在工业实施过程中，采用连锁聚合机理的反应可以通过本体聚合、溶液聚合、悬浮聚合以及乳液聚合的方式进行，而采用逐步聚合机理的反应则可以通过熔融缩聚、溶液缩聚、界面缩聚、固相缩聚以及乳液缩聚的方式进行。

反应得到的聚合物体系并不纯净，含有未反应的单体、引发剂、反应介质等，须通过分离技术将聚合物与杂质分离，之后通过洗涤、干燥、造粒等技术得到合格的可以加工高分子制品的母料。对于生物医用材料，杂质的存在往往十分不利，要严格控制。因此，医用级材料总是单价远远高于普通的原材料。

材料的加工性能是材料的基本性能之一[6]。通过压制成型、挤出成型、注射成型和压延成型等成型方法，即可获得所需的高分子制品。此外，光刻等手段可以作为微加工技术。近年来，3D打印成为一种新的材料加工技术，连接了微加工与宏观加工，引起了包括医疗器械行业等在内的各方面的高度重视。

2.1.6 影响聚合物性能的因素

不同的聚合物具有不同的性能特征，甚至同一种聚合物也具有不同的牌号，不同牌号的同种聚合物可以性能迥异。比如聚丙烯往往是一种相对硬而脆的塑料，低密度聚乙烯则是一种相对较软的材料，而超高分子量聚乙烯则具有高强度、高耐磨的特性。

影响高聚物性能的因素有很多，主要包括以下几种。

1）单体的组成和结构

高分子是由单体聚合而成的，因此重复单体的结构必然影响高分子的性能。

2）高聚物的分子量

高聚物的强度随着分子量的增加而提高。一般而言，高聚物的分子量需要达到一个临界值才能达到实用的强度。当然高聚物的分子量也不是越高越好，当分子量增大到一定程度时，聚合物的性能随分子量增加而提高的速度变缓，而过高的分子量会使得材料黏度过大，难以加工。

3）高分子链的形状

高分子链可以呈现不同构造，具有线型结构、支化结构或体型结构，不同结构的高分子所呈现的性质是完全不同的。例如，具有线型结构或者支化结构的高聚物是一种热塑性材料，加热到熔融温度以上材料就会熔融，可以很容易被加工。另外，在合适的溶剂中，热塑性材料也可以溶解。与热塑性高分子材料相对的是具有三维体型结构的热固性高聚物，该类材料加热无法熔融，在溶剂中也难以溶解，仅仅会发生溶胀。

4）高分子的聚集态结构

有机物质是由分子构成的，分子堆积在一起的结构就被称为聚集态结构。高分子的聚集态结构比较复杂，包括非晶态、晶态和液晶态。不同的聚集态结构对高分子材料性能的影响是巨大的。非晶态高分子材料大多透明，如有机玻璃的透光性就比较好。而晶态高分子的透光性则取决于晶粒的尺寸。当晶粒尺寸大到可见光的波长，如一部分聚乙烯，该材料就不太透明；如果晶粒尺寸明显小于可见光的波长，则该类材料的透明度往往比较好，如一部分聚苯乙烯。

聚合物的结晶度越高，该材料的机械强度就越好。高压聚乙烯的结晶度低，材料柔软；而低压聚乙烯的结晶度更高，机械强度也更好。

聚合得到的高分子往往是各向同性的，即在任何方向上材料的所有性质相同。但通过拉伸等处理方法可以使长链聚合物分子沿特定方向取向，从而使材料的性能表现各向异性，机械性能在某一个方向上大幅度提高。

2.2　常见的医用高分子简介

聚合物是生物材料中最多元化的一类，从手术缝合线到组织工程支架、医疗植入物和药物洗脱装置等材料都有涉及。高分子合成和加工便捷，且部分高分子材料具有可生物降解特性。高分子合成及合成后功能化的多样性满足了临床上对材料生物相容性、降解特性、机械性能等方面的要求。

可降解的天然聚合物如胶原蛋白的生物医学应用可追溯到一千多年前，当时首次成功地利用羊肠线制成并在临床上使用了可降解的缝合线[7]。但是，合成生物可降解聚合物的应用直到 20 世纪 60 年代后半期才开始[8]。聚乙醇酸（PGA）是 20 世纪 70 年代最早用于手术缝线的合成可降解聚合物之一，该材料后来也被作为骨钉使用[9]。随着高分子合成、加工领域的不断发展，越来越多的高分子材料被成功地应用于生物医学领域。

常见的用作生物材料的高分子按其来源分类可以是天然高分子、合成高分子或混合类型。

天然高分子具有良好的生物相容性和生物可降解性，可分为蛋白质（如胶原蛋白、蚕丝蛋白、弹性蛋白和纤维蛋白原）、多糖（如几丁质、壳聚糖、透明质酸、海藻酸衍生物）和多核苷酸（如 DNA 和 RNA）等。关于天然高分子医用材料的详细讨论将在第 3 章进行。

合成高分子是人造聚合物，分为可降解和不可降解两种。作为生物材料，可降解的合成高分子是更可行的天然高分子替代物。虽然合成高分子可能不像天然高分子那样具有生物活性，但它们很容易大规模生产、可再生、货架寿命更长，而且其特性可以很容易地适应相关具体应用。

2.3　常见的医用合成高分子

随着高分子合成技术的不断发展，大量性能优异的合成高分子走入了临床医用。合成高分子主要包括可降解与不可降解两大类，本节对常见的医用合成高分子进行简单的介绍。

2.3.1　可降解合成高分子

2.3.1.1　可降解脂肪族聚酯

可降解脂肪族合成聚酯是具有可水解脂肪族酯键的聚合物。它们很容易通过开环或缩聚反应合成，是最具商业价值和研究价值的生物医用聚合物[9, 10]。医用合成聚酯主要包括聚乙醇酸、聚乳酸、聚(乳酸-乙醇酸)、聚己内酯等[11]，如图 2-3 所示。

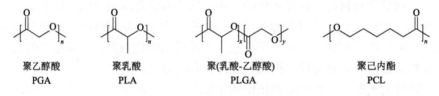

聚乙醇酸	聚乳酸	聚(乳酸-乙醇酸)	聚己内酯
PGA	PLA	PLGA	PCL

图 2-3　常见的可降解脂肪族聚酯

1）聚乙醇酸（PGA）

聚乙醇酸或聚乙交酯（PGA）是第一个被研究用于生物医学的合成聚合物。它是一种具有高拉伸模量（12.5 GPa）的半结晶型聚合物，T_m 大于 200℃，T_g 在 35～40℃。虽然 PGA 在有机溶剂中的溶解度较低，但通过挤出成型、压缩成型、注射成型等技术可将该材料制造成组织工程支架等制品。

1969 年，美国食品药品监督管理局（FDA）批准了 PGA 的首例临床应用——可降解手术缝线 DEXON®。另外直到 1996 年，PGA 一直作为一种内部骨固定装置 Biofix® 上市。PGA 广泛应用于组织工程支架的制作，常与其他可降解聚合物一起使用，在骨[12]、软骨[13]、牙齿[14]、肌腱[15]、神经[16]、脊柱再生[17]等方面均有应用。

PGA 具有优异的力学性能。在生理条件下，该材料可在 6～12 月内被机体完全吸收。PGA 降解产物为乙醇酸。大量的乙醇酸与强烈的机体炎症反应有关，这在其生物医学应用中是一个缺点。

2）聚乳酸（PLA）

合成聚乳酸（PLA）的单体丙交酯是一种手性分子，分为 D 型和 L 型，因此聚乳酸（PLA）通常存在三种形式：L 型聚乳酸（PLLA）、D 型聚乳酸（PDLA）、DL 型聚乳酸（PDLLA）。由于天然乳酸为 L 型，因此，PDLA 很少使用，PLLA 和 PDLLA 更广泛地用于生物医学。

PLLA 是一种结晶聚合物，T_g 为 60～65℃，T_m 为 175℃，抗拉强度约 4.8 GPa。PLLA 是一种降解缓慢的疏水性聚合物，其降解速率取决于结晶度。高分子量的 PLLA 可能需要 5 年才能在机体内被完全降解吸收[18]。由于 PLLA 具有较高的机械强度和较慢的吸收速率，因此被广泛用于制作许多骨科固定装置。另外，该材料还被用于制造高强度纤维、韧带置换医用植入物，以及组织工程支架等[8]。

PDLLA 通常是一种非晶聚合物，其 T_g 为 55～60℃，抗拉强度约 1.9 GPa。相较于 PLLA，PDLLA 具有较低的机械强度和更快的降解速度，这使得它更加适合用于需要更快降解速率的应用方面[19-22]。PDLLA 经常用于制造组织工程支架[23]，也可与其他聚合物如 PLGA、壳聚糖和胶原蛋白复合以制造复合支架[24]。在体内，PLA 通过本体降解成为乳酸，乳酸再进一步分解为水和二氧化碳。

3）聚(乳酸-乙醇酸)（PLGA）

PLGA 由丙交酯和乙交酯无规共聚而成。根据丙交酯与乙交酯共聚的比例，可以得到具有不同性质和不同降解速率的 PLGA。在一定的组成范围内，该聚合物呈现无定形状态，材料易于水解[9]。目前，PLGA 已经成功地应用于许多生物医学领域，如手术缝合线、药物载体、植入材料、假体设备和组织工程支架等。PLGA 通过"本体降解"可降解为乳酸和乙醇酸。由于其降解性能严重影响该材料的临床医用，所以 PLGA 降解一直得到广泛关注[25-26]。目前，已有很多 FDA 批准的基于 PLGA 的医疗器械用于各种场合。

PLGA 的降解特性使其成为药物载体的理想材料。它最常用于制造微球、微胶囊、纳米球或纳米纤维，可对封装的蛋白质、疫苗、化疗药物、抗生素、镇痛药和消炎药进行药物控释。PLGA 还具有良好的细胞黏附和增殖性能，是一种很有吸引力的组织工程材料[27-29]。利用 3D 打印、压缩成型、致孔剂浸出、静电纺丝、气体发泡或微球烧结等技术，可将 PLGA 制成支架，用于骨[30-31]、软骨[32]、肌腱[33]、皮肤[34-35]和神经组织[36]的再生。

4）聚己内酯（PCL）

PCL 是一种半结晶脂肪族聚酯，其 T_g 在-60℃左右，T_m 约为 55～60℃，具体的数值与结晶度和测量条件等有关。它在大多数有机溶剂中具有良好的溶解性，这使其易于加工用于组织工程支架等领域。由于存在易水解的酯键，PCL 也会经历水解降解，但 PCL 在体内的降解速率非常慢（2～3 年）。PCL 无毒，生物相容性好，且对多种药物具有高渗透性。因此，PCL 常用于长期的组织再生支架和药物递送装置。Capronor®是 FDA 批准的最古老的基于 PCL 的长期给药装置之一。它可以在体内缓释避孕药左炔诺孕酮超过一年[37]。

　　PCL 是一种用于组织工程的生物材料，其抗拉强度低（约 23 MPa），但断裂伸长率很高（＞700%），常与其他聚合物一起用于制备复合支架[38]。例如，PCL-透明质酸复合支架是一种潜在的半月板替代物[39]。PCL 或 PCL 复合支架已被用于骨[40]、软骨[41]、皮肤[38]和神经[42]的再生。

2.3.1.2　聚原酸酯

　　聚原酸酯是自 1970 年以来发展起来的一类合成可降解聚合物[43]，一般结构如图 2-4 所示。聚原酸酯材料的降解机理为表面溶蚀，也就是说，该聚合物材料只在其表面发生降解[44]。因此随着时间的推移，材料只会变得越来越薄而不是破裂成碎片。由于"表面溶蚀"的材料倾向于以恒定的速率释放包裹于聚合物载体内的药物，聚原酸酯对控制药物的释放特别有用[45]。

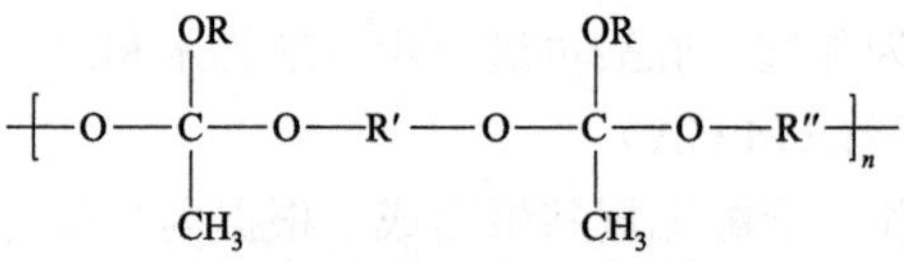

图 2-4　典型的聚原酸酯结构

　　聚原酸酯主要有两种类型。最初，聚原酸酯通过 2, 2-二乙氧基四氢呋喃和二醇缩聚合成，并以商品名 Biochronomer®和 Alzamer®销售。但该材料水解后释放的酸性副产物能够自催化降解，使其降解随时间而加快。之后，Heller 等[46]基于 3, 9-二(亚甲基-2, 4, 8, 10-四氧杂螺[5. 5]十一烷)（DETOSU）合成了一种新型聚原酸酯。这类聚原酸酯在水解时不释放酸性副产物，因此不表现出自催化降解特性。在聚原酸酯合成过程中，通过选择具有不同链柔性程度的二元醇，可以得到一系列具有不同机械性能的聚合物。

2.3.1.3　聚酸酐

　　Hill 和 Carothers 首次对聚酸酐进行了详细的研究[47]，并在 20 世纪 50 年代考虑将其用作纺织纤维[48]。但是该材料较差的水解稳定性限制了其工业应用。后来美国麻省理工学院的 Langer 等认为这是一种潜在的优势，他们建议使用聚酸酐作为可降解的生物材料[49]。聚酸酐包括脂肪族聚酸酐、芳香族聚酸酐、芳香脂肪聚酸酐和其他混合类型（图 2-5）。

　　对聚酸酐毒性的综合评价表明，它们总体上具有良好的体内生物相容性[50]。

该材料最直接的应用是在药物递送领域。聚酸酐载药装置的最佳制备方法是压缩成型或微胶囊化[51]。目前，多种药物已被尝试包载于聚酸酐基质之中，其体内外药物释放特性均已得到了综合评价[52]。聚酸酐最具研究价值的用途之一是用于化疗药物的递送。这一应用的一个实例是双氯乙基亚硝基脲（BCNU）的药物递送，可用于治疗一种致命的脑癌[53]。对于这一应用，由双-p-(羧基酚氧丙烷)和癸二酸衍生的聚酸酐在 1996 年秋季获得了美国食品药品监督管理局的许可，该产品的商品名为 Gliadel®。

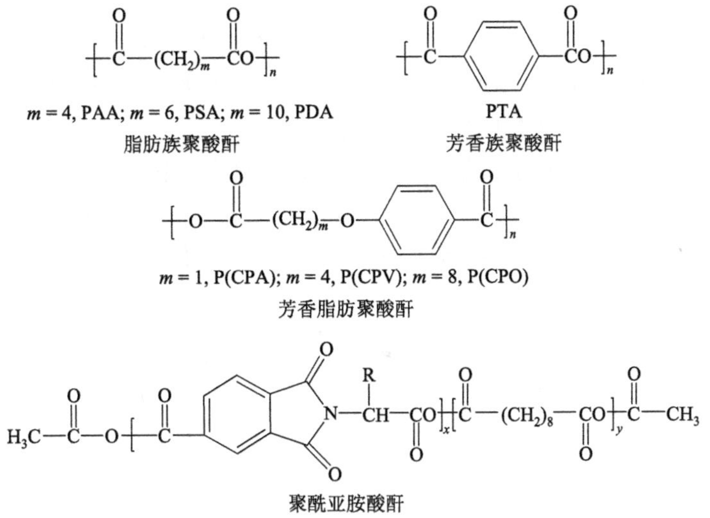

m = 4, PAA; m = 6, PSA; m = 10, PDA
脂肪族聚酸酐

PTA
芳香族聚酸酐

m = 1, P(CPA); m = 4, P(CPV); m = 8, P(CPO)
芳香脂肪聚酸酐

聚酰亚胺酸酐

图 2-5　不同类型的聚酸酐

2.3.1.4　聚磷腈

与常用的烃基聚合物不同，聚磷腈由无机磷氮骨架组成（图 2-6）。因此，聚磷腈骨架主链可以水解成磷酸盐和铵盐，同时释放侧基。Singh 等通过对聚磷腈侧基进行修饰来调整聚磷腈的多种性质，如玻璃化转变温度、降解速率、表面润湿性、抗拉强度和弹性模量，使这些聚合物能够具有更广泛的生物医学应用潜力[54]。最被广泛研究的聚磷腈是具有氟烷氧基的疏水性高分子。这类材料与特氟龙类似，与组织相互作用非常小，即具有良好的组织惰性。

芳氧基聚磷腈及其衍生物也得到了广泛的研究。其中一种聚合物（聚[二(对羧基苯氧基)]磷腈）因其具有电解质性质，可以与溶解的阳离子（如钙离子）交联形成水凝胶[55]。利用芳氧基聚磷腈制备的微球已被用来包封杂交瘤细胞，且不影响它们的生存能力及产生抗体的能力。

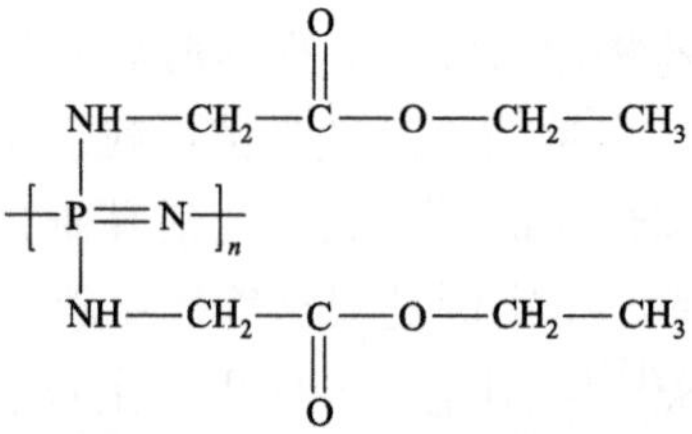

图 2-6　一种典型的聚磷腈结构

2.3.1.5　聚(对二氧环己酮)（PDO）

PDO 通过对二氧环己酮的开环聚合反应制备（图 2-7）。它是一种强度相对较弱、可快速生物降解的聚合物，在 20 世纪 80 年代作为一种新型可降解手术缝合材料被引入市场[56]。如果按照质量比较（例如每 1 克植入物），PDO 释放的降解产物比 PGA 或 PLA 释放的降解产物酸性更低。这在骨科应用方面是一个潜在优势，从而使得 PDO 作为小型骨钉材料用于非承重骨折固定。以 PDO 为材料基础的骨钉在美国以商标名 Orthosorb® 销售，而在欧洲其商标名为 Ethipin®。

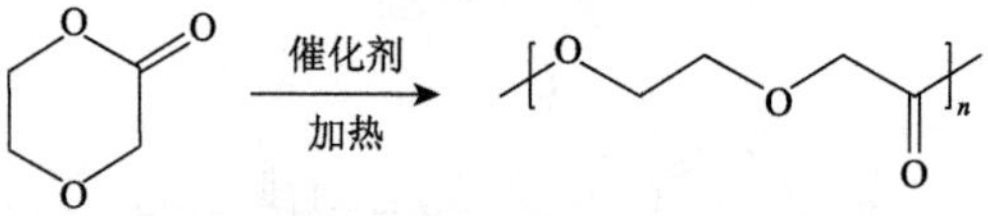

图 2-7　PDO 的合成反应式

但 PDO 的机械性能仍不完美，缺乏大多数骨科应用所需的刚度等，使其应用范围有限。一些科研人员已经研究了将 PDO 作为一种植入型给药载体[57]，但很少有人研究这种聚合物在组织工程支架方面的潜在应用，这可能是因为该聚合物在细胞附着和组织相容性方面相比于广泛使用的 PLA 和 PLGA 并无显著的优势，而部分力学性能通常倒有劣势。

2.3.1.6　聚氨基酸和"伪"聚氨基酸

蛋白质是由氨基酸组成的。许多研究人员试图利用氨基酸合成聚合物，作为结构化学、生物学甚至免疫学研究的模型。此外，许多不同类型的聚氨基酸已被尝试用于生物医学应用。聚氨基酸通常是通过相应的 N-羧酸酐的开环聚合制备，而 N-羧酸酐又是通过氨基酸与光气的反应得到的。

聚氨基酸作为生物材料具有许多潜在的优点：①从多种氨基酸中可以制备出大量的聚合物和共聚物；②聚氨基酸侧链为短肽、药物、交联剂或特定基团的连接提供了场所；③聚氨基酸主链裂解的初级产物为氨基酸，因此其降解产物可能表现出较低的毒性[58]。

聚氨基酸作为药物递送载体已被广泛研究。通过一个间隔单元将药物与主链隔开，不同类型的药物都可以接枝于聚氨基酸的侧链上。已被研究的聚氨基酸和药物的组合包括：与甲氨蝶呤和胃蛋白酶抑制剂结合的聚(L-赖氨酸)[59]，以及与阿霉素和炔诺酮结合的聚谷氨酸[60]。短氨基酸序列，如精氨酸-甘氨酸-天冬氨酸序列（RGD）和精氨酸-甘氨酸-天冬氨酸-丝氨酸序列（RGDS），可以通过与细胞膜上的整合素结合而促进特异性细胞黏附[61]，在组织工程应用中已被连接到聚合物主链以促进细胞生长[62-64]。

尽管聚氨基酸有作为生物材料的潜力，但其实际应用尚不够多。N-羧酸酐具有较高的反应活性和对水分的高敏感性，因此作为起始原料的 N-羧酸酐的制造成本较高，而且难于处理[65-66]。大多数聚氨基酸是高度不溶和不可加工的材料。由于聚氨基酸是通过酰胺键的酶解来降解，而不同动物和部位的酶的总活力并不相同，因此体内严格控制它们的降解速率很难。此外，含有三种或三种以上氨基酸的聚氨基酸的抗原性也限制了它们在生物医学领域的应用。由于这些困难，只有少数的聚氨基酸（通常为聚谷氨酸的衍生物）被认为是比较有前途的植入材料[67]。但经过努力，未来可能找到更多聚氨基酸材料应用于临床。

作为一种替代方法，Kohn 等用多种"非酰胺"键（如酯键等）取代了合成聚氨基酸主链中的肽键。这种新的聚合物家族被冠以"伪"聚氨基酸或"假"聚氨基酸这个术语[68]。在该类聚合物中，自然产生的氨基酸通过非酰胺键连接在一起，其主要降解机理也从酶解转变成了更加可控的水解。1984 年这种"伪"聚氨基酸首次被提出应用于生物材料。多项研究表明，常规聚氨基酸的主链改性普遍提高了其物理化学性能。

2.3.1.7　聚碳酸酯

聚碳酸酯是含有碳酸酯基团的线型聚合物。聚三亚甲基碳酸酯（PTMC）是一种分子量高、降解缓慢、极具弹性的脂肪族聚合物。PTMC 的 T_g 为–17℃，机械强度较差。高分子量 PTMC 已被研究作为一种软组织再生植入材料[8]。低分子量 PTMC 在体内经历了快速的酶降解，发生表面溶蚀，降解生成非酸性、生物相容性好的副产物，因此被尝试作为组织工程和药物递送材料[69]。PTMC 可被制备成微球、水凝胶和圆片，用于递送抗生素和其他药物。

酪氨酸衍生的聚碳酸酯（TyrPC）是一种含有碳酸酰胺键的聚碳酸酯[70, 71]，如图 2-8 所示。TyrPC 的机械性能、玻璃化转变温度及其他聚合物性能取决于烷基酯侧链的长度。在生理条件下，所有 TyrPC 水解速度都很慢。总的来说，它们是无定形聚合物，T_g 温度范围约 52～93℃，分解温度高于 290℃。因此，TyrPC 可以通过热加工工艺加工成纤维、针、管、棒、多孔支架、凝胶、圆片和薄膜等[72]。TyrPC 生物相容性好，降解产物无毒，易于灭菌，机械强度约 50～70 MPa，刚度 1～2 GPa。

因此，它们在组织工程和药物递送等方面具有应用前景。TyrPC 已广泛用于骨[73, 74]、神经[75, 76]、肌肉[77]再生材料，也被用于心血管支架[78]和局部给药领域[79]。

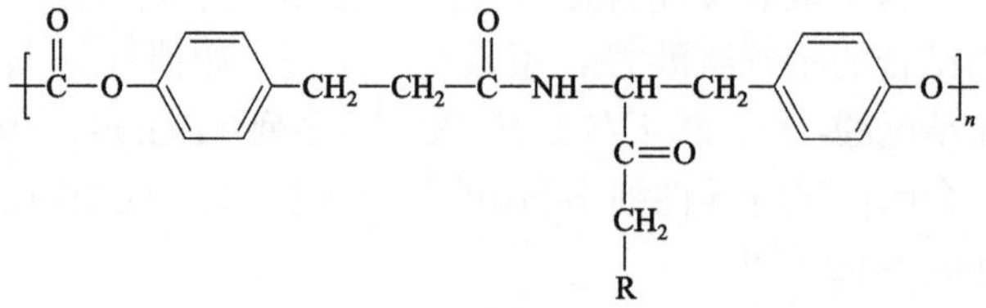

图 2-8 TyrPC 的结构

侧基 R 可以为乙基、异丙基、丁基或己基

2.3.2 不可降解合成高分子

2.3.2.1 聚乙烯（PE）

根据分子量和支化程度的不同，PE 可以分为低密度聚乙烯（LDPE）、高密度聚乙烯（HDPE）和超高分子量聚乙烯（UHMWPE）。其中，HDPE 和 UHMWPE 因其良好的化学惰性、优异的机械强度、轻微的组织反应和良好的生物稳定性而备受关注。HDPE 是一种历史悠久的骨和软骨替代物，因其机械性能与天然骨骼相似而被广泛应用于临床[80]。Medpor® 是一种使用 HDPE 微珠开发的烧结多孔支架，它可以允许组织向支架内生长，从而作为植入物用于治疗颅面缺陷、外耳重建等。Nath 等通过在 HDPE 基质中添加氧化铝颗粒与羟基磷灰石的方法改善了材料的刚度和硬度等机械性能，从而使得该材料可应用于骨骼、牙齿和关节等承重硬组织[81]。辐射交联 UHMWPE 或在 UHMWPE 基质中加入维生素 E 等添加剂可提高材料的耐磨性等，从而使该材料能够更好地被用于全髋关节和膝关节置换等领域[82]。

2.3.2.2 聚丙烯（PP）

PP 是一种具有生物相容性和生物稳定性的聚合物。从手术缝合线到承重植入物，PP 均有应用。与聚乙烯相比，聚丙烯具有更高的刚度和强度[83]。优异的抗疲劳、耐高温性能使该材料在体温环境中表现出良好的机械性能。作为骨科内植物，聚丙烯材料甚至能够承受数百万次加压-解压循环。

2.3.2.3 聚四氟乙烯（PTFE）

PTFE 是一种氟碳聚合物，也称特氟龙。PTFE 具有化学和生物惰性、不可降解性、疏水性、高结晶度。该材料有良好的血液相容性和组织相容性，适合用于人工血管、导管和手术缝线等。很低的免疫响应使得特氟龙经常被作为植入物炎症反应的阴性对照。

膨体 PTFE（ePTFE）还具备柔性，并允许组织在其内部生长，作为一种十分独特的材料被用于临床。对 ePTFE 血管的表面修饰可以增强内皮黏附，从而获得优良的抗凝血性能，防止小直径动脉的堵塞[84]。

2.3.2.4　聚甲基丙烯酸甲酯（PMMA）

PMMA 是一种硬而脆的塑料，结构式如图 2-9 所示。自 20 世纪 40 年代以来，PMMA 在医疗方面有着广泛的应用，如可作为牙齿填充物、人工晶状体和骨水泥。由于该材料易于操作、加工和抛光以及具备良好的口腔环境生物相容性，PMMA 在牙科领域的应用有着悠久的历史[85]。另外，PMMA 具有生物惰性、不可降解性、抗紫外线、透明度高以及与血管组织接触时能保持表面光滑等特性，使其成为世界范围内人工晶状体的标准植入材料。PMMA 可以作为骨水泥治疗骨质疏松，也因为其具有可注射性以及注射后自固化的特性可以用于植入体固定[86]。

单体毒性、聚合放热、聚合物材料的脆性、对骨组织的黏附性差、断裂韧性差、耐磨性差是 PMMA 应用的主要限制。另外，由于其耐磨性不佳，磨损颗粒可能导致无菌性炎症，从而使得机体呈现慢性炎症反应。

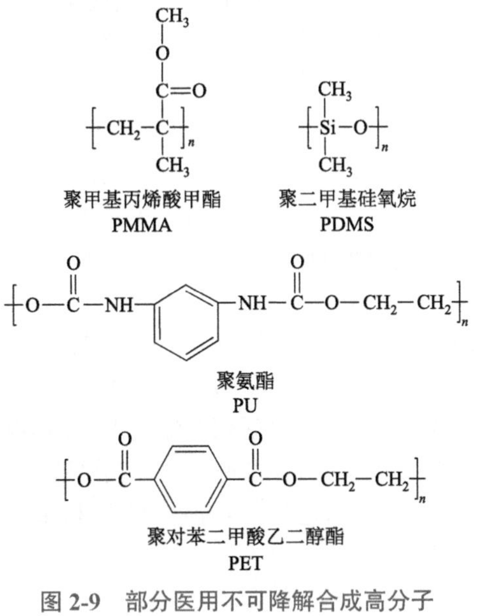

图 2-9　部分医用不可降解合成高分子

2.3.2.5　聚二甲基硅氧烷（PDMS）

PDMS 俗称硅橡胶，有广泛用途。在医学上可用于药物载体及血液接触生物材料。这种弹性体聚合物具有无毒，良好的组织相容性和血液相容性，优异的弹性、透明性和耐久性等理想性能。此外，PDMS 骨架的柔韧性使甲基在许多界面暴露，从而减小界面和其他物质的相互作用[87]。这种生物惰性可抵抗蛋白质的非特异性吸附、抑制微生物的生长[88]。PDMS 的高透气性允许氧气和二氧化碳等气体的扩散，使其更适合于医疗应用，如作为伤口敷料和隐形眼镜。

PDMS 的强疏水性等并不利于细胞黏附[89-91]。相关科研人员往往采用等离子体处理和激光处理等方法来对 PDMS 表面进行改性，以提高其润湿性，增强其细胞黏附性能。然而，由于表面重组，这些技术并不能使 PDMS 具有稳定的细胞黏附性质[92]。因此，人们将纤维连接蛋白、层粘连蛋白和胶原蛋白等细胞黏附蛋白涂覆 PDMS 表面来获得长久的细胞黏附性质[93]。利用多肽偶联技术改性的 PDMS 也正在发展中，期望能够作为具有稳定细胞黏附表面的材料得以应用[94]。

2.3.2.6 聚氨酯（PU）

聚氨酯是一种重复单元中含有氨基甲酸酯基团的聚合物，由拜耳公司于 1937 年首次生产。这些聚合物通常是通过二异氰酸酯和多元醇反应获得。反应所得到的聚合物为嵌段共聚物，其多元醇段具有较低的 T_g（如 < 25℃）构成聚合物的软段，而二异氰酸酯部分（常与碳氢化合物扩链剂一起）构成聚合物的硬段。

传统聚氨酯降解性能较差，一直认为是不可降解的。医用聚氨酯广泛用于人工血管、心脏瓣膜和其他血液接触装置。聚氨酯材料相分离微观结构使该材料具有良好的血液相容性[95]。再加上这种聚合物的拉伸和弹性性能与天然血管相似[96]，从而适合短期的血管应用，但长期使用时，该材料容易氧化和水解，导致裂纹的形成和钙化[97]。聚氨酯的钙化特性使其更适合用于骨再生基质。另外，优异的阻隔性和透气性也使聚氨酯适合作为创面敷料材料[98]。因易于改性，聚氨酯的性能具有多样性，在导管和心血管设备等医疗器械中广为使用。

生物可降解的聚氨酯材料只有在所使用的多元醇段可降解的情况下才能得到[99]。传统的芳香族二异氰酸酯被认为是致癌物，生物可降解聚氨酯的设计要求有可替代的二异氰酸酯化合物。生物可降解聚氨酯是由生物相容性良好的二异氰酸酯如赖氨酸二异氰酸酯或六亚甲基二异氰酸酯制成，其降解产物无毒。该材料可应用于各种组织工程领域，如半月板重建[100]、心肌修复[101]和血管组织[102]方面。

2.3.2.7 聚对苯二甲酸乙二醇酯（PET）

PET 是热塑性的芳香族聚酯，商品名为涤纶。涤纶有许多医疗应用，如手术缝合线、血管移植物和人工韧带等。涤纶的一些性质，如硬度、刚度以及生物、化学和尺寸稳定性、生物相容性等使该材料在生物医学应用方面具有良好的前景。

涤纶的生物稳定性主要源于其高结晶度的疏水性芳香基团。然而，生物活性的缺乏也限制了 PET 在组织工程中的潜在应用。为了改善聚合物与细胞的相互作用，相关研究往往采用表面功能化的策略[103, 104]。

2.3.2.8 聚砜

聚砜的结构如图2-10所示。该类高分子具有化学惰性以及优异的强度和刚度、耐辐射、耐高温、良好的尺寸稳定性和生物相容性等特点[105]，部分性质类似于轻金属[106]。聚砜的性质在灭菌过程中也不会发生变化。聚砜膜已被广泛用于血液透析，可使毒素从血液中扩散出来[107]。另外，聚砜毛细纤维已被证明是一种很有前途的眼内药物缓释装置[108]。

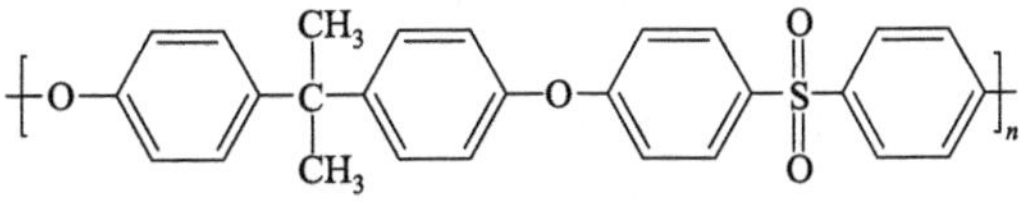

图 2-10 聚砜的化学结构

2.3.2.9 聚乙二醇（PEG）

PEG 是一种合成的水溶性聚合物，已被美国 FDA 批准用于多种医疗应用。PEG 相关材料具有水凝胶的特性，可用于药物载体材料和支架材料[109, 110]。这种聚合物具有抗蛋白质非特异性吸附的特性，从而降低了其在体内的免疫原性。PEG 无毒，且在水和部分有机溶剂中具有较高的溶解度，这些特性使其在生物医学应用方面具有更大潜力。另外，PEG 还被用于两亲性共聚物中的亲水嵌段（典型共聚物见图2-11），在共聚物胶束化、凝胶化过程中发挥了重要作用[111-125]。

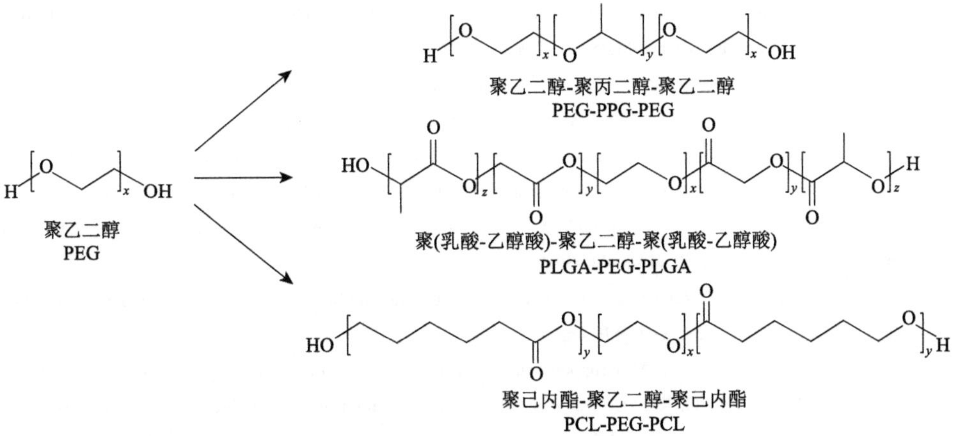

聚乙二醇-聚丙二醇-聚乙二醇
PEG-PPG-PEG

聚(乳酸-乙醇酸)-聚乙二醇-聚(乳酸-乙醇酸)
PLGA-PEG-PLGA

聚己内酯-聚乙二醇-聚己内酯
PCL-PEG-PCL

聚乙二醇
PEG

图 2-11 聚乙二醇及典型的含聚乙二醇嵌段的两亲性共聚物

高分子材料在生物医药领域已经展现出多姿多彩的应用，也蕴含有丰富的科学问题。高分子可以分为合成高分子与天然高分子两大类。本章重点介绍了高分子的概论以及合成高分子的背景知识。后续各章将结合相应作者团队的研究专长介绍高分子在生物医用材料方面的科学技术前沿进展。其中，有关天然高分子方面的背景知识及其在生物医用材料方面新的科研进展，详见第 3 章武汉大学张俐娜院士团队的介绍。

参考文献

[1] Flory P J. Principles of Polymer Chemistry. New York: Cornell University Press, 1953.

[2] Staudinger H. Über Polymerisation. Berichte der Deutschen Chemischen Gesellschaft, 1920, 53: 1073-1085.

[3] Staudinger H, Fritschi J. On isoprene and rubber—Fifth Report—On the hydration of rubber and on its constitution. Helvetica Chimica Acta, 1922, 5: 785-806.

[4] 何曼君, 张红东, 陈维孝, 董西侠. 高分子物理. 上海: 复旦大学出版社, 2006.

[5] 平郑骅, 汪长春. 高分子世界. 上海: 复旦大学出版社, 2001.

[6] 丁建东. 组织工程用聚合物//董建华. 高分子科学前沿与进展. 北京: 科学出版社, 2006.

[7] Gomes M E, Reis R L. Biodegradable polymers and composites in biomedical applications: From catgut to tissue engineering. Part 1: Available systems and their properties. International Materials Reviews, 2004, 49 (5): 261-273.

[8] Nair L S, Laurencin C T. Biodegradable polymers as biomaterials. Progress in Polymer Science, 2007, 32 (8-9): 762-798.

[9] Ulery B D, Nair L S, Laurencin C T. Biomedical applications of biodegradable polymers. Journal of Polymer Science Part B: Polymer Physics, 2011, 49 (12): 832-864.

[10] Hsu S-H, Hung K-C, Chen C-W. Biodegradable polymer scaffolds. Journal of Materials Chemistry B, 2016, 4 (47): 7493-7505.

[11] 丁建东. 有机高分子材料//顾其胜, 侯春林, 徐政. 实用生物医用材料学. 上海: 上海科学技术出版社, 2005.

[12] Toosi S, Naderi-Meshkin H, Kalalinia F, HosseinKhani H, Heirani-Tabasi A, Havakhah S, Nekooei S, Jafarian A H, Rezaie F, Peivandi M T, Mesgarani H, Behravan J. Bone defect healing is induced by collagen sponge/polyglycolic acid. Journal of Materials Science-Materials in Medicine, 2019, 30: 33.

[13] Moran J M, Pazzano D, Bonassar L J. Characterization of polylactic acid polyglycolic acid composites for cartilage tissue engineering. Tissue Engineering, 2003, 9 (1): 63-70.

[14] Ohara T, Itaya T, Usami K, Ando Y, Sakurai H, Honda M J, Ueda M, Kagami H. Evaluation of scaffold materials for tooth tissue engineering. Journal of Biomedical Materials Research Part A, 2010, 94A (3): 800-805.

[15] Xu L, Cao D J, Liu W, Zhou G D, Zhang W J, Cao Y L. In vivo engineering of a functional tendon sheath in a hen model. Biomaterials, 2010, 31 (14): 3894-3902.

[16] Tian L, Prabhakaran M P, Ramakrishna S. Strategies for regeneration of components of nervous system: Scaffolds, cells and biomolecules. Regenerative Biomaterials, 2015, 2 (1): 31-45.

[17] Abbushi A, Endres M, Cabraja M, Kroppenstedt S N, Thomale U W, Sittinger M, Hegewald A A, Morawietz L, Lemke A-J, Bansemer V-G, Kaps C, Woiciechowsky C. Regeneration of intervertebral disc tissue by resorbable cell-free polyglycolic acid-based implants in a rabbit model of disc degeneration. Spine, 2008, 33 (14): 1527-1532.

[18] Middleton J C, Tipton A J. Synthetic biodegradable polymers as orthopedic devices. Biomaterials, 2000, 21 (23):

2335-2346.

[19] Qi Y L, Qi H P, He Y, Lin W J, Li P Z, Qin L, Hu Y W, Chen L P, Liu Q S, Sun H T, Liu Q, Zhang G , Cui S Q, Hu J, Yu L, Zhang D Y, Ding J D. Strategy of metal-polymer composite stent to accelerate biodegradation of iron-based biomaterials. ACS Applied Materials & Interfaces, 2018, 10 (1): 182-192.

[20] Qi Y L, Li X, He Y, Zhang D Y, Ding J D. Mechanism of acceleration of iron corrosion by a polylactide coating. ACS Applied Materials & Interfaces, 2019, 11 (1): 202-218.

[21] Yao H, Cao Z D, Peng L, Liu J, Zhang X X, Deng Z L. A novel controlled release tetrandrine-loaded PDLLA film: Evaluation of drug release and anti-adhesion effects *in vitro* and *in vivo*. Drug Delivery and Translational Research, 2020, 10 (1): 13-22.

[22] Li X, Zhang W Q, Lin W J, Qiu H, Qi Y L, Ma X, Qi H P, He Y, Zhang H J, Qian J, Zhang G, Gao R L, Zhang D Y, Ding J D. Long-term efficacy of biodegradable metal-polymer composite stents after the first and the second implantations into porcine coronary arteries. ACS Applied Materials & Interfaces, 2020, 12 (13): 15703-15715.

[23] Liang X Y, Gao J M, Xu W K, Wang X L, Shen Y, Tang J Y, Cui S Q, Yang X W, Liu Q S, Yu L, Ding J D. Structural mechanics of 3D-printed poly(lactic acid) scaffolds with tetragonal, hexagonal and wheel-like designs. Biofabrication, 2019, 11 (3): 035009.

[24] Liu C Y, Li X H, Xu F Y, Cong H B, Li Z X, Song Y, Wang M. Spatio-temporal release of NGF and GDNF from multi-layered nanofibrous bicomponent electrospun scaffolds. Journal of Materials Science: Materials in Medicine, 2018, 29: 102.

[25] Wu L B, Ding J D. *In vitro* degradation of three-dimensional porous poly(D,L-lactide-*co*-glycolide) scaffolds for tissue engineering. Biomaterials, 2004, 25 (27): 5821-5830.

[26] 齐永丽, 雷科文, 俞麟, 丁建东. 医用高分子材料降解的原位探测方法. 高分子通报, 2016, (5): 43-51.

[27] Liang X Y, Duan P G, Gao J M, Guo R S, Qu Z H, Li X F, He Y, Yao H Q, Ding J D. Bilayered PLGA/PLGA-HAp composite scaffold for osteochondral tissue engineering and tissue regeneration. ACS Biomaterials Science & Engineering, 2018, 4 (10): 3506-3521.

[28] Liang X Y, Qi Y L, Pan Z, He Y, Liu X N, Cui S Q, Ding J D. Design and preparation of quasi-spherical salt particles as water-soluble porogens to fabricate hydrophobic porous scaffolds for tissue engineering and tissue regeneration. Materials Chemistry Frontiers, 2018, 2 (8): 1539-1553.

[29] Duan P G, Pan Z, Cao L, Gao J M, Yao H Q, Liu X N, Guo R S, Liang X Y, Dong J, Ding J D. Restoration of osteochondral defects by implanting bilayered poly(lactide-*co*-glycolide) porous scaffolds in rabbit joints for 12 and 24 weeks. Journal of Orthopaedic Translation, 2019, 19: 68-80.

[30] Zheng Z, Yin W, Zara J N, Li W, Kwak J, Mamidi R, Lee M, Siu R K, Ngo R, Wang J, Carpenter D, Zhang X, Wu B, Ting K, Soo C. The use of BMP-2 coupled - Nanosilver-PLGA composite grafts to induce bone repair in grossly infected segmental defects. Biomaterials, 2010, 31 (35): 9293-9300.

[31] Abay Akar N, Gurel Pekozer G, Torun Kose G. Fibrous bone tissue engineering scaffolds prepared by wet spinning of PLGA. Turkish Journal of Biology, 2019, 43 (4): 235-245.

[32] Uematsu K, Hattori K, Ishimoto Y, Yamauchi J, Habata T, Takakura Y, Ohgushi H, Fukuchi T, Sato M. Cartilage regeneration using mesenchymal stem cells and a three-dimensional poly-lactic-glycolic acid (PLGA) scaffold. Biomaterials, 2005, 26 (20): 4273-4279.

[33] Zhao T F, Qi Y Y, Xiao S N, Ran J S, Wang J K, Ghamor-Amegavi E P, Zhou X P, Li H Y Z, He T, Gou Z R, Chen Q X, Xu K. Integration of mesenchymal stem cell sheet and bFGF-loaded fibrin gel in knitted PLGA scaffolds favorable for tendon repair. Journal of Materials Chemistry B, 2019, 7 (13): 2201-2211.

[34]   Lee J J, Lee S-G, Park J C, Yang Y I, Kim J K. Investigation on biodegradable PLGA scaffold with various pore size structure for skin tissue engineering. Current Applied Physics, 2007, 7 (s1): 37-40.

[35]   Wang S B, Xiong Y, Chen J T, Ghanem A, Wang Y M, Yang J, Sun B B. Three dimensional printing bilayer membrane scaffold promotes wound healing. Frontiers in Bioengineering and Biotechnology, 2019, 7: 348.

[36]   de Ruiter G C, Spinner R J, Malessy M J A, Moore M J, Sorenson E J, Currier B L, Yaszemski M J, Windebank A J. Accuracy of motor axon regeneration across autograft, single-lumen, and multichannel poly(lactic-co-glycolic acid) nerve tubes. Neurosurgery, 2008, 63 (1): 144-153.

[37]   Darney P D, Klaisle C M, Monroe S E, Cook C E, Phillips N R, Schindler A. Evaluation of a 1-year levonorgestrel-releasing contraceptive implant: Side-effects, release rates, and biodegradability. Fertility and Sterility, 1992, 58 (1): 137-143.

[38]   Nejaddehbashi F, Hashemitabar M, Bayati V, Moghimipour E, Movaffagh J, Orazizadeh M, Abbaspour M. Incorporation of silver sulfadiazine into an electrospun composite of polycaprolactone as an antibacterial scaffold for wound healing in rats. Cell Journal, 2020, 21 (4): 379-390.

[39]   Chiari C, Koller U, Dorotka R, Eder C, Plasenzotti R, Lang S, Ambrosio L, Tognana E, Kon E, Salter D, Nehrer S. A tissue engineering approach to meniscus regeneration in a sheep model. Osteoarthritis and Cartilage, 2006, 14 (10): 1056-1065.

[40]   Wang W G, Caetano G, Ambler W S, Blaker J J, Frade M A, Mandal P, Diver C, Bartolo P. Enhancing the hydrophilicity and cell attachment of 3D printed PCL/graphene scaffolds for bone tissue engineering. Materials, 2016, 9 (12): article No. 992 (pages 1-11).

[41]   Wei B, Yao Q Q, Guo Y, Mao F Y, Liu S, Xu Y, Wang L M. Three-dimensional polycaprolactone-hydroxyapatite scaffolds combined with bone marrow cells for cartilage tissue engineering. Journal of Biomaterials Applications, 2015, 30 (2): 160-170.

[42]   Ghasemi-Mobarakeh L, Prabhakaran M P, Morshed M, Nasr-Esfahani M-H, Ramakrishna S. Electrospun poly(epsilon-caprolactone)/gelatin nanofibrous scaffolds for nerve tissue engineering. Biomaterials, 2008, 29 (34): 4532-4539.

[43]   Heller J, Barr J. Poly(ortho esters) : From concept to reality. Biomacromolecules, 2004, 5 (5): 1625-1632.

[44]   Tschan M J L, Ieong N S, Todd R, Everson J, Dove A P. Unlocking the potential of poly(ortho ester)s: A general catalytic approach to the synthesis of surface-erodible materials. Angewandte Chemie International Edition, 2017, 56 (52): 16664-16668.

[45]   Heller J. Synthesis and use of poly(ortho esters) for the controlled delivery of therapeutic agents. Journal of Bioactive and Compatible Polymers, 1988, 3 (2): 97-105.

[46]   Heller J, Penhale D W H, Helwing R F. Preparation of poly(ortho esters) by the reaction of diketene acetals and polyols. Journal of Polymer Science: Polymer Letters Edition, 1980, 18 (9): 619-624.

[47]   Hill J W, Carothers W H. Studies of polymerization and ring formation. XIV. A linear superpolyanhydride and a cyclic dimeric anhydride from sebacic acid. Journal of the American Chemical Society, 1932, 54 (4): 1569-1579.

[48]   Conix A. Aromatic polyanhydrides, a new class of high melting fiber-forming polymers. Journal of Polymer Science, 1958, 29 (120): 343-353.

[49]   Rosen H B, Chang J, Wnek G E, Linhardt R J, Langer R. Bioerodible polyanhydrides for controlled drug delivery. Biomaterials, 1983, 4 (2): 131-133.

[50]   Laurencin C, Domb A, Morris C, Brown V, Chasin M, McConnell R, Lange N, Langer R. Poly(anhydride) administration in high doses in vivo: Studies of biocompatibility and toxicology. Journal of Biomedical Materials

Research, 1990, 24 (11): 1463-1481.

[51] Mathiowitz E, Saltzman W M, Domb A, Dor P, Langer R. Polyanhydride microspheres as drug carriers. 2. Microencapsulation by solvent removal. Journal of Applied Polymer Science, 1988, 35 (3): 755-774.

[52] Basu A, Domb A J. Recent advances in polyanhydride based biomaterials. Advanced Materials, 2018, 30: 1706815.

[53] Brem H, Ewend M G, Piantadosi S, Greenhoot J, Burger P C, Sisti M. The safety of interstitial chemotherapy with BCNU-loaded polymer followed by radiation therapy in the treatment of newly diagnosed malignant gliomas: Phase I trial. Journal of Neuro-Oncology, 1995, 26 (2): 111-123.

[54] Singh A, Krogman N R, Sethuraman S, Nair L S, Sturgeon J L, Brown P W, Laurencin C T, Allcock H R. Effect of side group chemistry on the properties of biodegradable L-alanine cosubstituted polyphosphazenes. Biomacromolecules, 2006, 7 (3): 914-918.

[55] Allcock H R, Kwon S. An ionically cross-linkable polyphosphazene: Poly[bis(carboxylatophenoxy)phosphazene] and its hydrogels and membranes. Macromolecules, 1989, 22 (1): 75-79.

[56] Martins J A, Lach A A, Morris H L, Carr A J, Mouthuy P-A. Polydioxanone implants: A systematic review on safety and performance in patients. Journal of Biomaterials Applications, 2020, 34 (7): 902-916.

[57] Wang X L, Chen Y Y, Wang Y Z. Synthesis of poly(p-dioxanone) catalyzed by Zn L-lactate under microwave irradiation and its application in ibuprofen delivery. Journal of Biomaterials Science-Polymer Edition, 2010, 21 (6-7): 927-936.

[58] 丁建东, 张先正, 陈学思. 医用高分子//董建华, 张希, 王利祥. 高分子科学学科前沿与展望. 北京: 科学出版社, 2011.

[59] Campbell P, Glover G I, Gunn J M. Inhibition of intracellular protein-degradation by pepstatin, poly(L-lysine), and pepstatinyl-poly(L-lysine). Archives of Biochemistry and Biophysics, 1980, 203 (2): 676-680.

[60] van Heeswijk W A R, Hoes C J T, Stoffer T, Eenink M J D, Potman W, Feijen J. The synthesis and characterization of polypeptide-adriamycin conjugates and its complexes with adriamycin. Part I. Journal of Controlled Release, 1985, 1 (4): 301-315.

[61] Peng Y M, Liu Q J, He T L, Ye K, Yao X, Ding J D. Degradation rate affords a dynamic cue to regulate stem cells beyond varied matrix stiffness. Biomaterials, 2018, 178: 467-480.

[62] Masuko T, Iwasaki N, Yamane S, Funakoshi T, Majima T, Minami A, Ohsuga N, Ohta T, Nishimura S I. Chitosan-RGDSGGC conjugate as a scaffold material for musculoskeletal tissue engineering. Biomaterials, 2005, 26 (26): 5339-5347.

[63] Yang F, Williams C G, Wang D A, Lee H, Manson P N, Elisseeff J. The effect of incorporating RGD adhesive peptide in polyethylene glycol diacrylate hydrogel on osteogenesis of bone marrow stromal cells. Biomaterials, 2005, 26 (30): 5991-5998.

[64] Wang F, Li Y Y, Shen Y Q, Wang A M, Wang S L, Xie T. The functions and applications of RGD in tumor therapy and tissue engineering. International Journal of Molecular Sciences, 2013, 14 (7): 13447-13462.

[65] Wu Y M, Zhang D F, Ma P C, Zhou R Y, Hua L, Liu R H. Lithium hexamethyldisilazide initiated superfast ring opening polymerization of α-amino acid N-carboxyanhydrides. Nature Communications, 2018, 9: 5297.

[66] 丁建东. 突破手套箱依赖的 α-氨基酸 N-羧基环内酸酐(NCA)快速开环聚合. 功能高分子学报, 2019, 32 (2): 120-122.

[67] Lescure F, Gurny R, Doelker E, Pelaprat M L, Bichon D, Anderson J M. Acute histopathological response to a new biodegradable polypeptidic polymer for implantable drug delivery system. Journal of Biomedical Materials Research, 1989, 23 (11): 1299-1313.

[68]   Pulapura S, Kohn J. Trends in the development of bioresorbable polymers for medical applications. Journal of biomaterials applications, 1992, 6 (3): 216-250.

[69]   Zhang Z, Kuijer R, Bulstra S K, Grijpma D W, Feijen J. The *in vivo* and *in vitro* degradation behavior of poly(trimethylene carbonate). Biomaterials, 2006, 27 (9): 1741-1748.

[70]   Ertel S I, Kohn J. Evaluation of a series of tyrosine-derived polycarbonates as degradable biomaterials. Journal of Biomedical Materials Research, 1994, 28 (8): 919-930.

[71]   Bourke S L, Kohn J. Polymers derived from the amino acid L-tyrosine: Polycarbonates, polyarylates and copolymers with poly(ethylene glycol). Advanced Drug Delivery Reviews, 2003, 55 (4): 447-466.

[72]   Kohn J, Welsh W J, Knight D. A new approach to the rationale discovery of polymeric biomaterials. Biomaterials, 2007, 28 (29): 4171-4177.

[73]   Kim J, Magno M H R, Waters H, Doll B A, McBride S, Alvarez P, Darr A, Vasanji A, Kohn J, Hollinger J O. Bone regeneration in a rabbit critical-sized calvarial model using tyrosine-derived polycarbonate scaffolds. Tissue Engineering Part A, 2012, 18 (11-12): 1132-1139.

[74]   Guda T, Darr A, Silliman D T, Magno M H R, Wenke J C, Kohn J, Baer P R B. Methods to analyze bone regenerative response to different rhBMP-2 doses in rabbit craniofacial defects. Tissue Engineering Part C: Methods, 2014, 20 (9): 749-760.

[75]   Ezra M, Bushman J, Shreiber D, Schachner M, Kohn J. Enhanced femoral nerve regeneration after tubulization with a tyrosine-derived polycarbonate terpolymer: Effects of protein adsorption and independence of conduit porosity. Tissue Engineering Part A, 2014, 20 (3-4): 518-528.

[76]   Lo M C, Wang S, Singh S, Damodaran V B, Kaplan H M, Kohn J, Shreiber D I, Zahn J D. Coating flexible probes with an ultra fast degrading polymer to aid in tissue insertion. Biomedical Microdevices, 2015, 17: 34.

[77]   Johnson P A, Luk A, Demtchouk A, Pate H, Sung H-J, Treiser M D, Gordonov S, Sheihet L, Bolikal D, Kohn J, Moghe P V. Interplay of anionic charge, poly(ethylene glycol), and iodinated tyrosine incorporation within tyrosine-derived polycarbonates: Effects on vascular smooth muscle cell adhesion, proliferation, and motility. Journal of Biomedical Materials Research Part A, 2010, 93A (2): 505-514.

[78]   Kohn J, Zeltinger J. Degradable, drug-eluting stents: A new frontier for the treatment of coronary artery disease. Expert Review of Medical Devices, 2005, 2 (6): 667-671.

[79]   Macri L K, Sheihet L, Singer A J, Kohn J, Clark R A F. Ultrafast and fast bioerodible electrospun fiber mats for topical delivery of a hydrophilic peptide. Journal of Controlled Release, 2012, 161 (3): 813-820.

[80]   Sevin K, Askar I, Saray A, Yormuk E. Exposure of high-density porous polyethylene (Medpor®) used for contour restoration and treatment. British Journal of Oral & Maxillofacial Surgery, 2000, 38 (1): 44-49.

[81]   Nath S, Bodhak S, Basu B. HDPE-Al_2O_3-HAp composites for biomedical applications: Processing and characterizations. Journal of Biomedical Materials Research Part B: Applied Biomaterials, 2009, 88B (1): 1-11.

[82]   Musib M K. A review of the history and role of UHMWPE as a component in total joint replacements. International Journal of Biological Engineering, 2012, 1 (1): 6-10.

[83]   Liu Y, Wang M. Fabrication and characteristics of hydroxyapatite reinforced polypropylene as a bone analogue biomaterial. Journal of Applied Polymer Science, 2007, 106 (4): 2780-2790.

[84]   Biran R, Pond D. Heparin coatings for improving blood compatibility of medical devices. Advanced Drug Delivery Reviews, 2017, 112: 12-23.

[85]   Tihan T G, Ionita M D, Popescu R G, Iordachescu D. Effect of hydrophilic-hydrophobic balance on biocompatibility of poly(methyl methacrylate) (PMMA)-hydroxyapatite (HA) composites. Materials Chemistry

and Physics, 2009, 118 (2-3): 265-269.

[86] Schade V L, Roukis T S. The role of polymethylmethacrylate antibiotic-loaded cement in addition to debridement for the treatment of soft tissue and osseous infections of the foot and ankle. Journal of Foot & Ankle Surgery, 2010, 49 (1): 55-62.

[87] Owen M J. Why silicones behave funny. Chemtech, 1981, 11 (5): 288-292.

[88] Chen H, Brook M A, Sheardown H. Silicone elastomers for reduced protein adsorption. Biomaterials, 2004, 25 (12): 2273-2282.

[89] Zamir E, Katz M, Posen Y, Erez N, Yamada K M, Katz B Z, Lin S, Lin D C, Bershadsky A, Kam Z, Geiger B. Dynamics and segregation of cell-matrix adhesions in cultured fibroblasts. Nature Cell Biology, 2000, 2 (4): 191-196.

[90] Balaban N Q, Schwarz U S, Riveline D, Goichberg P, Tzur G, Sabanay I, Mahalu D, Safran S, Bershadsky A, Addadi L, Geiger B. Force and focal adhesion assembly: A close relationship studied using elastic micropatterned substrates. Nature Cell Biology, 2001, 3 (5): 466-472.

[91] Lee S-H. Surface chemistry modification of PDMS elastomers with boiling water improves cellular adhesion. Sensors & Actuators B: Chemical, 2012, 173: 765-771.

[92] Brown X Q, Ookawa K, Wong J Y. Evaluation of polydimethylsiloxane scaffolds with physiologically-relevant elastic moduli: Interplay of substrate mechanics and surface chemistry effects on vascular smooth muscle cell response. Biomaterials, 2005, 26 (16): 3123-3129.

[93] Wang L, Sun B, Ziemer K S, Barabino G A, Carrier R L. Chemical and physical modifications to poly(dimethylsiloxane) surfaces affect adhesion of Caco-2 cells. Journal of Biomedical Materials Research Part A, 2010, 93A (4): 1260-1271.

[94] Li B, Chen J, Wang J H C. RGD peptide-conjugated poly(dimethylsiloxane) promotes adhesion, proliferation, and collagen secretion of human fibroblasts. Journal of Biomedical Materials Research Part A, 2006, 79A (4): 989-998.

[95] Grasel T G, Cooper S L. Suface properties and blood compatibility of polyurethaneureas. Biomaterials, 1986, 7 (5): 315-328.

[96] Ratcliffe A. Tissue engineering of vascular grafts. Matrix Biology, 2000, 19 (4): 353-357.

[97] Alferiev I, Vyavahare N, Song C X, Connolly J, Hinson J T, Lu Z B, Tallapragada S, Bianco R, Levy R. Bisphosphonate derivatized polyurethanes resist calcification. Biomaterials, 2001, 22 (19): 2683-2693.

[98] Mir M, Ali M N, Barakullah A, Gulzar A, Arshad M, Fatima S, Asad M. Synthetic polymeric biomaterials for wound healing: A review. Progress in Biomaterials, 2018, 7 (1): 1-21.

[99] Santerre J P, Woodhouse K, Laroche G, Labow R S. Understanding the biodegradation of polyurethanes: From classical implants to tissue engineering materials. Biomaterials, 2005, 26 (35): 7457-7470.

[100] de Groot J H, de Vrijer R, Pennings A J, Klompmaker J, Veth R P H, Jansen H W B. Use of porous polyurethanes for meniscal reconstruction and meniscal prostheses. Biomaterials, 1996, 17 (2): 163-173.

[101] McDevitt T C, Woodhouse K A, Hauschka S D, Murry C E, Stayton P S. Spatially organized layers of cardiomyocytes on biodegradable polyurethane films for myocardial repair. Journal of Biomedical Materials Research Part A, 2003, 66A (3): 586-595.

[102] Guan J J, Fujimoto K L, Sacks M S, Wagner W R. Preparation and characterization of highly porous, biodegradable polyurethane scaffolds for soft tissue applications. Biomaterials, 2005, 26 (18): 3961-3971.

[103] Liu Y X, He T, Gao C Y. Surface modification of poly(ethylene terephthalate) via hydrolysis and layer-by-layer assembly of chitosan and chondroitin sulfate to construct cytocompatible layer for human endothelial cells.

Colloids and Surfaces B: Biointerfaces, 2005, 46 (2): 117-126.

[104] Liu W, Zhang M, Zhou M M, Gu C, Ye Z Y, Xiao Y, Zhou Y, Lang M D, Tan W S. Fabrication and evaluation of modified poly(ethylene terephthalate) microfibrous scaffolds for hepatocyte growth and functionality maintenance. Materials Science & Engineering C: Materials for Biological Applications, 2020, 109: 110523.

[105] Toiserkani H, Yilmaz G, Yagci Y, Torun L. Functionalization of polysulfones by click chemistry. Macromolecular Chemistry and Physics, 2010, 211 (22): 2389-2395.

[106] Wang M, Yue C Y, Chua B. Production and evaluation of hydroxyapatite reinforced polysulfone for tissue replacement. Journal of Materials Science: Materials in Medicine, 2001, 12 (9): 821-826.

[107] De Bartolo L, Salerno S, Curcio E, Piscioneri A, Rende M, Morelli S, Tasselli F, Bader A, Drioli E. Human hepatocyte functions in a crossed hollow fiber membrane bioreactor. Biomaterials, 2009, 30 (13): 2531-2543.

[108] Rahimy M H, Peyman G A, Chin S Y, Golshani R, Aras C, Borhani H, Thompson H. Polysulfone capillary fiber for intraocular drug delivery: In vitro and in vivo evaluations. Journal of Drug Targeting, 1994, 2 (4): 289-298.

[109] 朱文, 段世锋, 丁建东. 组织工程用水凝胶材料. 功能高分子学报, 2004, 17 (4): 689-697.

[110] Zhu J, Marchant R E. Design properties of hydrogel tissue-engineering scaffolds. Expert Review of Medical Devices, 2011, 8 (5): 607-626.

[111] Yu L, Ding J D. Injectable hydrogels as unique biomedical materials. Chemical Society Reviews, 2008, 37 (8): 1473-1481.

[112] 崔书铨, 俞麟, 丁建东. 基于适度两亲性嵌段共聚物的可注射性热致水凝胶. 高分子学报, 2018, (8): 53-71.

[113] Cui S Q, Yu L, Ding J D. Semi-bald micelles and corresponding percolated micelle networks of thermogels. Macromolecules, 2018, 51 (16): 6405-6420.

[114] Loh X J, Chee P L, Owh C. Biodegradable thermogelling polymers. Small Methods, 2019, 3: 1800313.

[115] Cui S Q, Yu L, Ding J D. Thermogelling of amphiphilic block copolymers in water: ABA Type versus AB or BAB type. Macromolecules, 2019, 52 (10): 3697-3715.

[116] Hoang Thi T T, Sinh L H, Huynh D P, Nguyen D H, Huynh C. Self-assemblable polymer smart-blocks for temperature-induced injectable hydrogel in biomedical applications. Frontiers in Chemistry, 2020, 8: 19.

[117] Cui S Q, Chen L, Yu L, Ding J D. Synergism among polydispersed amphiphilic block copolymers leading to spontaneous physical hydrogelation upon heating. Macromolecules, 2020, 53: 7726-7739.

[118] Cui S Q, Yu L, Ding J D. Strategy of "block blends" to generate injectable polymeric thermogels, Macromolecules. 2020, 53: 11051-11064.

[119] Wu K T, Yu L, Ding J D. Synthesis of PCL-PEG-PCL triblock copolymer via organocatalytic ring-opening polymerization and its application as an injectable hydrogel: An interdisciplinary learning trial. Journal of Chemical Education, 2020, 97: 4158-4165.

[120] Cui S Q, Wei Y M, Bian Q, Zhu Y, Chen X B, Zhuang Y P, Cai M Y, Tang J Y, Yu L, Ding J D. Injectable thermogel generated by the "block blend" strategy as a biomaterial for endoscopic submucosal dissection. ACS Applied Materials & Interfaces, 2021, 13(17): 19778-19792.

[121] Wu X H, Wang X, Chen X B, Yang X W, Ma Q, Xu G H, Yu L, Ding J D. Injectable and thermosensitive hydrogels mediating a universal macromolecular contrast agent with radiopacity for non-invasive imaging of deep tissues. Bioactive Materials, 2021, 6: 4717-4728.

[122] Rao W H, Cai C Y, Tang J Y, Wei Y M, Gao C Y, Yu L, Ding J D. Coordination insertion mechanism of ring-opening polymerization of lactide catalyzed by stannous octoate. Chinese Journal of Chemistry, 2021, 39: 1965-1974.

[123] Cao D L G, Chen X, Cao F, Guo W, Tang J Y, Cai C Y, Cui S Q, Yang X W, Yu L, Su Y, Ding J D. An intelligent transdermal formulation of ALA loaded copolymer thermogel with spontaneous asymmetry by using temperature induced sol-gel transition and gel-sol (suspension) transition on different sides. Advanced Functional Materials, 2021, 31(22): 2100349.

[124] Shi J Y, Yu L, Ding J D. PEG-based thermosensitive and biodegradable hydrogels. Acta Biomaterialia, 2021, 128: 42-59.

[125] 王耀本, 俞麟, 丁建东. 两亲性共聚物热致水凝胶. 科学通报, 2021, 66(18): 2245-2260.

(丁建东　崔书铨)

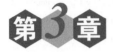

第3章

>>

天然高分子基生物医用材料

摘要: 天然高分子是源于动物、植物和微生物的有机大分子,是自然界赋予人类最重要的可再生生物质资源和宝贵财富,主要包括多糖(纤维素、甲壳素、壳聚糖等)和蛋白质(大豆蛋白、丝素蛋白、胶原蛋白等)。由于储量丰富、安全无毒、良好的生物相容性和生物可降解性,天然高分子在生物医用材料领域具有广泛的应用前景。本章结合天然高分子生物医用材料的国内外研究进展,简要介绍了纤维素、甲壳素、壳聚糖、淀粉和丝素蛋白等天然高分子的结构和性能;重点阐述了天然高分子基材料在药物载体、骨、皮肤和神经组织工程以及创伤敷料等领域的应用。

Abstract: Natural polymers are organic macromolecules derived from animals, plants, and microorganisms, including polysaccharides (cellulose, chitin, chitosan, etc.) and proteins (soybean protein, silk fibroin, collagen, etc.), which are the most important renewable biomass resource and precious wealth endowed by nature. Owing to their abundant reserves, safety and non-toxicity, good biocompatibility, and biodegradability, natural polymers have a wide range of applications in the field of biomedical materials. In this chapter, according to the research progress of natural polymer-based biomedical materials, the structure and properties of main natural polymers, such as cellulose, chitin, chitosan, starch and silk fibroin, are briefly introduced. The applications of natural polymer-based materials in drug delivery, bone, skin, and nerve tissue engineering as well as wound dressing are mainly elaborated.

3.1 天然高分子概述

天然高分子是大自然赋予人类的宝贵财富,是取之不尽、用之不竭的可再生资源。当人类面临石油等不可再生资源日渐枯竭的严峻危机时,天然高分子这类广泛分布于植物、动物、微生物的迷人大分子受到越来越多的关注。天然高分子包括纤维素、甲壳素、壳聚糖、海藻酸盐、淀粉、蛋白质和天然橡胶等。这些天然高分子材料的共同特点是储量丰富、来源广泛、可再生、生物相容和生物可降解。天然高分子材料的应用始于原始社会，树枝和兽皮是人类社会最早的生产、生活资料，现今天然高分子材料已在农业、医药、食品、化工、能源、环保、卫生等诸多领域得到广泛应用，与人类社会的发展息息相关[1]。

3.1.1　主要的天然高分子

纤维素是地球上储量最丰富的天然高分子，普遍存在于植物细胞壁中，干木材纤维素含量（质量分数）约为 40%～60%[2]，而棉花和亚麻中纤维素的质量分数超过 90%。1838 年，法国科学家 Anselme Payen 首次用硝酸和氢氧化钠从木材中分离出一种结构均匀的化合物，并命名为纤维素（cellulose）。直到 1932 年，德国科学家施陶丁格（H. Staudinger）确定纤维素是由纤维二糖重复单元通过 β-1, 4-D-糖苷键链接而成的线型聚合物，其分子结构如图 3-1（a）所示，纤维素糖环上 C2、3 和 6 位上存在 3 个活泼的羟基，既能产生强氢键相互作用，又能进行衍生化反应。纤维素难溶于一般溶剂，也不能熔融，而衍生化反应能改善其溶解性和可加工性。纤维素衍生物主要包括纤维素酯和纤维素醚两大类，已广泛用于食品、医药、化工、建筑和石油等领域[3, 4]。纤维素硝酸酯是第一种人造高分子材料，是火药重要的原材料；纤维素硫酸酯可用于涂料的增稠剂；纤维素黄原酸酯是生产黏胶纤维的中间体；纤维素醋酸酯可用于胶片和香烟过滤嘴的生产。甲基纤维素是最早的水溶性纤维素醚，耐热性和耐盐性好，主要用于水性胶黏剂的增稠；羟乙基纤维素具有乳化、悬浮、黏合、分散和保水等特性，因而广泛用于日用品领域；羧甲基纤维素是销量最大的纤维素醚，被称为"工业味精"；氰乙基纤维素具有防水、绝缘和自熄性，用于发光器件的封装。另一方面，随着 LiCl/DMAc、离子液体、碱/尿素等纤维素溶剂的发展，不但为均相合成纤维素衍生物提供了反应媒介，而且为新型纤维素功能材料的开发创造机遇[5-8]。近年，研究工作证明纤维素可通过物理方法溶解和"绿色"技术再生转化为新功能材料，它们具有优良的力学性能、生物相容性和生物可降解性，在生物医学材料领域有应用前景[9]。

甲壳素广泛分布于虾、蟹等甲壳动物的外壳、昆虫的表皮以及乌贼、贝类等软体动物的骨骼，是储量仅次于纤维素的天然高分子[10]。甲壳素大分子由 N-乙酰氨基葡萄糖单元以 β-1, 4 糖苷键缩合而成，其分子结构见图 3-1（b）。分子结构中存在大量羟基和乙酰氨基，形成分子间和分子内强氢键相互作用，产生结晶区。这导致甲壳素不能溶解于一般溶剂，也不能熔融加工[11]。*Science*、*Nature* 等杂志发表的论文提出"甲壳素是一类具有重要功能的生物多糖，对生物材料的形态形成和功能至关重要"[12, 13]。张俐娜团队在低温下将甲壳素溶于碱/尿素水体系，经过再生制备的甲壳素材料能保持其原有结构及固有的生物相容性，在生物医学领域具有潜在应用前景[14]。壳聚糖是甲壳素大分子脱乙酰化产物，是甲壳素重复单元的乙酰氨基脱去乙酰基后的衍生物。因此，壳聚糖的分子结构中含有氨基，可溶解于稀酸，其分子结构见图 3-1（c）。尽管甲壳素和壳聚糖与纤维素有相似的结构，但它们属于氨基多糖，主要差别在于甲壳素 C2 上主要为乙酰氨基，壳聚糖 C2 上主要为氨基，而纤维素 C2 上全部是羟基。这些结构差异导致它们的性能不同，甲壳素和壳聚糖可以被人体溶菌酶降解，能够用于可吸收型医用植入材料的开发，而纤维素不能在体内降解[15]。1995 年，美国 FDA 通过甲壳素的审核并批准生产[16]；近年，甲壳素在碱/尿素水体系下低温溶解及新材料的制备，推动了甲壳素功能材料的发展[17]。

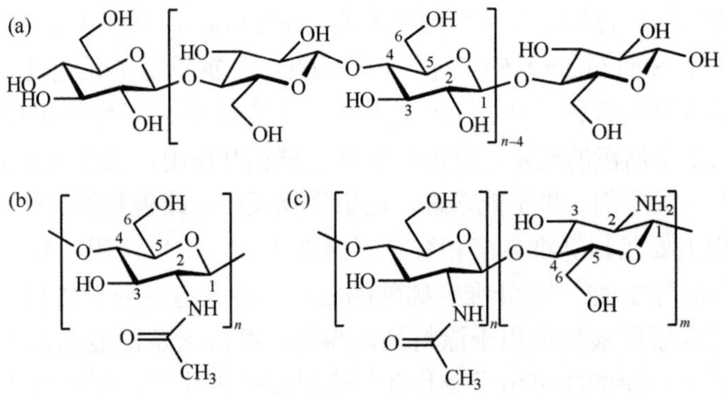

图 3-1　几种重要天然多糖的结构式

（a）纤维素；（b）甲壳素；（c）壳聚糖

海藻酸是从海藻中提取的一种聚糖醛酸，易与金属阳离子形成海藻酸盐，被称为海藻胶。海藻酸是由 1,4 链接的 β-D-甘露糖醛酸（M）和 α-L-古罗糖醛酸残基（G）组成的线型聚合物[18]。海藻酸分子链中存在 GG、MM 和 MG 三种嵌段，多种序列，没有规则的重复单元（图 3-2）。由于分子链上羧基的存在，海藻酸具有较好的溶解性，但溶解性受溶剂 pH 的影响[19]。海藻酸能与多价金属离子结合形成海藻酸盐凝胶，其结合能力取决于海藻酸盐大分子甘露糖醛酸与古罗糖醛酸单元的比例。其中，古罗糖醛酸链段决定海藻酸与金属离子的结合能力，而甘露糖醛酸对金属离子没有选择性。海藻酸对金属离子的结合通过静电相互作用实现，而古罗糖醛酸链段对金属离子的螯合作用主导海藻酸对金属离子的选择性[20]。与其他天然高分子相似，海藻酸可以通过氧化、还原、胺化、磺酸化以及接枝共聚等方法对羟基进行化学修饰，也可以通过酯化和酰胺化等反应改性羧基[21]。由于海藻酸及其凝胶具有生物相容性、无致免疫性、亲水性等优点，已广泛应用于食品、制药、生物材料等领域[22]。

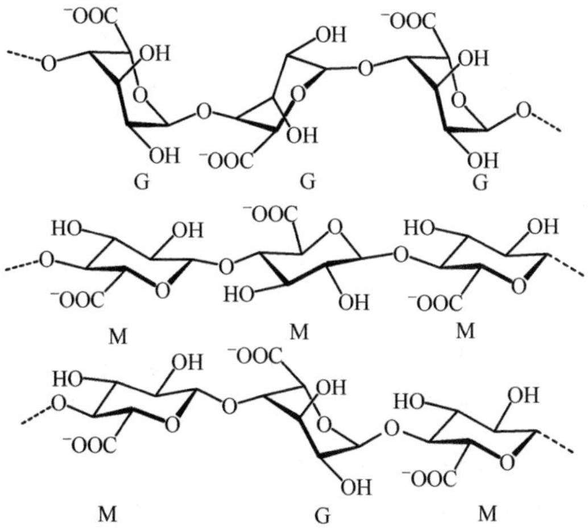

图 3-2　海藻酸分子链中 GG 嵌段、MM 嵌段和 MG 嵌段的化学结构

淀粉主要存在于植物的种子、果实和根茎中，是人类食物的主要来源。商业淀粉主要来源是禾谷类作物（玉米、大麦、小麦、高粱等）、薯类作物（甘薯、木薯、马铃薯等）和豆类作物（豌豆、绿豆、蚕豆等）[23]。淀粉一般由直链淀粉和支链淀粉组成。直链淀粉的分子结构与纤维素非常相似，是由 α-1, 4-糖苷键连接的葡萄糖残基形成的直链线型大分子，平均聚合度为 700～5 000，通常可以在水中直接溶解[24]。支链淀粉是一类具有支化结构的大分子，主链仍是由葡萄糖单元经 α-1, 4-糖苷键连接，而支链是由 α-1, 6-糖苷键与主链相连，其分子量远远大于直链淀粉，聚合度达到 4 000～40 000，不能直接溶解在水中[25]。支链淀粉一般可以占到淀粉总质量的约 70%，而在糯米中支链淀粉的含量接近 100%。支链淀粉的流体力学半径只有 21～75 nm，表现为高密度线团状构象。淀粉既可以通过添加增塑剂、共混等物理方法进行改性，又可以通过酯化、醚化、氧化、交联等化学方法进行修饰[26]。鉴于淀粉优异的生物可降解性，淀粉基塑料可替代石油基塑料解决"白色污染"问题[27]。此外，淀粉作为原料广泛用于超吸水材料、重金属离子吸附材料以及胶黏剂等诸多领域[28-30]。

丝蛋白分为丝胶蛋白和丝素蛋白，两者均是由 18 种氨基酸残基构成的纤维性蛋白，无明显的生物活性。蚕丝由约 25% 的丝胶蛋白和约 70% 的丝素蛋白组成，一根蚕丝由两股丝素蛋白纤维组成核心纤维，而丝胶蛋白包裹在外层[31]。丝素蛋白主要由甘氨酸、丙氨酸、丝氨酸组成，三者的摩尔比约为 4∶3∶1，占总氨基酸组成的 85%，具有良好的柔韧性、拉伸强度以及透气透湿性[32]。丝胶蛋白含有大量侧链带亲水基团的丝氨酸和天冬氨酸等，因而易溶于水，是形成蚕茧的黏合剂。丝胶蛋白是一类蛋白质的混合物，可由蚕丝脱胶获得再生丝胶蛋白，在溶液中以 β 折叠和无规线团两种构象存在。丝胶蛋白无毒性、抗氧化、抗菌、抗紫外线，可用作食品和化妆品添加剂[33]。丝素蛋白可以制成再生丝素蛋白水溶液或者有机溶液，进而将其纺丝得到再生丝素蛋白纤维，或者溶液浇铸得到薄膜，也可以制备微球、凝胶、海绵等功能材料，在生物医学、光电材料、分离材料、仿生材料等领域有广泛应用前景[34-37]。

3.1.2 天然高分子材料的生物医学应用前景

每年有数以亿计的人饱受疾病困扰，必须借助药物或手术进行针对性治疗和康复。从各种药物的剂型到外伤敷料以及器官移植，凡是用来对生物体进行诊断、治疗、修复或者替换其病变组织、器官或增进其功能的材料，都涉及生物医用材料范畴[38]。因此，生物医用材料不但拥有巨大的商业市场，而且肩负着减轻患者痛苦、提高疾病疗效、延长人类寿命的责任和使命。天然高分子材料的生物医学应用有着悠久的历史，古人使用木材来代替因疾病或创伤而丧失功能的器官（如假肢）。早期的生物医用材料往往设计成惰性材料，不与生物体发生任何相互作用。然而进入 21 世纪，天然高分子材料逐渐被合成高分子、陶瓷以及金属合金所取代，主要由于这些材料的制备更可控、力学性能更优越[39]。近年，生物医用材料发展成与生物系统密切相关的材料，用于评价、治疗、增强、替换人体的组织或者器官[40]。生物材料的使用范围仍在扩大，包括模仿人体组织胞外基质的功能，调节人体系统的反应，而天然高分子因其固有的特征再次成为人们关注的热点。与生物医用金属材料、无机非金属材料和合成高分子材料相比，天然高分子材料的特性如下：①来源广泛、储量丰富——广泛蕴藏在自然界生物体内，取之不尽、用之不竭；②可再生、生物可降解——无论是天然聚多糖还是动物丝蛋白都是可再生、可生物降解的；③无毒性、生物相容——天然高分子源自生物体内，具有得天独厚的生物相容性、无毒性。因此，天然高分子经过物理或化学方法制备的功能材料在药物载体、组织工程支架以及医用敷料等领域得到广泛的应用[41-44]。

药物载体：任何药物在临床使用前必须制成适用于医疗及预防的剂型，以使患者使用方便、药量准确、增加药物的稳定性、减少毒副作用、方便储存运输。根据给药途径，药物载体可分为肠道给药剂型（如散剂、片剂、颗粒、胶囊、溶液、悬浮液等）和非肠道给药剂型（如注射液、喷雾剂、洗剂、栓剂、贴片等）。根据材料尺寸不同，药物载体分为纳米载体和微米载体。纳米载体系统是指通过分散、包裹、吸附等方法将药物负载到粒径小于 1 μm 的载体内，使药物更容易进入病灶部位，减少药物的毒副作用。微米载体系统是将固体或者液体药物包裹在尺寸为微米级的高分子基质中，实现靶向性、缓释和长效性、栓塞性、掩盖药物气味、提高药物稳定性等功能。近年，抗肿瘤纳米药物载体发展迅速，研究者利用肿瘤组织温度、pH 以及谷胱甘肽浓度与正常组织的差别，分别制备温度、pH

和还原响应型纳米药物载体以及双重响应纳米药物载体[45]。随着科学技术的发展以及人们对肿瘤治疗效果的更高要求，研究者已将肿瘤的诊断和治疗一体化作为主要目标。为攻克这个医学难题，诊疗一体化纳米药物载体应运而生，将药物与成像试剂集成于纳米载体中，利用纳米载体对光、电、磁、声的响应性及其对药物的靶向和缓释能力，将药物准确地送到病变组织实现治疗[46]。大量研究工作报道高分子材料用于药物传输系统，包括合成高分子药物载体和天然高分子。合成高分子载体材料包括聚酰胺、聚乳酸等，而天然高分子载体材料包括壳聚糖、纤维素、海藻酸等。后者源于生物体，具有很好的生物相容性和降解性，安全性高于一般的合成高分子材料，在药物传输载体方面有更好的应用前景[47, 48]。

组织工程：针对活体器官捐献无法满足组织缺损和器官衰竭患者需求的状况，研究者提出体外培养合格的组织供给移植手术使用。为实现组织器官的再生，支架材料需要与人体胞外基质高度相似，细胞能够黏附、增殖和分化。因此，可生物降解支架材料是组织工程和再生医学的研究热点。组织工程材料具有如下作用：①作为细胞培养的模板，使细胞到达并固着于特定部位；②具有多孔结构，为细胞生长和组织再生提供三维空间；③具有一定力学强度，支撑和维持组织形态；④起到物理屏障作用，阻隔细胞，避免人体的免疫反应；⑤能诱导特定的细胞功能，引导和调节细胞间的相互作用；⑥利用自身形貌特征，实现再生组织的调控，促进再生组织血管的形成；⑦可控制释放活性因子，为组织再生提供养分[49, 50]。用于构建组织工程支架的生物材料包括天然高分子、合成高分子、无机物等。其中天然高分子具有更好的生物相容性和降解性，更适合制备组织工程支架材料，包括甲壳素、壳聚糖、海藻酸、透明质酸、丝蛋白、明胶等。根据支架材料修复或替代的器官，可以分为骨组织工程材料、软骨组织工程材料、皮肤组织工程材料、血管组织工程材料、神经组织工程材料等[51-53]。

医用敷料的主要功能是覆盖、保护伤口，防止伤口感染和脱水，促进伤口愈合。传统的医用敷料是脱脂棉纱布、棉球等天然纤维材料，可使伤口干燥并具有物理隔离的功能。但同时存在与伤口粘连、换药引发疼痛、保湿和止血效果差、容易引发细菌滋生等问题。随着研究者对伤口愈合机理认识的深入，提出医用敷料从保持愈合环境湿润、提供低氧或无氧微酸环境、具备清创功能和减轻疼痛四方面促进伤口愈合[54]。因此，医用敷料需要满足以下条件：①保湿、吸湿性良好，保留伤口渗出液但不形成积液；②与伤口组织粘连程度轻，不易结痂；③抗菌效果好，预防伤口感染；④生物相容，对人体无刺激。医用敷料按照采用材料分类可以分为天然高分子材料、合成高分子材料、无机材料和复合材料。其中天然高分子材料包括纤维素、甲壳素/壳聚糖、海藻酸盐等多糖以及丝素蛋白、胶原蛋白、明胶等蛋白质；合成高分子材料如聚氨酯、聚乙烯醇、聚丙烯酰胺、聚乙烯、聚己内酯、聚乳酸等；无机材料包括石墨、无机活性玻璃等[44, 55]。同时，医用敷料存在粉末、纤维、凝胶、海绵等多种形式，也可与药物或者生物活性小分子复合促进伤口愈合[56]。

3.2 天然高分子药物缓释载体材料

药物递送系统主要由药物和载体材料两部分组成，通过载体运输药物到病灶部位达到治疗的目的。药物载体递送药物的方式包括静脉注射、肌肉注射、口服给药和肠道给药。用于制备药物载体的聚合物一般具有可生物降解的能力，分为合成高分子和天然高分子两大类。合成高分子包括多肽、聚酰胺、聚乳酸等。天然高分子包括壳聚糖、海藻酸、普鲁兰、透明质酸和硫酸软骨素等多糖和明胶等蛋白质。

3.2.1 壳聚糖载体

壳聚糖具有高正电荷密度、生物相容性、生物降解性、生物黏附性、无毒性和抗菌性等特点，能在体内被溶菌酶降解成寡糖和单糖[57]。通过接枝或者离子相互作用修饰壳聚糖骨架 C2 位氨基、C3 位羟基和 C6 位羟基，可以有效调控壳聚糖大分子的化学结构和生物活性[58]。经疏水化合物修饰的壳聚糖表现出两亲性行为，在水环境下能够自发组装成胶束或纳米凝胶，主要驱动力是亲水性外壳间的链排斥和疏水性内核的链延伸降低了表面张力和界面能[59]。这些纳米凝胶表现出独特的流变性、与核壳纳米结构相关的流体力学半径和稳定的热力学性质。两亲性壳聚糖作为药物递送载体能够增溶难溶性药物、提高药物生物利用度、降低药物的毒性和副作用，在恶劣条件下保护包封的药物、预防药物体内快速清除、对病灶的靶向定位，促进靶向细胞的摄取、增加黏附性能以及在病灶部位释放药物[60]。壳聚糖药物载体外形丰富、具有多样性，包括纳米粒子、微球、粉末、薄膜、片剂、海绵等[61]，形成机理分为物理相互作用和化学交联两种方式。壳聚糖基载体可以用于蛋白质/肽、生长因子、抗炎药物、抗生素等活性化合物的递送。如抗癌药物顺-二氯二氨合铂在油水法制备的壳聚糖微球中包封率约为30%，而制备微球用油的种类也会影响抗癌药物的释放[62]。

由于壳聚糖氨基的 pK_a 值大约为 6.5，壳聚糖在生理条件下趋向于聚集，采用聚乙二醇修饰壳聚糖可得到生理条件下水溶的衍生物[63]。其再与疏水性脱氧胆酸接枝形成两亲性聚合物，可自组装成纳米凝胶（52～222 nm），用于缓释降血糖药物EX4[64]。壳聚糖作为聚阳离子多糖可以与阴离子聚电解质或多价阴离子小分子通过静电相互作用形成交联的纳米凝胶。纳米凝胶的稳定性与其化学组成和离子强度直接相关，纳米凝胶储存在盐水条件下尺寸更小、更稳定。例如，在壳聚糖/三聚磷酸盐纳米凝胶形成过程中加入氯化钠可以显著抑制离子桥链的聚集过程。该载体能够负载抗癌和自身免疫药物甲氨蝶呤。涂覆聚山梨酯-80 后，负载甲氨蝶呤的纳米凝胶呈现持续的药物释放行为（48 小时内约释放 65%～70%）[65, 66]。然而，壳聚糖纳米凝胶由于其表面高正电荷而具有毒性，为提高其生物相容性、稳定性和靶向性，阳离子纳米凝胶可以通过不同的阴离子生物大分子改性[67]。与自组装和静电作用相比，化学交联的纳米凝胶结构更加稳定，对药物控制释放能力更强。壳聚糖与醛基封端的聚乙二醇反应，通过超声喷雾"一步法"制备纳米凝胶。负载尿激酶（纤溶酶原激活剂）的纳米凝胶（200～300 nm）显示更长的体内循环时间，在超声诊断条件下可加速药物释放速率，显著提高血栓的溶栓效果，在治疗缺血性血管疾病方面具有潜在应用前景[68]。利用碱/尿素水溶液溶解壳聚糖并构建具有独特纳米纤维结构的高强度水凝胶可用于药物递送。该水凝胶对四环素的包封率最大值约 86%。药物释放动力学结果表明在 pH 7 时几乎不释放，而低 pH 条件下产生爆释，说明该水凝胶具有酸性介质触发的智能溶胀和释放载药行为[69]。近年，Sahu 等利用壳聚糖制备了一类具有体外高稳定性、安全性和生物相容性的磁性混合纳米金属有机框架材料[70]。羧甲基壳聚糖（OCMC）包覆的氧化铁纳米粒子可以有效利用壳聚糖实现酸性肿瘤内药物分子的 pH 响应性释放，而磁性内核可以用作 T_2 加权磁共振成像造影剂以及磁引导药物的靶向递送。再将叶酸通过"一锅法"包覆在纳米粒子表面，实现阿霉素（DOX）在磁性纳米金属有机框架（NMOF）中物理包封（图 3-3）。

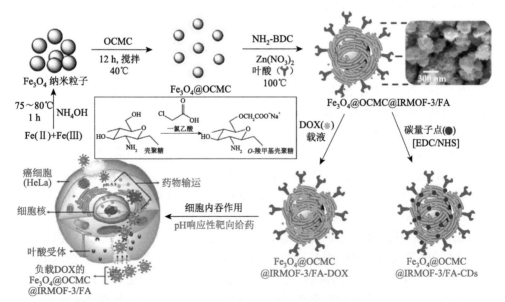

图 3-3 磁性混合纳米金属有机框架材料作为阿霉素靶向载体的制备[70]

（图片引用经 American Chemical Society 授权）

3.2.2 海藻酸载体

海藻酸是源于褐藻的阴离子多糖，其结构类似细胞外基质的糖胺聚糖，具有良好的细胞相容性，已得到美国食品药品监督管理局的批准。海藻酸能通过离子交联或者化学交联制备水凝胶。由于海藻酸的凝胶化条件温和，适合包埋药物和蛋白质等活性化合物，形成微胶囊，作为药物的载体[71]。与其他阴离子聚合物相似，海藻酸的羧酸负离子可与多价阳离子或者其他阳离子聚合物产生静电相互作用，实现凝胶化。例如，Ca^{2+}可用于交联海藻酸形成海藻酸-钙纳米凝胶[72]。海藻酸也可以与阳离子聚合物（聚甲基丙烯酸二甲氨基乙酯）在水中通过静电相互作用形成纳米凝胶（150 nm），作为阿霉素的载体。该载体能够在酸性条件下加速释放抗癌药物阿霉素[73]。在海藻酸-钙纳米凝胶表面复合壳聚糖制备的药物载体具有优异的稳定性，即使冻干再分散也不会改变其释放性能。负载抗癌药物后，可显著提高药物的利用度，口服给药实验结果表明药物可以在器官内维持15天以上的最低抑制浓度，而无载体药物只能维持1天[74]。

与其他聚合物相似，将二硫键引入海藻酸纳米凝胶可以赋予材料氧化还原响应性。例如，通过凝聚法原位交联巯基化的海藻酸和巯基化的牛血清蛋白制备纳米凝胶。该纳米凝胶作为抗癌药物三苯氧胺的载体可实现在 7～75 h 内可持续释放 23%～61%的药物[75]。氧化还原响应型海藻酸/胱氨酸纳米凝胶通过反相细乳液法原位交联制备而成，借助静电相互作用封装抗癌药物阿霉素（DOX）。细胞实验结果表明纳米凝胶可被骨肉瘤细胞迅速吸收，与游离的 DOX 相比，具有更高的癌细胞毒性[76]。由于甘草次酸在肝细胞膜上存在丰富的受体，对肝细胞具有良好的靶向性。负载 DOX 的甘草次酸/海藻酸钠复合纳米凝胶（272 nm）具有在 260 h 内持续释放 DOX 的能力（酸加速）。动物实验结果表明，靶向载体释放 DOX 在肝脏中积累是游离 DOX 的 4.7 倍，同时，在心脏中 DOX 积累远远小于游离 DOX[77]。为提高纳米载体在肿瘤部位的积累和药物的有效利用率，Peng 等报道具有磁性靶向性和 pH 响应性的海藻酸钠/氧化铁纳米载体用于 DOX 在肿瘤细胞中靶向释放。超顺磁性氧化铁纳米粒子（SPION）赋予纳米载体磁靶向功能，而海藻酸钠贡献于纳米载体的 pH 响应性。因此该载体的载药量达到 48.98%，尺寸为 135 nm，能够实现 DOX 在肿瘤细胞中准确释放。与人正常肝细胞 L02 相比，负载 DOX 的纳米载体对癌细胞 HepG2 细胞表现出更高的毒性，可作为化疗药物的潜在载体[78]。碳点包覆的海藻酸（CA-CD）微球具有良好的稳定性，能够根据环境 pH 和病原体浓度变化控制释放模型药物大蒜素（GE）[79]。如图 3-4 所示，将负载大蒜素的微球与病原菌在营养液中共培养，在一定时间间隔后测其紫外吸收，载体释放的药物随着病原体浓度的提高而增加。

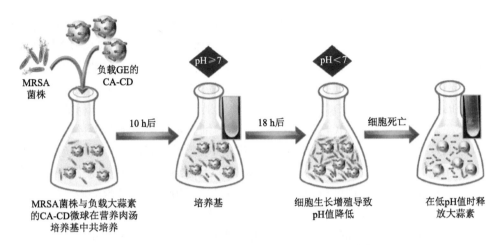

图 3-4 CA-CD 微球体外释放大蒜素的示意图[79]

（图片引用经 American Chemical Society 授权）

3.2.3 普鲁兰多糖载体

与聚阳离子多糖壳聚糖和聚阴离子多糖海藻酸不同，普鲁兰多糖（PUL）是一类中性的水溶性多糖，经黑酵母发酵制备而成[80]。普鲁兰多糖主要用于蛋白质的递送，包括抗骨吸收多肽、白细胞介素-12、成纤维细胞生长因子以及骨形态发生蛋白-2等[81]。胆固醇通常用于疏水修饰普鲁兰多糖，然后在水溶液中通过分子内/分子间的自聚集组装成稳定的、单分散的纳米凝胶（20～30 nm）[82]。这类纳米凝胶可以通过加入 β-环糊精（β-CD），与普鲁兰衍生物（CHP）的胆固醇基形成主客体相互作用，进行解离。利用上述特征，CHP纳米凝胶可用于复性折叠变性的酸性绿色荧光蛋白。随着CHP纳米凝胶浓度的增加，荧光蛋白的荧光强度减弱，加入 β-环糊精后，约90%的荧光强度在10 min内（半衰期为36 s）恢复。利用普鲁兰羟基的甲基丙烯酸酯化合成部分甲基丙烯酸酯的胆固醇基普鲁兰衍生物，自组装后形成纳米凝胶，再进一步引发自由基聚合得到具有化学交联结构的纳米凝胶。这类凝胶可用于负载热变性碳酸酐酶B或胰岛素，保持它们的稳定性，并通过添加 β-CD进行释放。为提高其体内稳定性，通过化学交联巯基四臂聚乙二醇和丙烯酰基CHP，在CHP纳米凝胶中进一步引入聚乙二醇。CHP/PEG纳米凝胶能够包封白细胞介素-12，包封率为96%，并在牛血清白蛋白（BSA）（50 mg/mL）存在下保持稳定。纳米凝胶在生理条件下逐渐降解，在皮下注射3天内可维持血浆高水平的白细胞介素-12[83]。CHP/PEG纳米凝胶的清除半衰期（18 h）约是尾静脉注射CHP纳米凝胶清除半衰期（1.2 h）的15倍[84]。普鲁兰与维生素B6（吡哆醛）反应，以溶菌酶作为蛋白质模型建立化学交联（席夫碱的形成），制备蛋白质交联的吡哆醛-5′-磷酸修饰的普鲁兰衍生物纳米凝胶。由于席夫碱的pH依赖性，上述纳米凝胶在pH 8时与溶菌酶形成复合体，并在pH 5实现释放[85]。此外，脱氧胆酸共轭普鲁兰（PUL-DOCA）与pH敏感的N_α-Boc-L-组氨酸（bHis）反应形成衍生物，在pH 8.5的条件下，自组装形成纳米凝胶（图3-5）。由于bHis的咪唑环的电离作用，负载DOX的纳米凝胶表现出显著的酸加速药物释放行为。在pH 6.8时，纳米凝胶对MCF-7细胞具有更高的细胞毒性[86]。甲基丙烯酰磺胺二甲氧基低聚物-共轭普鲁兰乙酸盐可用于构建pH敏感的纳米凝胶。DOX负载的纳米凝胶在细胞外肿瘤微环境（pH 6.8）中对DOX释放速度比在生理条件下更高[87]。普鲁兰接枝叶酸衍生物可自组装成尺寸约为230～300 nm的纳米凝胶，实现DOX在3～4天内持续释放[88]。为进一步提高纳米凝胶的稳定性，将PEG（1900）作为普鲁兰和叶酸的间隔物，再将含有腙键的DOX引入普鲁兰。可组装成直径约100 nm的纳米凝胶，在pH 7.4缓冲液或血浆中，3天内仅释放少于20%的DOX；当pH 5.5时，约在40小时内完全释放药物，说明这些纳米凝胶迅速被过度表达叶酸受体的肿瘤细胞吸收[89]。

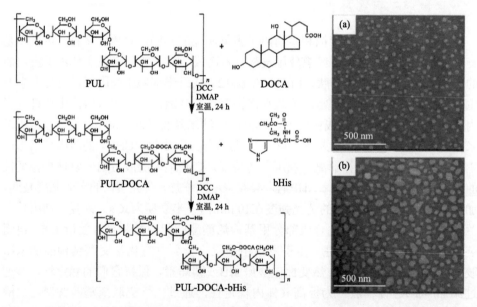

图3-5　普鲁兰衍生物纳米凝胶制备示意图及其在 pH 8.5（a）和 pH 6.2（b）的 TEM 图像[86]

（图片引用经 American Chemical Society 授权）

3.2.4　其他天然高分子载体

除上述大然高分子之外，纤维素、透明质酸、葡聚糖、肝素和明胶等也常用于构建药物载体。纤维素酯具有极低的毒性、高稳定性、高透水性、高玻璃化转变温度、高力学强度、良好的相容性以及形成微纳米颗粒的能力，不仅适用于制药应用，而且能够构建满足患者需要的药物递送系统[90]。透明质酸为由 D-葡糖醛酸和 N-乙酰-D-氨基葡萄糖组成的阴离子多糖，为滑液和细胞外基质中唯一的非硫酸化糖胺聚糖。透明质酸参与细胞信号传导、创面愈合、形态发生和基质组织形成等多种生物行为，也是递送阿霉素的常见载体[91]。葡聚糖与普鲁兰多糖相似，也是一类中性多糖，具有良好的生物相容性和生物降解性，广泛用于细胞封装、组织工程和药物控制释放[92]。肝素由吡喃糖醛酸和葡萄糖胺残基组成，是一种天然硫酸化糖胺聚糖。肝素能够与多种功能蛋白相互作用，包括生长因子、细胞外基质组分和黏附分子，与细胞增殖、分化和炎症有关。肝素本身具有抗癌活性，广泛用于细胞内递送蛋白质、药物和基因的研究[93]。明胶是一类天然的两性聚电解质，可以通过胶原的天然三螺旋结构变性或水解得到。由于其生物降解性和生物相容性，明胶可用于生长因子的递送[94]。

3.3 天然高分子组织工程材料

组织工程是利用可生物降解的聚合物等基体培养人类细胞，诱导其生长成所需的组织和器官，以达到修复、替代已损坏器官的目的。当新器官形成后，聚合物基体降解成无害的小分子，参与人体的代谢或排出体外[95]。迄今，组织工程仍面临许多挑战，制备符合要求的支架材料是关键之一[96]。本书第 13 章"组织工程和组织再生高分子多孔支架"（《生物医用高分子材料（下）》）对组织工程材料有系统论述。用于构建组织工程支架材料的原料主要包括天然高分子、合成高分子和无机物，其中天然高分子主要源于动植物，具有较好的生物相容性和可生物降解性。常用的天然高分子包括甲壳素、壳聚糖、胶原、明胶、海藻酸盐、透明质酸和丝素蛋白等[97]。

3.3.1 骨组织工程材料

骨组织是通过细胞调控生长而成的矿化组织，包含羟基磷灰石、胶原蛋白、矿物质、水以及其他基质成分。随着人口的老龄化加剧，以及交通事故、肿瘤、骨组织坏死和风湿等疾病的影响，骨折和骨组织缺损的患者人数日益增多。临床治疗对骨组织修复材料有着巨大的市场需求，从而推动骨组织工程学迅速发展。从 20 世纪 90 年代至今，大量用于骨组织工程的生物材料不断涌现，而这些材料的共同之处在于近似胞外基质的结构和粗糙多孔的形貌。将生物相容、可生物降解的天然高分子与具有生物活性的纳米填料结合制备的复合材料在骨组织修复和再生领域应用前景广泛。图 3-6 为软骨组织的治疗和修复方案，将软骨干细胞或者成熟的软骨细胞体外培养，经适当的力学刺激，在天然生物支架材料中三维培养后，注射或植入病变位置，实现治疗[98]。此外，羟基磷灰石等纳米填料的引入可以改变天然高分子材料的物理性能。纳米填料的高比表面积能增加填料与基体的界面相容性，改进材料的力学性能，同时增加骨传导性，进而促进蛋白质的吸附、细胞的黏附、增殖、分化以及新组织的形成[99]。

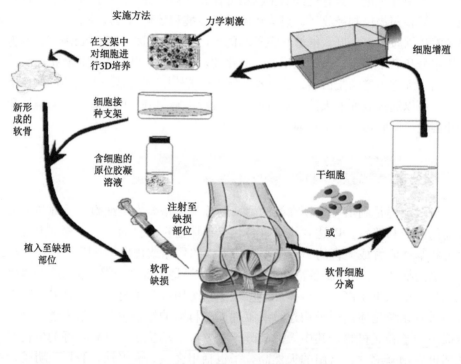

图 3-6　软骨组织工程实施方法示意图[98]

（图片引用经 American Chemical Society 授权）

胶原蛋白是胞外基质的主要成分，不同组织的胶原蛋白具有不同的形貌。由于其功能基团可以促进成骨细胞的黏附和迁移，胶原蛋白是组织工程中最常用的天然高分子材料。为满足骨、心脏、韧带和神经等不同组织的要求，胶原蛋白可以加工成薄膜、纤维和泡沫等不同形状[100]。将磷酸钙纳米粒子通过直接向溶液添加、在胶原蛋白上沉积、静电纺丝等方法与胶原蛋白复合可以提高材料的力学强度和刚度[101]。丝素蛋白具有高弹性、力学强度、韧性、生物相容性、生物降解性和可控的降解速度，在骨、软骨和韧带组织工程领域受到广泛关注[102]。丝素蛋白支架材料在骨组织工程方面的应用已经得到广泛报道。例如，He 等证明丝素蛋白支架材料可用于共培养骨髓间充质干细胞、成纤细胞和成骨细胞，而骨髓间充质干细胞能成功分化为纤维软骨。在含有成骨细胞的组织工程支架表面涂覆羟基磷灰石可以有效刺激骨生长[103]。

　　除蛋白质之外，天然多糖也是制备骨组织工程支架材料的理想原料。壳聚糖与胞外基质重要成分糖胺聚糖的结构非常相似，又可以被人体内氨基葡萄糖酶、脂肪酶和溶菌酶降解，适用于骨组织工程材料。壳聚糖具有一定的骨传导性，能诱导成骨细胞、间充质干细胞的增殖以及新生血管的形成，但其骨诱导性较差[104, 105]。纳米羟基磷灰石具有良好的骨传导性，与壳聚糖复合可以明显提高水凝胶材料的结晶度以及与人骨肉瘤细胞 MG-63 的相容性[106]。通过化学修饰壳聚糖大分子可以制备一系列功能性壳聚糖衍生物，进而组装形成骨组织工程材料。常见用于骨组织工程材料的壳聚糖衍生物包括壳聚糖季铵盐、羧甲基壳聚糖、羟烷基壳聚糖、壳聚糖磷酸酯、壳聚糖硫酸酯和壳聚糖接枝共聚物[107]。例如，将壳聚糖与小分子季铵盐反应得到的壳聚糖季铵盐作为聚阳离子，肝素作为聚阴离子，通过层层自组装技术制备的复合材料可以促进生长因子 FGF-2 在组织工程应用中吸收和控制释放[108]。将该复合膜覆盖在皮质骨表面可以模仿骨膜传递骨祖细胞，并促进骨愈合[109]。因此，壳聚糖季铵盐衍生物不但具有良好的抗菌性，而且在组织工程中可作为生长因子或细胞载体。海藻酸盐具有良好的生物相容性、低毒性、免疫原性和可控的凝胶性，可制备能促进细胞固定和增殖的可注射材料[110]。海藻酸盐与无机材料复合可用于骨组织的修复和再生。含有磷酸钙骨水泥的海藻酸盐支架培养成骨细胞显示出良好的增殖活性和成骨分化潜能[111]。包埋人脐带间充质干细胞的磷酸钙骨水泥/海藻酸盐复合材料展现出高强度、细胞分化成骨性，以及高碱性磷酸酶、骨钙素、Ⅰ型胶原蛋白的表达[112]。羟基磷灰石/海藻酸钙复合水凝胶能够促进软骨基质组织的再生[113]。利用 NaOH/尿素/水体系溶解的甲壳素制备出具有纳米纤维结构的微球，其表面和内部都具有均匀的纳米纤维结构，人体正常肝细胞株 L02 能良好地黏附，可作为 3D 细胞微载体在生物医学材料中表现出巨大的潜力[114]。近期，有研究以甲壳素纳米纤维微球作为原位合成羟基磷灰石（HAp）晶体的基体制备出甲壳素/HAp 复合微球。甲壳素和 HAp 固有的生物相容性诱导骨细胞黏附和骨细胞传导，从而显著促进体外细胞黏附和体内骨创伤愈合。由于生物相容性和单一表面微观结构，兔的 1.5 cm 桡骨缺损在生长因子和无细胞状态下三个月内几乎痊愈。这种微球支架表现出优越的生物功能和适宜的生物相容性，在骨再生领域具有潜在应用前景[115]。

3.3.2　皮肤组织工程材料

　　皮肤是人体最大的器官，约占人体总质量的 16%，分为真皮和表皮两部分，是人体与外界接触的屏障。当人体因疾病或者意外伤害造成皮肤大面积损伤时，会直接威胁患者的生命，所以皮肤组织工程有望解决临床治疗皮肤缺损修复时供体不足的问题[116]。在体外构建组织工程化皮肤的过程中，种子细胞赖以生存的支架材料是学术和临床关注的重点。组织工程材料需要满足三个重要因素，即患者的安全性、临床疗效和使用方便性[117]。目前，用于皮肤组织工程支架的材料包括合成高分子和天然高分子两类。与合成高分子相比，来源于生物体内的天然高分子往往具有更好的生物相容性。此外，天然高分子材料与生物体胞外基质的结构相似，有利于细胞的黏附、增殖和分化[118]。可用于皮肤组织工程的天然高分子包括甲壳素、海藻酸等天然多糖和胶原蛋白、丝素蛋白等天然蛋白。例如，用壳聚糖/胶原复合膜、商业化敷料 Suile 和纱布分别处理伤口，术后 14 天，复合膜覆盖创面出现再生上皮组织，真皮出现成纤维细胞和胶原纤维，表明受损组织完全再生［图 3-7（a）］。而其他两种敷料覆盖的伤口没有形成完整的表皮，并且有明显的炎症反应［图 3-7（b）、（c）］。上述结果说明壳聚糖/胶原复合膜是良好的皮肤组织工程材料[119]。

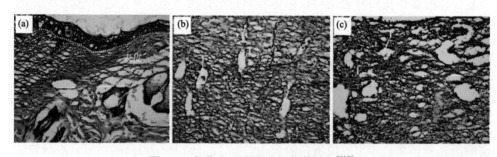

图 3-7　术后 14 天创面组织切片结果[119]

（a）壳聚糖复合膜处理；（b）敷料 Suile 处理和（c）纱布处理 (I:炎症反应)

（图片引用经 American Chemical Society 授权）

将胶原蛋白、透明质酸和丝胶蛋白通过 1-乙基-3-(3-二甲氨基丙基)碳二亚胺和 N-羟基琥珀酰胺交联制备的水凝胶具有大孔结构、高溶胀率、酶降解性以及促进真皮成纤细胞增殖的能力，在皮肤组织工程上具有潜在的应用前景[120]。水溶性羟乙基纤维素与聚乙烯醇溶液共混利用静电纺丝技术制备纳米纤维膜，再经过戊二醛进行交联，得到水不溶性皮肤组织工程支架材料。该支架材料具有良好的生物相容性，同时能够促进细胞的黏附和增殖[121]。利用静电纺丝制备纤维素醋酸酯和普鲁兰多糖三维支架，通过改变普鲁兰多糖的含量可以有效调控支架的厚度。去除普鲁兰多糖后可以得到具有多孔结构的支架，有利于成纤维细胞的黏附、分化和增殖，该材料在皮肤组织工程材料领域具有潜在应用前景[122]。而组成三维支架材料的纳米纤维形貌和直径依赖于纤维素醋酸酯的浓度[123]。将壳聚糖和胶原溶液共混经冷冻干燥后得到多孔支架，再经戊二醛交联提高其生物稳定性。动物体实验结果表明支架可以充分支持和促进成纤维细胞浸润周围组织，生物降解交联支架材料是一个长期的过程[124]。以 3,3′-二硫代双丙亚氨酸二甲酯为交联剂，制备的壳聚糖多孔支架具有较高的拉伸强度。材料的孔径分布和水蒸气透过率（WVTR）适用于皮肤组织工程，但吸水率和孔隙率均低于皮肤组织工程的最佳值[125]。京尼平交联壳聚糖形成不对称性多孔膜材料，再注入胶原 I 纳米粒子形成复合支架，具有较高的溶胀率、孔隙率和孔径，比商业化的伤口敷料能更快地促进伤口愈合[126]。

3.3.3 神经组织工程材料

周围神经损伤常常由创伤、外科手术和神经相关疾病引起，严重的神经损伤包括神经管完全断裂导致神经缺损的形成。在短间隙的情况下，神经束的吻合可以通过直接缝合实现。对于长间隙神经修复（大于 1 cm），自体神经移植是一种理想的方法，但也存在其固有的缺陷，包括来源有限、需要额外的外科干预、供体发病的可能性，以及神经的尺寸和结构的匹配性[127]。近十年，人工神经导管在学术和临床上受到越来越多的关注，各种类型的神经导管相继被报道。尽管在结构和形态上有一定差异，导管通常具有纤维、凝胶或者海绵填充的内腔[128]。在不同类型的填充物中，纵向排列填充到导管中的纤维特别有利于长间隙神经修复。通过导管填充的长纤维可以充当子定位基片，有助于组织神经修复[129]。湿法纺丝制备壳聚糖-聚乳酸接枝共聚物纤维具有高拉伸强度、耐降解性和显著的溶胀能力。用含有神经生长因子的海藻酸溶液分段涂布直径为 40~60 μm 的纤维，建立了纵向神经生长因子梯度。具有钙离子交联海藻酸钠涂层的纤维可以持续释放神经生长因子至少 5 周，并诱导 PC12 细胞突起生长。利用壳聚糖纤维纱线，通过工业编织工艺，作为支架材料的外壁，以针灸针作为芯轴，制备了多个轴向取向而且互连的微孔内基质。该支架具有合适的力学强度、孔隙率、溶胀性和生物降解性，Neuro-2a 细胞沿着支架微孔定向生长，而相互连接的微孔有利于营养物质的扩散，适用于神经组织工程[130]。

具有纳米结构的导电聚合物可以为细胞外基质提供有效微环境，在电刺激下诱导细胞生长，但材料的力学性能较差，严重限制了其应用。Cai 等以纳米孔结构的纤维素气凝胶为基体，通过吡咯单体和氧化剂的原位气相聚合，制备了导电纳米多孔材料，并用于神经组织修复，解决了导电聚合物力学性能不足的问题。复合气凝胶具有低密度（0.41~0.53 g/cm^3）、高比表面积（264~303 m^2/g）、良好的力学性能和优异的导电性，并能够增强 PC12 细胞的黏附和增殖。值得注意的是，在电刺激下，PC12 细胞在复合材料表面的细胞形态表现出神经元特征[131]。Soltani 等以壳聚糖为基体、石墨烯为增强相，制备了壳聚糖/石墨烯复合膜。当石墨烯的含量为 1.5% 时，复合膜的电导率最高，PC12 细胞达到最高增殖量[132]。Zhang 等以纤维素水凝胶为模板，通过原位合成聚苯胺（PANI）形成单面导电结构。聚苯胺纳米纤维可组成平均直径约 300 nm 的亚微米级树枝状纳米颗粒，且纳米颗粒均匀地组装在纤维素基体中。PANI/纤维素复合水凝胶表现出良好的力学性能和生物相容性，在无须外界刺激的情况下对成年 Sprague-Dawley 大鼠的坐骨神经再生具有良好的引导能力（图 3-8）。PANI 的多层微纳结构和良好的电导率可显著诱导神经元的黏附和延伸，并且 PANI/RC/2 水凝胶能在术后 3 个月加速受损神经的重建[133]。

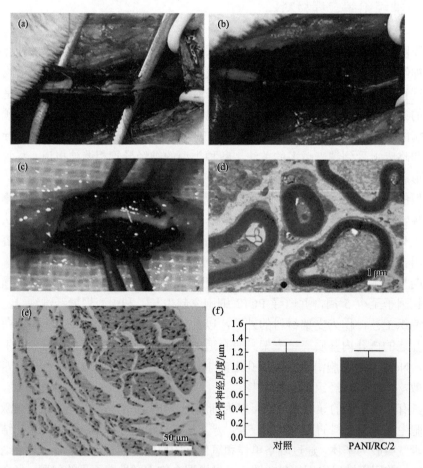

图 3-8　复合水凝胶修复坐骨神经将坐骨神经剪断(a)、缝合(b)以及修复三个月(c)后的手术照片，再生坐骨神经平均厚度（d，f）和植入大鼠神经导管的再生神经横截面（e）[133]

（图片引用经 American Chemical Society 授权）

3.3.4 其他组织工程材料

除了骨、皮肤和神经组织工程领域，天然高分子支架材料也可用于软骨、尿道、角膜组织工程等。Singh 等制备的丝素蛋白与琼脂糖共混的水凝胶具有保水性、降解能力及多孔结构，解决了琼脂糖不可降解的问题。复合水凝胶力学性能较好，适用于软骨的承重组织。细胞实验结果显示，软骨细胞在混合水凝胶上具有良好的黏附和增殖能力，有利于胞外基质的生成，可用于软骨修复的潜在替代物[134]。Lv 等报道一类由角蛋白、丝素蛋白、明胶和过氧化钙组成的能释放氧气的支架材料。明胶形成的网络结构能明显改善支架的力学性能，而过氧化钙镶嵌于支架材料赋予了材料释放氧气的能力。支架材料在两周内保持较高的释氧能力，促进细胞生长，并表现出抗菌能力，在尿道组织重建方面具有潜在应用[135]。眼睛与许多器官一样易发生各种病理状况，引发正常组织结构和功能的丧失，导致视力下降甚至失明。角膜组织工程是治疗眼睛疾病的有效手段之一，涉及区域包括角巩膜缘、角膜基质、角膜内皮等[136]。Mimura 等通过角膜基质细胞前驱体的培养来解决角膜细胞处理困难的问题。在戊二醛交联的明胶基质中分离和培养间质细胞作为球体。角膜细胞前体球不仅耐受水凝胶，而且能分化成间充质成纤维细胞和神经细胞（图 3-9）。结果证明戊二醛交联的明胶支架具有良好的体内生物相容性[137]。

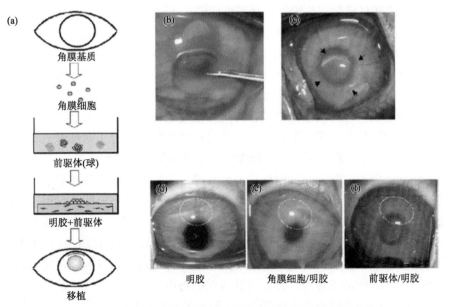

图 3-9 交联明胶支架培养角膜基质细胞的体内相容性[137]

（图片引用经 PubMed Central 授权）

3.4 天然高分子医用敷料

由于创伤、烧伤和溃烂等原因，可能导致皮肤与身体机能的各种受损，如新陈代谢加剧、体温下降、水分和蛋白质散失、细菌感染、甚至内分泌和免疫系统失调等。采用医用敷料处理伤口可以保护伤口、防止感染，维持湿润环境，以及促进伤口愈合。敷料需要具有以下功能：①透气、保湿、止血，防止水分和体液的流失；②柔软舒适，具有一定力的学强度；③与创面具有低黏合力和良好的亲和性；④生物相容性好，促进肉芽和上皮组织正常生长；⑤抵御和抑制细菌生长，防止感染。随着科技的发展，传统的绷带、药棉和纱布逐渐被薄膜、海绵、凝胶等新型敷料替代。天然高分子材料因其良好的生物相容性而广泛用于医用敷料的开发，常见的天然高分子如纤维素、甲壳素/壳聚糖、海藻酸等[138-142]。

3.4.1 纤维素基敷料

纤维素基敷料柔软舒适，能为创面提供微酸的修复环境，作用于创面修复多个环节，促进创面愈合。目前，商业化的纤维素基敷料包括 Biofill®、Gengiflex® 等，具有减轻疼痛、防止感染、成本低、治疗时间短等诸多优点，已用于治疗 II-III 级烧伤、皮肤移植和皮肤慢性溃疡等疾病[143]。纤维素大分子间存在强氢键相互作用，既不能熔融，也不能溶解于一般溶剂，但可以通过化学修饰的方法得到纤维素衍生物，改善其溶解性并用于制备医用敷料。例如，氧化纤维素是由纤维素经过氧化处理后制备的一种局部止血材料，其止血机理是氧化纤维素中的羧基与血红蛋白中 Fe^{2+} 结合，形成棕色胶块从而封闭毛细血管末端达到止血目的[144]。羟乙基纤维素是水溶性纤维素衍生物，可用柠檬酸进行交联，并与氧化钨复合制备创伤敷料。实验结果表明，羟乙基纤维素可以降低氧化钨对正常细胞的毒性，而负载 0.04% 的氧化钨敷料通过正常化细胞因子从而抑制异常免疫反应[145]。以柠檬酸为交联剂，聚乙二醇为交联网络调节剂与纤维素衍生物羧甲基纤维素反应，制备了超吸水性水凝胶敷料。该水凝胶敷料具有良好的生物相容性，可用于皮肤创伤愈合及再生[146]。在细菌纤维素上接枝阿莫西林制备的海绵对真菌、革兰氏阴性菌和革兰氏阳性菌均有较强的抗菌活性，并能加速感染伤口的体内愈合（图 3-10），这类新型海绵在创伤敷料的临床应用中具有巨大的潜力[147]。张俐娜及其团队将甲壳素溶解于 NaOH/尿素体系，通过湿法纺丝制备甲壳素纤维丝，进而形成的甲壳素纤维无纺布可有效促进兔子皮肤伤口（3 cm×3 cm）的愈合[148]。与商业纱布相比，该甲壳素无纺布可以使伤口愈合时间缩短 3.5 天，在伤口敷料、皮肤替代及其相关领域表现出较好的应用潜力。将纤维素低温溶解在 NaOH/尿素水溶液中，经环氧氯丙烷化学交联得到纤维素水凝胶，再通过水热法在纤维素水凝胶网络结构中生成纳米银，冷冻干燥得到复合敷料。该纤维素/银纳米粒子复合敷料具有多孔结构，能够为气体交换和渗出液的吸收提供通道，具有一定的力学性能和良好的抗菌能力。与临床纱布相比，纤维素/纳米银复合敷料能够提前 3 天完成感染伤口的愈合[149]。将纤维素的 NaOH/尿素水溶液冷冻干燥制备成纤维素海绵，并通过绿色

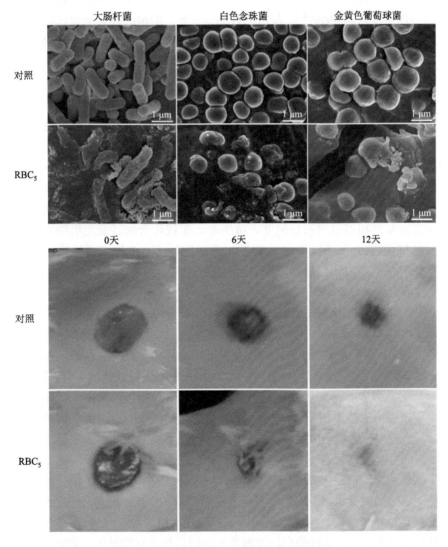

图 3-10　经再生细菌纤维素（RBC$_5$）海绵处理的细菌和伤口及其对照[147]

（图片引用经 American Chemical Society 授权）

有效的途径构建出纤维素/明胶复合海绵。明胶和碱性成纤维细胞生长因子（bFGF）通过氢键作用固定于纤维素海绵以保持其固有的生物相容性。对于全层皮肤伤口模型，用负载 bFGF 的纤维素海绵处理伤口的愈合时间比用纱布处理快 7 天。纤维素复合海绵中具有薄壁的孔洞有利于实现高效的伤口愈合，可以满足透氧性、控制水汽化蒸发和吸收伤口渗出物的要求[150]。

另一方面，从植物纤维中分离得到的纳米纤维素可以直接制备创伤敷料，作为姜黄素的传递载体。纳米纤维素膜在 36 小时内可缓慢释放 98.9%的姜黄素，对微生物的抑菌率高达 99%[151]。与植物纤维素相比，细菌纤维素是通过微生物培养的方式获得的，具有超细纤维结构。其纤维不含木质素、半纤维素和果胶等其他细胞壁成分，细菌纤维素具有高化学纯度和结晶度。此外，细菌纤维素有很多孔道，可吸收 60～700 倍于自身重量的水分，其透气、透水和保水能力均优于植物纤维素[152]。细菌纤维素分子取向结构好，其弹性模量高达 15～30 GPa[153]。综上所述，细菌纤维素敷料因其生产工艺简单、生物相容性良好、力学性能优异、透气性和亲水性好，以及能有效地阻隔微生物侵入造成皮肤感染等特性，是用于皮肤创伤敷料的理想材料[154]。细菌纤维素绷带、纱布和创可贴可减少对伤口的刺激，有效缓解疼痛，加快伤口愈合。但是其本身无抗菌性，大量研究工作报道通过复合技术对细菌纤维素改性，能够赋予其良好的抗菌性能。利用细菌纤维素高比表面积和多羟基结构可以吸附抗菌肽、抗生素、季铵化合物以及无机纳米粒子，增加敷料的抗菌能力[155-157]。此外，对敷料表面进行疏水改性或者修饰抗菌基团也是赋予敷料抗菌能力和促进感染伤口愈合的有效手段。

3.4.2 甲壳素/壳聚糖敷料

甲壳素/壳聚糖具有良好的生物安全性、止血能力、抗菌性和促进伤口愈合的作用，是制备医用敷料的理想材料[56]。甲壳素/壳聚糖敷料的形式多样，包括粉末、纤维、海绵、凝胶、薄膜以及泡沫等。例如，壳聚糖膜可以止血、止痛、止痒，有效地促进创面表皮重建和伤口愈合[158]。将壳聚糖凝胶用于三度烧伤动物模型的治疗，可诱发局部区域三度烧伤后皮肤的再生反应，促进真皮、表皮和连接组织的生长[159]。利用壳聚糖敷料的多孔结构负载具有生物活性的小分子，可制备复合敷料用于创伤治疗。鞣酸/壳聚糖/普鲁兰复合纳米纤维膜具有协同抗菌性能、良好的吸水能力、较快的吸水率，有助于成纤维细胞附着和生长；模仿皮肤细胞外基质，允许细胞穿过纤维结构，跨膜地层间生长，促进伤口愈合[160]。将侧链为聚乳酸的壳聚糖与姜黄素混合，通过静电纺丝制备的医用敷料具有抗氧化、清除自由基和促进伤口愈合的性能[161]。壳聚糖接枝聚苯胺季铵盐与苯甲醛修饰的乙二醇/癸二酸甘油酯共聚物形成可注射性自愈合水凝胶，具有抗感染、抗氧化以及导电促进伤口愈合等多种功能。在创伤愈合应用中，这类可注射性敷料表现出良好的自愈合能力、电活性、清除自由基能力、抗菌活性、黏附性、导电性、溶胀性以及体内生物相容性[162]。针对慢性伤口存在有害蛋白水解酶、氧化酶和多细菌等因素，通过酶交联巯基壳聚糖和棓酸制备多功能敷料。该敷料可以通过控制基质金属蛋白酶和髓过氧化物酶的活性、氧化应激和细菌污染促进慢性伤口愈合[163]。对由缺血引起的慢性伤口研究发现，一氧化氮对伤口的愈合起到重要作用。半乳糖基化偶氮烯鎓二醇修饰的壳聚糖与聚己内酯通过静电纺丝制备成敷料，在生理条件下可以通过 β-半乳糖酶催化控制一氧化氮的持续释放。动物体内实验结果表明，该敷料可通过促进血管生成、免疫调节、增强胶原蛋白的合成等方式，改善肉芽的形成以及表皮和真皮交界处的组织再生，进而加速伤口愈合[164]。

　　将金属及氧化物包括纳米银、纳米金、纳米铜、纳米氧化锌和纳米二氧化钛等与壳聚糖基体复合，制备的壳聚糖基金属纳米复合材料，不但能够明显提高壳聚糖自身基体的抗菌能力，而且可以控制感染伤口、促进其愈合，在伤口敷料领域具有巨大的应用潜力[165]。金属银最早以硝酸银的形式用于烫伤和创伤处理，而银纳米粒子主要用于处理具有抗生素耐药性的细菌。以蛋清为还原剂和稳定剂制备镶嵌金纳米颗粒的银纳米粒子，再与壳聚糖复合制备的敷料（图 3-11）与普通

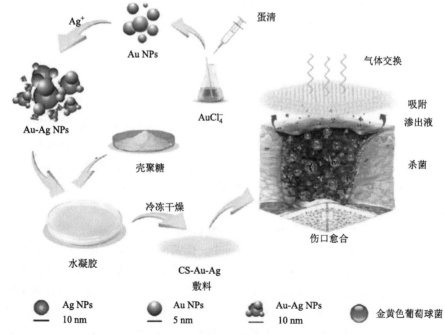

图 3-11　壳聚糖/金银纳米粒子复合敷料的制备及其促进伤口愈合机理[166]

（图片引用经 American Chemical Society 授权）

的壳聚糖/银纳米粒子复合敷料相比，该敷料的银离子释放速度更快、释放量更高、释放持续时间更久，表现出更好的抗菌性，能够促进伤口愈合[166]。将纳米氧化锌与壳聚糖水凝胶复合，可以制备柔软、多孔的复合敷料。该复合敷料具有良好的生物相容性，促进凝血的能力和优异的抗菌活性，加速再上皮化和胶原沉积，促进创伤愈合[167]。微生物的感染和成纤维细胞的生长是影响创面愈合的关键因素，壳聚糖敷料膜可以模拟细胞外基质，支持成纤维细胞的存活、增殖和分化。掺入二氧化钛的壳聚糖复合膜中，壳聚糖和二氧化钛之间具有强相互作用，因此，壳聚糖/二氧化钛复合膜具有优异的孔隙率、力学强度、结晶度、柔韧性和优良的抗菌活性。同时，复合敷料可提高成纤维细胞的生长、存活和功能完整性，可作为潜在的创伤敷料[168]。此外，将纤维素或者甲壳素纳米晶体作为纳米级生物填料，可以有效增强壳聚糖敷料的力学性能[169, 170]。

3.4.3 海藻酸敷料

英国科学家 Winter 提出潮湿环境可加快表皮细胞从健康的皮肤向损伤的组织生长，由此具有强吸水和保水能力的海藻酸被广泛用于制备医用敷料、纱布和绷带。现今，海藻酸敷料在临床广泛用于创面愈合、伤口出血、伤口化脓以及创面植皮术后处理。特别是海藻酸敷料在止血方面的优势，使其广泛用于外科手术、鼻腔术后和穿刺出血处理等[171]。此外，海藻酸敷料具有透氧性、促进组织生长和减轻疼痛的作用，在伤口换药时不会与组织发生粘连，减少患者二次创伤痛苦[172]。海藻酸具有高亲水性，因而在湿润环境下不稳定，影响细胞的黏附，限制其实际应用。一般加入二价金属离子或者双官能团有机化合物作为交联剂制备敷料[173]，也可以引入其他高分子形成凝胶，加入金属银纳米粒子或者抗生素提高敷料的抗菌性[174]。

在海藻酸和淀粉复合膜中负载银纳米粒子和庆大霉素制备的复合敷料能够将动物模型伤口愈合时间提前 9 天[175]。二价铜离子交联的海藻酸敷料对大肠杆菌、金黄色葡萄球菌、耐青霉素的金黄色葡萄球菌、表皮葡萄球菌以及化脓链球菌均表现出明显的抑制作用，而且抑菌率与二价铜离子的浓度呈正比。此外，该敷料可通过调控血栓形成凝血和血小板活化影响纤维素蛋白的凝固[176]。负载盐酸环丙沙星的海藻酸/壳聚糖双层膜不但可以长期抑制细菌生长，而且可以加速伤口愈合[177]。利用氧化海藻酸的醛基与羧甲基壳聚糖的氨基之间的席夫碱反应形成凝胶，并负载含有盐酸四环素的明胶微球制备而成的复合敷料可以有效抑制细菌感染[178]。针对外科手术中常见的出血问题，Cheng 等以钙离子为交联剂制备了海藻酸/氧化纤维素纳米晶体复合海绵止血材料（图 3-12）。该海绵具有高孔隙率、吸水性、化学稳定性、优异的止血效果，并能在三周后完全降解，无炎症反应[179]。将海藻酸、胶原蛋白和壳聚糖三种天然高分子通过涂层和冷冻干燥制备的复合敷料可以防止海水浸泡并且促进伤口愈合。该敷料具有良好的细胞相容性和血液相容性，能使小鼠伤口在 15 天内愈合 48.49%[180]。

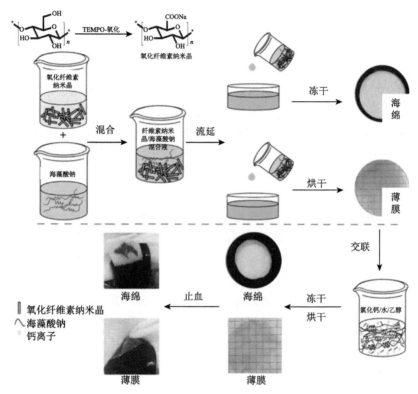

图 3-12　海藻酸/氧化纤维素纳米晶体复合海绵制备和应用示意图[179]

（图片引用经 American Chemical Society 授权）

海藻酸能够与金属离子相互作用实现凝胶化，同时利用金属离子的抗菌性，制备海藻酸水凝胶创伤敷料。用二价铜离子交联海藻酸制备的创伤敷料具有凝固纤维蛋白的趋势，可促进血栓形成凝血，还能抑制耐抗生素的金黄色葡萄球菌和化脓性链球菌的生长[176]。利用铈离子交联海藻酸并与壳聚糖复合可制得柔软的创伤敷料，不但能够有效抑制大肠杆菌和金黄色葡萄球菌的生长，而且具有紫外保护性能[181]。慢性伤口的愈合往往与周围环境的 pH 相关，pH 调节的创伤敷料有利于伤口愈合。通过聚合物互穿网络技术，制备了由聚乙二醇/聚丙烯酸网络和海藻酸网络组成的酸性水凝胶敷料。这类双网络水凝胶敷料的力学性能优异，能促进角质形成细胞的增殖，有利于伤口愈合[182]。采用微流控纺丝法，将纳米二氧化硅或羟基磷灰石与海藻酸钠共混，制备了新型纤维敷料。该敷料表现出高比表面面积、延迟降解、高力学强度和优异的生物活性。此外，与原海藻酸盐纤维相比，纳米颗粒能增强海藻酸纤维的力学性能，延长降解时间、降低其溶胀能力。成纤维细胞和角质形成细胞的快速增殖表明复合敷料没有明显的细胞毒性，显示出优异的伤口敷料应用潜力[183]。

海藻酸敷料一般以水凝胶、膜、泡沫和纳米纤维等不同的形式存在，具有高吸水性、高孔隙率、持续药物释放和非免疫原性的特点。在治疗创伤过程中，海藻酸敷料能实现上皮组织快速再生、肉芽组织形成和伤口愈合。在海藻酸复合水凝胶中，交联剂和其他聚合物的引入会影响网络交联密度、水凝胶溶胀行为和力学性能。此外，氧化锌、银等纳米粒子的引入改变了水凝胶的降解模式，赋予了水凝胶抗菌活性，可促进角质形成细胞向伤口区域的增殖和迁移。也可以向海藻酸水凝胶中加入生物活性剂促进伤口愈合。另一方面，海藻酸膜及纳米纤维也可作为潜在的伤口敷料用于治疗创伤。但因膜太薄无法吸收伤口过多的渗出液，其实际应用受到严重的制约，因此可通过与聚合物复合增加膜的厚度，从而增加膜对渗出液的吸收能力。此外，激光治疗与海藻酸钠基膜的结合进一步增强了血管的形成和改善了胶原沉积的能力。制备纳米纤维的工艺参数和聚合物的比例影响纳米纤维敷料的性能，如平均直径、形态、光滑度、孔径、拉伸强度、水蒸气透过率、透湿性等。纳米纤维与市售伤口敷料的对比显示，所制备的纳米纤维对细胞因子产生的抑制效果更高。纳米纤维增强伤口愈合，其特征是再上皮化、血管化和毛囊的形成，它们在伤口区域起到人造皮肤的作用，直到形成新的组织。虽然海藻酸是制备伤口敷料的重要原材料，但也需要选择其他合适的试剂。目前，海藻酸敷料在临床上广泛应用于促进伤口愈合，而含生物活性剂的敷料在伤口管控中具有巨大的潜力[184]。

天然高分子属于可再生的生物质，来源广泛，总体上具备良好的生物相容性，是一个值得挖掘的医用材料宝藏。相比于合成高分子，它们在批次稳定性和降解速率精准可控性等方面也有不足。因此，需要针对具体的应用，选择合适的原材料类型和进行合适的改性加工。

参 考 文 献

[1] 张俐娜. 天然高分子科学与材料. 北京: 科学出版社, 2007.

[2] 蔡杰, 吕昂, 周金平, 张俐娜. 纤维素科学与材料. 北京: 化学工业出版社, 2015.

[3] Klemm D, Heublein B, Fink H P, Bohn A. Cellulose: Fascinating biopolymer and sustainable raw material. Angewandte Chemie International Edition, 2005, 44(22): 3358-3393.

[4] Peng, B L, Dhar N, Liu H L, Tam K C. Chemistry and applications of nanocrystalline cellulose and its derivatives: A nanotechnology perspective. Canadian Journal of Chemical Engineering, 2011, 89(5): 1191-1206.

[5] Zhang H, Wu J, Zhang J, He J S. 1-Allyl-3-methylimidazolium chloride room temperature ionic liquid: A new and powerful nonderivatizing solvent for cellulose. Macromolecules, 2005, 38(20): 8272-8277.

[6] Pinkert A, Marsh K N, Pang S, Staiger M P. Ionic liquids and their interaction with cellulose. Chemical Reviews,

2009, 109(12): 6712-6728.

[7]　Cai J, Zhang L. Rapid dissolution of cellulose in LiOH/urea and NaOH/urea aqueous solutions. Macromolecular Bioscience, 2005, 5(6): 539-548.

[8]　Cai J, Zhang L, Liu S, Liu Y, Xu X, Chen X, Chu B, Guo X, Xu J, Cheng H, Han C C, Kuga S. Dynamic self-assembly induced rapid dissolution of cellulose at low temperatures. Macromolecules, 2008, 41(23): 9345-9351.

[9]　Wang S, Lu A, Zhang L. Recent advances in regenerated cellulose materials. Progress in Polymer Science, 2016, 53: 169-206.

[10]　Rinaudo M. Chitin and chitosan: Properties and applications. Progress in Polymer Science, 2006, 31(7): 603-632.

[11]　Pillai C K S, Paul W, Sharma C P. Chitin and chitosan polymers: Chemistry, solubility and fiber formation. Progress in Polymer Science, 2009, 34(7): 641-678.

[12]　Bartlett D H, Azam F. Chitin, cholera, and competence. Science, 2005, 310(5755): 1775-1777.

[13]　Chung W J, Oh J W, Kwak K, Lee B Y, Meyer J, Wang E, Hexemer A, Lee S W. Biomimetic self-templating supramolecular structures. Nature, 2011, 478(7369): 364-368.

[14]　Duan B, Huang Y, Lu A, Zhang L. Recent advances in chitin based materials constructed via physical methods. Progress in Polymer Science, 2018, 82: 1-33.

[15]　Khor E, Lim L Y. Implantable applications of chitin and chitosan. Biomaterials, 2003, 24(13): 2339-2349.

[16]　施晓文, 邓红兵, 杜予民. 甲壳素/壳聚糖材料及应用. 北京: 化学工业出版社, 2015.

[17]　Chang C, Chen S, Zhang L. Novel hydrogels prepared via direct dissolution of chitin at low temperature: Structure and biocompatibility. Journal of Materials Chemistry, 2011, 21(11): 3865-3871.

[18]　Lee K Y, Mooney D J. Alginate: Properties and biomedical applications. Progress in Polymer Science, 2012, 37(1): 106-126.

[19]　Gacesa P. Alginates. Carbohydrate Polymers, 1988, 8(3): 161-182.

[20]　Mørch Y A, Donati I, Strand B L, Skjåk-braek G. Effect of Ca^{2+}, Ba^{2+}, and Sr^{2+} on alginate microbeads. Biomacromolecules, 2006, 7(5): 1471-1480.

[21]　Pawar S N, Edgar K J. Alginate derivatization: A review of chemistry, properties and applications. Biomaterials, 2012, 33(11): 3279-3305.

[22]　Augst A D, Kong H J, Mooney D J. Alginate hydrogels as biomaterials. Macromolecular Bioscience, 2006, 6(8): 623-633.

[23]　王玉忠, 汪秀丽, 宋飞. 淀粉基新材料. 北京: 化学工业出版社, 2015.

[24]　Pérez S, Bertoft E. The molecular structures of starch components and their contribution to the architecture of starch granules: A comprehensive review. Starch-Stärke, 2010, 62(8): 389-420.

[25]　Hizukuri S. Relationship between the distribution of the chain length of amylopectin and the crystalline structure of starch granules. Carbohydrate Research, 1985, 141(2): 295-306.

[26]　Bemiller J N. Starch modification: Challenges and prospects. Starch-Stärke, 1997, 49(4): 127-131.

[27]　Avella M, De Vlieger J J, Errico M E, Fischer S, Vacca P, Volpe M G. Biodegradable starch/clay nanocomposite films for food packaging applications. Food Chemistry, 2005, 93(3): 467-474.

[28]　Ma X, Liu X, Anderson D P, Chang P R. Modification of porous starch for the adsorption of heavy metal ions from aqueous solution. Food Chemistry, 2015, 181: 133-139.

[29]　Wu J, Wei Y, Lin J, Lin S. Study on starch-graft-acrylamide/mineral powder superabsorbent composite. Polymer, 2003, 44(21): 6513-6520.

[30] Wang Z, Li Z, Gu Z, Hong Y, Cheng L. Preparation, characterization and properties of starch-based wood adhesive. Carbohydrate Polymers, 2012, 88(2): 699-706.

[31] 邵正中. 蚕丝、蜘蛛丝及其丝蛋白. 北京: 化学工业出版社, 2015.

[32] Koh L D, Cheng Y, Teng C P, Khin Y W, Loh X J, Tee S Y, Low M, Ye E, Yu H D, Zhang Y W, Han M Y. Structures, mechanical properties and applications of silk fibroin materials. Progress in Polymer Science, 2015, 46: 86-110.

[33] Padamwar M N, Pawar A P. Silk sericin and its applications: A review. Journal of Scientific & Industrial Research, 2004, 63(4): 323-329.

[34] Kundu B, Rajkhowa R, Kundu S C, Wang X. Silk fibroin biomaterials for tissue regenerations. Advanced Drug Delivery Reviews, 2013, 65(4): 457-470.

[35] Zhu B, Wang H, Leow W R, Cai Y, Loh X J, Han M Y, Chen X. Silk fibroin for flexible electronic devices. Advanced Materials, 2016, 28(22): 4250-4265.

[36] Aslani M A A, Eral M, Akyil S. Separation of thorium from aqueous solution using silk fibroin. Journal of Radioanalytical and Nuclear Chemistry, 1998, 238(1-2): 123-127.

[37] Jin J, Hassanzadeh P, Perotto G, Sun W, Brenckle M A, Kaplan D, Omenetto F G, Rolandi M. A biomimetic composite from solution self-assembly of chitin nanofibers in a silk fibroin matrix. Advanced Materials, 2013, 25(32): 4482-4487.

[38] Lee K Y, Mooney D J. Hydrogels for tissue engineering. Chemical Reviews, 2001, 101(7): 1869-1879.

[39] Huebsch N, Mooney D J. Inspiration and application in the evolution of biomaterials. Nature, 2009, 462(7272): 426-432.

[40] Williams D F. On the nature of biomaterials. Biomaterials, 2009, 30(30): 5897-5909.

[41] Dang J M, Leong K W. Natural polymers for gene delivery and tissue engineering. Advanced Drug Delivery Reviews, 2006, 58(4): 487-499.

[42] Sionkowska A. Current research on the blends of natural and synthetic polymers as new biomaterials: Review. Progress in Polymer Science, 2011, 36(9): 1254-1276.

[43] Li Z, Leung M, Hopper R, Ellenbogen R, Zhang M. Feeder-free self-renewal of human embryonic stem cells in 3D porous natural polymer scaffolds. Biomaterials, 2010, 31(3): 404-412.

[44] Mogosanu G D, Grumezescu A M. Natural and synthetic polymers for wounds and burns dressing. International Journal of Pharmaceutics, 2014, 463(2): 127-136.

[45] Calderon M, Quadir M A, Strumia M, Haag R. Functional dendritic polymer architectures as stimuli-responsive nanocarriers. Biochimie, 2010, 92(9): 1242-1251.

[46] Jeong B, Gutowska A. Lessons from nature: Stimuliresponsive polymers and their biomedical applications. Trends in Biotechnology, 2002, 20(7): 305-311.

[47] Dash M, Chiellini F, Ottenbrite R M, Chiellini E. Chitosan: A versatile semi-synthetic polymer in biomedical applications. Progress in Polymer Science, 2011, 36(8): 981-1014.

[48] Tian H, Tang Z, Zhuang X, Chen X, Jing X. Biodegradable synthetic polymers: Preparation, functionalization and biomedical application. Progress in Polymer Science, 2012, 37(2): 237-280.

[49] Drury J L, Mooney D J. Hydrogels for tissue engineering: Scaffold design variables and applications. Biomaterials, 2003, 24(24): 4337-4351.

[50] Ma P X. Biomimetic materials for tissue engineering. Advanced Drug Delivery Reviews, 2008, 60(2): 184-198.

[51] Straley K S, Foo C W P, Heilshorn S C. Biomaterial design strategies for the treatment of spinal cord injuries.

Journal of Neurotrauma, 2010, 27: 1-19.

[52]　Markstedt K, Mantas A, Tournier I, Martinez Avila H, Hagg D, Gatenholm P. 3D Bioprinting human chondrocytes with nanocellulose-alginate bioink for cartilage tissue engineering applications. Biomacromolecules, 2015, 16(5): 1489-1496.

[53]　Temeno J S, Mikos A G. Review: Tissue engineering for regeneration of articular cartilage. Biomaterials, 2000, 21(5): 431-440.

[54]　Boateng J S, Matthews K H, Stevens H N, Eccleston G M. Wound healing dressings and drug delivery systems: A review. Journal of Pharmaceutical Sciences, 2008, 97(8): 2892-2923.

[55]　Maneerung T, Tokura S, Rujiravanit R. Impregnation of silver nanoparticles into bacterial cellulose for antimicrobial wound dressing. Carbohydrate Polymers, 2008, 72(1): 43-51.

[56]　Jayakumar R, Prabaharan M, Kumar P T S, Nair S V, Tamura H. Biomaterials based on chitin and chitosan in wound dressing applications. Biotechnology Advances, 2011, 29(3): 322-337.

[57]　Dev A, Binulal N S, Anitha A, Nair S V, Furuike T, Tamura H, Jayakumar, R. Preparation of poly(lactic acid)/chitosan nanoparticles for anti-HIV drug delivery applications. Carbohydrate Polymers, 2010, 80(3): 833-838.

[58]　Larsson M, Huang W C, Hsiao M H, Wang Y J, Nydén M, Chiou S H, Liu D M. Biomedical applications and colloidal properties of amphiphilically modified chitosan hybrids. Progress in Polymer Science, 2013, 38(9): 1307-1328.

[59]　Bhattarai N, Gunn J, Zhang M. Chitosan-based hydrogels for controlled, localized drug delivery. Advanced Drug Delivery Reviews, 2010, 62(1): 83-99.

[60]　Motiei M, Kashanian S, Lucia L A, Khazaei M. Intrinsic parameters for the synthesis and tuned properties of amphiphilic chitosan drug delivery nanocarriers. Journal of Controlled Release, 2017, 260: 213-225.

[61]　Denkbas E B, Ottenbrite R M. Perspectives on: Chitosan drug delivery systems based on their geometries. Journal of Bioactive and Compatible Polymers, 2016, 21(4): 351-368.

[62]　Akbuga J, Bergisadi N. Effect of formulation variables on cis-platin loaded chitosan microsphere properties. Journal of Microencapsulation, 1999, 16(6): 697-703.

[63]　Makhlof A, Werle M, Tozuka Y, Takeuchi H. Nanoparticles of glycol chitosan and its thiolated derivative significantly improved the pulmonary delivery of calcitonin. International Journal of Pharmaceutics, 2010, 397(1-2): 92-95.

[64]　Lee J, Lee C, Kim T H, Lee E S, Shin B S, Chi S C, Park E S, Lee K C, Youn Y S. Self-assembled glycol chitosan nanogels containing palmityl-acylated exendin-4 peptide as a long-acting anti-diabetic inhalation system. Journal of Controlled Release, 2012, 161(3): 728-734.

[65]　Kiilll C P, Barud H D S, Santagneli S H, Ribeiro S J L, Silva A M, Tercjak A, Gutierrez J, Pironi A M, Gremiao M P D. Synthesis and factorial design applied to a novel chitosan/sodium polyphosphate nanoparticles via ionotropic gelation as an RGD delivery system. Carbohydrate Polymers, 2017, 157: 1695-1702.

[66]　Azadi A, Hamidi M, Khoshayand M R, Amini M, Rouini M R. Preparation and optimization of surface-treated methotrexate-loaded nanogels intended for brain delivery. Carbohydrate Polymers, 2012, 90(1): 462-471.

[67]　Schutz C A, Juillerat-Jeanneret L, Kauper P, Wandrey C. Cell response to the exposure to chitosan-TPP//alginate nanogels. Biomacromolecules, 2011, 12(11): 4153-4161.

[68]　Jin H, Tan H, Zhao L, Sun W, Zhu L, Sun Y, Hao H, Xing H, Liu L, Qu X, Huang Y, Yang Z. Ultrasound-triggered thrombolysis using urokinase-loaded nanogels. International Journal of Pharmaceutics, 2012, 434(1-2): 384-390.

[69]   Duan J, Liang X, Cao Y, Wang S, Zhang L. High strength chitosan hydrogels with biocompatibility via new avenue based on constructing nanofibrous architecture. Macromolecules, 2015, 48(8): 2706-2714.

[70]   Chowdhuri A R, Singh T, Ghosh S K, Sahu S K. Carbon dots embedded magnetic nanoparticles @chitosan @metal organic framework as a nanoprobe for pH sensitive targeted anticancer drug delivery. ACS Applied Materials & Interfaces, 2016, 8(26): 16573-16583.

[71]   George M, Abraham T E. Polyionic hydrocolloids for the intestinal delivery of protein drugs: Alginate and chitosan: A review. Journal of Controlled Release, 2006, 114(1): 1-14.

[72]   Sarmento B, Ribeiro A J, Veiga F, Ferreira D C, Neufeld R J. Insulin-loaded nanoparticles are prepared by alginate ionotropic pre-gelation followed by chitosan polyelectrolyte complexation. Journal of Nanoscience and Nanotechnology, 2007, 7(8): 2833-2841.

[73]   Cai H, Ni C, Zhang L. Preparation of complex nano-particles based on alginic acid/poly[(2-dimethylamino) ethyl methacrylate] and a drug vehicle for doxorubicin release controlled by ionic strength. European Journal of Pharmaceutical Sciences, 2012, 45(1-2): 43-49.

[74]   Ahmad Z, Pandey R, Sharma S, Khuller G K. Pharmacokinetic and pharmacodynamic behaviour of antitubercular drugs encapsulated in alginate nanoparticles at two doses. International Journal of Antimicrobial Agents, 2006, 27(5): 409-416.

[75]   Martínez A, Iglesias I, Lozano R, Teijón J M, Blanco M D. Synthesis and characterization of thiolated alginate-albumin nanoparticles stabilized by disulfide bonds. Evaluation as drug delivery systems. Carbohydrate Polymers, 2011, 83(3): 1311-1321.

[76]   Maciel D, Figueira P, Xiao S, Hu D, Shi X, Rodrigues J, Tomas H, Li Y. Redox-responsive alginate nanogels with enhanced anticancer cytotoxicity. Biomacromolecules, 2013, 14(9): 3140-3146.

[77]   Zhang C, Wang W, Liu T, Wu Y, Guo H, Wang P, Tian Q, Wang Y, Yuan, Z. Doxorubicin-loaded glycyrrhetinic acid-modified alginate nanoparticles for liver tumor chemotherapy. Biomaterials, 2012, 33(7): 2187-2196.

[78]   Peng N, Wu B, Wang L, He W, Ai Z, Zhang X, Wang Y, Fan L, Ye Q. High drug loading and pH-responsive targeted nanocarriers from alginate-modified SPIONs for anti-tumor chemotherapy. Biomaterials Science, 2016, 4(12): 1802-1813.

[79]   Majumdar S, Krishnatreya G, Gogoi N, Thakur D, Chowdhury D. Carbon-dot-coated alginate beads as a smart stimuli-responsive drug delivery system. ACS Applied Materials & Interfaces, 2016, 8(50): 34179-34184.

[80]   Singh R S, Saini G K, Kennedy J F. Pullulan: Microbial sources, production and applications. Carbohydrate Polymers, 2008, 73(4): 515-531.

[81]   Fujioka-Kobayashi M, Ota M S, Shimoda A, Nakahama K, Akiyoshi K, Miyamoto Y, Iseki S. Cholesteryl group- and acryloyl group-bearing pullulan nanogel to deliver BMP2 and FGF18 for bone tissue engineering. Biomaterials, 2012, 33(30): 7613-7620.

[82]   Akiyoshi K, Deguchi S, Moriguchi N, Yamaguchi S, Sunamoto J. Self-aggregates of hydrophobized polysaccharides in water. Formation and characteristics of nanoparticles. Macromolecules, 1993, 26(12): 3062-3068.

[83]   Hasegawa U, Sawada S, Shimizu T, Kishida T, Otsuji E, Mazda O, Akiyoshi K. Raspberry-like assembly of cross-linked nanogels for protein delivery. Journal of Controlled Release, 2009, 140(3): 312-317.

[84]   Shimoda A, Sawada S, Kano A, Maruyama A, Moquin A, Winnik F M, Akiyoshi K. Dual crosslinked hydrogel nanoparticles by nanogel bottom-up method for sustained-release delivery. Colloids and Surfaces B: Biointerfaces, 2012, 99: 38-44.

[85]   Sasaki Y, Tsuchido Y, Sawada S, Akiyoshi K. Construction of protein-crosslinked nanogels with vitamin B_6 bearing

polysaccharide. Polymer Chemistry, 2011, 2(6): 1267-1270.

[86]　Li Y, Maciel D, Rodrigues J, Shi X, Tomas H. Biodegradable polymer nanogels for drug/nucleic acid delivery. Chemical Reviews, 2015, 115(16): 8564-8608.

[87]　Na K, Lee K H, Bae Y H. pH-Sensitivity and pH-dependent interior structural change of self-assembled hydrogel nanoparticles of pullulan acetate/oligo-sulfonamide conjugate. Journal of Controlled Release, 2004, 97(3): 513-525.

[88]　Kim S, Park K M, Ko J Y, Kwon I C, Cho H G, Kang D, Yu I T, Kim K, Na K. Minimalism in fabrication of self-organized nanogels holding both anti-cancer drug and targeting moiety. Colloids and Surfaces B: Biointerfaces, 2008, 63(1): 55-63.

[89]　Scomparin A, Salmaso S, Bersani S, Satchi-Fainaro R, Caliceti P. Novel folated and non-folated pullulan bioconjugates for anticancer drug delivery. European Journal of Pharmaceutical Sciences, 2011, 42(5): 547-558.

[90]　Edgar K J. Cellulose esters in drug delivery. Cellulose, 2006, 14(1): 49-64.

[91]　Oh E J, Park K, Kim K S, Kim J, Yang J A, Kong J H, Lee M Y, Hoffman A S, Hahn S K. Target specific and long-acting delivery of protein, peptide, and nucleotide therapeutics using hyaluronic acid derivatives. Journal of Controlled Release, 2010, 141(1): 2-12.

[92]　Wang Z H, Zhu Y, Chai M Y, Yang W T, Xu F J. Biocleavable comb-shaped gene carriers from dextran backbones with bioreducible ATRP initiation sites. Biomaterials, 2012, 33(6): 1873-1883.

[93]　Liu P, Gou M, Yi T, Qi X, Xie C, Zhou S, Deng H, Wei Y, Zhao X. The enhanced antitumor effects of biodegradable cationic heparin-polyethyleneimine nanogels delivering HSulf-1 gene combined with cisplatin on ovarian cancer. International Journal of Oncology, 2012, 41(4): 1504-1512.

[94]　Hwang J H, Kim I G, Lee J Y, Piao S, Lee D S, Lee T S, Ra J C, Lee J Y. Therapeutic lymphangiogenesis using stem cell and VEGF-C hydrogel. Biomaterials, 2011, 32(19): 4415-4423.

[95]　Peppas N A, Langer R. New challenges in biomaterials. Science, 1994, 263(5154): 1715-1720.

[96]　Liu M, Zeng X, Ma C, Yi H, Ali Z, Mou X, Li S, Deng Y, He N. Injectable hydrogels for cartilage and bone tissue engineering. Bone Research, 2017, 5: 17014.

[97]　Goonoo N, Bhaw-Luximon A, Bowlin G L, Jhurry D. An assessment of biopolymer- and synthetic polymer-based scaffolds for bone and vascular tissue engineering. Polymer International, 2013, 62(4): 523-533.

[98]　Balakrishnan B, Banerjee R. Biopolymer-based hydrogels for cartilage tissue engineering. Chemical Review, 2011, 111(8): 4453-4474.

[99]　Pina S, Oliveira J M, Reis R L. Natural-based nanocomposites for bone tissue engineering and regenerative medicine: A review. Advanced Materials, 2015, 27(7): 1143-1169.

[100]　Ferber D. Lab-grown organs begin to take shape. Science, 1999, 284(5413): 422-425.

[101]　Wahl D A, Czernuszka J T. Collagen-hydroxyapatite composites for hard tissue repair. European Cells & Materials, 2006, 11: 43-56.

[102]　Rockwood D N, Preda R C, Yucel T, Wang X, Lovett M L, Kaplan D L. Materials fabrication from *Bombyx mori* silk fibroin. Nature Protocols, 2011, 6(10): 1612-1631.

[103]　He P, Ng K S, Toh S L, Goh J C. *In vitro* ligament-bone interface regeneration using a trilineage coculture system on a hybrid silk scaffold. Biomacromolecules, 2012, 13(9): 2692-2703.

[104]　Saravanan S, Sameera D K, Moorthi A, Selvamurugan N. Chitosan scaffolds containing chicken feather keratin nanoparticles for bone tissue engineering. International Journal of Biological Macromolecules, 2013, 62: 481-486.

[105]　Costa-Pinto A R, Reis R L, Neves N M. Scaffolds based bone tissue engineering: the role of chitosan. Tissue

Engineering Part B: Reviews, 2011, 17(5): 331-347.

[106] Madhumathi K, Shalumon K T, Rani V V, Tamura H, Furuike T, Selvamurugan N, Nair S V, Jayakumar R. Wet chemical synthesis of chitosan hydrogel-hydroxyapatite composite membranes for tissue engineering applications. International Journal of Biological Macromolecules, 2009, 45(1): 12-15.

[107] LogithKumar R, KeshavNarayan A, Dhivya S, Chawla A, Saravanan S, Selvamurugan N. A review of chitosan and its derivatives in bone tissue engineering. Carbohydrate Polymers, 2016, 151: 172-188.

[108] Almodovar J, Kipper M J. Coating electrospun chitosan nanofibers with polyelectrolyte multilayers using the polysaccharides heparin and N, N, N-trimethyl chitosan. Macromolecular Bioscience, 2011, 11(1): 72-76.

[109] Romero R, Chubb L, Travers J K, Gonzales T R, Ehrhart N P, Kipper M J. Coating cortical bone allografts with periosteum-mimetic scaffolds made of chitosan, trimethyl chitosan, and heparin. Carbohydrate Polymers, 2015, 122: 144-151.

[110] Luo Y, Lode A, Gelinsky M. Direct plotting of three-dimensional hollow fiber scaffolds based on concentrated alginate pastes for tissue engineering. Advanced Healthcare Materials, 2013, 2(6): 777-783.

[111] Lee G S, Park J H, Shin U S, Kim H W. Direct deposited porous scaffolds of calcium phosphate cement with alginate for drug delivery and bone tissue engineering. Acta Biomaterialia, 2011, 7(8): 3178-3186.

[112] Khanarian N T, Jiang J, Wan L Q, Mow V C, Lu H H. A hydrogel-mineral composite scaffold for osteochondral interface tissue engineering. Tissue Engineering Part A, 2012, 18(5-6): 533-545.

[113] Zhao L, Weir M D, Xu H H K. An injectable calcium phosphate-alginate hydrogel-umbilical cord mesenchymal stem cell paste for bone tissue engineering. Biomaterials, 2010, 31(25): 6502-6510.

[114] Duan B, Zheng X, Xia Z, Fan X, Guo L, Liu J, Wang Y, Ye Q, Zhang L. Highly biocompatible nanofibrous microspheres self-assembled from chitin in NaOH/urea aqueous solution as cell carriers. Angewandte Chemie International Edition, 2015, 54(17): 5152-5156.

[115] Duan B, Shou K, Su X, Niu Y, Zheng G, Huang Y, Yu A, Zhang Y, Xia H, Zhang L. Hierarchical microspheres constructed from chitin nanofibers penetrated hydroxyapatite crystals for bone regeneration. Biomacromolecules, 2017, 18(7): 2080-2089.

[116] Boyce S T, Lalley A L. Tissue engineering of skin and regenerative medicine for wound care. Burns & Trauma, 2018, 6(1): 4.

[117] MacNeil S. Progress and opportunities for tissue-engineered skin. Nature, 2007, 445(7130): 874-880.

[118] Ninan N, Muthiah M, Park I K, Wong T W, Thomas S, Grohens Y. Natural polymer/inorganic material based hybrid scaffolds for skin wound Healing. Polymer Reviews, 2015, 55(3): 453-490.

[119] Chen K Y, Liao W J, Kuo S M, Tsai F J, Chen Y S, Huang C Y, Yao C H. Asymmetric chitosan membrane containing collagen I nanospheres for skin tissue engineering. Biomacromolecules, 2009, 10(6): 1642-1649.

[120] Vulpe R, Popa M, Picton L, Balan V, Dulong V, Butnaru M, Verestiuc L. Crosslinked hydrogels based on biological macromolecules with potential use in skin tissue engineering. International Journal of Biological Macromolecules, 2016, 84: 174-181.

[121] Zulkifli F H, Hussain F S, Rasad M S, Mohd Yusoff M. Nanostructured materials from hydroxyethyl cellulose for skin tissue engineering. Carbohydrate Polymers, 2014, 114: 238-245.

[122] Atila D, Keskin D, Tezcaner A. Cellulose acetate based 3-dimensional electrospun scaffolds for skin tissue engineering applications. Carbohydrate Polymers, 2015, 133: 251-261.

[123] Nosar M N, Salehi M, Ghorbani S, Beiranvand S P, Goodarzi A, Azami M. Characterization of wet-electrospun cellulose acetate based 3-dimensional scaffolds for skin tissue engineering applications: Influence of cellulose

acetate concentration. Cellulose, 2016, 23(5): 3239-3248.

[124] Ma L, Gao C, Mao Z, Zhou J, Shen J, Hu X, Han C. Collagen/chitosan porous scaffolds with improved biostability for skin tissue engineering. Biomaterials, 2003, 24(26): 4833-4841.

[125] Adekogbe I, Ghanem A. Fabrication and characterization of DTBP-crosslinked chitosan scaffolds for skin tissue engineering. Biomaterials, 2005, 26(35): 7241-7250.

[126] Xu H, Fang Z, Tian W, Wang Y, Ye Q, Zhang L, Cai J. Green fabrication of amphiphilic quaternized beta-chitin derivatives with excellent biocompatibility and antibacterial activities for wound healing. Advanced Materials, 2018: 1801100.

[127] Gu X, Ding F, Yang Y, Liu J. Construction of tissue engineered nerve grafts and their application in peripheral nerve regeneration. Progress in Neurobiology, 2011, 93(2): 204-230.

[128] Kehoe S, Zhang X F, Boyd D. FDA approved guidance conduits and wraps for peripheral nerve injury: A review of materials and efficacy. Injury, 2012, 43(5): 553-572.

[129] Wu H, Liu J, Fang Q, Xiao B, Wan Y. Establishment of nerve growth factor gradients on aligned chitosan-polylactide/ alginate fibers for neural tissue engineering applications. Colloids and Surfaces B: Biointerfaces, 2017, 160: 598-609.

[130] Wang A, Ao Q, Cao W, Yu M, He Q, Kong L, Zhang L, Gong Y, Zhang X. Porous chitosan tubular scaffolds with knitted outer wall and controllable inner structure for nerve tissue engineering. Journal of Biomedical Materials Research Part A, 2006, 79(1): 36-46.

[131] Shi Z, Gao H, Feng J, Ding B, Cao X, Kuga S, Wang Y, Zhang L, Cai J. *In situ* synthesis of robust conductive cellulose/polypyrrole composite aerogels and their potential application in nerve regeneration. Angewandte Chemie International Edition, 2014, 53(21): 5380-5384.

[132] Soltani S, Ebrahimian-Hosseinabadi M, Zargar Kharazi A. Chitosan/graphene and poly(D, L-lactic-*co*-glycolic acid)/graphene nano-composites for nerve tissue engineering. Tissue Engineering and Regenerative Medicine, 2016, 13(6): 684-690.

[133] Xu D, Fan L, Gao L, Xiong Y, Wang Y, Ye Q, Yu A, Dai H, Yin Y, Cai J, Zhang L. Micro-nanostructured polyaniline assembled in cellulose matrix via interfacial polymerization for applications in nerve regeneration. ACS Applied Materials & Interfaces, 2016, 8(27): 17090-17097.

[134] Singh Y P, Bhardwaj N, Mandal B B. Potential of agarose/silk fibroin blended hydrogel for *in vitro* cartilage tissue engineering. ACS Applied Materials & Interfaces, 2016, 8(33): 21236-21249.

[135] Lv X, Li Z, Chen S, Xie M, Huang J, Peng X, Yang R, Wang H, Xu Y, Feng C. Structural and functional evaluation of oxygenating keratin/silk fibroin scaffold and initial assessment of their potential for urethral tissue engineering. Biomaterials, 2016, 84: 99-110.

[136] Harkin D G, George K A, Madden P W, Schwab I R, Hutmacher D W, Chirila T V. Silk fibroin in ocular tissue reconstruction. Biomaterials, 2011, 32(10): 2445-2458.

[137] Mimura T, Amano S, Yokoo S, Uchida S, Yamagami S, Usui T, Kimura Y, Tabata Y. Tissue engineering of corneal stroma with rabbit fibroblast precursors and gelatin hydrogels. Molecular Vision, 2008, 14(215): 1819-1828.

[138] Matthew I R, Browne R M, Frame J W, Millar B G. Subperiosteal behaviour of alginate and cellulose wound dressing materials. Biomaterials, 1995, 16(4): 275-278.

[139] Ishihara M, Nakanishi K, Ono K, Sato M, Kikuchi M, Saito Y, Yura H, Matsui T, Hattori H, Uenoyama M. Photocrosslinkable chitosan as a dressing for wound occlusion and accelerator in healing process. Biomaterials, 2002, 23(3): 833-840.

[140] Knill C J, Kennedy J F, Mistry J, Miraftab M, Smart G, Groocock M R, Williams H J. Alginate fibres modified

with unhydrolysed and hydrolysed chitosans for wound dressings. Carbohydrate Polymers, 2004, 55(1): 65-76.

[141] Lin J, Li C, Zhao Y, Hu J, Zhang L M. Co-electrospun nanofibrous membranes of collagen and zein for wound healing. ACS Applied Materials & Interfaces, 2012, 4(2): 1050-1057.

[142] Sun G, Zhang X, Shen Y I, Sebastian R, Dickinson L E, Fox-Talbot K, Reinblatt M, Steenbergen C, Harmon J W, Gerecht S. Dextran hydrogel scaffolds enhance angiogenic responses and promote complete skin regeneration during burn wound healing. Proceedings of the National Academy of Sciences of the United States of America, 2011, 108(52): 20976-20981.

[143] Fontana J D, De Souza A M, Fontana C K, Torriani I L, Moreschi J C, Gallotti B J, De Souza S J, Narciso G P, Bichara J A, Farah, L F. Acetobacter cellulose pellicle as a temporary skin substitute. Applied Biochemistry and Biotechnology, 1990, 24(1): 253-264.

[144] Krizova P, Masova L, Suttnar J, Salaj P, Dyr J E, Homola J, Pecka M. The influence of intrinsic coagulation pathway on blood platelets activation by oxidized cellulose. Journal of Biomedical Materials Research Part A, 2007, 82(2): 274-280.

[145] El Fawal G F, Abu-Serie M M, Hassan M A, Elnouby M S. Hydroxyethyl cellulose hydrogel for wound dressing: Fabrication, characterization and *in vitro* evaluation. International Journal of Biological Macromolecules, 2018, 111: 649-659.

[146] Capanema N S V, Mansur A A P, de Jesus A C, Carvalho S M, de Oliveira L C, Mansur H S. Superabsorbent crosslinked carboxymethyl cellulose-PEG hydrogels for potential wound dressing applications. International Journal of Biological Macromolecules, 2018, 106: 1218-1234.

[147] Ye S, Jiang L, Wu J, Su C, Huang C, Liu X, Shao W. Flexible amoxicillin-grafted Bacterial cellulose sponges for wound dressing: *In vitro* and *in vivo* evaluation. ACS Applied Materials & Interfaces, 2018, 10(6): 5862-5870.

[148] Huang Y, Zhong Z, Duan B, Zhang L, Yang Z, Wang Y, Ye Q. Novel fibers fabricated directly from chitin solution and their application as wound dressing. Journal of Materials Chemistry B, 2014, 2(22): 3427-3432.

[149] Ye D, Zhong Z, Xu H, Chang C, Yang Z, Wang Y, Ye Q, Zhang L. Construction of cellulose/nanosilver sponge materials and their antibacterial activities for infected wounds healing. Cellulose, 2016, 23(1): 749-763.

[150] Pei Y, Ye D, Zhao Q, Wang X, Zhang C, Huang W, Zhang N, Liu S, Zhang L. Effectively promoting wound healing with cellulose/gelatin sponges constructed directly from a cellulose solution. Journal of Materials Chemistry B, 2015, 3(38): 7518-7528.

[151] Tong W Y, bin Abdullah A Y K, binti Rozman N A S, bin Wahid M I A, Hossain M S, Ring L C, Lazim Y, Tan W N. Antimicrobial wound dressing film utilizing cellulose nanocrystal as drug delivery system for curcumin. Cellulose, 2018, 25(1): 631-638.

[152] Cacicedo M L, Castro M C, Servetas I, Bosnea L, Boura K, Tsafrakidou P, Dima A, Terpou A, Koutinas A, Castro G R. Progress in bacterial cellulose matrices for biotechnological applications. Bioresource Technology, 2016, 213: 172-180.

[153] Shoda M, Sugano Y. Recent advances in bacterial cellulose production. Biotechnology and Bioprocess Engineering, 2005, 10(1): 1-8.

[154] Sulaeva I, Henniges U, Rosenau T, Potthast A. Bacterial cellulose as a material for wound treatment: Properties and modifications: A review. Biotechnology Advances, 2015, 33(8): 1547-1571.

[155] Basmaji P, De Olyveira G M, Dos Santos M L, Guastaldi A C. Novel antimicrobial peptides bacterial cellulose obtained by symbioses culture between polyhexanide biguanide (PHMB) and green tea. Journal of Biomaterials and Tissue Engineering, 2014, 4(1): 59-64.

[156] Wu C N, Fuh S C, Lin S P, Lin Y Y, Chen H Y, Liu J M, Cheng K C. TEMPO-Oxidized bacterial cellulose pellicle with silver nanoparticles for wound dressing. Biomacromolecules, 2018, 19(2): 544-554.

[157] Dellera E, Bonferoni M C, Sandri G, Rossi S, Ferrari F, Del Fante C, Perotti C, Grisoli P, Caramella C. Development of chitosan oleate ionic micelles loaded with silver sulfadiazine to be associated with platelet lysate for application in wound healing. European Journal of Pharmaceutics and Biopharmaceutics, 2014, 88(3): 643-650.

[158] Mi F, Shyu S, Wu Y, Lee S, Shyong J, Huang R. Fabrication and characterization of a sponge-like asymmetric chitosan membrane as a wound dressing. Biomaterials, 2001, 22(2): 165-173.

[159] Ong S Y, Wu J, Moochhala S M, Tan M H, Lu J. Development of a chitosan-based wound dressing with improved hemostatic and antimicrobial properties. Biomaterials, 2008, 29(32): 4323-4332.

[160] Xu F, Weng B, Gilkerson R, Materon L A, Lozano K. Development of tannic acid/chitosan/pullulan composite nanofibers from aqueous solution for potential applications as wound dressing. Carbohydrate Polymers, 2015, 115: 16-24.

[161] Mei L, Fan R, Li X, Wang Y, Han B, Gu Y, Zhou L, Zheng Y, Tong A, Guo G. Nanofibers for improving the wound repair process: The combination of a grafted chitosan and an antioxidant agent. Polymer Chemistry, 2017, 8(10): 1664-1671.

[162] Zhao X, Wu H, Guo B, Dong R, Qiu Y, Ma P X. Antibacterial anti-oxidant electroactive injectable hydrogel as self-healing wound dressing with hemostasis and adhesiveness for cutaneous wound healing. Biomaterials, 2017, 122: 34-47.

[163] Stefanov I, Perez-Rafael S, Hoyo J, Cailloux J, Santana Perez O O, Hinojosa-Caballero D, Tzanov T. Multifunctional enzymatically generated hydrogels for chronic wound application. Biomacromolecules, 2017, 18(5): 1544-1555.

[164] Zhou X, Wang H, Zhang J, Li X, Wu Y, Wei Y, Ji S, Kong D, Zhao Q. Functional poly(epsilon-caprolactone)/chitosan dressings with nitric oxide-releasing property improve wound healing. Acta Biomaterialia, 2017, 54: 128-137.

[165] Mohandas A, Deepthi S, Biswas R, Jayakumar R. Chitosan based metallic nanocomposite scaffolds as antimicrobial wound dressings. Bioactive Materials, 2018, 3(3): 267-277.

[166] Li Q, Lu F, Zhou G, Yu K, Lu B, Xiao Y, Dai F, Wu D, Lan G. Silver inlaid with gold nanoparticle/chitosan wound dressing enhances antibacterial activity and porosity, and promotes wound healing. Biomacromolecules, 2017, 18(11): 3766-3775.

[167] Kumar P T, Lakshmanan V K, Anilkumar T V, Ramya C, Reshmi P, Unnikrishnan A G, Nair S V, Jayakumar R. Flexible and microporous chitosan hydrogel/nano ZnO composite bandages for wound dressing: *In vitro* and *in vivo* evaluation. ACS Applied Materials & Interfaces, 2012, 4(5): 2618-2629.

[168] Behera S S, Das U, Kumar A, Bissoyi A, Singh A K. Chitosan/TiO$_2$ composite membrane improves proliferation and survival of L929 fibroblast cells: Application in wound dressing and skin regeneration. International Journal of Biological Macromolecules, 2017, 98: 329-340.

[169] Naseri N, Algan C, Jacobs V, John M, Oksman K, Mathew A P. Electrospun chitosan-based nanocomposite mats reinforced with chitin nanocrystals for wound dressing. Carbohydrate Polymers, 2014, 109(13): 7-15.

[170] Naseri N, Mathew A P, Girandon L, Fröhlich M, Oksman K. Porous electrospun nanocomposite mats based on chitosan-cellulose nanocrystals for wound dressing: Effect of surface characteristics of nanocrystals. Cellulose, 2015, 22(1): 521-534.

[171] McBride C A, Kimble R M, Stockton K. Three donor site dressings in pediatric split-thickness skin grafts: Study protocol for a randomised controlled trial. Trials, 2015, 16(1): 43-50.

[172] Tachi M, Hirabayashi S, Yonehara Y, Suzuki Y, Bowler P. Comparison of bacteria-retaining ability of absorbent

wound dressings. International Wound Journal, 2004, 1(3): 177-181.

[173] Leung V, Hartwell R, Elizei S S, Yang H, Ghahary A, Ko F. Postelectrospinning modifications for alginate nanofiber-based wound dressings. Journal of Biomedical Materials Research Part B: Applied Biomaterials, 2014, 102(3): 508-515.

[174] Straccia M, d'Ayala G, Romano I, Oliva A, Laurienzo P. Alginate hydrogels coated with chitosan for wound dressing. Marine Drugs, 2015, 13(5): 2890-2908.

[175] Marie A P, Sekar S, Sankar S, Kumaran B, Sastry T P. Evaluation of biocomposite films containing alginate and sago starch impregnated with silver nano particles. Carbohydrate Polymers, 2012, 90(1): 717-724.

[176] Klinkajon W, Supaphol P. Novel copper (II) alginate hydrogels and their potential for use as anti-bacterial wound dressings. Biomedical Materials, 2014, 9(4): 045008.

[177] Han F, Dong Y, Song A, Yin R, Li S. Alginate/chitosan based bi-layer composite membrane as potential sustained-release wound dressing containing ciprofloxacin hydrochloride. Applied Surface Science, 2014, 311(9): 626-634.

[178] Chen H, Xing X, Tan H, Jia Y, Zhou T, Chen Y, Ling Z, Hu X. Covalently antibacterial alginate-chitosan hydrogel dressing integrated gelatin microspheres containing tetracycline hydrochloride for wound healing. Materials Science and Engineering C, 2017, 70: 287-295.

[179] Cheng F, Liu C, Wei X, Yan T, Li H, He J, Huang Y. Preparation and characterization of 2, 2, 6, 6-tetramethylpiperidine-1-oxyl (TEMPO)-oxidized cellulose nanocrystal/alginate biodegradable composite dressing for hemostasis applications. ACS Sustainable Chemistry & Engineering, 2017, 5(5): 3819-3828.

[180] Xie H, Chen X, Shen X, He Y, Chen W, Luo Q, Ge W, Yuan W, Tang X, Hou D, Jiang D, Wang Q, Liu Y, Liu Q, Li K. Preparation of chitosan-collagen-alginate composite dressing and its promoting effects on wound healing. International Journal of Biological Macromolecules, 2018, 107: 93-104.

[181] Kaygusuz H, Torlak E, Akın-Evingür G, Özen İ, von Klitzing R, Erim F B. Antimicrobial cerium ion-chitosan crosslinked alginate biopolymer films: A novel and potential wound dressing. International Journal of Biological Macromolecules, 2017, 105: 1161-1165.

[182] Koehler J, Wallmeyer L, Hedtrich S, Goepferich A M, Brandl F P. pH-Modulating poly(ethylene glycol)/alginate hydrogel dressings for the treatment of chronic wounds. Macromolecular Bioscience, 2017, 17(5): 1600369.

[183] Zhang X, Huang C, Zhao Y, Jin X. Preparation and characterization of nanoparticle reinforced alginate fibers with high porosity for potential wound dressing application. RSC Advances, 2017, 7(62): 39349-39358.

[184] Aderibigbe B A, Buyana B. Alginate in wound dressings. Pharmaceutics, 2018, 10(2): 42.

（常春雨　张俐娜）

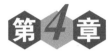

第4章

>>

可注射性热致水凝胶

摘要： 水凝胶是一类半固状的软物质。人类对于半固体，尤其是不依赖共价交联的物理凝胶的科学认识还远远不够；而升温成胶的反相物理凝胶则更为独特，在医学和若干其他领域也更加有用。这些具备热可逆溶胶-凝胶转变特性的高分子水凝胶，其水体系在低温（常温）以溶液状态存在，可以被注射、并且易于混合药物等；注射到人体后，体温下自发物理凝胶化，将药物、细胞等物质原位包裹。该类水凝胶有望在储库型药物缓释载体和可注射性组织工程材料等诸多方面有独到应用。本章主要围绕聚乙二醇（PEG）-聚酯类可注射性热致水凝胶体系的研究，同时也对 PEG-聚多肽嵌段共聚物热致水凝胶和聚有机磷腈热致水凝胶进行一定的评述，并介绍这几类高分子水凝胶材料的性能调控规律、物理凝胶化机理以及根据动物实验结果展现的临床应用潜力。

Abstract： Hydrogels are a class of soft matter in the semi-solid state. So far, the insight of such semi-solid, especially those physical hydrogels free of any covalent crosslinking, is rather limited. In particular, thermogelling systems are quite unique and interesting. The aqueous systems of some polymers undergo a thermo-reversible sol-gel transition. The sol at low temperatures (e.g. room temperature) enables its injectability and brings with much convenience to mix with biological substances such as drugs and cells; the spontaneous physical gelling at high temperatures (e.g. body temperature) achieves loading of those biological substances. These properties make the polymer systems very promising as a new kind of biomaterials for drug delivery, tissue engineering and other medical applications. This chapter mainly focuses on the development of PEG-polyester thermogels, and the progress of PEG-polypepetide and poly(phosphazenes) thermogels is introduced as well. The principle of the molecular design and performance adjustment of thermogelling polymers are systematically summarized, their thermogelation mechanisms are discussed, and many strategies for the clinical applications of thermogels using animal models are put forward.

4.1 热致水凝胶的含义和特色

　　水凝胶是一类能够吸收大量水分而不溶解的三维聚合物网络，与人体软组织相似的性质使得其具有良好的生物相容性，并成为广受欢迎的医用高分子材料[1-3]。其中，兼具生物相容性、可生物降解性和可注射性的高分子水凝胶在药物缓释载体与组织修复材料等领域具有广阔应用前景，是目前水凝胶类生物材料的研究热点[4-8]。通常，此类材料具备热可逆溶胶-凝胶转变（sol-gel transition）的特性，其水体系在低温（常温）以溶液状态存在，可以被注射，并且易于混合药物、细胞等；注射到人体后，体温下会自发物理凝胶化，将药物、细胞等物质原位包裹；通过扩散和/或凝胶自身降解作用，所载药物可以从凝胶内部平稳地释放出来，从而达到缓释的目的。

　　热致水凝胶及其应用示意图可参见图 4-1。此类材料拥有诸多优点，例如：①其溶胶-凝胶转变过程是一个物理变化过程，既不涉及任何化学反应，也不使用任何有机溶剂；②可以通过注射的方式将材料植入体内任何特定的部位，具有"微创"的特点；③由于低温呈溶液状态，还使得其能够通过过滤的方式实现对材料的便利灭菌。

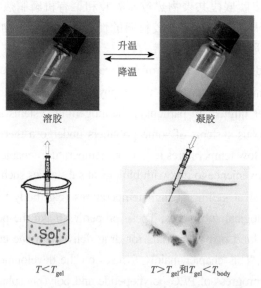

升温
降温

溶胶　　　　　凝胶

$T<T_{gel}$　　　　　$T>T_{gel}$和$T_{gel}<T_{body}$

图 4-1　可注射性热致水凝胶及其应用示意图[5]

（图片引用经 Royal Society of Chemistry 授权）

　　可注射性热致水凝胶按照材料的来源可以分为天然及半天然高分子的热致水

凝胶和合成高分子的热致水凝胶。天然及半天然高分子的热致水凝胶包括甲壳素类热致水凝胶[9, 10]、壳聚糖类热致水凝胶[11, 12]、纤维素类热致水凝胶[13, 14]以及右旋糖苷类热致水凝胶等[15]。这些热致水凝胶通常基于对上述天然或半天然高分子进行物理或化学改性后得到，它们一般均具有良好的生物相容性和可降解性。合成高分子的热致水凝胶材料通常是基于合适亲疏水性平衡的两亲性嵌段共聚物分子进行设计与制备，主要包括聚乙二醇（PEG）-聚酯嵌段共聚物[16, 17]、PEG-聚多肽嵌段共聚物[18, 19]以及聚有机磷腈及其衍生物等[20, 21]。

　　本章中，我们将围绕合成高分子的热致水凝胶材料，着重介绍 PEG-聚酯嵌段共聚物热致水凝胶，同时也对 PEG-聚多肽嵌段共聚物热致水凝胶和聚有机磷腈热致水凝胶进行一定的评述。图 4-2 是一些典型热致凝胶化的 PEG-聚酯嵌段共聚物、PEG-聚多肽嵌段共聚物和聚有机磷腈的分子结构式。

(a) 聚(乳酸-乙醇酸)-聚乙二醇-聚(乳酸-乙醇酸)
PLGA-PEG-PLGA, ABA型

(b) 单甲氧基聚乙二醇-聚(乳酸-乙醇酸)-单甲氧基聚乙二醇
mPEG-PLGA-mPEG, BAB型

(c) 聚乙二醇/L型聚乳酸多嵌段共聚物
PEG/PLLA多嵌段共聚物

(d) 聚(乳酸-乙醇酸)-g-聚乙二醇
PLGA-g-PEG

(e) 多臂聚(乳酸-乙醇酸)-聚乙二醇
多臂PLGA-PEG

(f) 单甲氧基聚乙二醇-聚己内酯
mPEG-PCL

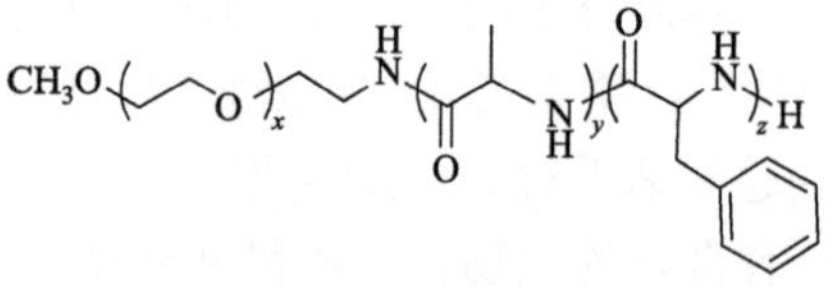

(g) 单甲氧基聚乙二醇-聚(丙氨酸-苯丙氨酸)
mPEG-PAF

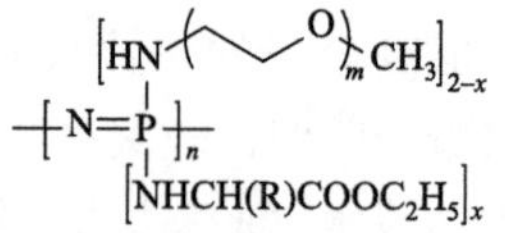

R=CH(CH$_3$)CH$_2$CH$_3$, CH$_2$CH(CH$_3$)CH$_3$, CH(CH$_3$)CH$_3$

(h) 聚有机磷腈

图 4-2 具有热致凝胶化性质的典型聚合物的分子结构式

（a）ABA 型的 PLGA-PEG-PLGA 三嵌段共聚物；（b）BAB 型的 mPEG-PLGA-mPEG 三嵌段共聚物；（c）PEG/PLLA 多嵌段共聚物；（d）PLGA-*g*-PEG 接枝共聚物；（e）四臂的 PLGA-PEG 嵌段共聚物；（f）mPEG-PCL 两嵌段共聚物；（g）mPEG-PAF 两嵌段共聚物；（h）两亲性的有机磷腈聚合物

4.2 PEG-聚酯热致水凝胶

4.2.1 可热致凝胶化的 PEG-聚酯嵌段共聚物的合成

根据大分子构造，即拓扑结构的不同，热致凝胶化的 PEG-聚酯嵌段共聚物可以分为两嵌段共聚物、三嵌段共聚物、多嵌段共聚物、接枝的嵌段共聚物以及星型的嵌段共聚物等。下面对它们的合成逐一进行简要的介绍。

（1）聚酯-PEG-聚酯型（ABA 型）三嵌段共聚物。包括聚(乳酸-乙醇酸)-聚乙二醇-聚(乳酸-乙醇酸)（PLGA-PEG-PLGA）[22-24]、聚(ε-己内酯)-聚乙二醇-聚(ε-己内酯)（PCL-PEG-PCL）[25, 26]、聚(ε-己内酯-乙醇酸)-聚乙二醇-聚(ε-己内酯-乙醇酸)（PCGA-PEG-PCGA）[27, 28]、聚(ε-己内酯-乳酸)-聚乙二醇-聚(ε-己内酯-乳酸)（PCLA-PEG-PCLA）[29, 30]等。它们以双端羟基的 PEG 作为大分子引发剂，异辛酸亚锡（或锌粉、氢化钙等其他催化剂）为催化剂，通过与单体的开环均聚或共聚，一步反应就可以得到两端为聚酯嵌段、中间为 PEG 嵌段的 ABA 型三嵌段共聚物。

（2）PEG-聚酯-PEG 型（BAB 型）三嵌段共聚物。如 mPEG-PLGA-mPEG[31, 32]、mPEG-PCL-mPEG[16, 33]、mPEG-PCGA-mPEG[34]等。BAB 型的三嵌段共聚物需要通过两步反应来制备。首先，采用一端为羟基、另一端为甲氧基封端的聚乙二醇（mPEG）作为大分子引发剂，在异辛酸亚锡等催化剂作用下，与不同单体的开环聚合得到 mPEG-聚酯两嵌段共聚物。接着，在偶联剂的存在下将两嵌段共聚物聚酯末端的羟基偶联起来，得到两端嵌段为 mPEG、中间嵌段为聚酯的 BAB 型三嵌段共聚物。

（3）PEG-聚酯多嵌段共聚物。包括 PEG/PLLA 多嵌段共聚物[35]、PEG/PCL 多嵌段共聚物[36, 37]。以 PEG/PLLA 多嵌段共聚物的合成为例，己二醇作为引发剂，通过引发 L 型丙交酯（L-LA）的开环聚合得到 PLLA，接着同丁二酸酐反应在其两端引入端羧基,最后其与 PEG 两端的羟基酯化并扩链得到 PEG/PLLA 多嵌段共聚物。

（4）PEG-*g*-聚酯、聚酯-*g*-PEG 型的接枝共聚物。这两种共聚物均由接枝共聚得到。PEG-*g*-聚酯与聚酯-*g*-PEG 合成方式又有差别。比如,在 PEG-*g*-PLGA 合成中,PEG 首先同戊二酸酐反应使 PEG 两端羧基化,然后同环氧基封端的 PEG 反应得到侧链有多个羟基的 PEG,最后以其为大分子引发剂,使 LA、乙交酯（GA）在侧链开环聚合得到目标产物[38];而 PLGA-*g*-PEG 则能够通过一步聚合反应得到,即以 mPEG 为引发剂,在催化剂存在下与 LA、GA 以及环氧基封端的 PEG 一起开环聚合即可得到[39-41]。

（5）星型的聚酯-PEG 嵌段共聚物。如三臂和四臂的 PLGA-PEG 嵌段共聚物[42]。其合成路线是首先以丙三醇或季戊四醇为引发剂,通过开环聚合得到三臂或四臂的 PLGA,然后与一端为甲氧基封端、另外一端为羧基的 PEG 通过酯化反应得到三臂或四臂的 PLGA-PEG 嵌段共聚物。

（6）PEG-聚酯二嵌段共聚物。这类共聚物有 mPEG-PCL[43]、mPEG-PLGA[44, 45]、mPEG-PCLA[46]、mPEG-聚三亚甲基碳酸酯（mPEG-PTMC）[47]等。这些两嵌段共聚物同 ABA 型的三嵌段共聚物合成路线相类似,通过一步聚合即可得到。

4.2.2 PEG-聚酯热致水凝胶的凝胶性质及其性能的调控

尽管 PEG-聚酯嵌段共聚物存在不同的拓扑结构,但是在嵌段比例、组成和浓度适当的情况下,PEG-聚酯嵌段共聚物的水体系均具有可逆的溶胶-凝胶相转变行为,即在低温时嵌段聚合物能够溶解于水中,形成自由流动的溶胶,随着温度升高将自发地转变成半固体的凝胶,当继续升高温度,聚合物发生沉淀,聚合物-水体系将再次流动并最终发生宏观的相分离。

图 4-3 是 PEG-聚酯嵌段共聚物热致水凝胶的一个典型相图[5],可以看到其相图曲线呈现半封闭状态,并且随着聚合物浓度的增加,溶胶-凝胶相转变温度有所降低,而凝胶-沉淀相转变温度则明显升高,表现为凝胶窗口随浓度增加而变大。

研究者发现有多种分子参量能调控 PEG-聚酯嵌段共聚物热致水凝胶的性质,包括嵌段共聚物的构造、聚酯嵌段的组成、聚合物的分子量以及分布等。通常,在其他条件相同的情况下,ABA 型的聚酯-PEG-聚酯三嵌段共聚物热致水凝胶比 BAB 型的 PEG-聚酯-PEG 三嵌段共聚物热致水凝胶具有更低的溶胶-凝胶相转变温度、更宽的凝胶窗口以及更高的凝胶模量[25]。而在保持 PEG 嵌段分子量不变、改变聚酯嵌段分子量的情况下,一般随着聚酯嵌段分子量的增加,不论是 ABA 型的热致水凝胶还是 BAB 型的热致水凝胶,其临界凝胶浓度（CGC）变小、溶胶-凝胶相转变温度降低,而凝胶窗口变宽[23, 25, 31, 33]。如果维持 PEG/聚酯嵌段比

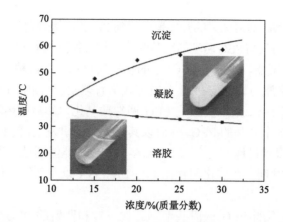

图 4-3　PLGA-PEG-PLGA 三嵌段共聚物水溶液的相图[5]

（图片引用经 Royal Society of Chemistry 授权）

例不变，等比例增加 PEG 和聚酯嵌段的分子量，虽然不会影响体系的 CGC 的大小，但会导致热致水凝胶的凝胶窗口整体向高温移动[23, 25, 31]。

对于 PLGA-PEG-PLGA 和 mPEG-PLGA-mPEG 热致水凝胶，改变 LA/GA 比例也会影响体系的凝胶性质[23, 31]。LA/GA 比例的增加会导致凝胶体系呈现更小的 CGC、更低的溶胶-凝胶相转变温度和更宽的凝胶窗口。

即使是具有相同或相近的整体分子量且 LA/GA 比例相同的 PLGA-PEG-PLGA 嵌段共聚物，其 PLGA 聚酯嵌段序列微结构的不同同样能够改变嵌段共聚物整体的亲疏水平衡，使得嵌段共聚物具有不同的微观水相自组装行为和宏观的物理凝胶化性质[48]。核磁共振氢谱的表征结果证实 PLGA 聚酯嵌段序列微结构的不同主要归因于聚合反应过程中的酯交换反应，而酯交换反应的程度依赖于聚合温度和聚合时间。增加酯交换反应程度将提高 PLGA 聚酯嵌段序列的无规性，使得宏观结果表现为凝胶体系的 CGC 和溶胶-凝胶相转变温度的升高。

在实验中还发现，聚合反应完毕后，选用不同的沉淀剂有时也会导致产物热致凝胶化有或无的重大影响[49]。这并非是残余沉淀剂在起作用，而是不同沉淀剂的沉淀能力差异导致所纯化得到的聚合物分子量及其分布的细微差别所致。

进而，复旦大学丁建东-俞麟课题组通过开环聚合并结合多步沉淀和混合的方法制备了一系列具有相同数均分子量（M_n）或重均分子量（M_w）而分子量分布不同的 PLGA-PEG-PLGA 三嵌段共聚物，发现分子量分布不仅影响聚合物在水中的溶解性，而且还影响共聚物水溶液的热致凝胶化性质[50, 51]。随着聚合物分子量分布的变宽，嵌段共聚物在水中的溶解度增加、溶解速度加快；而聚合物水体系的 CGC 和溶胶-凝胶相转变温度则相应地增大和升高。可见，聚合物分子量的非单分散性不一定是聚合物的一种缺陷，反而可以作为调节聚合物凝聚态行为的一个独立参量。

有趣的是，聚酯-PEG-聚酯三嵌段共聚物的端基也能够灵敏地影响聚合物水体系的宏观物理凝胶化行为[52]。如图 4-4 所示，原本端基为羟基的 PLGA-PEG-PLGA 嵌段共聚物在某些嵌段比例组成下可溶于水，但随温度升高并不能形成热致水凝胶；然而，当端羟基被乙酰基和丙酰基封端后，水体系则呈现出温度敏感的可逆的溶胶-凝胶相转变；继续增加一个亚甲基得到的丁酰基取代物却不能溶于水，只能沉淀于水中。该工作不但揭示此类嵌段共聚物热致凝胶化性质受到端基十分灵敏的影响，而且也为设计其他热致水凝胶体系提供了新的思路。

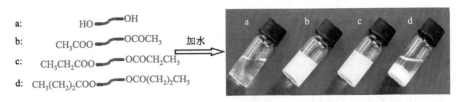

图 4-4　影响 PLGA-PEG-PLGA 嵌段共聚物热致凝胶化行为的端基效应[52]

（图片引用经 John Wiley and Sons 授权）

当端羟基改为可电离的羧基后，PLGA-PEG-PLGA 三嵌段共聚物不仅具有温度敏感性，还具有 pH 敏感性，且其自组装现象变得十分复杂，使得其水溶液随温度和 pH 变化会发生溶液、凝胶、沉淀和悬浮液四种状态的转变[53]。进而，复旦大学丁建东-俞麟课题组揭示两亲性聚合物上羧基的 pK_a 不是常数，并从微观、介观和宏观多层次的角度解释了上述状态转变。在另外一个工作中，韩国亚洲大学的 M. S. Kim 等在 mPEG-PCL 两嵌段共聚物的聚酯端引入羧基或氨基[54]。他们发现相比未修饰的 mPEG-PCL 两嵌段共聚物，虽然含有羧基或氨基的两嵌段共聚物水溶液随着升温也呈现了溶胶-凝胶的相转变，但是相转变温度升高，体系最大黏度下降；而其盐溶液（mPEG-PCL-COO$^-$Na$^+$ 和 mPEG-PCL-NH$_3^+$Cl$^-$）却未能呈现热致凝胶化的相转变。他们认为羧基或氨基的引入降低了 PCL 嵌段的结晶性和疏水性，从而导致了上述结果。

相比于 ABA 型的聚酯-PEG-聚酯三嵌段共聚物，BAB 型的 mPEG-聚酯-mPEG 三嵌段共聚物是通过偶联剂偶联 mPEG-聚酯两嵌段共聚物得到的。复旦大学丁建东-俞麟课题组通过不同偶联剂合成得到一系列具有几乎相同的化学组成与分子量的 mPEG-PLGA-mPEG 三嵌段聚合物[55]。在用苯二甲酰氯（PC）的邻、间、对位置异构体（o-PC、m-PC 和 p-PC）替代传统的线性六亚甲基二异氰酸酯（HMDI）偶联剂后，由于苯环刚性的影响，聚合物溶液的热致凝胶化温度降低，同时凝胶强度增强[55]。更为有趣的是，与另两个异构体（m-PC 和 p-PC）偶联得到的聚合物体系相比，用 o-PC 偶联得到的聚合物因为 o-PC 的 60° 连接角而呈现更小的线团尺寸。这样的分子构象差异进一步导致其聚合物水溶液热致凝胶化转变温度的降低，而其凝胶模量则增大。

热致凝胶化的 PLGA-PEG-PLGA 三嵌段共聚物具有诸多优点，但是 PLGA-PEG-PLGA 三嵌段共聚物本身是一种无定形的黏性固体，不易称量和转移，即使在搅拌的条件下，也需要数天才能完全溶解，给实际的使用带来很大的不便。韩国梨花女子大学的 B. Jeong 课题组发现热致凝胶化的 PCL-PEG-PCL 三嵌段共聚物本体能够呈现为粉末状的固态，但是 PCL 嵌段过强的结晶性使得聚合物水溶液并不能稳定存在，在室温放置半小时即变成结晶凝胶，导致材料可注射性的丧失[37]；同时 PCL 的降解速度非常慢，也不利于其实际的应用[46, 56]。因此，既要获得粉末状态的本体又要保证溶液的稳定性成为亟待解决的难题。

为了克服上述问题，复旦大学丁建东-俞麟课题组在 PCL 嵌段中引入了有限的 PGA 组分，通过控制 GA 的含量以及聚合反应中的酯交换程度，调控所合成的热致凝胶化 PCGA-PEG-PCGA 三嵌段共聚物的整体结晶性能，在保证其本体依然为粉末形态的前提下，其水溶液在升温之前具有稳定的溶胶状态，随着升温则呈现出可逆的溶胶-凝胶相转变行为[27]。对于 PLGA-PEG-PLGA 热致水凝胶体系，其聚酯嵌段中的 D, L-LA 被 L-LA 代替且与 GA 比值合适时，得到的材料本体为块状固体，其水溶液具有良好的稳定性的同时维持了热致凝胶化的性质[57]。而天津大学邓联东、董岸杰等则利用环醚对 CL 单体进行侧基修饰，然后与 CL 共聚得到了 ABA 型或 BAB 型的 PEG-聚酯三嵌段共聚物[58, 59]。此类材料本体也呈现为粉末状，且其水溶液在热致凝胶化相转变温度之前能够稳定地存在。

除了聚合物自身的内在调节因素，一些外加的添加物也能够影响PEG-聚酯热致水凝胶的性质。比如，韩国成均馆大学的D. S. Lee教授和美国犹他大学的S. W. Kim教授均发现加入具有盐析效应的NaCl将导致PEG-聚酯热致水凝胶体系的相转变温度降低，而加入具有盐溶效应的NaSCN则呈现相反的效果，但是这两类盐的加入都不影响体系的CGC[23, 31]。有趣的是，当在PEG-聚酯热致水凝胶体系加入水溶性的PEG均聚物时，也使体系相转变温度向低温移动[23, 31, 60]。对于这一现象，复旦大学课题组提出了不相容机理并予以了解释：PEG与胶束的PEG壳之间存在表观的排斥作用有利于胶束之间发生聚集，从而促进了体系的凝胶化[60]。

4.2.3 热致水凝胶的凝胶化机理

伴随着上述两亲性嵌段共聚物物理水凝胶的一个自然而然的基础科学问题就是——为什么会形成热致水凝胶。化学凝胶有明显的交联点，其他物理水凝胶体系的驱动力也相对明显，例如：海藻酸水凝胶是通过高价阳离子（如Ca^{2+}）静电吸引海藻酸盐中多个羧基来实现物理交联，可是，PLGA-PEG-PLGA类嵌段共聚物的凝胶化就不太容易理解。

通过实验表征并结合理论分析,复旦大学丁建东-俞麟课题组提出了PEG-聚酯两亲性嵌段共聚物热致水凝胶的凝胶化机理:首先两亲性嵌段共聚物在水中通过自组装聚集形成了核壳结构的胶束,其中PEG嵌段为壳、聚酯嵌段为核;随着温度升高,胶束将发生逾渗,转变成为具有介观结构的宏观的"逾渗胶束网络"凝胶,并且在这一相变过程中完整的胶束结构得到了保持;进一步升高温度时胶束网络可能变得粗大化,当胶束本身尺寸落入可见光波长范围之内时,在肉眼看来凝胶呈不透明状;在更高温度时,由于嵌段共聚物表现得过度疏水,引起胶束结构发生破裂,共聚物最终沉淀于水中[61, 62]。图4-5为此类热致水凝胶的凝胶化机理及过程的示意图。

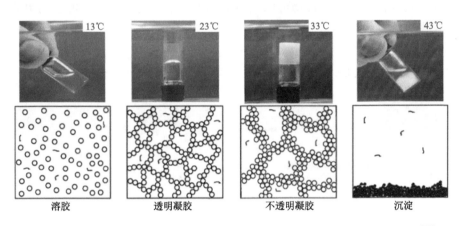

图 4-5 可降解的 PEG-聚酯嵌段共聚物热致水凝胶的物理凝胶化机理示意图[61]

图中的"圆圈"代表两亲性嵌段共聚物在水中自组装形成的"核-壳"结构的胶束

(图片引用经 John Wiley and Sons 授权)

同时,复旦大学课题组还提出:逾渗胶束网络形成的驱动力在于疏水相互作用,疏水缔合导致周围水的取向熵增加的作用随着温度上升对自由能变化将产生更大影响,解释了为何这些体系的物理凝胶化发生在高温而不是在低温,说明了溶胶-凝胶的反相转变其实对于两亲性嵌段共聚物/水体系是正常的现象[61]。随后丁建东提出了"半秃胶束"的概念,有关理论和实验工作于2018年首次发表[62],即温度升高以后,原本的平头胶束的壳层或晕层的PEG收缩,使得胶束的核部分暴露,触发了胶束之间的疏水缔合,因此,热致水凝胶内部结构的物理图像为半秃胶束的逾渗网络。

保持聚合物体系具有合适的整体亲疏水平衡是其能否出现物理凝胶化相转变的关键。事实上,在大多数组成条件下,得到的两亲性 PEG-聚酯嵌段共聚物能够在水中组装成胶束，但无论在何种浓度和何种温度条件下都不能发生热致凝胶化的相转变，或者所合成聚合物根本不能在水中溶解或完全溶解。此外，即便可以出现物理凝胶化，所得水凝胶体系也不一定能够满足应用需求，比如过低的相转变温度可能会引起注射时针头的阻塞，高于体温的相转变温度又会导致注射后无法在原位形成凝胶。

针对 PEG-可降解聚酯类嵌段共聚物实际能够出现溶胶-凝胶相转变的聚合物分子组成的范围较窄的缺陷，复旦大学丁建东-俞麟课题组提出混合非热致凝胶化的嵌段共聚物来制备热可逆水凝胶的设想[63, 64]，具体如图 4-6 所示。用于混合的两种嵌段共聚物，一种只能溶解于水中，而另外一种不能在水中溶解，只能沉淀于其中；但是对于它们合适比例的混合物，由于亲水的聚合物能够增溶疏水的聚合物，使得混合物可以低温溶解于水中，随着升温呈现了期望的热致凝胶化现象。

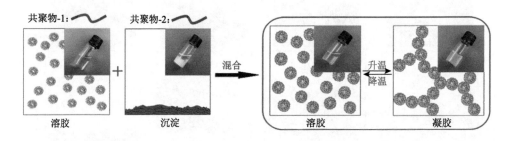

图 4-6　通过物理混合法制备嵌段共聚物热致水凝胶的示意图及其凝胶化过程的机理图[63]

共聚物-1 非常亲水，易溶解于水中，而共聚物-2 非常疏水以致只能沉淀于水中，但是在两者恰当的混合比例下，由于具有了合适的整体亲疏水平衡，它们的混合物呈现了热可逆的溶胶-凝胶相转变

（图片引用经 American Chemical Society 授权）

该物理混合方法大大拓宽了此类材料可实际使用的分子量组成范围，并且使得凝胶体系的溶胶-凝胶转变温度、凝胶强度和模量、体内外降解速率等凝胶性能只需通过简单改变混合比例即可实现调控。

4.2.4　热致水凝胶的体内降解与生物相容性

PEG-聚酯热致水凝胶独特的凝胶形成机理使得其注射到体内后能够较长时间地存在于注射部位，从而为其后续的医学应用提供了可能。在体内不同部位注射的PEG-聚酯热致水凝胶存在着不同的降解模式。一般而言，在腹腔内注射的 PEG-聚酯热致水凝胶，其主要通过表面溶蚀进行降解[65]，而在皮下注射 PEG-聚酯热致水凝胶，其降解主要依赖于聚酯嵌段的水解并结合凝胶表面的溶蚀[64]。比如，PLGA-PEG-PLGA 热致水凝胶可以在大鼠皮下存在 2～6 周，随着 PLGA 嵌段的水解，那些接有寡聚酯的 PEG 片断能够优先被吸收，使得降解过程中残余凝胶整体的疏水性在不断地增加；而 PLGA 嵌段水解的快慢主要由其中的 GA 含量决定，GA 含量越高，PLGA 嵌段水解速率越快[64,66]。PLGA-PEG-PLGA 热致水凝胶最终的降解产物是 PEG、乳酸和乙醇酸。乳酸和乙醇酸最后进入机体的代谢循环，而 PEG 虽难以降解，但可以通过体内代谢被排出体外。

聚酯嵌段的组成对热致水凝胶在体内的降解周期有重要的影响。比如，由于 PCL 嵌段的结晶性能，使得周围的水分子很难进入其结晶区域，结果导致 mPEG-PCL 水凝胶在大鼠皮下的降解周期长达 10 个月以上[46]。然而，通过无规共聚在 PCL 嵌段中引入少量的 PLLA 组分（<5%，摩尔分数）后，不但能够破坏 PCL 嵌段的结晶，而且大大加快了水凝胶在体内的降解速率，使得水凝胶在体内的存在时间可以缩短到几周[46]。

上述水凝胶的体内降解研究均是通过动物的解剖观察来实现，该方法不但需要牺牲大量的动物，而且无法实现材料在同一个动物样本中的全程示踪。体内成像技术的发展为非入侵式地示踪材料体内行为提供了可能[67,68]。复旦大学丁建东-俞麟课题组在荧光成像[69,70]、X 射线成像方面[71,72]开展了相关工作。由于优异的穿透能力，且不受成像深度的限制，X 射线成像是研究材料体内成像的重要工具。该课题组通过向 mPEG-聚酯两嵌段共聚物的聚酯端共价引入含碘造影基团——2, 3, 5-三碘苯甲酸（TIB），成功制备了国际上首个具有 X 射线显影功能的热致水凝胶，并且通过体内外实验验证了其显影效果[71]。如图 4-7 所示，通过 micro-CT 成像，不但可以清晰地定位 X 射线显影热致水凝胶在体内不同注射部位原位凝胶化情况，而且能够通过成像数据的三维重构精确地计算得到热致水凝胶的体积，从而为后续非入侵式地示踪热致水凝胶体内降解奠定了基础。

在生物相容性方面，PEG-聚酯热致水凝胶的注射初期通常会引起一定程度的急性炎症；随着植入时间的延长，急性炎症转变为温和的慢性炎症；当材料完全降解之后，注射周围的组织又恢复正常的状态[64]。这些实验结果揭示 PEG-聚酯热致水凝胶具有可以被人体接受的生物相容性。

4.2.5　热致水凝胶的医学应用

4.2.5.1　热致水凝胶本身的医学应用

术后组织粘连在外科上是个经典问题。迄今为止，在腹腔外科手术后仍有 80% 的概率发生术后粘连，进而带来骨盆疼痛、肠梗阻甚至女性的不孕不育等并发症。

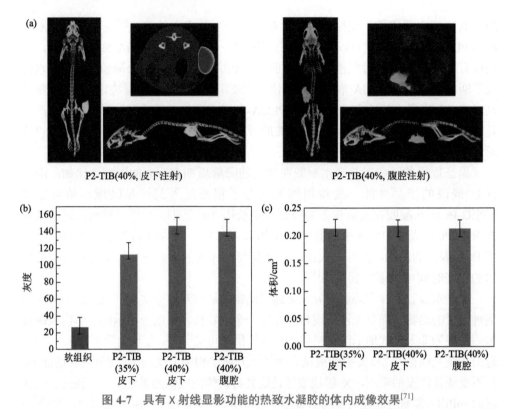

图 4-7 具有 X 射线显影功能的热致水凝胶的体内成像效果[71]

（a）X 射线显影水凝胶注射到 ICR 小鼠体内不同部位后的 micro-CT 截面图以及对应的三维重构图；（b）X 射线显影水凝胶在体内定量的 X 射线显影强度；（c）基于三维重构计算得到的 X 射线显影水凝胶的注射体积

（图片引用经 Royal Society of Chemistry 授权）

复旦大学丁建东-俞麟课题组通过动物腹腔粘连模型证实 PEG-聚酯热致水凝胶本身就可有效预防术后粘连，且效果优于商品化的 PLA 防粘连膜[29]。图 4-8 为 PCLA-PEG-PCLA 热致水凝胶在兔腹腔粘连模型中应用示意图。

随后，复旦大学课题组还详细考察了具有不同数量级凝胶模量的 PLGA-PEG-PLGA、PCGA-PEG-PCGA 和 PCL-PEG-PCL 这三种常用热致水凝胶在兔子腹腔粘连模型中的防粘连效果[73]。结果显示在相同聚合物浓度（25%，质量分数）情况下，虽然 PCL-PEG-PCL 凝胶具有更高的凝胶模量，但 PLGA-PEG-PLGA 体系却明显具有更好的防粘连效果，从而揭示凝胶的黏弹性、凝胶的亲水性表面以及凝胶恰当的体内存留时间相较于模量而言更为重要。

近来，复旦大学课题组还通过 micro-CT 无损地示踪了具有 X 射线显影功能的 PEG-聚酯热致水凝胶在腹腔内的降解行为及其术后的防粘连的效果[65]。结果显示 X 射线显影热致水凝胶具有良好的生物相容性，且在大鼠腹腔粘连模型中可以

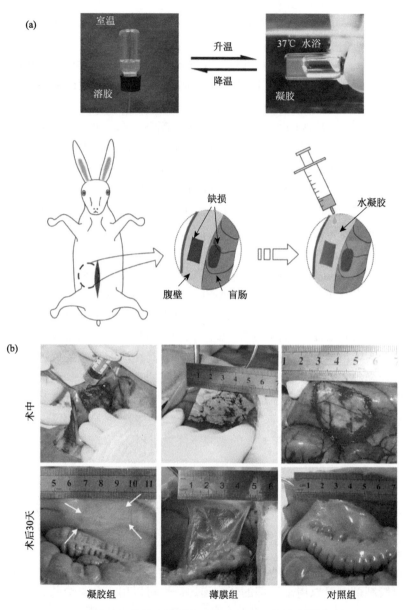

图 4-8　热致水凝胶用于防止术后组织粘连[29]

（a）PCLA-PEG-PCLA 三嵌段共聚物热致水凝胶用于腹腔防粘连实验的示意图；（b）在兔子腹腔粘连模型中的防粘连效果

（图片引用经 Elsevier Ltd.授权）

有效预防腹腔粘连的发生。同时，使用 micro-CT 成像技术无损地示踪了该显影水凝胶在腹腔内降解过程中的形貌和体积变化情况，证实水凝胶在腹腔中的降解周期约为 5～7 天，与腹腔创面修复周期匹配，从而揭示作为防粘连材料时水凝胶在体内的存在时间不应少于 5 天。

此外，复旦大学课题组发现 PLGA-PEG-PLGA 热致水凝胶在对于预防脊柱术后粘连方面也同样有效，在大鼠椎板切除的动物模型中，凝胶能够作为物理阻隔材料有效地降低了术后形成的瘢痕组织与硬脊膜之间的粘连[74, 75]。

在防粘连领域，其他课题组也利用 PEG-聚酯热致水凝胶开展了相关研究，证实合适组成的热致水凝胶材料同样具有良好的术后防粘连效果[76, 77]。

内镜黏膜下剥离（endoscopic submucosal dissection，ESD）术是指在内镜下通过使用各种内镜电刀将消化道病变周围的黏膜切开，并沿着黏膜下层进行剥离，实现病灶切除的一种微创治疗技术。目前，ESD 已成为优选治疗消化道癌前病变和早期癌变的手段，但是也面临技术难度大、操作风险高、手术时间长等问题，并且存在术中出血和穿孔等并发症。

复旦大学丁建东-俞麟课题组与复旦大学附属中山医院和第二军医大学附属长海医院的医生合作将可注射的 PLGA-PEG-PLGA 热致水凝胶作为一种应用于消化道 ESD 术中的新型黏膜下注射流体垫，并以小型猪为模型动物验证了该热致水凝胶用于胃和结肠 ESD 术的可行性、安全性和有效性[78, 79]。聚合物水溶液能够通过内镜自带的管道便利地注射到黏膜下层，随着其在注射部位的原位凝胶化，使得黏膜有效隆起，并且实现了黏膜层和固有肌层的自动剥离，从而简化了手术操作，缩短了手术时间，降低了出血和穿孔等并发症的发生。图 4-9 呈现了在小型猪体内热致水凝胶辅助下的简化的 ESD 操作过程图。该研究揭示 PLGA-PEG-PLGA 热致水凝胶有望作为新一代的黏膜下注射材料。

4.2.5.2 热致水凝胶作为药物缓释载体

可注射的热致水凝胶除了本身的医学应用之外，还易于包裹药物、细胞等，可应用于多个领域。作为药物输送载体时，PEG-聚酯热致水凝胶是包裹与输送亲疏水药物及蛋白质药物的通用载体。特别是，由于其微观的核壳胶束结构，PEG-聚酯热致水凝胶能够有效地增溶各种疏水的小分子药物[22, 70, 80-82]。负载了药物的热致水凝胶制剂既可以用于局部的药物递送，也可以用于全身给药。下面将逐一介绍 PEG-聚酯热致水凝胶载药系统在各种疾病治疗中的应用尝试。

1. 热致水凝胶载药体系在抗肿瘤中的应用

作为局部缓释载体，热致水凝胶是肿瘤瘤内和瘤周给药的优良载体。例如，Zentner 等发现 PLGA-PEG-PLGA 热致水凝胶能够显著增溶疏水的抗肿瘤药物紫杉醇，使药物的溶解度增加了几百倍，并且载药凝胶制剂可以在体外几乎以零级释放的方式

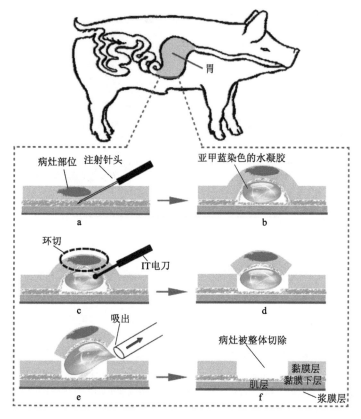

图 4-9　PLGA-PEG-PLGA 热致水凝胶辅助下的简化的 ESD 术操作流程示意图[78]

（图片引用经 Elsevier Ltd.授权）

缓释药物超过一个半月[22]；之后，上述载药体系（OncoGel[TM]）在临床试验中也证实通过瘤内注射对晚期食道癌具有良好的治疗效果[83]。

复旦大学丁建东-俞麟课题组使用 PLGA-PEG-PLGA 热致水凝胶包裹了著名抗癌药物喜树碱家族[84-87]。该类药物的一个经典难题是 E 环容易在中性、碱性和弱酸性条件下开环，导致其活性的闭环比率在生理条件下显著低于开环比率。作者课题组不但成功实现了热致水凝胶对喜树碱水溶性衍生物拓扑替康（TPT，这是到目前为止该家族仅有的两个上市产品之一）的缓释，并且发现包裹后的药物的闭环率超过了 70%［图 4-10（a）］；进而从材料与药物相互作用的角度予以了机理解释［图 4-10（b）][84]。这一研究成果发展了提高喜树碱类药物的活性内酯环闭环率的新途径，提供了材料与药物相互作用以提高药物活性的策略。最后，作者课题组通过动物实验证实其药效明显提升，而副作用则大大降低［图 4-10（c）］。

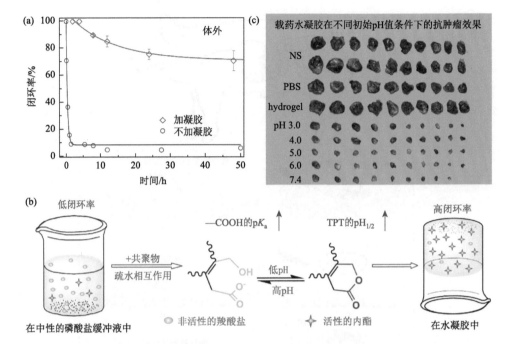

图 4-10 热致水凝胶作为喜树碱类抗癌药物缓释载体[84]

（a）将酸性条件下的药物 TPT（闭环率 100%）注入中性环境后药物的闭环率随时间的变化；（b）聚合物水凝胶
提高喜树碱类药物闭环率的原理示意图；（c）一周后从荷瘤小鼠中取出的 S180 肿瘤块的照片。
NS 组为皮下注射生理盐水；PBS 组为皮下注射磷酸盐缓冲液；hydrogel 组为注射聚合物的 PBS 溶液，
注射后体温下形成物理凝胶；其他组别为不同初始 pH 值的载药水凝胶实验组（瘤旁给药）
（图片引用经 Elsevier Ltd.授权）

　　而对于难溶于水的喜树碱（CPT），作者课题组首先把药物 PEG 化，得到 PEG 化的喜树碱（mPEG-CPT），然后再用 PLGA-PEG-PLGA 热致水凝胶进行包裹和缓释，结果显示药物在体外实现了长达一个多月的缓慢释放；体内实验进一步证实该凝胶制剂能够有效抑制肿瘤的生长[85]。这一工作把可注射水凝胶的缓释效果与 PEG 化药物的长循环效果有机地结合了起来。

　　由于肿瘤治疗的复杂性，在临床治疗中，医生往往通过多药联用或运用多种手段进行肿瘤的协同治疗。受此启发，科研工作者也开发了以热致水凝胶为载体的多种药物协同输送的治疗体系。比如，中国科学院长春应用化学研究所的贺超良、陈学思等将基因治疗和化疗相结合，以 PLGA-PEG-PLGA 热致水凝胶为载体负载 PLK1 shRNA/聚赖氨酸修饰的聚乙烯亚胺（PEI）复合物和小分子抗肿瘤药物阿霉素，制备了两者共输送的凝胶载药体系[88]。体外实验显示，当该载药凝胶体系与骨肉瘤细胞共培养时，释放的药物显现了协同增强的抗肿瘤活性。体内实验证实，在骨肉瘤的瘤周注射该凝胶制剂后，两种药物的共输送同样具有协同的治疗效果，使得在给药后的 16 天中完全抑制了肿瘤的生长，并且呈现了增强的 *PLK1* 基因静默、肿瘤组织的凋亡以及凋亡相关基因的表达。此外，离体器官的组织学检测显示该凝胶制剂在瘤周的局部注射没有对实验动物的其他主要器官产生明显的毒副作用。

天津大学的董岸杰及其合作者则把放射疗法与化疗结合用于肿瘤的治疗。他们以 PEG 为大分子引发剂，通过 CL 单体和 CL 的衍生物 1,4,8-三氧杂螺[4.6]-9-十一烷酮的开环共聚得到热致凝胶化的三嵌段共聚物 PECT，以此为载体同时负载化疗药物阿霉素和碘-131 标记的透明质酸，制备了两种药物共输送的体系[89]。他们发现两种药物的载入对凝胶载体的热致凝胶化性质几乎没有影响。小鼠的皮下注射实验证实载入凝胶中的碘-131 同位素能够被长时间锚定在注射位点，同时也没有对动物其他主要脏器，如心、肝、脾、肺、肾等产生明显的毒副作用。在瘤周注射一次该载药凝胶制剂后，由于阿霉素的缓慢释放加上碘-131 同位素持续的内放射敏化作用，使得肿瘤的生长受到有效的抑制，进而在一定程度上延长了动物的生存期。

虽然热致凝胶化的PEG-聚酯嵌段共聚物水凝胶既能够包裹亲水药物，也能够包裹疏水药物，但是，研究表明对于包裹了亲水药物的上述水凝胶制剂主要通过扩散释放药物，释放周期仅仅为几天，更加突出的问题在于此类制剂释放初期的药物突释比较严重[80,90,91]。事实上，除了直接物理包裹药物以外，将药物与载体材料通过可生物降解的共价键偶联制成高分子前药也是一类重要的方法[92-96]。

复旦大学丁建东-俞麟课题组以水溶性的抗肿瘤药物顺铂为模型药物，对其进行了结构修饰后以Pt(Ⅳ)偶联剂的方式将其引入到了mPEG-PLA两嵌段共聚物的疏水端，得到具有热致凝胶化特性的Bi(mPEG-PLA)-Pt(Ⅳ)嵌段共聚物水凝胶[97]。这一材料能够在低温时溶解于水中，随着温度升高具有热可逆的溶胶-凝胶转变性质，可以作为可注射的水凝胶材料。这样的分子设计不但使得所合成的前药高分子体系具有明确的分子结构，而且也避免了在ABA型聚酯-PEG-聚酯三嵌段共聚物热致水凝胶两端引入药物分子时其端基效应对所合成材料凝胶化性质的不可预测的影响。进而用这一前药水凝胶进一步负载了疏水的紫杉醇，构建了顺铂和紫杉醇的联合递药系统[70]。图4-11是顺铂和紫杉醇的联合递药系统构建和应用示意图。

体外释放实验表明，顺铂和紫杉醇均能实现长效缓慢的释放，释放周期可达两个半月，这是迄今为止顺铂和紫杉醇最长的联合递药系统。体外细胞实验表明该联合给药体系中的两种药物具有协同抗癌效果；在以荷瘤裸鼠为动物模型的抑瘤实验中，该联合给药体系一次瘤内注射就能有效抑制肿瘤生长达4周，同时全身毒副作用显著降低。在合适的剂量条件下，顺铂和紫杉醇的持续协同释放在一次给药3周后甚至使肿瘤体积出现了萎缩。

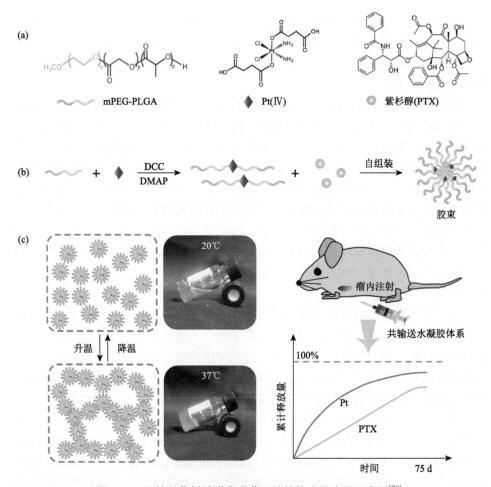

图 4-11　顺铂和紫杉醇联合递药系统的构建及应用示意图[70]

（a）mPEG-PLGA 两嵌段共聚物、Pt(Ⅳ)前药和紫杉醇的分子结构式；　（b）Pt(Ⅳ)前药聚合物的合成路线，同时该前药聚合物能够在水中自组装成胶束来增溶疏水的紫杉醇；　（c）载有紫杉醇的 Pt(Ⅳ)前药聚合物水溶液具有热可逆的溶胶-凝胶相转变性质，在瘤内注射该联合给药凝胶体系后，两种药物可以长效地协同释放

（图片引用经 American Chemical Society 授权）

2. 热致水凝胶载药体系在治疗糖尿病中的应用

　　糖尿病是全球发病最广泛、增长速度最快的慢性疾病之一。据国际糖尿病联盟（IDF）统计，全球的糖尿病患者在2017年已经高达4.25亿人，而预计2045年可达6.29亿人。目前，我国有1.14亿人确诊患有这种疾病，为全球糖尿病患者最多的国家。糖尿病可分为Ⅰ型、Ⅱ型和妊娠糖尿病，其中Ⅱ型糖尿病（T2DM）占90%以上。胰岛素是治疗T2DM的常用药物，而PEG-聚酯热致水凝胶是长效递送胰岛素的优良载体。比如，在Ⅱ型糖尿病模型鼠上一次注射载有胰岛素的PLGA-PEG-

PLGA水凝胶制剂之后，大鼠的血糖浓度可以保持在正常水平达两周[98]。但是，这样的胰岛素缓释制剂也面临风险，因为药物一旦出现大量的突释，将引起低血糖休克等严重后果。

目前，降糖药物的一个重要发展方向是开发对葡萄糖依赖性降血糖的药物，其中胰高血糖素样肽-1（glucagon-like peptide-1，GLP-1）及其类似物或受体激动剂就是研究的一大热点[99, 100]。艾塞那肽（Exenatide，EXT）是第一个被开发和批准应用到临床的 GLP-1 受体激动剂，该药物在血糖高的情况下有降血糖的功效，在血糖低的情况下，则基本不起作用[99, 101]，从而为研发长效的降糖药物制剂从原理上铺平了道路。由于艾塞那肽是一种活性多肽，通过口服给药易于失活，故临床治疗一般只能通过皮下注射方式进行给药。艾塞那肽溶液制剂百泌达®（Byetta®）一天就需皮下注射两次，频繁的注射和复杂的给药方案给患者带来较大痛苦和诸多不便。为了减少注射给药频率，提高患者用药的顺应性，有必要开发艾塞那肽的长效缓释制剂。

复旦大学丁建东-俞麟课题组与上海医药工业研究院的陈庆华教授合作尝试用 PLGA-PEG-PLGA 混合物热致水凝胶对艾塞那肽进行了包裹和缓释[102]。由于艾塞那肽的亲水性，包裹了药物的热致水凝胶制剂在释放的初期呈现了严重的突释效应，首日释放超过 40%。为了克服上述问题，尝试向凝胶制剂中添加了不同的药用辅料，包括醋酸锌、PEG200 和蔗糖。发现通过改变醋酸锌的加入量能够显著地调控药物初期的突释，但是后期药物的不完全释放却成为另一个需要解决的难题；PEG200 和蔗糖的加入虽能够稍许降低药物初期的突释，但发现不会影响药物的后期释放。

在此研究的基础上，考察了不同的药用辅料组合对凝胶制剂释放动力学的影响，发现在三种药用辅料的协同作用下，载药凝胶制剂第一天的突释可以降低到 20%左右，并且能够缓释达一周，累计释放量超过 85%，从而得到了比较理想的凝胶制剂配方。图 4-12 是三种药用辅料协同调控艾塞那肽释放动力学的机理图。

体内实验表明，在Ⅱ型糖尿病的 db/db 模型小鼠皮下一次注射该凝胶缓释制剂能够有效控制血糖达一周；进一步的体内药动学以及体内外释放相关性检测表明，体内的药物释放动力学与体外的缓释结果能够很好地吻合，揭示可以通过体外释放数据来模拟体内的释放结果[103]。

利拉鲁肽（Liraglutide，Lira）是由丹麦诺和诺德公司（Novo Nordisk Inc.）研发的一种 GLP-1 类似物，于 2009 年 6 月和 2010 年 1 月分别被欧洲药品管理局（EMA）和美国 FDA 批准上市[104]，用于成年人Ⅱ型糖尿病的治疗。利拉鲁肽与内源性人 GLP-1 主要区别是将 GLP-1 第 34 位上的精氨酸替换为赖氨酸，第 26 位的赖氨酸上通过谷氨酸与一个 16 碳的脂肪酸相连[105]。这一结构修饰大大提高了药物的稳定性，修饰的脂肪酸链被认为能够增强利拉鲁肽和白蛋白的非共价键结合，从而使得利拉鲁肽在体内血浆中的半衰期延长到了大约 13 小时[99, 106]。

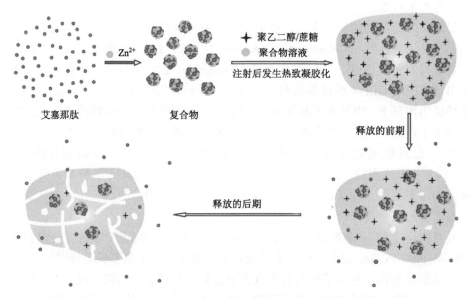

图 4-12　药用辅料对艾塞那肽凝胶缓释制剂释放动力学协同调控的机理图[102]

纳米粒子的形成有效地抑制了药物初期的突释，而添加的低分子量 PEG 和蔗糖具有致孔剂的作用促进了药物后期的释放

（图片引用经 Elsevier Ltd.授权）

但是，这样一个体内药物半衰期使得利拉鲁肽的溶液制剂依然需要每天注射一次。作者课题组尝试用两种分子量相近的 PCGA-PEG-PCGA 和 PLGA-PEG-PLGA 三嵌段共聚物热致水凝胶来包裹和长效缓释利拉鲁肽[107]。动态光散射研究表明，两种共聚物均能在水中自组装形成胶束；随着利拉鲁肽的加入，载体聚合物与药物进一步发生了共组装的相互作用。这种共组装相互作用使得药物初期的突释被有效降低，但在 PLGA-PEG-PLGA 体系中后期却出现了严重的药物释放不完全现象；而 PCGA-PEG-PCGA 凝胶体系则能够持续而又缓慢地释放药物长达 9 天。这是由于相比于 PLGA-PEG-PLGA 凝胶体系，PCGA-PEG-PCGA 凝胶体系中的 PCGA 嵌段具有更好的链段运动性，能够促进药物后期持续有效的释放。

以 PCGA-PEG-PCGA 载药凝胶制剂作为优化处方，作者课题组进一步在 II 型糖尿病的 db/db 模型小鼠上考察长效降糖药效，结果表明该制剂能有效降低小鼠血糖，一次注射药效持续长达一周[56]。

图 4-13 是 PCGA-PEG-PCGA 载药凝胶制剂在体内的降糖机理图。每间隔 10 天连续给药三次后，该凝胶制剂能有效降低小鼠糖化血红蛋白水平，结果与每日

次注射针剂无显著性差异。胰岛组织切片和免疫组化结果进一步表明该凝胶制剂的持续释放还能促进胰岛 β 细胞增殖，保护胰岛组织。

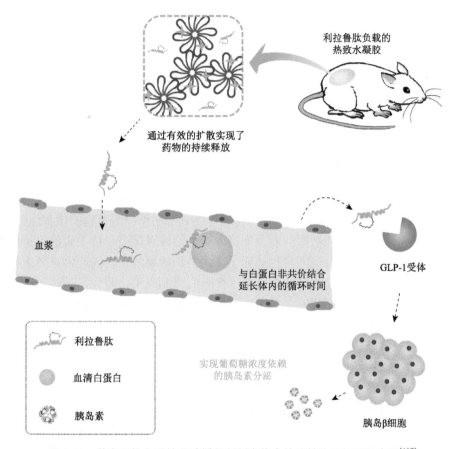

利拉鲁肽负载的
热致水凝胶

通过有效的扩散实现了
药物的持续释放

血浆

与白蛋白非共价结合
延长体内的循环时间

GLP-1受体

实现葡萄糖浓度依赖
的胰岛素分泌

利拉鲁肽

血清白蛋白

胰岛素

胰岛β细胞

图 4-13　载有利拉鲁肽的凝胶缓释制剂在体内的降糖作用机理示意图[107]

载有药物的聚合物溶液能够在体温下自发凝胶化，随后利用利拉鲁肽与载体聚合物适当的相互作用并结合聚合物链段较高的运动性实现了药物持续而又平缓的释放。释放并进入血液的利拉鲁肽利用其疏水侧链与血清中的白蛋白相互作用，使得药物在体内的循环时间进一步延长。最后，利拉鲁肽激活 β 细胞上的 GLP-1 受体，实现胰岛素按照血糖依赖性的释放

（图片引用经 Springer Nature 授权）

3. 热致水凝胶载药体系在骨科相关疾病中的应用

热致水凝胶及其载药体系也已被尝试用于骨科相关疾病的治疗。比如，鲑鱼降钙素是由 32 个氨基酸组成的活性多肽，被认为是矿物质及骨代谢的主要调节因子，其能抑制破骨细胞活性，同时刺激成骨细胞的形成，临床上用于骨质疏松症、

变形性骨病等疾病的治疗。作为活性多肽，该药物无法通过口服给药，在临床上主要通过皮下、肌肉和静脉给药，需要每日注射或隔日注射，治疗时间应至少持续 3 个月或更长时间。

四川大学李建树教授课题组与复旦大学丁建东-俞麟课题组合作，用可注射的 PLGA-PEG-PLGA 热致水凝胶包裹有鲑鱼降钙素和氧化海藻酸钙静电复合得到的纳米粒子用于长效的抗骨质疏松的治疗[108]。体外实验显示，相比于用水凝胶直接包裹鲑鱼降钙素，药物与氧化海藻酸钙的静电复合作用在一定程度上抑制了药物的扩散，使得药物呈现更低的初期突释。同时，水凝胶载体的保护作用还使得负载的鲑鱼降钙素保持了构象的稳定，从而能够在释放过程中持续地发挥药效。在由激素诱导的骨质疏松的大鼠模型中，一次皮下注射上述复合凝胶缓释制剂能够持续降低血钙浓度达 30 天，并且还有效地实现了骨小梁的重建。最后，力学性能测试显示重建后的骨组织与正常的骨组织具有相近的力学性能。

骨髓炎是指骨组织，如骨髓、骨和骨膜等受到细菌感染而引起的化脓性感染。临床上，一般通过口服或静脉注射大量抗生素来治疗骨髓炎。抗生素的大量使用虽然有效地杀灭了病菌，但同时也杀死了许多组织敏感的正常细胞，还严重伤害肝肾功能、破坏人体免疫力，从而带来了严重的毒副作用；此外，长时间地服用抗生素还会引起药物的耐药性。中国台湾长庚大学的 Chang 等以万古霉素族糖肽类抗生素——替考拉宁为模型药物，可注射的 mPEG-PLGA 热致水凝胶为载体，制备了替考拉宁负载的水凝胶制剂，通过病灶部位的局部注射来治疗骨髓炎[44]。他们发现水凝胶中负载的替考拉宁在体外可以平缓地释放超过四周，并且没有初期的突释。在金黄色葡萄球菌诱导的兔子股骨感染的骨髓炎模型中，感染部位的一次注射载药凝胶制剂就能够有效地治疗股骨的感染，同时还能促进感染部位骨头的愈合。虽然负载了替考拉宁的聚甲基丙烯酸甲酯（PMMA）骨水泥微珠的局部管理也取得了类似的治疗效果，但是 PMMA 的不可降解性使得后期还需要通过二次手术把 PMMA 骨水泥微珠取出以防止其成为体内的异物源，同时作者还发现治疗过程中 PMMA 骨水泥微珠的存在还一定程度阻碍了感染部位新骨的形成。相比之下，可降解的热致水凝胶载体既不需要二次取出，也没有妨碍感染部位新骨的形成。

荷兰的 Hennink 教授团队以乙酰基封端的 PCLA-PEG-PCLA 热致水凝胶为载体，包裹了一种能够缓解骨关节炎的药物——塞来昔布，以期通过关节腔内的给药来治疗骨关节炎[109]。他们发现即使每克凝胶载体中包裹 50 mg 药物，制备的凝胶制剂在室温下依然是溶胶，而在体温下转变为不流动的凝胶。体外释放实验显示，药物在初期出现了一个约 10 天的释放停滞阶段，随后随着载体聚合物的不断溶蚀，药物呈现了约 90 天的持续释放。把该载药制剂注射到大鼠皮下之后，体内的血浆药物浓度检测显示在前 3 天有 30% 的药物从凝胶载体中突释出来，随后药物平缓地释放 4～8 周。体内外释放的巨大差异可能归结于药物在体内生理环境下溶解度的增加以及载体聚合物降解的加速。最后，他们还尝试把该载药凝胶制剂注射到了健康大鼠的关节腔内，micro-CT 和组织学检测均显示该制剂的注射没有对骨组织和软骨组织产生明显的毒副作用，显示该制剂在关节腔内具有良好的生物相容性。

4. 热致水凝胶载药体系在眼科疾病中的应用

眼睛是一高度敏感而又相对独立的器官，具有多重保护机制，包括角膜、巩膜、结膜等结构和血液-视网膜屏障等，其精巧而又复杂的结构使得眼内递药系统的设计与评价极具挑战性。玻璃体内注射给药是一种治疗眼后段疾病的重要手段，它不仅可以将药物直接输送至眼内，有效提高病灶部位的药物浓度，也能降低全身给药所带来的副作用。甾体类肾上腺皮质激素地塞米松对白内障摘除或人工晶体植入所致的眼内炎症、视网膜血管栓塞所致黄斑水肿等眼后段疾病均具有明确的治疗作用。

复旦大学高分子科学系丁建东-俞麟课题组与药学院陆伟跃-魏刚课题组合作，以 PLGA-PEG-PLGA 混合物热致水凝胶为载体构建了载有地塞米松的水凝胶制剂[110]。图 4-14 是负载了地塞米松的热致水凝胶在兔子玻璃体内注射应用的示意图。结果显示，兔子眼睛玻璃体内一次注射该凝胶制剂能够有效抗炎达 10 天，表明该凝胶缓释制剂具有用于各种眼后段疾病治疗的潜力。同时，组织学检测证实热致水凝胶在玻璃体内注射及其随后的降解没有对视网膜、角膜等眼睛组织产生不良影响，说明热致水凝胶载体在眼内具有良好的生物相容性。

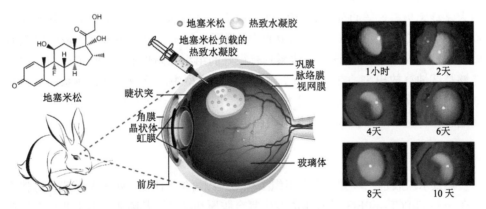

图 4-14　负载了地塞米松的热致水凝胶在玻璃体内注射应用的示意图[110]

（图片引用经 Elsevier Ltd.授权）

青光眼为一种临床表现为眼内压间断或持续升高的常见疑难眼病，已经成为位列全球第二位的不可逆性致盲眼病。青光眼滤过手术是目前治疗难治性青光眼的主要手段，它通过人为地开创一条滤过通道，将房水引流到巩膜瓣和结膜瓣下，以缓解升高的眼压，但该手术的术后失败率较高，直接原因在于术后滤过区组织的纤维化增生，形成一层致密的纤维包裹囊，阻止滤出的房水通过结膜微循环系统弥散吸收，导致上游前房房水无法继续滤出，眼压逐渐升高，滤过手术失败。复旦大学丁建东-俞麟课题组与复旦大学附属耳鼻喉科医院孙兴怀-孙建国课题组合作，尝试在植入结膜囊的房水引流装置周围涂抹一层负载有环孢霉素 A 的 PLGA-PEG-PLGA 热致水凝胶，以期通过持续释放药物的抗瘢痕作用来减少房水引流装置的植入导致的纤维化增生[111]。在新西兰大白兔的动物模型中，与直接植入房水引流装置的滤过手术效果相比较，由于热致水凝胶本身具有的抗组织粘连的效果，即使单独涂抹热致水凝胶也可以显著抑制房水引流装置周围的纤维化增生，形成良好滤过泡，从而能够维持稳定的低眼压；当把热致水凝胶载体的抗粘连效果和持续释放药物的抑制效果结合之后，体系则表现出更好的抗纤维化增生的效果。

5. 热致水凝胶载药体系在皮肤修复中的应用

热致水凝胶及其载药体系也已经被尝试用于皮肤创面的修复[112-114]。比如，美国北卡罗来纳大学教堂山分校 Huang 等发现 mPEG-PLGA-mPEG 热致水凝胶本身就能够一定程度地促进糖尿病鼠皮肤创面的修复；当在凝胶中负载 TGF-β1 质粒后，TGF-β1 的持续释放能够进一步加速缺损上皮的再生、促进细胞的增殖、胶原的合成以及有序的细胞外基质的沉积，从而呈现更好的创面愈合效果[112]。

姜黄素是一种分子量较低的多酚类化合物，具有抗氧化和抗炎症的功效。四川大学钱志勇教授等首先用 mPEG-PCL 胶束负载疏水的姜黄素，然后把载药胶束混合到 mPEG-PCL-mPEG 热致水凝胶中，最后把制备的复合体系用于皮肤缺损的修复[113]。体外实验显示该复合体系具有很好的组织黏附性能，同时负载的姜黄素能够持续地释放出来。在大鼠的全层皮肤缺损模型中，该载药复合体系的应用有效地促进了伤口的愈合。组织学检测显示，用载药复合体系处理的创面呈现了更高的胶原含量、更多的新生肉芽组织和更好的伤口成熟度。

4.2.5.3　热致水凝胶在组织工程中的应用

热致水凝胶也已被尝试用于组织工程与组织再生。比如，四川大学钱志勇教授等在 mPEG-PCL-mPEG 热致水凝胶中复合胶原和纳米羟基磷灰石用于非承重骨缺损的修复[115]。他们发现胶原和纳米羟基磷灰石的引入并没有导致热致水凝胶溶胶-凝胶相转变的丧失，这一三组分的复合体系依然在室温下具有很好的流动性，而在体温下能够自发地转变为半固体的凝胶。在新西兰大白兔的颅骨缺损（10 mm ×

5 mm×2 mm）模型中，这三组分的复合体系能够方便地覆盖缺损的部位，并且在术后 20 周的修复过程中呈现了良好的促进骨再生的能力。

在后续的研究工作中，钱志勇教授及其合作者发现用脱细胞骨基质颗粒代替胶原和纳米羟基磷灰石，得到的脱细胞骨基质/mPEG-PCL-mPEG 复合体系同样具有热致凝胶化性质，并且呈现良好的体内外生物相容性[116]。在更大尺寸（12 mm×8 mm×2 mm）的新西兰大白兔颅骨缺损模型中，该复合体系的应用有效地促进了新骨的再生，并在术后 20 周基本实现了缺损部位的修复。这些研究显示即使不负载细胞，以热致水凝胶为基质的复合材料体系在非承重骨缺损修复再生方面同样具有很好的应用前景。

韩国亚洲大学的 Kim 课题组发现 mPEG-PCL 热致水凝胶是负载软骨细胞的优良载体，有望用于软骨组织工程[117]。他们首先在 mPEG-PCL 聚合物水溶液中负载软骨细胞，然后注射到裸鼠的皮下，尝试实现异位软骨的构建。在 6 周的植入时间中，组织学和免疫组化染色均显示凝胶中黏多糖、蛋白聚糖以及 II 型胶原等软骨主要成分的表达持续增加，揭示原位形成的三维水凝胶支架能够支持软骨细胞的生长和增殖，从而促进了异位软骨在皮下组织中的逐渐形成。

在另外一项研究工作中，中国科学院长春应用化学研究所的丁建勋、陈学思等构建了包裹有促间充质干细胞向软骨细胞分化的药物 Kartogenin 和间充质干细胞（MSC）的 PLGA-PEG-PLGA 热致水凝胶双负载体系，尝试用于软骨缺损的修复[118]。相比于空白的热致水凝胶和仅负载 MSC 的热致水凝胶，双负载体系对兔子软骨缺损具有更佳的修复效果，表现为修复的缺损组织具有更多的细胞外基质的沉积和更强的力学性能。

事实上，除了软骨细胞本身具有的特殊性，PEG-聚酯热致水凝胶在包裹其他种类的细胞时，细胞在凝胶中的黏附性并不佳。为了增加材料对细胞的黏附，在凝胶网络中修饰上能促进细胞特异性黏附的含精氨酸-甘氨酸-天冬氨酸（RGD）序列的多肽是一种常用的技术手段。利用聚酯端的端羟基共价偶联多肽相对较为容易，但是，如何将 RGD 修饰到化学上相对惰性、又没有功能侧基的中间 PEG 嵌段则是一个技术难点，而不同链接位置所导致的细胞黏附效应则成为一个有趣的科学问题。

本章作者所在的复旦大学课题组首先建立了在聚酯-PEG-聚酯两亲性嵌段聚合物的不同嵌段位置平行共价修饰生物活性多肽 RGD 的方法，进而考察了不同修饰位置对于最终材料细胞黏附性能的差异[119]。结果表明，在 PEG 链段上键合 RGD 更加利于细胞在材料上的黏附。该现象与两亲性共聚物自组装形成胶束的行为密切相关，自组装的结果导致疏水的聚酯嵌段位于胶束核内部，其上修饰的 RGD 必然难以与细胞接触；而 PEG 位于外层壳结构，其上键合的 RGD 则有更多机会接触细胞，揭示对两亲性的聚合物材料的修饰需优先考虑在亲水嵌段上固定生物活性分子，以便达到更好的生物响应效果。这一研究工作对于拓展 PEG-聚酯热致水凝胶中在三维细胞培养和组织工程中的应用具有重要意义。

PEG-聚多肽热致水凝胶

基于聚多肽的热致水凝胶近来也越来越受到人们的关注。此类热致水凝胶基于由 PEG 或 PEO-PPO-PEG 三嵌段共聚物为亲水组分或相对亲水组分，聚多肽如聚丙氨酸（PA）、聚(丙氨酸-苯丙氨酸)（PAF）、聚(丙氨酸-亮氨酸)（PAL）为疏水组分的两亲性嵌段共聚物构建得到[120-122]。不同的是，PEG-聚酯嵌段共聚物是通过 PEG 的端羟基来引发交酯或内酯单体的聚合制备目标产物，而两亲性的聚多肽材料一般需要以亲水聚合物组分的端氨基来引发氨基酸的 N-羧基环丙酸酐单体的开环聚合得到。

PEG-聚多肽嵌段共聚物热致水凝胶的凝胶化转变依赖于疏水相互作用驱动的胶束聚集，同时也与聚多肽嵌段二级构象转变相关[120,123]。PEG-聚多肽热致水凝胶的 CGC 相对较低，在 3.0%～7.0%（质量分数）的浓度范围内就可以形成原位的物理水凝胶，并且凝胶形成后，即使温度升高到 100℃，凝胶相也依然能够保持稳定，这一点明显不同于 PEG-聚酯热致水凝胶，即随升温观察不到凝胶-沉淀的相转变[120]。

PEG-聚多肽热致水凝胶在体外能够稳定存在，从而可以在室温下长时间放置，而一旦注射到体内后，在体内蛋白酶的作用下能够发生酶解，并最终降解为无毒的 PEG 和中性的氨基酸[120]。

PEG-聚多肽热致水凝胶既可以作为药物的缓释载体，也可以作为组织工程的三维支架[120,124,125]。韩国梨花女子大学的 Jeong 教授团队发现 PEG-PA 和 PEG-PAF 这两种热致水凝胶适合作为体外干细胞三维培养的基质平台。他们发现即使在没有外加因子的情况下，相比于成骨或成脂分化，在 PEG-PA 和 PEG-PAF 热致水凝胶中包裹的 MSC 更易于向成软骨方向分化[126,127]。当负载了去氧胆酸、肝细胞生长因子（HGF）和成纤维细胞生长因子 4（FGF4）等组分的 PEG-PA 热致水凝胶用于扁桃体衍生的间充质干细胞（TMSC）的三维培养时，作者发现所负载的干细胞能够有效地向肝细胞（HepG2）方向分化，且效果优于商品化的 HyStem™（一种基于透明质酸的水凝胶基质），如图 4-15 所示[128]。

为了实现干细胞在三维培养中向更多方向的特定分化，Jeong 教授团队还发展了基于聚多肽水凝胶的复合体系。比如，他们把棒状和花朵状的磷酸钙微晶负载到 PEG-PAF 热致水凝胶，然后用于 TMSC 的三维培养[129]。由于负载的磷酸钙微晶不但能够促进细胞的黏附和铺展，同时也利于蛋白质的沉积，这些因素的共同作用有效地增加了 TMSC 向成骨细胞的分化。在另外一个体系中，Jeong 教授等首先制备了包裹有神经元生长因子和神经生长因子的海藻酸钠微球，然后与 PEG-PA 热致水凝胶复合并用于 TMSC 的三维培养[130]。他们发现如果用 PEG-PA 热致水凝胶直接包裹上述生长因子，生长因子的释放只能够维持 3～4 天，而在微球-凝胶复合体系中生长因子的释放延长到了 12～18 天。正是由于这些生长因子的持续释放最终有效地促进了 TMSC 向神经元的分化。此外，Jeong 教授还发现负载在 PEG-PA 热致水凝胶中的聚苯乙烯微球表面功能基团的不同也会严重地影响 TMSC 细胞分化的方向[131]。负载表面修饰了磷酸根或羧酸根的微球分别促进了干细胞向成骨或成软骨的分化，而修饰了氨基和巯基的微球却使干细胞有利于向成脂分化。

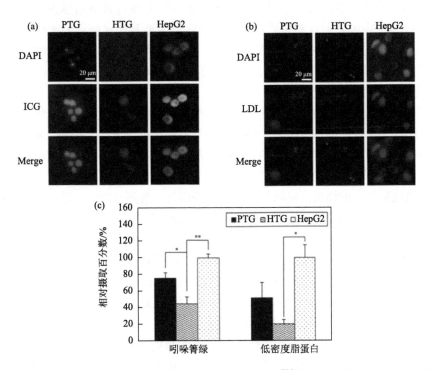

图 4-15　在 PEG-L-PA 热致水凝胶体系（PTG）和 HyStem™ 水凝胶体系（HTG）中三维培养 TMSC 细胞 21 天后效果的验证[128]

（a）荧光显微照片显示细胞对吲哚菁绿（ICG，一种试验肝脏排泄能力的染料）的摄取情况。其中，4',6-二脒基-2-苯基吲哚二盐酸盐（DAPI）是一种可以穿透细胞膜的蓝色荧光染料，常用于细胞核染色；"Merge"表示将不同染色照片进行"叠加"。（b）荧光显微照片显示细胞对低密度脂蛋白（LDL）的摄取情况。（c）ICG 和 LDL 摄取量的半定量分析。选用 HepG2 细胞对 ICG 和 LDL 的摄取作为参照，即 HepG2 细胞的相对摄取量设为 100%（图片引用经 American Chemical Society 授权）

4.4　聚有机磷腈水凝胶

聚有机磷腈是另外一类重要的可降解合成高分子，它的主链是由磷、氮原子交替构成。通常，聚有机磷腈是首先通过三氯环磷腈的开环聚合生成活泼的聚二氯磷腈中间体，然后应用各种取代反应，得到目标的聚有机磷腈化合物。韩国的Song 等在聚有机磷腈的主链上同时接枝亲水的 PEG 片段和疏水的氨基酸酯或寡肽侧链，得到了两亲性的聚有机磷腈。他们发现当聚有机磷腈体系具有合适的整体亲疏水平衡时，其可以在低温溶解于水中，随着温度升高能够发生可逆的热致凝胶化的相转变，从而可作为一种可注射的水凝胶材料[132-134]。

聚有机磷腈的凝胶化机理通常被认为是通过分子间疏水侧链的相互作用，这些疏水侧链可以在水溶液中形成强的物理交联点[133]。聚有机磷腈热致水凝胶一般具有良好的生物可降解性和生物相容性，其降解主要是通过侧链的水解进行，降解产物为无毒的磷酸盐、氨和相应的侧链。聚有机磷腈热致水凝胶的物理凝胶性质和降解速率能够通过侧链的组成和取代度、侧链 PEG 的分子量以及溶液浓度等多种因素进行调控[132-136]。

聚有机磷腈水凝胶材料最大的一个特点在于能够根据需求对其聚合物侧链方便地进行不同的功能性修饰。比如，Song 等在聚有机磷腈侧链引入羧基，然后同紫杉醇、阿霉素或喜树碱药物分子上的羟基或氨基反应，得到了不同的聚有机磷腈前药体系[137-139]。他们发现，在合适修饰比例条件下，这些聚有机磷腈前药聚合物体系依然具有热致凝胶化的性质，可以作为可注射的高分子前药水凝胶。进一步的体内抗肿瘤实验证实，相比于静脉注射小分子药物，瘤内注射的前药水凝胶具有更长的药物释放周期、更好的肿瘤抑制效果以及更低的药物毒副作用[137-139]。

如果把小分子的抗肿瘤药物替换为促进细胞特异性黏附的 RGD 多肽，得到聚有机磷腈-RGD 热致水凝胶则可作为组织工程的三维支架[140]。在该水凝胶中负载 rMSC 并注射到裸鼠皮下 4 周后，生物学检测发现负载的干细胞被诱导向成骨方向分化，显示该体系有望用于骨组织工程。

通常，蛋白质和多肽等药物都带有或正或负的电荷，而聚有机磷腈水凝胶可以根据需要在其聚合物侧链引入带相反电荷的基团，通过载体与药物的静电相互作用来实现蛋白质、多肽等药物在聚有机磷腈水凝胶中平缓而又持续地释放[141-145]。比如，Song 等在聚有机磷腈聚合物侧链修饰了带负电荷的羧基基团，然后与带正电的骨形成蛋白 BMP-2 复合，得到的复合物水凝胶能够持续地释放药物达几周；不论在异位（如皮下）还是在原位（颅盖骨的周围）注射该复合物水凝胶均能够有效地促进新骨的生成[145]。对于带负电荷的药物，如小干扰 RNA（siRNA），Song 等则在聚有机磷腈聚合物侧链引入带正电的 PEI 或鱼精蛋白，然后与 siRNA 复合得到可注射的基因复合物水凝胶；在瘤内一次注射该类复合物水凝胶就能够长时间地实现相关基因的静默，从而有效地抑制肿瘤的生长[143, 144]。图 4-16 为修饰有 PEI 的聚有机磷腈热致水凝胶用于 siRNA 的局部、长效递送的示意图。

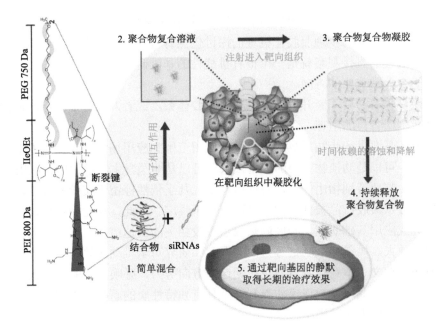

图 4-16　聚有机磷腈热致水凝胶用于 siRNA 的局部、长效递送的示意图[143]

聚有机磷腈聚合物侧链引入带正电的 PEI，然后与 siRNA 复合得到可注射的基因复合物水凝胶；在靶向部位注射
该凝胶复合物后，随着水凝胶载体的降解和溶蚀，取得长效的 siRNA 治疗效果
（图片引用经 American Chemical Society 授权）

　　相比于化学交联水凝胶，物理交联得到的水凝胶强度往往较弱，从而限制了
此类水凝胶的一些医学应用。Song 等依然运用聚有机磷腈侧链便于修饰的特点，
在聚合物侧链引入可化学交联的基团制备了双重交联的聚有机磷腈水凝胶来改善
其机械强度[146-149]。比如，他们在一部分的聚有机磷腈聚合物侧链引入巯基基团，
而另外一部分的聚合物侧链修饰了丙烯酸酯基团[148]。它们两者的混合物水溶液可
以随温度升高发生热致凝胶化的相转变，成为一个原位的物理交联水凝胶；在生
理条件下该物理水凝胶还能够进一步发生迈克尔加成反应，从而得到化学和物理
双重交联的水凝胶。该类水凝胶的双重交联不但大大提高了水凝胶的强度，而且
也改善了水凝胶在体内的维持时间[146-149]。同时，这一特点使得该类水凝胶能够
通过改变化学交联的程度来大幅度地调控凝胶在体内的降解时间，从而来满足不
同的医学需求。

4.5　小结与展望

　　可注射热致水凝胶的研究转眼已经走过了 20 年的历程，但是这样一种既富含

基础科学问题又拥有巨大应用潜力的材料体系，在未来依然有大量工作有待展开。

首先，其微妙的物理凝胶化机理的探讨仍然有待深化，其中，实现物理凝胶化动力学过程的直接观察就是一个很有挑战性的基础研究问题；理论与实验的结合也是一个非常重要的方向。

其次，仍有必要不断开发新的热致水凝胶体系，或者发展更多的性能调控手段，并且阐明各自的道理。

此外，需要进一步拓展热致水凝胶的应用范围和应用场合，包括但不限于人体的应用，可以是动植物方面的应用，甚至可以是非医学生物学领域的应用。

最后，需要特别指出的是，目前所有研究几乎依然停留于实验室阶段，尚没有一种热致水凝胶产品被任何国家批准应用于临床。因此，相比于纯粹发文章的基础研究或应用基础研究，开展同热致水凝胶相关的快速溶解、存储、灭菌、产品稳定与放大、质量标准制定等方面的探索和研究对于推动热致水凝胶真正产业化具有现实意义。本章作者自身也在朝这个方向努力，呼唤更多的研究人员、工程技术人员、企业以及投资家加入到这个具有独特性质的新材料类型用于切实解决人类病痛的伟大实践当中。

参 考 文 献

[1]   Li J, Mooney D J. Designing hydrogels for controlled drug delivery. Nature Reviews Materials, 2016, 1: 16071.

[2]   Slaughter B V, Khurshid S S, Fisher O Z, Khademhosseini A, Peppas N A. Hydrogels in regenerative medicine. Advanced Materials, 2009, 21(32-33): 3307-3329.

[3]   Huang Q, Zou Y, Arno M C, Chen S, Wang T, Gao J, Dove A P, Du J Z. Hydrogel scaffolds for differentiation of adipose-derived stem cells. Chemical Society Reviews, 2017, 46(20): 6255-6275.

[4]   Jeong B, Bae Y H, Lee D S, Kim S W. Biodegradable block copolymers as injectable drug-delivery systems. Nature, 1997, 388(6645): 860-862.

[5]   Yu L, Ding J D. Injectable hydrogels as unique biomedical materials. Chemical Society Reviews, 2008, 37: 1473-1481.

[6]   Ko D Y, Shinde U P, Yeon B, Jeong B. Recent progress of *in situ* formed gels for biomedical applications. Progress in Polymer Science, 2013, 38(3-4): 672-701.

[7]   Cao L P, Cao B, Lu C J, Wang G W, Yu L, Ding J D. An injectable hydrogel formed by *in situ* cross-linking of glycol chitosan and multi-benzaldehyde functionalized PEG analogues for cartilage tissue engineering. Journal of Materials Chemistry B, 2015, 3: 1268-1280.

[8]   崔书铨, 俞麟, 丁建东. 基于适度两亲性嵌段共聚物的可注射性热致水凝胶. 高分子学报, 2018, 8: 997-1015.

[9]   Liu H, Yang Q Z, Zhang L N, Zhuo R X, Jiang X L. Synthesis of carboxymethyl chitin in aqueous solution and its thermo-and pH-sensitive behaviors. Carbohydrate Polymers, 2016, 137: 600-607.

[10]   Liu H, Liu J, Qi C, Fang Y P, Zhang L N, Zhuo R X, Jiang X L. Thermosensitive injectable *in-situ* forming carboxymethyl chitin hydrogel for three-dimensional cell culture. Acta Biomaterialia, 2016, 35: 228-237.

[11]   Bhattarai N, Ramay H R, Gunn J, Matsen F A, Zhang M Q. PEG-grafted chitosan as an injectable thermosensitive

hydrogel for sustained protein release. Journal of Controlled Release, 2005, 103(3): 609-624.

[12] Wu J, Wei W, Wang L Y, Su Z G, Ma G H. A thermosensitive hydrogel based on quaternized chitosan and poly(ethylene glycol) for nasal drug delivery system. Biomaterials, 2007, 28(13): 2220-2232.

[13] Kim J K, Won Y W, Lim K S, Kim Y H. Low-molecular-weight methylcellulose-based thermo-reversible gel/Pluronic micelle combination system for local and sustained docetaxel delivery. Pharmaceutical Research, 2012, 29(2): 525-534.

[14] Kim J K, Yoo C, Cha Y H, Kim Y H. Thermo-reversible injectable gel based on enzymatically-chopped low molecular weight methylcellulose for exenatide and FGF 21 delivery to treat types 1 and 2 diabetes. Journal of Controlled Release, 2014, 194: 316-322.

[15] Wu D Q, Qiu F, Wang T, Jiang X J, Zhang X Z, Zhuo R X. Toward the development of partially biodegradable and injectable thermoresponsive hydrogels for potential biomedical applications. ACS Applied Materials & Interfaces, 2009, 1(2): 319-327.

[16] Gong C Y, Shi S A, Dong P W, Kan B, Gou M L, Wang X H, Li X Y, Luo F, Zhao X, Wei Y Q, Qian Z Y. Synthesis and characterization of PEG-PCL-PEG thermosensitive hydrogel. International Journal of Pharmaceutics, 2009, 365(1-2): 89-99.

[17] Park S H, Choi B G, Joo M K, Han D K, Sohn Y S, Jeong B. Temperature-sensitive poly(caprolactone-*co*-trimethylene carbonate)-poly(ethylene glycol)-poly(caprolactone-*co*-trimethylene carbonate) as *in situ* gel-forming biomaterial. Macromolecules, 2008, 41(17): 6486-6492.

[18] Patel M, Moon H J, Ko D Y, Jeong B. Composite system of graphene oxide and polypeptide thermogel as an injectable 3D scaffold for adipogenic differentiation of tonsil-derived mesenchymal stem cells. ACS Applied Materials & Interfaces, 2016, 8(8): 5160-5169.

[19] Xu Q H, He C L, Ren K X, Xiao C S, Chen X S. Thermosensitive polypeptide hydrogels as a platform for ROS-triggered cargo release with innate cytoprotective ability under oxidative stress. Advanced Healthcare Materials, 2016, 5(15): 1979-1990.

[20] Zhang Z Q, Song S C. Thermosensitive/superparamagnetic iron oxide nanoparticle-loaded nanocapsule hydrogels for multiple cancer hyperthermia. Biomaterials, 2016, 106: 13-23.

[21] Kim Y M, Potta T, Park K H, Song S C. Temperature responsive chemical crosslinkable UV pretreated hydrogel for application to injectable tissue regeneration system via differentiations of encapsulated hMSCs. Biomaterials, 2017, 112: 248-256.

[22] Zentner G M, Rathi R, Shih C, Mcrea J C, Seo M H, Oh H, Rhee B G, Mestecky J, Moldoveanu Z, Morgan M, Weitman S. Biodegradable block copolymers for delivery of proteins and water-insoluble drugs. Journal of Controlled Release, 2001, 72(1-3): 203-215.

[23] Shim M S, Lee H T, Shim W S, Park I, Lee H, Chang T, Kim S W, Lee D S. Poly(D, L-lactic acid-*co*-glycolic acid)-*b*-poly(ethylene glycol)-*b*-poly(D, L-lactic acid-*co*-glycolic acid) triblock copolymer and thermoreversible phase transition in water. Journal of Biomedical Materials Research, 2002, 61(2): 188-196.

[24] Lin H, Tian H Y, Sun J R, Zhuang X L, Chen X S, Li Y S, Jing X B. Synthesis, characterization and drug release of temperature-sensitive PLGA-PEG-PLGA hydrogel. Chemical Journal of Chinese Universities-Chinese, 2006, 27(7): 1385-1388.

[25] Bae S J, Suh J M, Sohn Y S, Bae Y H, Kim S W, Jeong B. Thermogelling poly(caprolactone-*b*-ethylene glycol-*b*-caprolactone) aqueous solutions. Macromolecules, 2005, 38(12): 5260-5265.

[26] Gong C Y, Shi S A, Dong P W, Yang B, Qi X R, Guo G, Gu Y C, Zhao X, Wei Y Q, Qian Z Y. Biodegradable *in situ*

gel-forming controlled drug delivery system based on thermosensitive PCL-PEG-PCL hydrogel: Part 1—Synthesis, characterization, and acute toxicity evaluation. Journal of Pharmaceutical Sciences, 2009, 98(12): 4684-4694.

[27] Yu L, Sheng W J, Yang D C, Ding J D. Design of molecular parameters to achieve block copolymers with a powder form at dry state and a temperature-induced sol-gel transition in water without unexpected gelling prior to heating. Macromolecular Research, 2013, 21(2): 207-215.

[28] Jiang Z Q, You Y J, Deng X M, Hao J Y. Injectable hydrogels of poly(ε-caprolactone-co-glycolide)-poly(ethylene glycol)-poly(ε-caprolactone-co-glycolide) triblock copolymer aqueous solutions. Polymer, 2007, 48(16): 4786-4792.

[29] Zhang Z, Ni J, Chen L, Yu L, Xu J W, Ding J D. Biodegradable and thermoreversible PCLA-PEG-PCLA hydrogel as a barrier for prevention of post-operative adhesion. Biomaterials, 2011, 32: 4725-4736.

[30] Jiang Z Q, Deng X M, Hao J Y. Thermogelling hydrogels of poly(ε-caprolactone-co-D, L-lactide)-poly(ethylene glycol)-poly(ε-caprolactone-co-D, L-lactide) and poly(ε-caprolactone-co-L-lactide)-poly(ethylene glycol)-poly(ε-caprolactone-co-L-lactide) aqueous solutions. Journal of Polymer Science Part A: Polymer Chemistry, 2007, 45: 4091-4099.

[31] Jeong B, Bae Y H, Kim S W. Thermoreversible gelation of PEG-PLGA-PEG triblock copolymer aqueous solutions. Macromolecules, 1999, 32(21): 7064-7069.

[32] Jeong B, Bae Y H, Kim S W. Biodegradable thermosensitive micelles of PEG-PLGA-PEG triblock copolymers. Colloids and Surfaces B: Biointerfaces, 1999, 16(1-4): 185-193.

[33] Hwang M J, Suh J M, Bae Y H, Kim S W, Jeong B. Caprolactonic poloxamer analog: PEG-PCL-PEG. Biomacromolecules, 2005, 6(2): 885-890.

[34] Jiang Z Q, Hao J Y, You Y J, Liu Y, Wang Z H, Deng X M. Biodegradable and thermoreversible hydrogels of poly(ethylene glycol)-poly(ε-caprolactone-co-glycolide)-poly(ethylene glycol) aqueous solutions. Journal of Biomedical Materials Research Part A, 2008, 87A(1): 45-51.

[35] Lee J, Bae Y H, Sohn Y S, Jeong B. Thermogelling aqueous solutions of alternating multiblock copolymers of poly(L-lactic acid) and poly(ethylene glycol). Biomacromolecules, 2006, 7(6): 1729-1734.

[36] Lee J W, Hua F, Lee D S. Thermoreversible gelation of biodegradable poly(ε-caprolactone) and poly(ethylene glycol) multiblock copolymers in aqueous solutions. Journal of Controlled Release, 2001, 73(2-3): 315-327.

[37] Bae S J, Joo M K, Jeong Y, Kim S W, Lee W K, Sohn Y S, Jeong B. Gelation behavior of poly(ethylene glycol) and polycaprolactone triblock and multiblock copolymer aqueous solutions. Macromolecules, 2006, 39(14): 4873-4879.

[38] Jeong B, Kibbey M R, Birnbaum J C, Won Y Y, Gutowska A. Thermogelling biodegradable polymers with hydrophilic backbones: PEG-g-PLGA. Macromolecules, 2000, 33(22): 8317-8322.

[39] Jeong B, Wang L Q, Gutowska A. Biodegradable thermoreversible gelling PLGA-g-PEG copolymers. Chemical Communications, 2001(16): 1516-1517.

[40] Chung Y M, Simmons K L, Gutowska A, Jeong B. Sol-gel transition temperature of PLGA-g-PEG aqueous solutions. Biomacromolecules, 2002, 3(3): 511-516.

[41] Jeong B, Windisch C F, Park M J, Sohn Y S, Gutowska A, Char K. Phase transition of the PLGA-g-PEG copolymer aqueous solutions. Journal of Physical Chemistry B, 2003, 107(37): 10032-10039.

[42] Lee S J, Han B R, Park S Y, Han D K, Kim S C. Sol-gel transition behavior of biodegradable three-arm and four-arm star-shaped PLGA-PEG block copolymer aqueous solution. Journal of Polymer Science Part A: Polymer Chemistry, 2006, 44(2): 888-899.

[43] Kim M S, Hyun H, Seo K S, Cho Y H, Lee J W, Lee C R, Khang G, Lee H B. Preparation and characterization of MPEG-PCL diblock copolymers with thermo-responsive sol-gel-sol phase transition. Journal of Polymer

Science Part A: Polymer Chemistry, 2006, 44(18): 5413-5423.

[44] Peng K T, Chen C F, Chu I M, Li Y M, Hsu W H, Hsu R W W, Chang P J. Treatment of osteomyelitis with teicoplanin-encapsulated biodegradable thermosensitive hydrogel nanoparticles. Biomaterials, 2010, 31(19): 5227-5236.

[45] Li T, Ci T, Chen L, Yu L, Ding J D. Salt-induced reentrant hydrogel of poly(ethylene glycol)-poly(lactide-*co*-glycolide) block copolymers. Polymer Chemistry, 2014, 5(3): 979-991.

[46] Kang Y M, Lee S H, Lee J Y, Son J S, Kim B S, Lee B, Chun H J, Min B H, Kim J H, Kim M S. A biodegradable, injectable, gel system based on MPEG-*b*-(PCL-*ran*-PLLA) diblock copolymers with an adjustable therapeutic window. Biomaterials, 2010, 31(9): 2453-2460.

[47] Kim S W, Kim H J, Lee K E, Han S S, Sohn Y S, Jeong B. Reverse thermal gelling PEG-PTMC diblock copolymer aqueous solution. Macromolecules, 2007, 40: 5519-5525.

[48] Yu L, Zhang Z, Ding J D. Influence of LA and GA sequence in the PLGA block on the properties of thermogelling PLGA-PEG-PLGA block copolymers. Biomacromolecules, 2011, 12: 1290-1297.

[49] Yu L, Zhang H, Ding J D. Effects of precipitate agents on temperature-responsive sol-gel transitions of PLGA-PEG-PLGA copolymers in water. Colloid and Polymer Science, 2010, 288(10-11): 1151-1159.

[50] Chen L, Ci T Y, Yu L, Ding J D. Effects of molecular weight and its distribution of PEG block on micellization and thermogellability of PLGA-PEG-PLGA copolymer aqueous solutions. Macromolecules, 2015, 48(11): 3662-3671.

[51] Chen L, Ci T, Li T, Yu L, Ding J. Effects of molecular weight distribution of amphiphilic block copolymers on their solubility, micellization, and temperature-induced sol-gel transition in water. Macromolecules, 2014, 47(17): 5895-5903.

[52] Yu L, Zhang H, Ding J D. A subtle end-group effect on macroscopic physical gelation of triblock copolymer aqueous solutions. Angewandte Chemie International Edition, 2006, 45(14): 2232-2235.

[53] Chang G T, Yu L, Yang Z G, Ding J D. A delicate ionizable-group effect on self-assembly and thermogelling of amphiphilic block copolymers in water. Polymer, 2009, 50(25): 6111-6120.

[54] Kim J I, Lee S H, Kang H J, Kwon D Y, Kim D Y, Kang W S, Kim J H, Kim M S. Examination of phase transition behavior of ion group functionalized MPEG-*b*-PCL diblock copolymers. Soft Matter, 2011, 7(18): 8650-8656.

[55] Luan J B, Cui S Q, Wang J T, Shen W J, Yu L, Ding J D. Positional isomeric effects of coupling agents on the temperature-induced gelation of triblock copolymer aqueous solutions. Polymer Chemistry, 2017, 8: 2586-2597.

[56] Chen Y P, Luan J B, Shen W J, Lei K W, Yu L, Ding J D. Injectable and thermosensitive hydrogel containing liraglutide as a long-acting antidiabetic system. ACS Applied Materials & Interfaces, 2016, 8(45): 30703-30713.

[57] Chen C, Chen L, Cao L P, Shen W J, Yu L, Ding J D. Effects of L-lactide and D, L-lactide in poly(lactide-*co*-glycolide)-poly(ethylene glycol)-poly(lactide-*co*-glycolide) on the bulk states of triblock copolymers, and their thermogellation and biodegradation in water. RSC Advances, 2014, 4: 8789-8798.

[58] Feng Z J, Zhao J Q, Li Y, Xu S X, Zhou J H, Zhang J H, Deng L D, Dong A J. Temperature-responsive *in situ* nanoparticle hydrogels based on hydrophilic pendant cyclic ether modified PEG-PCL-PEG. Biomaterials Science, 2016, 4(10): 1493-1502.

[59] Wang W W, Chang L L, Li X, Wu Y L, Xing J F, Deng L D, Dong A J. Controlled thermal gelation of poly(ε-caprolactone)/poly(ethylene glycol) block copolymers by modifying cyclic ether pendant groups on poly(ε-caprolactone). Soft Matter, 2012, 8(5): 1575-1583.

[60] Zhang H, Yu L, Ding J D. Roles of hydrophilic homopolymers on the hydrophobic-association-induced physical gelling of amphiphilic block copolymers in water. Macromolecules, 2008, 41(17): 6493-6499.

[61]   Yu L, Chang G T, Zhang H, Ding J D. Temperature-induced spontaneous sol-gel transitions of poly(D, L-lactic acid-*co*-glycolic acid)-*b*-poly(ethylene glycol)-*b*-poly(D, L-lactic acid-*co*-glycolic acid) triblock copolymers and their end-capped derivatives in water. Journal of Polymer Science Part A: Polymer Chemistry, 2007, 45: 1122-1133.

[62]   Cui S, Yu L, Ding J D. Semi-bald micelles and corresponding percolated micelle networks of thermogels. Macromolecules, 2018, 51(16): 6405-6420.

[63]   Yu L, Zhang Z, Zhang H, Ding J D. Mixing a sol and a precipitate of block copolymers with different block ratios leads to an injectable hydrogel. Biomacromolecules, 2009, 10(6): 1547-1553.

[64]   Yu L, Zhang Z, Zhang H A, Ding J D. Biodegradability and biocompatibility of thermoreversible hydrogels formed from mixing a sol and a precipitate of block copolymers in water. Biomacromolecules, 2010, 11(8): 2169-2178.

[65]   Lei K W, Chen Y P, Wang J Y, Peng X C, Yu L, Ding J D. Non-invasive monitoring of *in vivo* degradation of a radiopaque thermoreversible hydrogel and its efficacy in preventing post-operative adhesions. Acta Biomaterialia, 2017, 55: 396-409.

[66]   Yu L, Zhang Z, Ding J D. In vitro degradation and protein release of transparent and opaque physical hydrogels of block copolymers at body temperature. Macromolecular Research, 2012, 20: 234-243.

[67]   Lei K W, Ma Q, Yu L, Ding J D. Functional biomedical hydrogels for *in vivo* imaging. Journal of Materials Chemistry B, 2016, 4(48): 7793-7812.

[68]   齐永丽, 雷科文, 俞麟, 丁建东. 医用高分子材料降解的原位探测方法. 高分子通报, 2016, (5): 43-51.

[69]   Zhou Y Y, Zhuang Y P, Li X, Agren H, Yu L, Ding J D, Zhu L L. Selective dual-channel imaging on cyanostyryl-modified azulene systems with unimolecularly tunable visible-near infrared luminescence. Chemistry: A European Journal, 2017, 23(32): 7642-7647.

[70]   Shen W J, Chen X B, Luan J B, Wang D N, Yu L, Ding J D. Sustained codelivery of cisplatin and paclitaxel via an injectable prodrug hydrogel for ovarian cancer treatment. ACS Applied Materials & Interfaces, 2017, 9(46): 40031-40046.

[71]   Lei K W, Shen W J, Cao L P, Yu L, Ding J D. An injectable thermogel with high radiopacity. Chemical Communications, 2015, 51(28): 6080-6083.

[72]   Ma Q, Lei K W, Ding J, Yu L, Ding J D. Design, synthesis and ring-opening polymerization of a new iodinated carbonate monomer: A universal route towards ultrahigh radiopaque aliphatic polycarbonates. Polymer Chemistry, 2017, 8(43): 6665-6674.

[73]   Yu L, Hu H T, Chen L, Bao X G, Li Y Z, Chen L, Xu G H, Ye X J, Ding J D. Comparative studies of thermogels in preventing post-operative adhesions and corresponding mechanisms. Biomaterials Science, 2014, 2: 1100-1109.

[74]   Chen L, Li X Q, Cao L P, Li X L, Meng J R, Dong J, Yu L, Ding J D. An injectable hydrogel with or without drugs for prevention of epidural scar adhesion after laminectomy in rats. Chinese Journal of Polymer Science, 2016, 34: 147-163.

[75]   Li X, Chen L, Lin H, Cao L, Cheng J A, Dong J, Yu L, Ding J. Efficacy of poly(D, L-lactic acid-*co*-glycolic acid)-poly(ethylene glycol)-poly(D, L-lactic acid-*co*-glycolic acid) thermogel as a barrier to prevent spinal epidural fibrosis in a postlaminectomy rat model. Clinical Spine Surgery, 2017, 30(3): E283-E290.

[76]   Yang B, Gong C Y, Zhao X, Zhou S T, Li Z Y, Qi X R, Zhong Q, Luo F, Qian Z Y. Preventing postoperative abdominal adhesions in a rat model with PEG-PCL-PEG hydrogel. International Journal of Nanomedicine, 2012, 7: 547-557.

[77]   Yuan B M, He C L, Dong X M, Wang J C, Gao Z L, Wang Q, Tian H Y, Chen X S. 5-Fluorouracil loaded

thermosensitive PLGA-PEG-PLGA hydrogels for the prevention of postoperative tendon adhesion. RSC Advances, 2015, 5(32): 25295-25303.

[78] Yu L, Xu W, Shen W J, Cao L P, Liu Y, Li Z S, Ding J D. Poly(lactic acid-*co*-glycolic acid)-poly(ethylene glycol)-poly(lactic acid-*co*-glycolic acid) thermogel as a novel submucosal cushion for endoscopic submucosal dissection. Acta Biomaterialia, 2014, 10(3): 1251-1258.

[79] Cao L P, Li Q L, Zhang C, Wu H C, Yao L Q, Xu M D, Yu L, Ding J D. Safe and efficient colonic endoscopic submucosal dissection using an injectable hydrogel. ACS Biomaterials Science & Engineering, 2016, 2(3): 393-402.

[80] Qiao M X, Chen D W, Ma X C, Liu Y J. Injectable biodegradable temperature-responsive PLGA-PEG-PLGA copolymers: Synthesis and effect of copolymer composition on the drug release from the copolymer-based hydrogels. International Journal of Pharmaceutics, 2005, 294(1-2): 103-112.

[81] Chen X, Li F, Feng L, Yu L, Ding J D. An injectable thermogel containing levonorgestrel for long-acting contraception and fertility control of animals. Journal of Biomedical Nanotechnology, 2017, 13(11): 1357-1368.

[82] Luan J, Zhang Z, Shen W, Chen Y, Yang X, Chen X, Yu L, Sun J, Ding J. Thermogel loaded with low-dose paclitaxel as a facile coating to alleviate periprosthetic fibrous capsule formation. ACS Applied Materials & Interfaces, 2018, 10(36): 30235-30246.

[83] Elstad N L, Fowers K D. OncoGel (ReGel/paclitaxel): Clinical applications for a novel paclitaxel delivery system. Advanced Drug Delivery Reviews, 2009, 61(10): 785-794.

[84] Chang G T, Ci T Y, Yu L, Ding J D. Enhancement of the fraction of the active form of an antitumor drug topotecan via an injectable hydrogel. Journal of Controlled Release, 2011, 156: 21-27.

[85] Yu L, Chang G T, Zhang H, Ding J D. Injectable block copolymer hydrogels for sustained release of a PEGylated drug. International Journal of Pharmaceutics, 2008, 348: 95-106.

[86] Ci T Y, Chen L, Yu L, Ding J D. Tumor regression achieved by encapsulating a moderately soluble drug into a polymeric thermogel. Scientific Reports, 2014, 4: 5473.

[87] Ci T, Shen Y, Cui S, Liu R, Yu L, Ding J D. Achieving high drug loading and sustained release of hydrophobic drugs in hydrogels through *in situ* crystallization. Macromolecular Bioscience, 2017, 17(3): 1600299.

[88] Ma H C, He C L, Cheng Y L, Li D S, Gong Y B, Liu J G, Tian H Y, Chen X S. PLK1shRNA and doxorubicin co-loaded thermosensitive PLGA-PEG-PLGA hydrogels for osteosarcoma treatment. Biomaterials, 2014, 35(30): 8723-8734.

[89] Huang P S, Zhang Y M, Wang W W, Zhou J H, Sun Y, Liu J J, Kong D L, Liu J F, Dong A J. Co-delivery of doxorubicin and I-131 by thermosensitive micellar-hydrogel for enhanced *in situ* synergetic chemoradiotherapy. Journal of Controlled Release, 2015, 220: 456-464.

[90] Luan J B, Shen W J, Chen C, Lei K W, Yu L, Ding J D. Selenium-containing thermogel for controlled drug delivery by coordination competition. RSC Advances, 2015, 5(119): 97975-97981.

[91] Ma H C, He C L, Cheng Y L, Yang Z M, Zang J T, Liu J G, Chen X S. Localized co-delivery of doxorubicin, cisplatin, and methotrexate by thermosensitive hydrogels for enhanced osteosarcoma treatment. ACS Applied Materials & Interfaces, 2015, 7(49): 27040-27048.

[92] Aryal S, Hu C M J, Zhang L F. Polymer-cisplatin conjugate nanoparticles for acid-responsive drug delivery. ACS Nano, 2010, 4(1): 251-258.

[93] Kolishetti N, Dhar S, Valencia P M, Lin L Q, Karnik R, Lippard S J, Langer R, Farokhzad O C. Engineering of self-assembled nanoparticle platform for precisely controlled combination drug therapy. Proceedings of the National Academy of Sciences of the United States of America, 2010, 107(42): 17939-17944.

[94] Xiao H H, Qi R G, Liu S, Hu X L, Duan T C, Zheng Y H, Huang Y B, Jing X B. Biodegradable

polymer-cisplatin(Ⅳ) conjugate as a pro-drug of cisplatin(Ⅱ). Biomaterials, 2011, 32(30): 7732-7739.

[95] Yang J, Liu W W, Sui M H, Tang J B, Shen Y Q. Platinum(Ⅳ)-coordinate polymers as intracellular reduction-responsive backbone-type conjugates for cancer drug delivery. Biomaterials, 2011, 32(34): 9136-9143.

[96] Zhang J H, Lin X N, Liu J J, Zhao J Q, Dong H X, Deng L D, Liu J F, Dong A J. Sequential thermo-induced self-gelation and acid-triggered self-release process of drug-conjugated nanoparticles: A strategy for the sustained and controlled drug delivery to tumors. Journal of Materials Chemistry B, 2013, 1(36): 4667-4677.

[97] Shen W J, Luan J B, Cao L P, Sun J, Yu L, Ding J D. Thermogelling polymer-platinum(Ⅳ) conjugates for long-term delivery of cisplatin. Biomacromolecules, 2015, 16(1): 105-115.

[98] Choi S, Kim S W. Controlled release of insulin from injectable biodegradable triblock copolymer depot in ZDF rats. Pharmaceutical Research, 2003, 20(12): 2008-2010.

[99] Drucker D J, Nauck M A. The incretin system: Glucagon-like peptide-1 receptor agonists and dipeptidyl peptidase-4 inhibitors in type 2 diabetes. Lancet, 2006, 368(9548): 1696-1705.

[100] Zhuang Y, Yang X, Li Y, Chen Y, Peng X, Yu L, Ding J. Sustained release strategy designed for lixisenatide delivery to synchronously treat diabetes and associated complications. ACS Applied Materials & Interfaces, 2019, 11(33): 29604-29618.

[101] Nielsen L L, Young A A, Parkes D G. Pharmacology of exenatide (synthetic exendin-4): A potential therapeutic for improved glycemic control of type 2 diabetes. Regulatory Peptides, 2004, 117(2): 77-88.

[102] Li K, Yu L, Liu X J, Chen C, Chen Q H, Ding J D. A long-acting formulation of a polypeptide drug exenatide in treatment of diabetes using an injectable block copolymer hydrogel. Biomaterials, 2013, 34: 2834-2842.

[103] Yu L, Li K, Liu X J, Chen C, Bao Y C, Ci T Y, Chen Q H, Ding J D. In vitro and in vivo evaluation of a once-weekly formulation of an antidiabetic peptide drug exenatide in an injectable thermogel. Journal of Pharmaceutical Sciences, 2013, 102(11): 4140-4149.

[104] 李然, 刘新月, 杜小莉. 抗糖尿病新药——人胰高血糖素样肽类似物利拉鲁肽. 中国药学杂志, 2011, 46(8): 637-638.

[105] 杜燕京, 封宇飞, 傅得兴. 利拉鲁肽的药理及临床研究进展. 中国新药杂志, 2010, 23: 2115-2119.

[106] Ryan G J, Foster K T, Jobe L J. Review of the therapeutic uses of liraglutide. Clinical Therapeutics, 2011, 33(7): 793-811.

[107] Chen Y P, Li Y Z, Shen W J, Li K, Yu L, Chen Q H, Ding J D. Controlled release of liraglutide using thermogelling polymers in treatment of diabetes. Scientific Reports, 2016, 6: 31593.

[108] Liu Y P, Chen X B, Li S Y, Guo Q, Xie J, Yu L, Xu X Y, Ding C M, Li J S, Ding J D. Calcitonin-loaded thermosensitive hydrogel for long-term antiosteopenia therapy. ACS Applied Materials & Interfaces, 2017, 9: 23428-23440.

[109] Petit A, Sandker M, Muller B, Meyboom R, Van Midwoud P, Bruin P, Redout E M, Versluijs-Helder M, Van Der Lest C H A, Buwalda S J, De Leede L G J, Vermonden T, Kok R J, Weinans H, Hennink W E. Release behavior and intra-articular biocompatibility of celecoxib-loaded acetyl-capped PCLA-PEG-PCLA thermogels. Biomaterials, 2014, 35(27): 7919-7928.

[110] Zhang L, Shen W J, Luan J B, Yang D X, Wei G, Yu L, Lu W Y, Ding J D. Sustained intravitreal delivery of dexamethasone using an injectable and biodegradable thermogel. Acta Biomaterialia, 2015, 23: 271-281.

[111] Sun J G, Liu X, Lei Y, Tang M Y, Dai Z X, Yang X W, Yu X B, Yu L, Sun X H, Ding J D. Sustained subconjunctival delivery of cyclosporine A using thermogelling polymers for glaucoma filtration surgery. Journal of Materials Chemistry B, 2017, 5(31): 6400-6411.

[112] Lee P Y, Li Z H, Huang L. Thermosensitive hydrogel as a Tgf-β 1 gene delivery vehicle enhances diabetic wound healing. Pharmaceutical Research, 2003, 20(12): 1995-2000.

[113] Gong C Y, Wu Q J, Wang Y J, Zhang D D, Luo F, Zhao X, Wei Y Q, Qian Z Y. A biodegradable hydrogel system containing curcumin encapsulated in micelles for cutaneous wound healing. Biomaterials, 2013, 34(27): 6377-6387.

[114] Xu W K, Tang J Y, Yuan Z, Cai C Y, Chen X B, Cui S Q, Liu P, Yu L, Cai K Y, Ding J D. Accelerated cutaneous wound healing using an injectable teicoplaninloaded PLGA-PEG-PLGA thermogel dressing. Chinese Journal of Polymer Science, 2019, 37(6): 548-559.

[115] Fu S Z, Ni P Y, Wang B Y, Chu B Y, Zheng L, Luo F, Luo J C, Qian Z Y. Injectable and thermo-sensitive PEG-PCL-PEG copolymer/collagen/n-HA hydrogel composite for guided bone regeneration. Biomaterials, 2012, 33(19): 4801-4809.

[116] Ni P, Ding Q X, Fan M, Liao J F, Qian Z Y, Luo J C, Li X Q, Luo F, Yang Z M, Wei Y Q. Injectable thermosensitive PEG-PCL-PEG hydrogel/acellular bone matrix composite for bone regeneration in cranial defects. Biomaterials, 2014, 35(1): 236-248.

[117] Kwon J S, Yoon S M, Kwon D Y, Kim D Y, Tai G Z, Jin L M, Song B, Lee B, Kim J H, Han D K, Min B H, Kim M S. Injectable in situ-forming hydrogel for cartilage tissue engineering. Journal of Materials Chemistry B, 2013, 1(26): 3314-3321.

[118] Li X Z, Ding J X, Zhang Z Z, Yang M D, Yu J K, Wang J C, Chang F, Chen X S. Kartogenin-incorporated thermogel supports stem cells for significant cartilage regeneration. ACS Applied Materials & Interfaces, 2016, 8(8): 5148-5159.

[119] Zhang Z, Lai Y X, Yu L, Ding J D. Effects of immobilizing sites of RGD peptides in amphiphilic block copolymers on efficacy of cell adhesion. Biomaterials, 2010, 31(31): 7873-7882.

[120] Jeong Y, Joo M K, Bahk K H, Choi Y Y, Kim H T, Kim W K, Lee H J, Sohn Y S, Jeong B. Enzymatically degradable temperature-sensitive polypeptide as a new in-situ gelling biomaterial. Journal of Controlled Release, 2009, 137(1): 25-30.

[121] Oh H J, Joo M K, Sohn Y S, Jeong B. Secondary structure effect of polypeptide on reverse thermal gelation and degradation of L/DL-poly(alanine)-poloxamer-L/DL-poly(alanine) copolymers. Macromolecules, 2008, 41(21): 8204-8209.

[122] Kang E Y, Yeon B, Moon H J, Jeong B. PEG-L-PAF and PEG-D-PAF: Comparative study on thermogellation and biodegradation. Macromolecules, 2012, 45(4): 2007-2013.

[123] Jung S J, Park M H, Moon H J, Ko D Y, Jeong B. Thermal gelation or gel melting: (ethylene glycol)$_{113}$-(L-alanine)$_{12}$ and (ethylene glycol)$_{113}$-(L-lactic acid)$_{12}$. Journal of Polymer Science Part A: Polymer Chemistry, 2014, 52(17): 2434-2441.

[124] Shinde U P, Moon H J, Ko D Y, Jung B K, Jeong B. Control of rhGH release profile from PEG-PAF thermogel. Biomacromolecules, 2015, 16(5): 1461-1469.

[125] Shinde U P, Joo M K, Moon H J, Jeong B. Sol-gel transition of PEG-PAF aqueous solution and its application for hGH sustained release. Journal of Materials Chemistry, 2012, 22(13): 6072-6079.

[126] Park M H, Yu Y, Moon H J, Ko D Y, Kim H S, Lee H, Ryu K H, Jeong B. 3D Culture of tonsil-derived mesenchymal stem cells in poly(ethylene glycol)-poly(L-alanine-co-L-phenyl alanine) thermogel. Advanced Healthcare Materials, 2014, 3(11): 1782-1791.

[127] Park M H, Moon H J, Park J H, Shinde U P, Ko D Y, Jeong B. PEG-poly(L-alanine) thermogel as a 3D scaffold of

bone-marrow-derived mesenchymal stem cells. Macromolecular Bioscience, 2015, 15(4): 464-472.

[128] Hong J H, Lee H J, Jeong B. Injectable polypeptide thermogel as a tissue engineering system for hepatogenic differentiation of tonsil-derived mesenchymal stem cells. ACS Applied Materials & Interfaces, 2017, 9(13): 11568-11576.

[129] Moon H J, Patel M, Chung H, Jeong B. Nanocomposite versus mesocomposite for osteogenic differentiation of tonsil-derived mesenchymal stem cells. Advanced Healthcare Materials, 2016, 5(3): 353-363.

[130] Patel M, Moon H J, Jung B K, Jeong B. Microsphere-incorporated hybrid thermogel for neuronal differentiation of tonsil derived mesenchymal stem cells. Advanced Healthcare Materials, 2015, 4(10): 1565-1574.

[131] Kye E J, Kim S J, Park M H, Moon H J, Ryu K H, Jeong B. Differentiation of tonsil-tissue-derived mesenchymal stem cells controlled by surface-functionalized microspheres in PEG-polypeptide thermogels. Biomacromolecules, 2014, 15(6): 2180-2187.

[132] Lee B H, Lee Y M, Sohn Y S, Song S C. A thermosensitive poly(organophosphazene) gel. Macromolecules, 2002, 35(10): 3876-3879.

[133] Lee B H, Song S C. Synthesis and characterization of biodegradable thermosensitive poly(organophosphazene) gels. Macromolecules, 2004, 37(12): 4533-4537.

[134] Seong J Y, Jun Y J, Jeong B, Sohn Y S. New thermogelling poly(organophosphazenes) with methoxypoly(ethylene glycol) and oligopeptide as side groups. Polymer, 2005, 46(14): 5075-5081.

[135] Sohn Y S, Kim J K, Song R, Jeong B. The relationship of thermosensitive properties with structure of organophosphazenes. Polymer, 2004, 45(9): 3081-3084.

[136] Park M R, Chun C S, Song S C. In vitro and in vivo degradation behaviors of thermosensitive poly(organophosphazene) hydrogels. Polymer Degradation and Stability, 2010, 95(6): 935-944.

[137] Chun C, Lee S M, Kim S Y, Yang H K, Song S C. Thermosensitive poly(organophosphazene)-paclitaxel conjugate gels for antitumor applications. Biomaterials, 2009, 30(12): 2349-2360.

[138] Chun C, Lee S M, Kim C W, Hong K Y, Kim S Y, Yang H K, Song S C. Doxorubicin-polyphosphazene conjugate hydrogels for locally controlled delivery of cancer therapeutics. Biomaterials, 2009, 30(27): 4752-4762.

[139] Cho J K, Chun C, Kuh H J, Song S C. Injectable poly(organophosphazene)-camptothecin conjugate hydrogels: Synthesis, characterization, and antitumor activities. European Journal of Pharmaceutics and Biopharmaceutics, 2012, 81(3): 582-590.

[140] Chun C, Lim H J, Hong K Y, Park K H, Song S C. The use of injectable, thermosensitive poly(organophosphazene)-RGD conjugates for the enhancement of mesenchymal stem cell osteogenic differentiation. Biomaterials, 2009, 30(31): 6295-6308.

[141] Park M R, Chun C, Ahn S W, Ki M H, Cho C S, Song S C. Cationic and thermosensitive protamine conjugated gels for enhancing sustained human growth hormone delivery. Biomaterials, 2010, 31(6): 1349-1359.

[142] Seo B B, Park M R, Chun C, Lee J Y, Song S C. The biological efficiency and bioavailability of human growth hormone delivered using injectable, ionic, thermosensitive poly(organophosphazene)-polyethylenimine conjugate hydrogels. Biomaterials, 2011, 32(32): 8271-8280.

[143] Kim Y M, Park M R, Song S C. Injectable polyplex hydrogel for localized and long-term delivery of siRNA. ACS Nano, 2012, 6(7): 5757-5766.

[144] Kim Y M, Park M R, Song S C. An injectable cell penetrable nano-polyplex hydrogel for localized siRNA delivery. Biomaterials, 2013, 34(18): 4493-4500.

[145] Seo B B, Choi H, Koh J T, Song S C. Sustained BMP-2 delivery and injectable bone regeneration using thermosensitive polymeric nanoparticle hydrogel bearing dual interactions with BMP-2. Journal of Controlled

Release, 2015, 209: 67-76.

[146] Potta T, Chun C, Song S C. Dual cross-linking systems of functionally photo-cross-linkable and thermoresponsive polyphosphazene hydrogels for biomedical applications. Biomacromolecules, 2010, 11(7): 1741-1753.

[147] Potta T, Chun C, Song S C. Chemically crosslinkable thermosensitive polyphosphazene gels as injectable materials for biomedical applications. Biomaterials, 2009, 30(31): 6178-6192.

[148] Potta T, Chun C, Song S C. Injectable, dual cross-linkable polyphosphazene blend hydrogels. Biomaterials, 2010, 31(32): 8107-8120.

[149] Potta T, Chun C, Song S C. Design of polyphosphazene hydrogels with improved structural properties by use of star-shaped multithiol crosslinkers. Macromolecular Bioscience, 2011, 11(5): 689-699.

(俞　麟　丁建东)

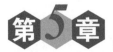

第5章

>>

高强度医用水凝胶

摘要：近年来，随着材料科学和生命科学的迅速发展，水凝胶作为材料领域的一个重要分支，由于其独特的软湿性能，在生物医学领域展现了极为广阔的应用前景。但是凝胶固有的力学性能差的缺陷一定程度上限制了其作为生物医用材料的应用。本章首先对国内外提高水凝胶力学强度的方法进行了分类汇总，并对其优缺点进行了简要分析。虽然高强度水凝胶被广泛研究，但是大多数高强度凝胶还缺乏生物功能，如何在保证水凝胶具有优异力学性能的前提下，赋予水凝胶多种生物功能，是发展医用水凝胶亟待解决的关键问题。本章亦对高强度水凝胶在生物医用领域几个方面的应用进行了较为详尽的介绍。相信在不久的将来，高强度水凝胶设计和应用方面的问题会逐步得到解决，这类凝胶将成为不可替代的生物医用材料。

Abstract：In recent years, hydrogels as an important branch of the material field have, with the rapid development of materials science and life sciences, shown broad application prospects in the field of biomedicine owing to its unique soft and wet performance. However, the intrinsic poor mechanical properties of the hydrogels limit their applications as a biomedical material to some extents. This chapter first summarizes the methods for improving the mechanical strengths of hydrogels, and briefly analyzes their advantages and disadvantages. Although high-strength hydrogels have been widely studied as potential biomedical materials, most of them lacked biofunctions. How to make high-strength hydrogels with multiple biofunctions still remains a challenge in exploring their applications. Also, this chapter gives a detailed introduction to the applications of high-strength hydrogels in various fields of biomedicine. It is our belief that the problems associated with the design and application of high-strength hydrogels will be gradually solved, and this sort of hydrogels will become irreplaceable biomaterials.

5.1　高强度医用水凝胶定义

　　水凝胶是一种高分子的浓溶液体系，可定义为能够在水中溶胀而不溶解的三维网络结构的交联聚合物[1, 2]。高含水率可使得小分子物质在其中良好地渗透和扩散，故而具有较高的生物医用价值，如作为人工肌肉、肌腱、软骨、角膜、医用生物敷料和药物释放载体等[3-6]。但由于水凝胶中水分子对高分子网络的稀释作用以及交联网络的不均一性，致使水凝胶的机械性能较差。这一固有缺陷限制了水凝胶作为承载组织替代物的部分应用[7, 8]。因此发展高强度医用水凝胶可进一步拓展水凝胶在生物医学领域的应用。

　　近年来，国内外学者在提高水凝胶的力学性能的研究中取得了重要进展，主要体系有纳米复合水凝胶[9]、双网络水凝胶[10]、大分子微球复合水凝胶[11]、滑环水凝胶[12]、共价/离子交联水凝胶[13]、聚电解质水凝胶[14]、非共价键相互作用水凝胶[15]等。经过不同体系增强后的水凝胶在拉伸、压缩、扭曲等力学性能方面有不同程度的提升，有望拓展水凝胶的应用范围。目前对高强度水凝胶还没有严格的定义，一般而言，能承受兆帕级别拉伸或压缩强度的水凝胶被称为高强度水凝胶，而具有生物医学应用价值的这类水凝胶也可以称为生物医用高强度水凝胶。

5.2　高强度医用水凝胶分类

5.2.1　化学交联高强度水凝胶

5.2.1.1　四臂聚乙二醇水凝胶

　　这种凝胶是由两种分子量相近的四臂聚乙二醇经末端化修饰形成大分子单体（端氨基四臂聚乙二醇和端琥珀酰亚胺酯基四臂聚乙二醇），经过点击化学反应交联而成，这种方法可有效提高凝胶网络均一性，从而改善凝胶力学性能。结合动态光散射测试及凝胶网络参数统计学分析，发现凝胶特征长度近似于 PEG 臂长的 2 倍，表明两大分子单体之间形成规整均一的交联网络。水凝胶力学性能与聚合物体积分数的正比关系亦表明凝胶结构中无链缠结现象。当外力作用于凝胶上时，交联点间协同作用将应力均匀分散到规整的凝胶网络，从而更好地抵御外力。其压缩强度可达到几十兆帕，与关节软骨的强度相当，故均一的、近乎理想的交联网络结构能极大地提升水凝胶的韧性[16]。

5.2.1.2 滑环水凝胶

滑环水凝胶是由线性聚乙二醇分子链穿插在 α-环糊精环状分子的环腔内组成，且聚乙二醇的两端用较大的基团封端防止 α-环糊精环状分子的脱落。该"8"字形交联点可在外力的驱使下自由滑动，自动均衡地减少了高分子链空间分布的不均匀性，进而减少了局部的受力过大，使得这种凝胶具有良好的力学性能。该凝胶溶胀平衡后的质量能够达到凝胶干重的 500 倍，应力作用下可以拉伸到原来长度的 20 倍。在低交联密度下，单轴拉伸得到的应力应变曲线呈无滞后的 J 型，在所有的应变范围内呈现下凸面，而大多数凝胶则呈现上凸面曲线[12]。

5.2.1.3 双网络水凝胶

双网络策略是目前广泛研究的提升凝胶力学性能的方法之一，最初的双网络水凝胶由高度交联的聚电解质网络及松散交联的聚丙烯酰胺网络互穿而成。在外力作用下，刚性聚电解质网络先发生断裂，迅速将能量耗散，而柔性聚丙烯酰胺网络赋予凝胶一定韧性，使得凝胶在较大作用力下仍保持完整性，双网络协同作用赋予凝胶优异的综合力学性能。其体系设计需严格遵守以下要求：①第一网络为高度溶胀的聚电解质刚性网络，第二网络为中性聚合物柔性网络；②第一网络必须高度共价交联，第二网络为低度交联的松散网络；③第二网络的单体摩尔浓度远超过第一网络单体的摩尔浓度[10, 17]。

传统双网络凝胶都采用分步法制备，过程烦琐，且不可随意塑形。科研工作者以可凝胶化的高分子（琼脂糖[18]、卡拉胶、结冷胶、海藻酸钠、明胶、两亲嵌段共聚物[19]等）替代聚电解质作为第一网络，以一步法制备出了高强度双网络水凝胶。在制备过程中将该种高分子和第二网络的单体、交联剂、引发剂同时溶解在溶剂中，在高分子成胶后，再引发单体聚合，形成最终凝胶。由于不需第二网络单体进入溶胀的第一网络，此种方式更为简便快捷，形状可控；并且由于第一网络的高分子大多为物理交联，故凝胶的力学性能可部分恢复。

5.2.2 物理/化学双交联高强度水凝胶

5.2.2.1 偶极-偶极作用增强共价交联水凝胶

偶极-偶极相互作用是分子固有偶极矩产生的一种分子间相互吸引的范德瓦耳斯力，它是由原子电负性差造成分子内正负电荷分布不均一引起的。聚丙烯腈纤维得益于氰基的强烈偶极-偶极作用而呈现极高模量和韧性，是高强度碳纤维的主要前驱体。在凝胶网络中引入丙烯腈的偶极-偶极作用可促进高分子链的缠结，从而增强水凝胶网络[19]，但偶极-偶极作用的强疏水性使水分子很难进入网络中，故需向水凝胶中引入高亲水性单体[20]和交联剂[21]来提高网络吸水率使其免于分相。这种聚丙烯腈基水凝胶具有高模量、高韧性的力学特征，能够抵抗扭转、拉伸、打结、撕裂等多种形变，如图 5-1 所示。聚丙烯腈作为体系中强度维持组分，其偶极-偶极作用力构成的物理交联点可在加载-卸载过程中可逆地断裂-重构，从而使得凝胶具备耐疲劳性。

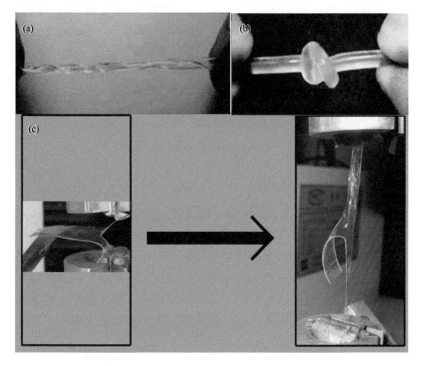

图 5-1　丙烯腈基水凝胶抵抗拉伸、扭曲（a）、打结（b）和撕裂（c）的直观图[20]

（图片引用经 John Wiley and Sons 授权）

5.2.2.2　氢键增强共价交联水凝胶

单体 2-乙烯基-4, 6-二氨基-1, 3, 5-三嗪（VDT）中的二氨基三嗪结构，可在水环境中借由其强氢键作用形成疏水微区，从而形成物理交联点，实现对水凝胶的增强目的。同样地，该体系也需用高亲水性单体[22]和交联剂[23]来提高网络吸水率使其免于分相。其中不同分子量（500～35 000）的聚乙二醇二丙烯酸酯（PEGDA）可良好地调控该水凝胶的力学性能：同等质量浓度下，提高交联剂分子量可提升凝胶的断裂拉伸率，减弱其塑性力学行为，使凝胶网络的弹性逐渐增加。其中以分子量为 35 000 的 PEGDA 为交联剂的凝胶能够耐受汽车的碾压，迅速回弹并保持完好无损，如图 5-2 所示。

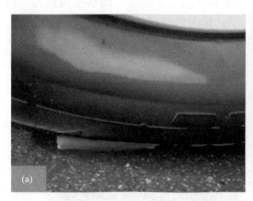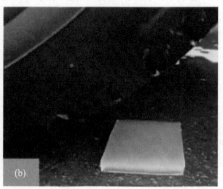

图 5-2　PEGDA 35 000 交联的 PVDT 凝胶耐受汽车碾压（a）和迅速恢复原状的照片（b）[23]

（图片引用经 Royal Society of Chemistry 授权）

5.2.2.3　长链烷基疏水聚集增强共价交联水凝胶

十八烷基甲基丙烯酸酯（C$_{18}$）是一种长链烷基的疏水单体，其可通过阴离子表面活性剂十二烷基硫酸钠（SDS）[24]或者阳离子表面活性剂十六烷基三甲基铵盐（CTA）[25]的氯化钠水溶液的增容效应溶解在水中，与亲水性单体丙烯酰胺、丙烯酸等共聚成胶。由于疏水烷基在水中可形成较强的胶束，构成物理交联点，得到的凝胶具有优异的拉伸、压缩力学性能。但这种水凝胶在泡水除去表面活性剂后，疏水链会产生过强的聚集结晶，使水凝胶变得硬而脆，限制了其进一步的生物应用。

5.2.2.4　配位作用增强共价交联水凝胶

咪唑基团与锌离子有较强的络合作用，是构成锌指的主要结构之一。以 PEGDA 交联的聚(1-乙烯基咪唑-丙烯腈)水凝胶可进一步通过咪唑基团与锌离子的配位作用大幅提升水凝胶的力学强度[26]，仅 1 mmol/L 的锌离子溶液可将凝胶的拉伸强度从 0.15 MPa 提升至 0.88 MPa，同时杨氏模量从 0.6 MPa 提升至 8.11 MPa。并且凝胶的力学强烈依赖于锌离子溶液浓度。当锌离子溶液从 1 mmol/L 提升至 10 mmol/L 后，凝胶的拉伸强度从 0.88 MPa 提升至 4.00 MPa，同时杨氏模量从 8.11 MPa 提升至 37.84 MPa。锌离子的引入会降低细胞活性，但是当锌离子浓度为 5 mmol/L 时，力学性能的提升足以使得凝胶片被固定成管状支架，此时的细胞存活率超过 60%，且细胞可完好地黏附在凝胶上。

5.2.2.5　离子作用增强共价交联水凝胶

以丙烯酰胺为单体，少量的 N, N'-亚甲基双丙烯酰胺为交联剂，可通过常温热引发在海藻酸钠与硫酸钙的水溶液中聚合得到一种互穿网络水凝胶，钙离子与海藻酸钠形成的蛋壳结构在承受外力时，像拉链一样解离，耗散了大部分的机械能，而轻度交联的丙烯酰胺网络可使得凝胶网络保持完整性。该凝胶的撕裂能约为 9000 J/m^2，几乎媲美传统橡胶，其试样在含有缺口的情况下仍然能够保持 17 倍的断裂拉伸率（不含缺口的为 20 倍）。但是由于离子键的作用力比较弱，其抗张强度比较低，同时钙离子在凝胶网络中的扩散受限，受载后的凝胶难以恢复到最初的力学性能[17]。为进一步提高离子交联凝胶的力学性能，有研究者提出使用丙烯酸替代天然高分子海藻酸钠，三价铁离子与羧酸根可形成作用力更强的离子交联，且离子作用在水中不断发生交联与解交联，最终形成更加稳定有序的结构。该水凝胶的拉伸强度可以达到 6 MPa，伸长率大于 7 倍，韧性为 27 MJ/m^3，并且室温下 4 h 几乎就可以恢复到原始状态[27]。

5.2.2.6　主客体作用增强共价交联水凝胶

环糊精分子的外缘亲水而内腔疏水，因而它可为疏水分子提供一个杯型的结合部位，作为主体与匹配的客体结合，这种选择性的分子间结合即通常所说的分子识别，或称为主客体作用。其中金刚烷是一种比较常见的客体分子。以这种主客体作用增强的共价交联水凝胶为双重网络结构。其中第一网络为金刚烷修饰的透明质酸和环糊精分子通过主客体作用形成的物理交联网络；第二网络为甲基丙烯酸修饰的透明质酸和二硫苏糖醇通过迈克尔加成反应形成的共价交联网络。由于主客体作用在剪切力的作用下会发生解离，凝胶具有剪切变稀的性能，使得凝胶具有可注射、自修复的性能，可以作为细胞封装的基质应用于生物医学工程领域[28]。

5.2.3　物理交联高强度水凝胶

物理交联水凝胶的交联点全部由物理相互作用组成。相比于共价键，单一的物理相互作用能量更低，为了提高物理交联水凝胶的力学强度，需要向凝胶网络中引入大量物理相互作用，使其键能与共价键相当。同时，由于物理交联在适当的条件下可以实现可逆的断裂-重构，故物理水凝胶往往具有力学可恢复性和自愈合性能。

5.2.3.1 正负离子作用增强水凝胶

带有相反电荷的单体在水溶液中共聚时会因为强烈的静电引力而发生沉淀，而通过提高其浓度可防止此现象从而形成半透明的凝胶。由于网络中正/负电荷重复单元呈随机分布，形成了大量强弱不同的离子键。其中强的离子键由几十到几百对离子对聚集而成，键能较高，在拉伸时不易断裂，相当于永久交联点，赋予凝胶弹性，稳固凝胶形状；而弱的离子键由几个到十几个离子对聚集而成，键能较低，在拉伸时易断裂，充当可以牺牲的弱键，从而耗散能量，赋予凝胶高强度。而且由于离子键的可逆性，该凝胶具有自修复性和可塑性。将阴阳离子单体分两步聚合：首先将阳离子单体聚合成为聚阳离子长链，再将其与阴离子单体混合，经过二次聚合、纯水透析两个步骤，凝胶网络中形成了强弱不同的多重离子对，从而合成了基于静电作用的超分子凝胶[14, 29]。

这种聚电解质凝胶虽然具备自修复性、重塑性，但是自修复性能最高仍只能达到 66%。而且凝胶中的离子键在无机盐水溶液中受到一定损害，造成了凝胶在生理条件环境中性能下降的现象。此外，较低的含水量、产物不透明、超长的光引发聚合时间等缺陷等问题亟待解决。

5.2.3.2 氢键作用增强水凝胶

启发于蛋白质中氨基酸的多重氢键能使得其在水环境中出现稳定的折叠结构，刘文广教授课题组[30]开发了一种基于双酰胺键的氢键增强型聚合物超分子水凝胶——聚 N-丙烯酰基甘氨酰胺（PNAGA）。这种水凝胶在不存在任何共价交联剂的情况下，仅用 N-丙烯酰基甘氨酰胺（NAGA）在水溶液中光引发聚合即能成胶。而且其侧链的双酰胺基团可形成分子链间的氢键作用，可以在水及其酸、碱、盐溶液中稳定存在而不溶胀，并且固含量 20%以上的凝胶具有较强的拉伸、压缩和抗撕裂性能，并具有 70%~80%的平衡含水量。同时，双酰胺基团形成的氢键可以在较高温度下被破坏，然后经过室温冷却能够再次重建，该特点让凝胶能够在温度的变化过程中实现凝胶的自修复，如图 5-3 所示。细胞毒性实验显示该种凝胶无明显细胞毒性，有望作为一种新型生物医用超分子凝胶材料。

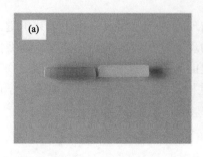
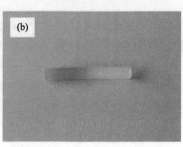

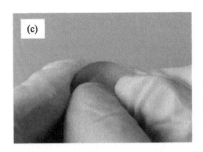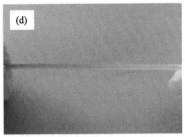

图 5-3　PNAGA 凝胶自修复性能图[30]

（a）PNAGA 凝胶从中间切开，一半染色；（b）两半凝胶在加热后完全修复，并且可以承受弯曲（c）和拉伸应力（d）

（图片引用经 John Wiley and Sons 授权）

5.2.3.3　纳米复合增强水凝胶

Haraguchi 等[9]将纳米黏土的插层作用引入到网络中，构建了一种无化学交联剂的水凝胶。在网络中，高分子长链与纳米粒子表面的配位作用，使一个纳米粒子表面与很多高分子链形成配位，由此，黏土片层起到多重交联作用，由于纳米粒子在网络中均匀分布，黏土片层之间的距离基本相同，交联点间的高分子链分布也相对均匀，最终获得了微观结构较规整的凝胶。这种凝胶具有很好的延展性，但杨氏模量不高，且需要高分子链与黏土之间的配合作用。此外，黏土的插层交联起到类似化学交联的作用，不具有可逆性。

综上所述，高强度水凝胶的网络中需同时含有强/弱两种交联，其中弱交联由键能较低的单一物理键提供，而强交联一般为共价键或多重物理键。单纯的共价交联水凝胶虽然具有较高强度，但是共价键被破坏后不具恢复性，因此凝胶受力发生形变后无法二次使用。而单一物理键（氢键作用、疏水作用、静电作用、偶极作用）键能较小，不能有效增强凝胶。多重物理键协同作用键能与共价键相近，可以赋予水凝胶一定强度。此外，由于多数物理作用具有可逆性，被解离后可在适当条件下重新结合，因此物理键增强的水凝胶具备自恢复性能、自修复性能、形状记忆能力等，有望拓展高强度水凝胶的应用范围。

5.3　多功能高强度水凝胶的构建

5.3.1　形状记忆水凝胶

形状记忆水凝胶是一类可在外界刺激下实现临时形状固定与原始形状恢复的新型智能水凝胶[31, 32]。其形状记忆功能的实现主要依靠外界刺激下凝胶物理性能的转变，核心机理是可逆交联点的增加或减少，常用的可逆物理作用包括离子络合、结晶或配位作用等。

刘文广教授课题组[33]以丙烯腈和丙烯酸为单体制备了双离子控制的形状记忆水凝胶。首先将制备好的凝胶片置入一定浓度的氯化锌溶液中，锌离子与氰基形成配位的络合物，破坏丙烯腈氰基之间的偶极-偶极相互作用，交联点减少，凝胶软化。然后再将凝胶片固定成立方盒子的形状，置入乙二胺四乙酸（EDTA）溶液中将凝胶网络中的锌离子完全去除，使丙烯腈氰基间的偶极-偶极作用恢复，交联点增多，凝胶硬化并固定成立方盒子的形状。然后再将凝胶展平，置于氯化钙溶液中，钙离子和羧基形成络合物，交联点增多，凝胶进一步硬化被成功固定成平板形状。

将人骨髓间充质干细胞铺满片状凝胶表面，而后将负载细胞的凝胶片浸没在EDTA 溶液中，羧酸根与钙离子的络合作用逐渐解离，凝胶模量下降并恢复至初始立方盒子形状，如图 5-4 所示。形状记忆功能赋予凝胶在外界刺激下自发从二维结构转变成三维结构的能力，可为细胞生长提供不同的重力环境。干细胞在"上下颠倒"的生长位置更容易向脂肪细胞分化，而在"壁挂"的生长位置则倾向于成骨细胞分化。

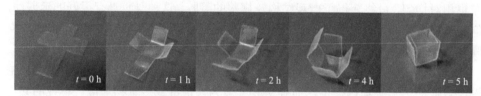

图 5-4　立方盒形状偶极增强形状记忆水凝胶的形状恢复图[33]

（图片引用经 Springer Nature 授权）

5.3.2　刺激响应性水凝胶

刺激响应性水凝胶可以在外界的刺激下（物理或者化学因素）产生响应，这种刺激因素主要包括温度、光、电场、磁场、pH、离子等。在这些特定的刺激下，赋予凝胶多种不同的性能，比如说产生体积的变化、表面形貌的变化、亲疏水性的改变等[34-38]。下面主要对离子敏感型水凝胶、pH 敏感型水凝胶、光敏感型水凝胶、温度敏感型水凝胶、电场敏感型水凝胶及生物分子敏感型水凝胶进行简介。

5.3.2.1　离子敏感高强度水凝胶

离子敏感型水凝胶是在凝胶网络中引入可以和金属离子发生静电作用或者络

合作用的基团，由于凝胶网络中交联点的增加，使得凝胶的体积发生了改变[39-41]。刘文广教授课题组[42]在 VDT 增强凝胶基础上引入了可以和钙离子发生络合作用的丙烯酸（AA）单体，通过调节 VDT 和 AA 单体的量来调控凝胶的体积收缩变化，制备了钙离子敏感型水凝胶。利用离子敏感水凝胶的体积收缩变化，设计了 2D 细胞培养支架。当凝胶支架达到溶胀平衡后，将细胞接种于其表面并进行培养，直至细胞在凝胶表面完全铺展，而后将该凝胶支架浸没在生物相容性良好的钙离子溶液中，由于丙烯酸中的羧基和钙离子发生了离子络合交联作用，网络中物理交联点大量增加，凝胶溶胀程度减弱，体积发生收缩，致使细胞从凝胶表面脱落。因此，这种离子敏感型水凝胶支架有望用于细胞培养及无损脱附。

5.3.2.2　pH 敏感高强度水凝胶

pH 敏感型水凝胶可根据环境 pH 的变化，自身的吸水能力、力学强度等理化性质发生相应改变。这种水凝胶的化学组成中通常含有可质子化/去质子化的弱酸性或弱碱性基团，它们会根据介质中 pH 值的变化结合或释放质子，使得带有电荷的分子链之间产生静电排斥，增大网络的渗透压，吸进大量水分子，导致凝胶溶胀[43]。二氨基三嗪结构中的氨基可在酸性条件（pH<3）下质子化而带正电荷，故 VDT 基的水凝胶可在酸性条件下溶胀，具有 pH 响应性。其中以亲水单体低聚乙二醇甲基丙烯酸酯（OEGMA）共聚合成出的 P(OEGMA-co-VDT)水凝胶可对铜离子进行反复的吸附和脱附[42]；这种凝胶在中性条件下可以利用氨基与铜离子之间的络合作用达到吸附铜离子的效果；将吸附铜离子的凝胶再置于酸性溶液中，由于氨基的质子化，氨基与铜离子之间产生电荷排斥作用，络合作用解离，吸附的铜离子从凝胶网络中脱除。而后将水凝胶置于去离子水中直至恢复中性，氨基再次去质子化，解离的氢键重新结合，凝胶的理化性质可恢复至初始状态，因此可被再次用于铜离子吸附，实现循环利用。而经过上述铜离子吸附-酸处理-去离子水洗涤-再次铜离子吸附的六次循环后，凝胶依然可以恢复到原始状态，因而有望用于污水处理[44]。

5.3.2.3　光敏感高强度水凝胶

光敏感型水凝胶顾名思义，就是在凝胶网络中引入光敏感性基团，在光照的刺激下，光敏基团可以发生构型的改变、裂解或者二聚等反应，从而改变凝胶内部网络的结构，使得凝胶发生亲疏水的变化、交联点的增加或者减少等[45-48]。同时某些光敏基团还可以将光能转变成热能，使凝胶的温度上升，发生相转变等。相较于温度、pH、电场等刺激，光刺激更具备可控性，可以对特定位置进行光照刺激，从空间上定位更加准确、灵活，并且精度可控，从而大大提高了材料应用的灵活性[49, 50]。不同的光敏基团需要特定波长的光激发，因此所使用的光源也具备多样性。其中低频的近红外光具有一定的穿透能力，可对皮肤深层组织的凝胶进行激发。这种光敏感型水凝胶可以用于药物的定点释放、细胞的定点脱附、微流体控制等多个领域[51, 52]。

螺吡喃为一种可在紫外光的激发下开环、在可见光照射下闭环的功能性基团，因其开环结构带有正负电荷，亲水性得到了一定提升。通过在 PVDT 基的水凝胶引入含有光敏基团螺吡喃的单体，使得凝胶可在紫外光的照射下亲水性增大，接触角减小，当用可见光照射凝胶时，该种凝胶的接触角又恢复到之前的水平。由于细胞在疏水表面更易于贴附铺展，而在亲水表面易于脱附，由此可以实现光控的细胞无损脱附[53]。

5.3.2.4　温度敏感高强度水凝胶

温度敏感型水凝胶可以感应外界的温度刺激从而产生相应的响应性，进而引起凝胶性能方面的变化[54, 55]。温敏水凝胶具有特定的临界转变温度，在转变温度附近，凝胶网络分子链段的运动能力、亲疏水性等发生改变，进而影响凝胶的理化性质。其中，*N*-异丙基丙烯酰胺（NIPAAm）是被研究最多的具有最低临界共溶温度（LCST）的单体，当温度低于 LCST 时，聚 *N*-异丙基丙烯酰胺（PNIPAAm）链段可以与水分子形成氢键从而使得凝胶的亲水性增加。刘文广教授课题组[22]利用 PNIPAAm 这一特性，将 PNIPAAm 与 VDT 共聚制备了高强度温敏水凝胶，当在凝胶表面接种上细胞置入恒温培养箱中培养时，由于培养温度为 37℃，高于临界相转变温度，凝胶表面呈疏水状态，细胞可以在凝胶表面黏附铺展，当将温度迅速降至 20℃时，由于低于临界相转变温度，凝胶表面转变为不利于细胞生长的亲水状态，细胞发生收缩，从而实现了细胞的无损脱附。

5.3.2.5　电场敏感高强度水凝胶

电场敏感型水凝胶是一类在外电场作用下因凝胶网络内外部离子发生定向迁移而宏观表现出可逆体积转变的水凝胶。通过施加电场，溶液中流动的离子化基团的抗衡离子与凝胶网络发生结合，在凝胶中局部逐渐累积，形成一个相反的电势，这种电极化会使凝胶内部渗透压发生局部变化，最终导致水凝胶溶胀的各向异性[56]。Bassil 等[57]对聚丙烯酰胺（PAAm）水凝胶的电场敏感性进行了研究，并探讨了它作为人工肌肉的潜在应用。由于这种水凝胶的溶胀行为、力学强度等可在电刺激下发生改变，且具有较高的电响应灵敏度，因此有望用于微流控设备微驱动器的制备以及药物的靶向释放等。

5.3.2.6　生物分子敏感高强度水凝胶

生物分子敏感型水凝胶是指对特定的生物分子（葡萄糖、酶、抗原等）产生响应的一类水凝胶[58]。其中研究最为广泛的是葡萄糖敏感型水凝胶[59]，它能够感知环境中葡萄糖的浓度并相应做出不同程度的溶胀变化，因此被用于生物传感器、微流体、生物微机电系统和用于治疗糖尿病的植入式药物传输系统等。

5.3.3　自修复高强度水凝胶

自修复水凝胶是一类宏观结构被破坏后可在特定条件下自我修复的水凝胶。其自修复性能的实现主要依赖于凝胶网络中存在的可逆物理键或可逆共价键。物理键包括多重氢键、π-π 堆叠、静电作用、疏水作用以及结晶作用等，可逆的共价键包括酰腙键、亚胺键、金属配位键和狄尔斯-阿尔德反应等[60-64]。前面提及的聚 N-丙烯酰基甘氨酰胺（PNAGA）水凝胶因其网络全由氢键构成而具有优良的自修复性能。当将凝胶切断后重新结合，置于高温下使得氢键部分解离，分子链运动解冻跨过断面重新结合在一起。在此基础上在 PNAGA 水凝胶网络中引入亲水单体乙烯基三唑，可明显降低凝胶的修复温度，同时赋予此种凝胶优良抗菌性能[65]。

5.3.4　导电高强度水凝胶

导电水凝胶是一类通过向聚合物网络中引入导电组分而形成的兼具软湿特性及导电能力的水凝胶。其中交联网络为水凝胶提供一个含水框架结构，而导电组分在网络中通过自由电子、游离的离子基团以及分子链的 π-π 共轭结构等形式实现水凝胶的电导能力。刘文广教授课题组[66]以 NAGA 和 2-丙烯酰胺基-2-甲基丙磺酸（AMPS）为单体，聚(3, 4-亚乙二氧基噻吩)-聚(苯乙烯磺酸)（PEDOT/PSS）为掺杂剂，通过自由基聚合成功制备了基于双酰胺键氢键增强的导电水凝胶。所得水凝胶表现出优异的导电能力，其电导率范围可达 0.2～2.2 S/m，有望应用于传送机体生物电学信号刺激细胞增殖和分化等生物医用材料和组织工程领域。且双氢键结构对水凝胶的力学性能增强效果明显，其拉伸强度可以达到 0.22～0.58 MPa，压缩强度为 1.02～7.62 MPa，断裂伸长率为 817%～1709%。此外，可逆氢键作用赋予水凝胶一定的自修复能力，凝胶被破坏后可在高温下实现可逆凝胶-溶胶转变，完成宏观结构的自修复。经测试该凝胶的自修复效率可达 60%以上，且凝胶的导电能力可恢复至初始水平，因此该凝胶有望作为导电材料实现循环利用。

5.3.5　3D 打印高强度水凝胶

3D 打印技术是一种新兴的快速成型技术，利用该技术构建的水凝胶具有尺寸可调、精度高、结构规整等特点。其工作原理为用特定的具有一定流动性和黏度的液体材料按预先定制的三维数字模型，以分层制造和逐层叠加的方式由加工设备挤出并由特定的成型设备（紫外交联仪或者降温设备等）聚合成型，从而制备具有特殊形状或者结构的制品[67,68]。赵选贺课题组[69]利用 3D 打印技术将钙离子交联的海藻酸钠和 PEGDA 打印成多种具有 3D 复杂形状和微结构的双网络水凝胶，钙离子与海藻酸间的可逆离子交联能有效增韧凝胶，赋予凝胶高伸长率和高韧性，其断裂能可达到 1500 J/m^2，高于人工合成的软骨的断裂能，且包封在该水凝胶中的多种细胞保持了良好的活性。开发新型生物相容性良好的水凝胶墨水并结合 3D 打印技术，通过对病灶部位进行 CT 扫描建模，可以实现个性化、精细化、复杂化组织支架的快速构建，促进了水凝胶在个性化组织工程支架、假体植入物构建等生物领域的发展。此外，由于凝胶可在常温下进行打印，在凝胶墨水中混合细胞、生长因子、药物等活性分子可以有效提升凝胶的生物活性，进一步拓展了 3D 打印水凝胶的应用范围。

5.4　高强度水凝胶在生物医学领域的应用

5.4.1　药物/基因递送载体

Langer 课题组[70]设计了一种超分子弹性体/水凝胶复合物，此种凝胶由两种合成大分子构成，分别为聚(丙烯酰基 6-氨基己酸)（PA6ACA）和聚(甲基丙烯酸-丙烯酸乙酯)（EUDRAGIT L 100-55），PA6ACA 侧链中的羧基可以形成分子间氢键，在酸性环境中，由于 PA6ACA 中的羧基不会去质子化，PA6ACA 分子中的羧基和氨基形成分子间的氢键，故该凝胶在酸性环境下可以保持稳定性，在中性环境下，羧基发生去质子化，氢键发生解离，凝胶在肠道中可转变为黏稠的溶液。进而通过形状设计增加凝胶在胃中的滞留时间，实现药物在胃中缓慢长久释放，最终在肠道中溶解排除，避免了肠梗阻的危险。

核苷被认为在神经错乱症状的病理学中起着重要的作用。在病理条件下，大脑中的核苷水平可发生很大的变化。刘文广教授课题组[71]基于 VDT 分子之间的氢键作用以及氢键受体与供体之间形成氢键的能力设计了胸苷响应型高强度水凝胶，该种凝胶可以通过控制胸苷的浓度从而调控模型药物从凝胶中的释放能力，此凝胶的开发对治疗神经变性疾病药物的控制释放具有意义。首先，在 VDT 和 PEGDA 凝胶的前驱液中混合了异硫氰酸荧光素标记的牛血清白蛋白，继而光引发成胶。由于胸苷和二氨基三嗪残基之间形成氢键的能力大于 VDT 分子间的氢键作用，当将在 PBS 中平衡的凝胶浸入不同浓度的胸苷溶液中，凝胶发生不同程度的溶胀，进而可以调控蛋白质从凝胶网络中的渗透。虽然凝胶的溶胀度变大，但是该过程并没有对凝胶的力学性能有太大影响。随着胸苷浓度的变大，凝胶的溶胀度也逐渐提高，凝胶的孔隙逐渐变大，从而使得凝胶释放蛋白质的能力增强，达到控制释放的目的。

5.4.2 智能细胞培养支架

作为细胞培养基质，水凝胶这种软湿材料有着比传统硬质塑料培养板或玻璃片更加优越的性能[72]。传统的塑料培养板只能满足细胞的贴壁生长，无法模拟体内动态环境，对细胞的调控有限。而水凝胶则不然，通过对水凝胶结构进行设计，可以赋予水凝胶对人体微环境如 pH、温度等条件的刺激响应，凝胶受到刺激后性质发生改变，进而实现对细胞生长行为的调控。

高强度 PVDT 基水凝胶经 1-乙烯基咪唑改性后可与导电能力良好的聚苯胺结合，从而形成导电水凝胶。如图 5-5 所示，这种高强度导电水凝胶具有良好的生物相容性，并且可以支持神经干细胞在凝胶表面的黏附和增殖，通过简单的电刺激方式可以促进神经干细胞向神经元方向分化[73]。

5.4.3 柔性器件与传感器

近年来，基于人体皮肤感知功能的柔性器件和软体机器人在生物传感、柔性可穿戴设备等领域都引起了广泛的关注。然而现有的传统压力传感器多以刚性的半导体硅材料为主，无法实现折叠拉伸、自修复等柔性材料所具备的特点，因此发展轻

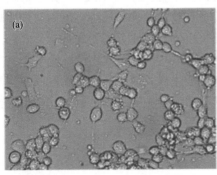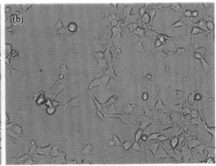

图 5-5 智能细胞培养水凝胶示例[73]

支架凝胶表面培养的神经干细胞在未施加（a）和施加（b）电刺激（75 mV）的条件下培养 7 d 后的光学显微镜图，（b）中神经干细胞向神经元方向分化

（图片引用经 Elsevier Ltd.授权）

质化、微小化、高灵敏、具有良好生物相容性和响应外部刺激的智能材料成为目前新的研究方向。研究人员从人体皮肤构成出发，结合柔性压力传感技术，将柔性、可拉伸的自修复水凝胶材料发展出一系列可模拟人体皮肤功能的电子皮肤设备。

哈佛大学锁志刚和 Whitesides 团队[74]利用掺杂有氯化钠的聚丙烯酰胺（PAAm）凝胶设计和构建了高度透明、高延展性的离子皮肤，通过检测电信号的变化来测量应变和接触压力的变化。研究人员将离子导体与电子皮肤连接形成一个完整的回路，将坚硬的电子导体与柔软的水凝胶材料结合，可在较大的应变范围内保持高敏感的电子传导特性和柔软透明的可拉伸形状。由于水凝胶材料的透光性能，该电子皮肤可以通过外部光响应刺激实现连续的电信号传导。

复旦大学武培怡教授课题组[75]受自然界中虾壳结构和生物体内矿化过程的启发，制备了一种仿生矿化水凝胶，通过物理交联的方法将聚丙烯酸（PAA）、纳米无定形碳酸钙（ACC）和海藻酸钠结合在一起，实现了高灵敏度的电信号传导和动态拉伸的柔性力学适应性。这种由水凝胶制备的电子皮肤的压力敏感度高达 1 kPa，可以感知手指触摸，人体运动甚至水滴滑落等微小的外界压力变化，并且在缺损自修复之后仍然能够保持相当的传感特性。这种优异的超分子矿化水凝胶有望在人工智能、可穿戴电子皮肤和人机交互领域实现进一步的突破，对开发下一代新型力学自适应的柔性智能材料具有一定的设计启发。

5.4.4 人工角膜

胶原是细胞外基质的主要成分，将人源III型胶原蛋白利用 1-乙基-3-(3-二甲基氨基丙基)碳二酰亚胺（EDC）和 N-羟基琥珀酰亚胺（NHS）交联，互穿上一种超亲水的两性聚电解质聚(2-甲基丙烯酰氧乙基磷酰胆碱)（PMPC），并在特制模具中制备适当尺寸的角膜替代物。这种角膜替代物的拉伸和压缩强度均达到兆帕级别。通过全层角膜移植术植入动物的角膜缺损处，12 个月的结果显示，此种人工角膜替代物促进了角膜细胞、神经和泪膜的再生，同时替代物保持透明[76]。3 个月后电生理记录显示在植入物中有痛觉神经的生成。简易的制备手段以及良好的功能性显示了这种人工角膜替代物在未来临床应用中的潜力，目前此种角膜替代物已经进入临床试验阶段。

5.4.5 人工软骨替代物

由于软骨本身无神经和血管，且软骨细胞含量少，关节软骨损伤后自我修复能力有限。针对软骨损伤，目前常用的手术治疗方法有关节腔冲洗、钻孔微骨折、自体骨移植等。但这些方法存在治疗周期长、排异反应、供体短缺、组织整合慢等缺点。因此组织工程手段作为一种极具潜力的治疗方法引起了广泛关注[77]。

刘文广教授课题组[78]在聚 *N*-丙烯酰基甘氨酰胺（PNAGA）聚合物水凝胶基础上设计了一种可直接 3D 打印的氢键增强的高强度水凝胶墨水。通过模拟软骨-骨一体化结构，首先在凝胶中分别复合 β-磷酸三钙（β-TCP）和生长因子 TGF-β1，再利用多针头交替打印制备成底层含有 β-TCP、顶部含有若干层负载 TGF-β1 的梯度支架，该杂化水凝胶在长期浸泡 PBS 后，仍保持稳定的孔隙结构和良好的机械强度，在高孔隙率下，压缩强度仍然超过 10 MPa，循环压缩 100 次后，未发现强度下降和剥离。引入 β-TCP 后，不仅可以提高支架的强度，并且具有良好的骨诱导能力，而上层所负载的生长因子可以促进干细胞向软骨方向分化。图 5-6 所示的体内实验表明，该种梯度杂化水凝胶支架可以同时促进软骨和软骨下骨再生。

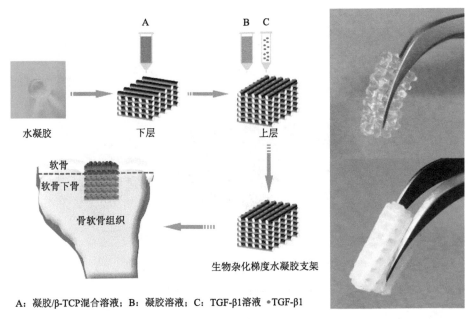

A：凝胶/β-TCP混合溶液；B：凝胶溶液；C：TGF-β1溶液　•TGF-β1

图 5-6　熔融 3D 打印高强度杂化梯度水凝胶支架及其用于骨-软骨缺损修复的示意图[78]

（图片引用经 John Wiley and Sons 授权）

5.4.6　骨缺损修复支架

以聚乙二醇二丙烯酸酯（PEGDA）为交联剂，丙烯腈和 1-乙烯基咪唑（VI）为单体经共聚形成水凝胶，通过浸入钙离子和磷酸根离子混合溶液中，将羟基磷灰石（HAp）纳米粒子原位沉积在凝胶表面。丙烯腈氰基间的疏水偶极-偶极相互作用以及纳米粒子与大分子链间的可逆物理吸附作用赋予水凝胶良好的拉伸、压缩和抗撕裂性能。并且，该凝胶表面的纳米羟基磷灰石层可以有效地促进骨细胞的黏附、增殖。将该种高强高韧矿化凝胶植入大鼠的颅骨缺损处，术后 12 周观察到矿化凝胶移植组中的颅骨缺损边缘处有大量的成熟骨出现，并且有一层包含大量成骨细胞的类骨样组织覆盖于缺损表面，如图 5-7 所示，表明该种凝胶具有诱导骨再生、促进颅骨修复的作用[79]。

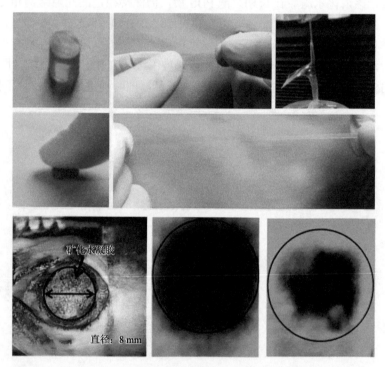

图 5-7　高强高韧矿化水凝胶用于颅骨修复[79]

（图片引用经 John Wiley and Sons 授权）

另外，以纳米黏土为物理交联剂可进一步地提升 PNAGA 水凝胶的力学强度，同时，纳米黏土的加入可以调控 NAGA 单体的黏度，使其常温下可 3D 打印定制骨修复支架[80]。更为重要的是，黏土中所含有的活性离子可以有效地促进成骨细胞在支架上的增殖以及分化，提高了骨组织在缺损部位的再生能力。

5.4.7　人工血管

心血管疾病具有致残率高和死亡率高的特点，是一种严重威胁人类的常见病。自体动静脉移植是治疗血管缺损最常用的方法，但有些情况下自体血管存在不适配、供应量有限等问题，且存在供区术后并发症等风险。目前已经应用于临床上的血管替代物的材料多为聚四氟乙烯（PTFE）和聚对苯二甲酸乙二醇酯，口径多在 6 mm 以上，但其应用于微血管移植时容易引起血栓，并且力学强度也不好，所以微血管移植还没有真正应用于临床。由于血管具有复杂多层结构，有研究者以多糖为基体，以京尼平为交联剂，通过层层溶出的方法构建了一种多层中空管，并在外层接种平滑肌细胞，内层接种血管内皮细胞。这种多层中空管的结构可以支持细胞的黏附、铺展和增殖，为人工血管的制备提供了良好的模拟模型[81]。目前 PTFE 血管替代物所存在的主要问题是力学性能（柔韧性）差和内皮细胞不能在管壁良好的生长。医药级 PVA 作为一种安全的高分子有机物，已被广泛应用于眼科、伤口敷料等生物医用领域，有研究者提出使用 PVA 基水凝胶结合葡聚糖制备人工血管。葡聚糖的引入可有效抑制血小板活性，减少纤维蛋白聚集，降低血液黏度，提高 PVA 水凝胶血液相容性，并降低血栓形成概率。将该人工血管植入到绵羊的左侧颈动脉中，术后 24 周观察人工血管的管径、血流量及通畅率变化。结合二维超声、彩色多普勒血流显影观察，结果显示，该种人工血管具有抵抗动脉血压的能力，并且其内表面可以支持内皮细胞的快速成膜，从而防止腔内形成血栓，在长期使用过程可以维持其稳定性，因此该种凝胶有望作为一种新型的血管替代物[82]。

5.4.8　永久动脉瘤栓塞材料

经导管血管栓塞术（TAE）是一种革命性的临床治疗方法，已被广泛应用于多种血管疾病的治疗中，相比于传统外科手术，该方法具有微创、定位准确、风险低等优点。商用的金属弹簧圈在治疗大口径动脉瘤时，由于其刚度过高，在腔内不能紧密堆叠，存在复通风险。形状记忆高分子水凝胶作为一种具有记忆功能的智能软湿材料，因其类软组织性质，作为可植入的微创支架和生物传感器等具有潜在的应用前景。但是，大多数温敏形状记忆水凝胶过于柔软，模量远低于兆帕级别，在经导管递送过程中，极易变形堵塞导管，使手术失败。此外，大多数记忆凝胶的响应温度高于体温，难以固定高回弹力小螺旋半径的弹簧圈。并且，目前所研究的高强度水凝胶无 X 射线成像功能，无法进行术中和术后的实时跟踪检查，这些问题极大地限制了高强凝胶的医学应用。刘文广教授课题组[21]开发了一种温敏形状记忆高强度高刚性的水凝胶微弹簧圈，并首次将其应用于血管栓塞。这种凝胶网络由丙烯腈、丙烯酰胺及长链聚乙二醇二甲基丙烯酸酯聚合而成。在室温下，凝胶杨氏模量高达 16 MPa，当温度升至体温，由于物理交联的部分解离，凝胶模量降至 270 kPa。通过改变温度，可以实现体温驱动的形状记忆，凝胶的形状恢复速度快至 4 s。进而通过相反转方法成功将具有成像功能的凝胶预制成微弹簧圈，在 37℃下拉直，20℃下固定成直条状，在 20℃的生理盐水保护下通过介入导管递送至猪肾动脉中，接触"热血"后，凝胶直条迅速转变成为弹簧圈。通过连续地递送 6～7 个弹簧圈，可成功实现肾动脉的栓塞。12 周后的复查结果显示，水凝胶弹簧圈稳定存在于血管内并保持良好的栓塞功能，并未出现复通现象。解剖和染色结果显示，栓塞部位的肾脏已经缺血坏死，而对侧正常肾脏功能良好（图 5-8）。这种具有自显影功能的形状记忆水凝胶弹簧圈有望用于动脉瘤的栓塞。

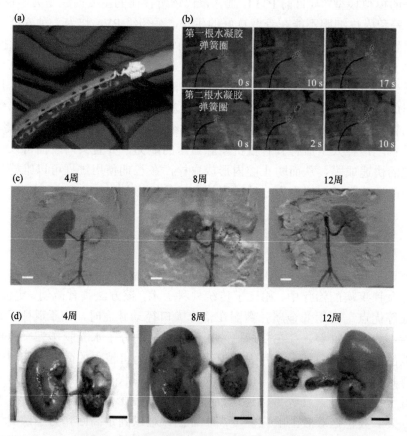

图 5-8 高强度水凝胶作为永久动脉瘤栓塞材料[21]

（a）经导管动脉栓塞术（TAE）过程的示意图。刚性的水凝胶直条在冷盐水的保护下经导管被递送至目标肾动脉中，接触"热血"后，凝胶直条迅速转变为弹簧形状并缠结在一起，阻断动脉血液供给。（b）可显影水凝胶弹簧圈体内形状记忆过程的 X 射线影像图（黄色圆点为弹簧圈轮廓）。（c）术后间隔不同时间（4 周、8 周、12 周）的复查血管造影图像，红色圆圈表示水凝胶弹簧圈的位置。（d）术后间隔不同时间（4 周、8 周、12 周）对猪进行解剖得到的肾脏图片。比例尺 = 2 cm

（图片引用经 John Wiley and Sons 授权）

高强度水凝胶蕴含许多科学技术问题。就其医学应用而言，目前还处于探索阶段，尚无临床可用的产品；基础研究方面，实现其可生物降解性、完善其体内长期的生物相容性、拓展更多的性能等，也还有许多有待深入探讨的方面。

参 考 文 献

[1]　Tomatsu I, Peng K, Kros A. Photoresponsive hydrogels for biomedical applications. Advanced Drug Delivery Reviews, 2011, 63(14-15): 1257-1266.

[2]　Ratner B D, Hoffman A S. Synthetic hydrogels for biomedical applications. Advanced Drug Delivery Reviews, 1975, 54(1): 3-12.

[3]　Liao I C, Moutos F T, Estes B T, Zhao X H, Guilak F. Composite three-dimensional woven scaffolds with interpenetrating network hydrogels to create functional synthetic articular cartilage. Advanced Functional Materials, 2013, 23(47): 5833-5839.

[4]　Lu J Y, Cheng C, He Y S, Lyu C Q, Wang Y F, Yu J, Qiu L, Zou D R, Li D. Multilayered graphene hydrogel membranes for guided bone regeneration. Advanced Materials, 2016, 28(21): 4025-4031.

[5]　Yodmuang S, Mcnamara S L, Nover A B, Mandal B B, Agarwal M, Kelly T A N, Chao P G, Hung C, Kaplan D L, Vunjak-Novakovic G. Silk microfiber-reinforced silk hydrogel composites for functional cartilage tissue repair. Acta Biomaterialia, 2015, 11(1): 27-36.

[6]　Yang G, Lin H, Rothrauff B B, Yu S T, Tuan R S. Multilayered polycaprolactone/gelatin fiber-hydrogel composite for tendon tissue engineering. Acta Biomaterialia, 2016, 35: 68-76.

[7]　Mastbergen S C, Saris D B, Lafeber F P. Functional articular cartilage repair: Here, near, or is the best approach not yet clear? Nature Reviews Rheumatology, 2013, 9(5): 277-290.

[8]　Gong J P. Why are double network hydrogels so tough? Soft Matter, 2010, 6(12): 2583-2590.

[9]　Haraguchi K, Takehisa T. Nanocomposite hydrogels: A unique organic-inorganic network structure with extraordinary mechanical, optical, and swelling/deswelling properties. Advanced Materials, 2002, 14(16): 1120-1124.

[10]　Gong J P, Katsuyama Y, Kurokawa T, Osada Y. Double-network hydrogels with extremely high mechanical strength. Advanced Materials, 2003, 15(14): 1155-1158.

[11]　Huang T, Xu H G, Jiao K X, Wang H L. A novel hydrogel with high mechanical strength: A macromolecular microsphere composite hydrogel. Advanced Materials, 2007, 19(12): 1622-1626.

[12]　Okumura Y, Ito K. The polyrotaxane gel: A topological gel by figure-of-eight cross-links. Advanced Materials, 2001, 13(7): 485-487.

[13]　Sun J Y, Zhao X H, Illeperuma W R K, Chaudhuri O, Oh K H, Mooney D J, Vlassak J J, Suo Z G. Highly stretchable and tough hydrogels. Nature, 2012, 489(7414): 133-136.

[14]　Sun T L, Kurokawa T, Kuroda S, Ihsan A B, Akasaki T, Sato K, Haque M A, Nakajima T, Gong J P. Physical hydrogels composed of polyampholytes demonstrate high toughness and viscoelasticity. Nature Materials, 2013, 12(10): 932-937.

[15]　Sun Y N, Liu S, Du G L, Gao G R, Fu J. Multi-responsive and tough hydrogels based on triblock copolymer micelles as multi-functional macro-crosslinkers. Chemical Communications, 2015, 51(40): 8512-8515.

[16]　Sakai T, Matsunaga T, Yamamoto Y, Ito C, Yoshida R, Suzuki S, Sasaki N, Shibayama M, Chung U. Design and fabrication of a high-strength hydrogel with ideally homogeneous network structure from tetrahedron-like

macromonomers. Macromolecules, 2008, 41(14): 5379-5384.

[17] Zhao Y, Nakajima T, Yang J J, Kurokawa T, Liu J, Lu J S, Mizumoto S, Sugahara K, Kitamura N, Yasuda K, Daniels A U D, Gong J P. Proteoglycans and glycosaminoglycans improve toughness of biocompatible double network hydrogels. Advanced Materials, 2014, 26(3): 436-442.

[18] Zhang H J, Sun T L, Zhang A K, Ikura Y, Nakajima T, Nonoyama T, Kurokawa T, Ito O, Ishitobi H, Gong J P. Tough physical double-network hydrogels based on amphiphilic triblock copolymers. Advanced Materials, 2016, 28(24): 4884-4890.

[19] Bai T, Zhang P, Han Y J, Liu Y, Liu W G, Zhao X L, Lu, W. Construction of an ultrahigh strength hydrogel with excellent fatigue resistance based on strong dipole-dipole interaction. Soft Matter, 2011, 7(6): 2825-2831.

[20] Zhang Y Y, Li Y M, Liu W G. Dipole-dipole and H-bonding interactions significantly enhance the multifaceted mechanical properties of thermoresponsive shape memory hydrogels. Advanced Functional Materials, 2015, 25(3): 471-480.

[21] Zhang Y Y, Gao H J, Wang H, Xu Z Y, Chen X W, Liu B, Shi Y, Lu Y, Wen L F, Li Y, Li Z S, Men Y F, Feng X Q, Liu W G. Radiopaque highly stiff and tough shape memory hydrogel microcoils for permanent embolization of arteries. Advanced Functional Materials, 2018, 28(9): 1705962.

[22] Tang L, Liu W G, Liu G P. High-strength hydrogels with integrated functions of H-bonding and thermoresponsive surface-mediated reverse transfection and cell detachment. Advanced Materials, 2010, 22(24): 2652-2656.

[23] Zhang J L, Wang N, Liu W G, Zhao X L, Lu W. Intermolecular hydrogen bonding strategy to fabricate mechanically strong hydrogels with high elasticity and fatigue resistance. Soft Matter, 2013, 9(27): 6331-6337.

[24] Gulyuz U, Okay O. Self-healing poly(acrylic acid) hydrogels with shape memory behavior of high mechanical strength. Macromolecules, 2014, 47(19): 6889-6899.

[25] Akay G, Hassan-Raeisi A, Tuncaboylu D C, Orakdogen N, Abdurrahmanoglu S, Oppermann W, Okay O. Self-healing hydrogels formed in catanionic surfactant solutions. Soft Matter, 2013, 9(7): 2254-2261.

[26] Nan W J, Wang W, Gao H, Liu W G. Fabrication of a shape memory hydrogel based on imidazole-zinc ion coordination for potential cell-encapsulating tubular scaffold application. Soft Matter, 2012, 9(1): 132-137.

[27] Lin P, Ma S H, Wang X L, Zhou F. Molecularly engineered dual-crosslinked hydrogel with ultrahigh mechanical strength, toughness, and good self-recovery. Advanced Materials, 2015, 27(12): 2054-2059.

[28] Burdick J A, Prestwich G D. Hyaluronic acid hydrogels for biomedical applications. Advanced Materials, 2011, 23(12): H41-H56.

[29] Luo F, Sun T L, Nakajima T, Kurokawa T, Zhao Y, Sato K, Ihsan A B, Li X F, Guo H L, Gong J P. Oppositely charged polyelectrolytes form tough, self-healing, and rebuildable hydrogels. Advanced Materials, 2015, 27(17): 2722-2727.

[30] Dai X Y, Zhang Y Y, Gao L N, Bai T, Wang W, Cui Y L, Liu W G. A mechanically strong, highly stable, thermoplastic, and self-healable supramolecular polymer hydrogel. Advanced Materials, 2015, 27(23): 3566-3571.

[31] Osada Y, Matsuda A. Shape memory in hydrogels. Nature, 1995, 376(6537): 219-219.

[32] Chaterji S, Kwon I K, Park K. Smart polymeric gels: Redefining the limits of biomedical devices. Progress in Polymer Science, 2007, 32(8-9): 1083-1122.

[33] Han Y J, Bai T, Liu W G. Controlled heterogeneous stem cell differentiation on a shape memory hydrogel surface. Scientific Reports, 2014, 4: 5815.

[34] Qiu Y, Park K. Environment-sensitive hydrogels for drug delivery. Advanced Drug Delivery Reviews, 2001, 53(3): 321-339.

[35] Yoshida R, Okano T. Stimuli-Responsive Hydrogels and Their Application to Functional Materials. New York: Springer, 2010: 19-43.

[36] Schmaljohann D. Thermo-and pH-responsive polymers in drug delivery. Advanced Drug Delivery Reviews, 2006, 58(15): 1655-1670.

[37] Chen Y H, Chung Y C, Wang I J, Young T H. Control of cell attachment on pH-responsive chitosan surface by precise adjustment of medium pH. Biomaterials, 2012, 33(5): 1336-1342.

[38] Zhang X, Soh S. Performing logical operations with stimuli-responsive building blocks. Advanced Materials, 2017, 29(18): 1606483.

[39] Eichenbaum G M, Kiser P F, Simon S A, Needham D. pH And ion-triggered volume response of anionic hydrogel microspheres. Macromolecules, 1998, 31(15): 5084-5093.

[40] Arunbabu D, Sannigrahi A, Jana T. Photonic crystal hydrogel material for the sensing of toxic mercury ions(Hg^{2+}) in water. Soft Matter, 2011, 7(6): 2592-2599.

[41] Drozdov A D, Christiansen J D. Modeling the effects of pH and ionic strength on swelling of polyelectrolyte gels. Journal of Chemical Physics, 2015, 142(11): 114904.

[42] Ren Z Q, Zhang Y Y, Li Y M, Xu B, Liu W G. Hydrogen bonded and ionically crosslinked high strength hydrogels exhibiting Ca^{2+}-triggered shape memory properties and volume shrinkage for cell detachment. Journal of Materials Chemistry B, 2015, 3(30): 6347-6354.

[43] Firestone B A, Siegel R A. Kinetics and mechanisms of water sorption in hydrophobic, ionizable copolymer gels. Journal of Applied Polymer Science, 1991, 43(5): 901-914.

[44] Wang N, Han Y J, Liu Y, Bai T, Gao H, Zhang P, Wang W, Liu W G. High-strength hydrogel as a reusable adsorbent of copper ions. Journal of Hazardous Materials, 2012, 213-214(7): 258-264.

[45] Qiu Z J, Yu H T, Li J B, Wang Y, Zhang Y. Spiropyran-linked dipeptide forms supramolecular hydrogel with dual responses to light and to ligand-receptor interaction. Chemical Communications, 2009, 23(23): 3342-3344.

[46] Yamaguchi S, Yamahira S, Kikuchi K, Sumaru K, Kanamori T, Nagamune T. Photocontrollable dynamic micropatterning of non-adherent mammalian cells using a photocleavable poly(ethylene glycol) lipid. Angewandte Chemie International Edition, 2012, 51(1): 128-131.

[47] Wirkner M, Alonso J M, Maus V, Salierno M, Lee T T, García A J, Campo A. Triggered cell release from materials using bioadhesive photocleavable linkers. Advanced Materials, 2011, 23(34): 3907-3910.

[48] Sako Y, Takaguchi Y. A photo-responsive hydrogelator having gluconamides at its peripheral branches. Organic & Biomolecular Chemistry, 2008, 6(20): 3843-3847.

[49] Bertarelli C, Bianco A, Castagna R, Pariani G. Photochromism into optics: Opportunities to develop light-triggered optical elements. Journal of Photochemistry and Photobiology B, 2011, 12(2): 106-125.

[50] Yu H T, Li J B, Wu D D, Qiu Z J, Zhang Y. ChemInform abstract: Chemistry and biological applications of photolabile organic molecules. Chemical Society Reviews, 2010, 41(22): 464-473.

[51] Peng K, Tomatsu I, Kros A. Light controlled protein release from a supramolecular hydrogel. Chemical Communications, 2010, 46(46): 4094-4096.

[52] Luo Y, Shoichet M S. Light-activated immobilization of biomolecules to agarose hydrogels for controlled cellular response. Biomacromolecules, 2004, 5(6): 2315-2323.

[53] Wang N, Zhang J L, Sun L, Wang P Y, Liu W G. Gene-modified cell detachment on photoresponsive hydrogels strengthened through hydrogen bonding. Acta Biomaterialia, 2014, 10(6): 2529-2538.

[54] Jeong B, Kim S W, Bae Y H. Thermosensitive sol-gel reversible hydrogels. Advanced Drug Delivery Reviews,

2002, 54(1): 37-51.

[55] Zhang Z X, Liu K L, Li J. A thermoresponsive hydrogel formed from a star-star supramolecular architecture. Angewandte Chemie International Edition, 2013, 52(24): 6180-6184.

[56] Tanaka T, Nishio I, Sun S T, Ueno-Nishio S. Collapse of gels in an electric field. Science, 1982, 218(4571): 467-469.

[57] Bassil M, Davenas J, Tahchi M E. Electrochemical properties and actuation mechanisms of polyacrylamide hydrogel for artificial muscle application. Sensors and Actuators B: Chemical, 2008, 134(2): 496-501.

[58] Kost J, Langer R. Responsive polymeric delivery systems. Advanced Drug Delivery Reviews, 2001, 46(1-3): 125-148.

[59] Ye G, Wang X G. Glucose sensing through diffraction grating of hydrogel bearing phenylboronic acid groups. Biosensors and Bioelectronics, 2010, 26(2): 772-777.

[60] Kakuta T, Takashima Y, Nakahata M, Otsubo M, Yamaguchi H, Harada A. Hydrogels: Preorganized hydrogel: Self-healing properties of supramolecular hydrogels formed by polymerization of host-guest-monomers that contain cyclodextrins and hydrophobic guest groups. Advanced Materials, 2013, 25(20): 2849-2853.

[61] Ding F Y, Wu S P, Wang S S, Xiong Y, Li Y, Li B, Deng H B, Du Y M, Xiao L, Shi X W. A dynamic and self-crosslinked polysaccharide hydrogel with autonomous self-healing ability. Soft Matter, 2015, 11(20): 3971-3976.

[62] Tseng T C, Tao L, Hsieh F Y, Wei Y, Chiu I M, Hsu S H. An injectable, self-healing hydrogel to repair the central nervous system. Advanced Materials, 2015, 27(23): 3518-3524.

[63] Jeon I, Cui J X, Illeperuma W R K, Aizenberg J, Vlassak J J. Extremely stretchable and fast self-healing hydrogels. Advanced Materials, 2016, 28(23): 4678-4683.

[64] Yesilyurt V, Webber M J, Appel E A, Godwin C, Langer R, Anderson D G. Injectable self-healing glucose-responsive hydrogels with pH-regulated mechanical properties. Advanced Materials, 2016, 28(1): 86-91.

[65] Wang H B, Zhu H, Fu W G, Zhang Y Y, Xu B, Gao F, Cao Z Q, Liu W G. A high strength self-healable antibacterial and anti-inflammatory supramolecular polymer hydrogel. Macromolecular Rapid Comminications, 2017, 38(9): 1600695.

[66] Wu Q, Wei J J, Xu B, Liu X H, Wang H B, Wang W, Wang Q G, Liu W G. A robust, highly stretchable supramolecular polymer conductive hydrogel with self-healability and thermo-processability. Scientific Reports, 2017, 7: 41566.

[67] Yin M J, Yao M, Gao S R, Zhang A P, Tam H Y, Wai P K. Rapid 3D patterning of poly(acrylic acid) ionic hydrogel for miniature pH sensors. Advanced Materials, 2016, 28(7): 1394-1399.

[68] 孙慕松, 宫俊霞, 宋文植. 3D 打印技术在生物医学领域的应用. 世界复合医学, 2015, 1(2): 115-119.

[69] Hong S, Sycks D, Chan H F, Lin S T, Lopez G P, Guilak F, Leong K W, Zhao X H. 3D Printing of highly stretchable and tough hydrogels into complex, cellularized structures. Advanced Materials, 2015, 27(27): 4035-4040.

[70] Zhang S, Bellinger A M, Glettig D L, Barman R, Lee Y A, Zhu J, Cleveland C, Montgomery V A, Gu L, Nash L D, Maitland D J, Langer R, Traverso G. A pH-responsive supramolecular polymer gel as an enteric elastomer for use in gastric devices. Nature Materials, 2015, 14(10): 1065-1071.

[71] Wang P Y, Zhang J L, Li Y M, Wang N, Liu W G. A nucleoside responsive diaminotriazine-based hydrogen bonding Strengthened hydrogel. Materials Letters, 2015, 142: 71-74.

[72] Asai H, Fujii K, Ueki T, Sakai T, Chung U, Watanabe M, Han Y S, Kim T H, Shibayama M. Structural analysis of high

performance ion-gel comprising tetra-PEG network. Macromolecules, 2012, 45(9): 3902-3909.

[73] Xu B, Bai T, Sinclair A, Wang W, Wu Q, Gao F, Liu W G. Directed neural stem cell differentiation on polyaniline-coated high strength hydrogels. Materials Today Chemistry, 2016, s1-2: 15-22.

[74] Sun J Y, Keplinger C, Whitesides G M, Suo Z G. Ionic skin. Advanced Materials, 2015, 26(45): 7608-7614.

[75] Lei Z Y, Wang Q K, Sun S T, Zhu W C, Wu P Y. A bioinspired mineral hydrogel as a self-healable, mechanically adaptable ionic skin for highly sensitive pressure sensing. Advanced Materials, 2017, 29(22): 1700321.

[76] Liu W G, Merrett K, Griffith M, Fagerholm P, Dravida S, Heyne B, Scaiano J C, Watsky M A, Shinozaki N, Lagali N, Munger R, Li F F. Recombinant human collagen for tissue engineered corneal substitutes. Biomaterials, 2008, 29(9): 1147-1158.

[77] Bannuru R R, Natov N S, Obadan I E, Price L L, Schmid C H, McAlindon T E. Therapeutic trajectory of hyaluronic acid versus corticosteroids in the treatment of knee osteoarthritis: A systematic review and meta-analysis. Arthritis & Rheumatology, 2009, 61(12): 1704-1711.

[78] Gao F, Xu Z Y, Liang Q F, Liu B, Li H F, Wu Y H, Zhang Y Y, Lin Z F, Wu M M, Ruan C S, Liu W G. Direct 3D printing of high strength biohybrid gradient hydrogel scaffolds for efficient repair of osteochondral defect. Advanced Functional Materials, 2018, 28(13): 1706644.

[79] Xu B, Zheng P B, Gao F, Wang W, Zhang H T, Zhang X R, Feng X Q, Liu W G. A mineralized high strength and tough hydrogel for skull bone regeneration. Advanced Functional Materials, 2016, 27(4): 1604327.

[80] Zhai X Y, Ma Y F, Hou C Y, Zhang Y, Gao F, Zhang Y Y, Ruan C S, Pan H B, Lu W W, Liu W G. 3D-printed high strength bioactive supramolecular polymer/clay nanocomposite hydrogel scaffold for bone regeneration. ACS Biomaterials Science & Engineering, 2017, 3(6): 1109-1118.

[81] Silva J M, Custódio C A, Rui L R, Mano J F. Multilayered hollow tubes as blood vessel substitutes. ACS Biomaterials Science & Engineering, 2016, 2(12): 2304-2314.

[82] Alexandre N, Amorim I, Caseiro A R, Pereira T, Alvites R, Rêma A, Gonçalves A, Valadares G, Costa E, Santos-Silva A, Rodrigues M, Lopes M A, Almeida A, Santos J D, Maurício A C, Luís A L. Long term performance evaluation of small-diameter vascular grafts based on polyvinyl alcohol hydrogel and dextran and MSCs-based therapies using the ovine pre-clinical animal model. International Journal of Pharmaceutics, 2016, 513(1-2): 332-346.

（刘文广　徐　冰　刘　博　张银宇）

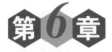

第6章

>>

药用高分子

摘要： 高分子材料因其分子量大所具备的特殊理化性质而被广泛地应用于药物研发尤其是药物制剂中。这些理化性质包括黏性、聚合物链长度、直链或支链、亲水亲脂性、荷电性等，决定了其在制剂中发挥着各种不同作用和功能。本章首先介绍了高分子辅料在口服制剂，包括普通口服制剂、缓控释制剂以及定时定位释放制剂中的应用。此外，高分子材料在大分子药物中发挥着药物载体、表面修饰、链接等功能。在纳米药物制剂中，高分子材料的上述性质决定了纳米药物的物理性质、稳定性、释药性质，以及药物动力学和药效学性质。对于局部给药剂型，包括经皮给药制剂、眼部给药制剂以及鼻腔、阴道和直肠给药制剂，高分子材料发挥着剂型成型、药物储库、生物黏附、调节释药等重要作用。在介入治疗制剂中，高分子材料在血管支架的涂层和载药以及各种栓塞制剂中被广泛应用。某些高分子材料因具有荧光发光特性，而被应用于荧光成像、生物发光、光声成像制剂中。高分子载体材料与细胞之间的相互作用结合其释药特性，使其在细胞和免疫治疗中也得到了广泛的应用。

Abstract: Polymeric materials are widely used in drug development, especially in pharmaceutical preparations, due to their large molecular weight and special physicochemical properties. These physicochemical properties, including viscosity, polymer chain length, linear or branched chain, hydrophilicity and lipophilicity, charge properties, etc., determine their various roles and functions in the formulation. This chapter first describes the use of polymeric excipients in oral preparations, including regular oral preparations, sustained and controlled release preparations, and spatiotemporally controlled release formulations. In addition, polymeric materials play the role of drug carriers, surface modification and linkage in macromolecular drugs. In nanopharmaceutical preparations, the above properties of the polymeric materials determine the physical properties, stability, release properties, pharmacokinetic and pharmacodynamic properties of the nanomedicine. For topical dosage forms including transdermal drug delivery systems, ocular drug delivery systems, and preparations for nasal, vaginal and rectal delivery, the polymeric materials play an important role in formulation, drug storage, bioadhesion, and regulation of durg release. In interventional preparations, polymeric materials are widely used in the coating and drug delivery of vascular stents and in various embolic preparations. Some polymer materials are used in fluorescence imaging, bioluminescence and photoacoustic imaging preparations because of their fluorescence properties. The interaction between the polymer carrier and the cell combines its drug release properties, making it widely used in cell-based therapy and immunotherapy.

6.1 口服制剂中的高分子

6.1.1 普通口服制剂中的高分子

口服固体制剂（如片剂、胶囊剂）是最常见且便捷的给药剂型，当需要将一些生物利用度低的药物分子制成固体制剂时，常需要借助高分子材料的特殊性质进行剂型设计和优化，以充分发挥目标药物的治疗效果。实际使用时会采取不同的技术方法将药物和聚合物辅料整合成制剂，结合目标参数（片重、药物含量、硬度、脆碎度、崩解时限、溶出时间等）进行处方工艺优化，以发挥预期治疗效果。应用于药物制剂领域的高分子聚合物包括天然型及合成型。此处介绍普通口服制剂中常用的几种典型高分子材料。

6.1.1.1 纤维素及其衍生物

纤维素是一种已经被长期使用的、安全的辅料。纤维素及其衍生物（醚或酯）是常用的固体口服制剂的辅料。将纤维素进行微粉化处理，制得的微粉化纤维素可用作片剂的稀释剂及胶囊剂的充填剂。其具有良好的可压性，低结晶度的纤维素可用于粉末直接压片。为了提高其生物相容性、使其作为更加有效的粉末直接压片的干黏合剂，可以控制其部分水解，然后再过滤纯化，并经喷雾干燥得到干燥多孔的纤维素颗粒。其具有可控的粒径分布和含水量，因此又被称为微晶纤维素（microcrystalline cellulose，MCC）。MCC 广泛应用于片剂及胶囊剂中作为黏合剂和稀释剂；在湿法制粒和粉末直接压片的过程中，还起到一定程度的润滑剂与崩解剂的作用。纤维素还可以和其他的辅料混合使用，如使用较多的硅化微晶纤维素（silicified microcrystalline，SMCC）[1]，是由微晶纤维素与胶态二氧化硅在水中共混干燥所制得。此外，纤维素也可与乳糖、甘露醇、羧甲基纤维素钠（carboxymethyl cellulose sodium，CMC Na）等混合使用，作为片剂粉末直压的黏合剂或稀释剂。

　　为了进一步优化纤维素的理化性质，还可以对其进行化学结构修饰，得到一系列以纤维素的链状结构为基础的衍生物，如图 6-1 所示。

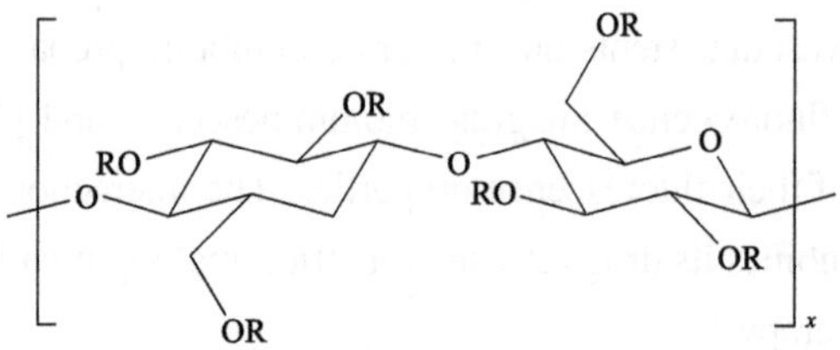

纤维素	R=H
MC	R=H,CH$_3$
EC	R=H,CH$_2$CH$_3$
HEC	R=H,CH$_2$CH$_2$OH
HPMC	R=H,CH$_3$,CH$_2$CH(OH)CH$_3$
CMC Na	R=H,CH$_2$COONa

图 6-1　纤维素及若干纤维素衍生物的化学结构

　　（1）羟丙基纤维素（hydroxypropyl cellulose，HPC）由纤维素中部分羟基被羟丙基化成醚得到。由于其较高程度的羟丙基化（约 70%），HPC 相对疏水，其最低临界共溶温度（lower critical solution temperature，LCST）为 45℃，当环境温度低于 LCST 时，HPC 在水中可溶，反之不溶。HPC 广泛用作口服固体制剂中的黏合剂、包衣膜材料、控释骨架材料等。

　　（2）羟丙甲纤维素（hydroxypropyl methylcellulose，HPMC）是纤维素结构中的羟基被部分甲基化和羟丙基化的醚衍生物，广泛应用于口服固体制剂作为包衣膜、控释骨架材料等。

　　（3）羟乙基纤维素（hydroxyethyl cellulose，HEC）是羟基被部分取代的纤维素聚羟乙基醚。其在水中可以快速溶解形成透明的溶液，即使加热到水的沸点也不发生沉淀或胶凝。

　　（4）乙基纤维素（ethyl cellulose，EC）纤维素羟基部分乙基化得到的醚衍生物，在水中不溶。常用作片剂的包衣膜材料，可掩盖药物的不良味道、调控药物释放的速率。EC 也可以用作黏合剂。

　　（5）甲基纤维素（methyl cellulose，MC）纤维素羟基部分甲基化得到的醚衍生物，分子中约含有 27.5%～31.5% 的甲氧基。水中可溶，在口服固体制剂中广泛用作黏合剂、崩解剂、包衣材料等。

　　（6）CMC Na 是纤维素羧甲基醚的钠盐，一种阴离子型衍生物。常用作固体制剂中的黏合剂或者骨架材料。

　　（7）醋酸纤维素（cellulose acetate，CA）由纤维素的羟基被部分或完全乙酰化得到，在水中不可溶，但可溶于多种有机溶剂，常用作半透膜包衣的材料或用于掩盖药物的不良味道，也可以用于片剂的粉末直接压片。

6.1.1.2　丙烯酸类聚合物

丙烯酸或甲基丙烯酸的聚合物材料可作为包衣膜材料，保护内部活性物质。卡波姆是合成型的高分子量聚丙烯酸与烯丙基蔗糖或烯丙基季戊四醇的交联产物，商品名卡波普®，含有 56%～68% 质量比的羧基，分子量为 $7\times10^5\sim4\times10^9$，具有三维交联的空间结构，在水溶液中不溶解但可溶胀。聚甲基丙烯酸酯（polymethyl methacrylate，PMMA）是甲基丙烯酸酯的均聚物和共聚物的统称，结构如图 6-2 所示。其可以是阳离子型、阴离子型或中性聚合物，具体取决于制备时的初始单体，这一类聚合物的功能与用途取决于结构和离子性。

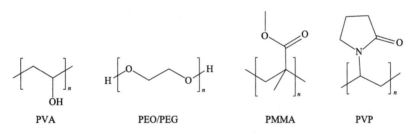

PVA　　PEO/PEG　　PMMA　　PVP

图 6-2　PVA、PEO/PEG、PMMA、PVP 的化学结构

6.1.1.3　聚乙烯吡咯烷酮类[poly(vinyl pyrrolidone)，PVP]

PVP 是一种非离子型高分子，由 1-乙烯基-2-吡咯烷酮单体经不同程度聚合得到，分子量范围宽（2 500～3 000 000），结构如图 6-2 所示。PVP 按其平均分子量大小不同分为四级，习惯上以 K 值表示。通常 K 值越大的 PVP 分子黏度越大。PVP 是水溶性的，其水溶液的最大浓度只受到溶液黏度的限制。作为非离子型聚合物，其水溶液黏度不受 pH 或盐浓度影响。PVP 广泛应用于固体制剂。在片剂中常用作湿法制粒的黏合剂，PVP 还可以与干燥状态的粉末混合，在加水或乙醇条件下共同制粒；也可以作为一些难溶性药物的增溶剂；作为成膜剂进行包衣；此外还可以用作多种口服制剂中的混悬剂、稳定剂、增黏剂。

交联聚乙烯吡咯烷酮（crosslinking polyvinyl pyrrolidone，PVPP）是由 PVP 在溶液中催化聚合得到。PVPP 是一种具有良好流动性的无味无臭、吸湿性的白色粉末。PVPP 是水溶性超级崩解剂，一般在普通片剂中用量为 2%～5%，在口崩片内用量可达 30%。其还可以用作增溶剂，在合适的溶剂条件下，药物被吸附在 PVPP 结构中，然后经蒸发溶剂法可得到固体混合物。

6.1.1.4　聚氧乙烯[poly(ethylene oxide)，PEO]与聚乙二醇[poly(ethylene glycol)，PEG]

两者均为环氧乙烷的非离子型均聚物（见图 6-2），理化性质稳定且高度亲水，具有相同的化学式 $(CH_2CH_2O)_n$，n 代表结构单元的数目。当 $n=5\sim182$ 时，都属于典型的 PEG（平均分子量 $200\sim8000$），当 n 更大时称作 PEO（平均分子量范围从十万到数百万）。PEG 是由环氧乙烷与水分子在加压和催化条件下反应得到的产物，不同分子量的 PEG 之间可以混溶。在片剂中，高分子量 PEG 可以增强黏合剂的作用效果，若 PEG 的用量高于质量比的 5% 则可能会延长崩解时限；分子量大于 6000 的 PEG 可用作片剂的润滑剂，但润滑效果不及硬脂酸镁等。在包衣制剂中，低分子量 PEG 主要用作增塑剂，高分子量 PEG 还可以用于增加包衣膜的延展性，防止破裂。PEO 由环氧乙烷经催化聚合制备而得。高分子量的 PEO 主要用作亲水骨架材料，一般用量为 5%～75%。PEO 膜在润湿条件下具有很好的润滑性。低剂量的 PEO 是良好的增黏剂。

6.1.2　口服缓控释制剂中的高分子

普通口服制剂的血药浓度曲线存在峰谷现象，与之相比，缓控释制剂的释药速度可控、血药浓度平稳、作用时间长、毒副作用低。因此将首过效应强、半衰期短的药物制备成缓控释制剂在更好地发挥疗效的同时增加了用药顺应性。经典的口服缓控释给药系统主要包括骨架片缓控释系统、膜控型缓控释系统和渗透泵缓控释系统[2, 3]。

6.1.2.1　骨架片缓控释系统

骨架片是指药物以分子或微晶、微粒的形式均匀分散在各种载体材料中所形成的骨架型缓控释制剂。根据骨架材料的不同可以分为以下几种：

（1）不溶型骨架片由药物与惰性或疏水的高分子材料混合并压片制得。常用的骨架材料有：无毒聚氯乙烯、聚乙烯（polyethylene，PE）、乙烯-醋酸乙烯共聚物（ethylene-vinyl acetate copolymer，EVA）、EC、PMMA、硅橡胶等。这类片剂在药物完全释放以后，骨架在胃肠道内不溶解，最终由粪便排出。

（2）溶蚀型骨架片的骨架由不溶解但可溶蚀的蜡质材料组成，常用材料有蜂蜡、巴西棕榈蜡、氢化植物油、硬脂醇、单硬脂酸、甘油酯和动物脂肪等。

（3）亲水凝胶型骨架，这类骨架片利用亲水性高分子作为骨架材料，也称为可溶胀的控释体系。当药片与溶出介质接触时，能够在药片表面形成凝胶层保护内部药物不迅速崩解而是缓慢释放。常用的骨架材料有 MC、HPMC、羟甲基纤维素钠、卡波姆、PVP、海藻酸盐、脱乙酰壳聚糖等。骨架中的凝胶最后能够完全溶解,药物释放完全, 故生物利用度较高[4]。

6.1.2.2 膜控型缓控释系统

膜控型缓控释制剂是指用一种或多种包衣材料对颗粒、片剂或小丸进行包衣处理,以调控释药速率,通常使用半透膜或微孔膜。

(1)微孔膜包衣片常使用胃肠不溶解的聚合物(如 CA、EC 等)作为包衣材料,同时添加适量致孔剂用以有效控制药物释放的速率。

(2)肠溶型包衣片常利用肠溶型的包衣材料如聚丙烯酸树脂,使得制剂具有肠溶的性质。

6.1.2.3 渗透泵缓控释系统

渗透泵缓控释系统是指药物被包裹在高分子聚合物膜内形成的贮库型缓控释制剂[5]。渗透泵系统具有独特的优势,可以实现药物零级释放动力学、体内外良好的一致性、pH 依赖型释放、恒定的血药浓度等多种良好释药效果[6]。渗透泵系统主要分为两类:

(1)单室渗透泵,又称初级渗透泵系统,适用于水溶性中等的药物。将药物与渗透活性物质结合作为片芯,外层以半透膜包衣,膜上以适当方法(如激光)穿一细孔释药。当药片与胃肠环境中的介质接触时,片内物质吸收水分体积增大。而由于膜不可伸展, 故内部压力增大,促使内部药物溶液经小孔不断释放以缓解内部压力,该过程可保持恒速。

(2)多室渗透泵,适用于水溶性过大或难溶于水的药物。此类片剂由高分子膜分割成两室,上层含药物,下层为助推层,外面以半透膜包衣,膜上同样有小孔[7]。水分渗透进入下层后产生压力推动上层药液释放出来。高分子膜必须具有足够大的湿强度、对水有选择渗透性,外层膜的组成包括成膜材料、增塑剂和致孔剂。

a. 成膜材料,CA(最常用)、EC、聚氯乙烯[poly(vinyl chloride),PVC]、聚碳酸酯、乙烯醇-乙烯基乙酸酯、乙烯-丙烯聚合物等。

b. 增塑剂,在包衣膜中加入增塑剂可以调节包衣膜的柔韧性,使其足够耐受片芯中产生的较大渗透压,保证用药安全。常用材料有邻苯二甲酸酯、甘油酯、琥珀酸酯、苯甲酸酯、磷酸酯、己二酸酯、酒石酸酯等。

c. 致孔剂,包衣膜内也可加入致孔剂,以形成海绵状膜结构,使药物分子和水分子可透过。常用多元醇及其衍生物或其他水溶性高分子材料,如 PEG400、PEG600、PEG1000、PEG1500、HPMC、聚乙烯醇[poly(vinyl alcohol),PVA]等。

　　单室和多室渗透泵系统均会添加渗透活性物质（指能够产生渗透压的物质）。其中单室渗透泵系统常用水溶性离子化合物作为渗透活性物质，多室渗透泵多用促渗透聚合物，常用材料有：分子量 3 000～5 000 000 的聚羟基甲基丙烯酸烷烃酯、分子量 1 000～360 000 的 PVP、分子量 80 000～200 000 的聚丙烯酸、分子量 100 000～5 000 000 的聚环氧乙烷。

　　有研究报道一种推拉型渗透泵系统[7]，其助推层和药物片芯由不同分子量的 HPMC、PEG 以及无机盐组成。天然化合物双环醇被分散于药物层内。外侧包裹的是醋酸纤维素半透膜并用激光打孔。体内双环醇的血药浓度曲线及生理药动学模拟证实该体系能够有效调节药物释放速率。此外，Emara 等[8]研究了用 CA 及 PEG400 多孔半透膜包衣的不同多孔型渗透泵体系，成功实现了模型药物双氯芬酸钠的缓控释释放且具有较好的可重现性。如果将亲水的 PEG400 换成疏水的三乙酸甘油酯，则不论聚合物片芯的性质如何，都会使药物释放减少。

6.1.3　口服定时定位制剂中的高分子

　　口服定时释药也称为脉冲式释药，一般是指给药以后经过一段程序性设定的时间后再释放有效药物组分，以满足特定的生物节律性的治疗。如图 6-3 所示，大部分脉冲式释药的制剂都是用不同的高分子聚合物包衣来控制释放行为。口服定位释药制剂[9]是指口服给药后能将药物选择性输送到胃肠道的某一部位，并速释或缓控释释放药物的剂型。

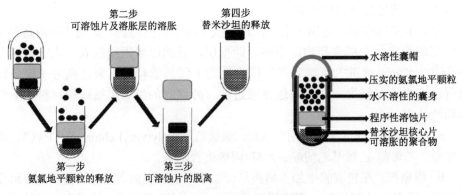

图 6-3　脉冲胶囊释药原理[10]

（图片引用经 Royal Society of Chemistry 授权）

6.1.3.1　口服定时释药系统

　　（1）脉冲胶囊定时释药系统　药物及辅料被一个水不溶性囊帽封装于胶囊

内，经过体内环境中的溶胀或者溶蚀，囊帽被推出，药物从不溶性的胶囊壳内以脉冲形式释放出来，因此该体系释药的迟滞时长是由囊帽控制的。用于制作这些囊帽的高分子材料是不同黏度级别的 HPMC、PMMA、聚醋酸乙烯酯、PEO 等。

（2）包衣脉冲定时释药系统　包衣脉冲释药制剂主要包含片芯及包衣层。包衣层水渗透性差，具有阻滞作用（常用 EC、PVC 等水渗透性较差的高分子作为包衣材料），片芯包载药物及崩解剂。崩解剂吸水膨胀，经过一段迟滞时间后衣膜破裂，药物释放出来。

（3）渗透泵定时释药系统　依据体系内外渗透压差控制药物释放的时间从而达到延迟释药的目的。利用水分子进入渗透泵体系中溶解药物或渗透活性物质后产生渗透压梯度这一过程，使得药物释放产生一定时滞，且体系在释药后能保持稳定的释放速率。在渗透泵定时释药系统中，半透膜包衣的材料、配比以及药物层中聚合物的种类、用量都是控制药物释放时间的重要因素。

渗透泵片的代表制剂为 1996 年赛尔公司上市的维拉帕米渗透泵片（商品名 Covera-HS®）。其使用双层片芯，一层为接近释药孔的渗透活性物质及聚合物材料，以聚氧乙烯和 PVP 作为渗透促进剂；另一层含有大分子量聚氧乙烯作为推动层，外层包衣材料为 CA 和 PEG。

6.1.3.2 口服定位释药制剂

口服定位制剂[11]是指制剂经口服后，能够依据其本身的理化特性及胃肠道 pH、酶等生理学特性，滞留在胃肠道的特定部位的给药系统。

1）胃定位释药系统

胃定位释药系统[12]也称为胃滞留制剂，是一类能够延长药物在胃部滞留时间、增加药物在胃部及十二指肠吸收的制剂形式。根据延长滞留时间的机制不同，其一般分为以下几类：

（1）漂浮体系是指系统密度较低，具有足够的浮力漂浮在胃内容物上，从而滞留较长的时间，可以分为泡腾体系和非泡腾体系。

a. 泡腾体系是指利用可溶胀的高分子骨架材料（如 MC 或者多糖类如壳聚糖）以及可泡腾的组分（如碳酸氢钠和柠檬酸、酒石酸）在接触体液后产生气体实现漂浮。

b. 非泡腾体系通常包含大量（20%～75%）一种或多种可以形成凝胶的、高度溶胀的亲水材料，如 HEC、HPC、HPMC、CMC Na、多糖，或者在片剂或胶囊中添加骨架形成材料，如聚卡波菲、聚丙烯酸酯或聚苯乙烯。接触胃液以后，这些组分形成凝胶，可以控制液体渗透进入体系以及药物释放的速度。

（2）生物黏附性体系是指利用可以黏附在胃上皮细胞的表面或者黏膜表面的

天然或合成高分子材料，延长药物与生物膜的紧密接触的时间，提高药物的生物利用度。

（3）可膨胀的、可展开的、可溶胀的体系可在胃部体积快速增大至大于幽门的直径，从而使制剂在胃部滞留较长的时间。此类制剂一般需要设计成较小的可以口服的初始体积，在胃部可以展开成体积较大的形状，同时最终的体积也要足够小以保证排泄，且过程中需要能够耐受胃部的蠕动和机械性收缩。

Liu 等[13]以丙烯酰胺和海藻酸钠为原料设计并制备了一种胃滞留制剂。其经口服进入胃内可以吸水溶胀，从而体积增大实现胃部滞留。当再服用降解剂时，则可以实现体系完全溶解并清除。实验证明该制剂具有良好的机械性能，可耐受胃部的各种机械力，甚至能在大体积动物（猪）的胃内长时间滞留。同时，该制剂具有良好的可触发性能，可根据实际需求使其溶解排出。Zhang 等[12]设计了一种 pH 响应型超分子弹性体凝胶，包含聚(丙烯酰基 6-氨基己酸)和甲基丙烯酸-丙烯酸乙酯共聚物。这种聚合物能够抵抗胃液的消化。将聚己内酯（polycaprolactone，PCL）珠作为假缓释剂嵌入这种弹性体凝胶的环中，这个 3 cm 的聚合物环可以被压缩至仅仅 18 mm 长，可被放进标准的明胶胶囊中。当其进入实验用猪的胃里，胶囊的外壳溶解，弹性极佳的弹性体被释放并充分伸展开成为 3.2 cm 的环，并且能够在胃内保持环的完整性长达 7 天。在凝胶组分溶解前，PCL 珠能安全地穿过动物的肠道。此外，还有一种只需每周口服一次的递药系统被报道用于 HIV 的抗逆转录病毒的治疗[14]。该体系由独特的药物-聚合物基质组成，模型由 6 个手臂和 1 个中心核组成。中心核由可折叠的弹性材料制成，胶囊壳在胃内溶解后中心核可回弹舒展。手臂是由刚性材料制成，手臂骨架上有一个口袋，可以装载药物-聚合物基质来控制药物释放。弹性核的材料为 Elastollan® R1185，手臂的刚性材料为 Elastollan® 6000，释放基质为聚癸二酸酐、聚己二酸酐和聚乙二醇的混合物。

2）小肠定位释药系统

小肠是药物吸收的最主要的部位，可采用肠溶包衣膜实现药物在小肠的定位释放。这类包衣膜在接近中性 pH 的条件下才逐渐溶解，主要材料为 pH 敏感型的高分子，如聚丙烯酸甲酯类（Eudragit® L 100 或 S 100）。Knipe 等[15]利用生物可降解寡肽的交联作用，制备出一种响应型聚甲基丙烯酸与 N-甲基吡咯烷酮的纳米凝胶复合材料。利用 1-(3-二甲氨基丙基)-3-乙基碳二亚胺盐酸盐[1-(3-dimethylaminopropyl)-3-ethylcarbodiimide hydrochloride，EDC]与 N-羟基琥珀酰亚胺（N-hydroxy succinimide，NHS）通过化学反应将聚合物分子结构中的羧基与多肽结构中的游离氨基连接起来（见图 6-4）。实验证明该材料能在小肠 pH 条件下溶解，并能在小肠的胰蛋白酶作用下降解，具有良好的多重响应性。

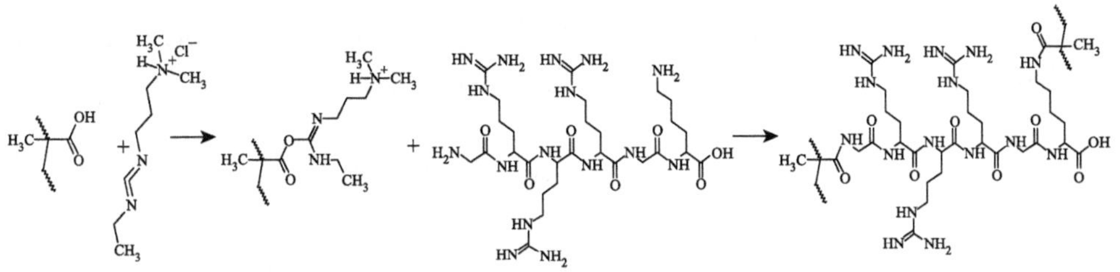

图 6-4 交联机制示意图[16]

聚合物分子中的羧基经 EDC 活化，与多肽分子中游离氨基缩合，形成交联的凝胶结构

（图片引用经 American Chemical Society 授权）

Sonvico 等[16]制备出一种三层片系统。该三层片可以以一种剂型递送两种药物到不同的作用位点。该三层片的顶层是可漂浮的亲水性高分子骨架，添加 HPMC 和 PEO 使所载药物加巴喷丁在胃部释放；中间层添加 MCC 和 PVP，保障加巴喷丁快速释放；底层是未包衣的骨架，添加了海藻酸钠、HPMC 和 β-环糊精使其在胃内可溶胀但不溶解，保证氟比洛芬在小肠中释放。该体系通过选取和搭配具有不同性质的高分子聚合物同时满足多种递药需求。

3）结肠定位释药系统

结肠部位的转运时间比小肠更长，环境中酶活性较低。用于治疗结肠局部病变及容易在胃肠道上段降解的多肽蛋白类药物，均适宜制成口服结肠制剂。高分子聚合物可用于前述时滞型给药系统的制备，实现结肠释药（5～12 h），此外还可以利用结肠部位特定的 pH 与酶环境设计给药系统[17]。

通常消化道中胃的 pH 为 0.9～1.5，小肠的 pH 为 6.0～6.8，结肠的 pH 为 6.5～7.5，因此可以利用在较高 pH 条件下溶解的聚合物作为包衣材料（如聚丙烯酸树脂），实现结肠定位释药。此外，结肠内有大量细菌，可产生硝基还原酶、偶氮还原酶、胆固醇脱氢酶等，很多高分子材料如果胶、瓜尔胶、偶氮类聚合物、环糊精等在结肠可被这些酶特异性降解，因此也是结肠定位释药的适宜材料。如图 6-5 所示，Das 等[18]利用葡聚糖与聚甲基丙烯酸羟乙酯交联得到的高分子材料制备新型凝胶，可实现奥硝唑的结肠定位递释。

6.2 注射制剂中的高分子

注射制剂相较于口服制剂，无须跨过体内胃肠道等生物屏障即可进入循环系统发挥药效，具有起效迅速、药效可靠、生物利用度高等特点。高分子化合物由于自身的结构和性能特点，在制成高分子药物或者药用材料时通常能较好地抵御体内酶等不利因素对药物的降解，提高稳定性，发挥长效作用，并富集到特定组织部位起靶向作用。这些优异的性能特点使得高分子材料在注射制剂中得到广泛的应用。以下就高分子在注射制剂中作为药物和药用载体两方面进行介绍。

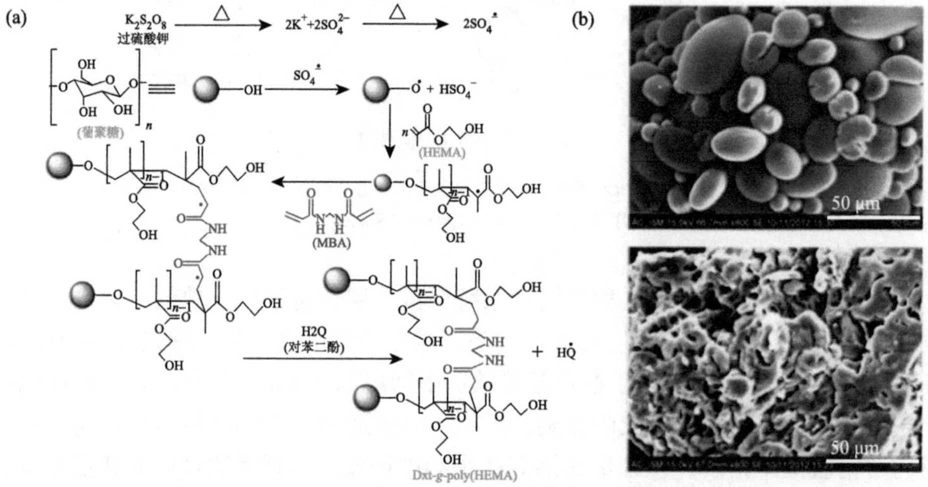

图 6-5　可实现结肠定向递送的凝胶材料[18]

（a）凝胶材料交联机制示意图。（b）部分凝胶材料的扫描电镜图片。HEMA，甲基丙烯酸-2-羟基乙酯；MBA，
N, N-亚甲基双丙烯酰胺；Dxt-*g*-poly(HEMA)，葡聚糖与聚甲基丙烯酸羟乙酯的接枝共聚物

（图片引用经 Royal Society of Chemistry 授权）

6.2.1　高分子药物

高分子药物可以是将小分子药物通过聚合反应形成高分子制得，也可以是将各种高分子链与药物结合，利用高分子链赋予药物更好的药动学特性而得到的高分子改性共聚物。常见的高分子改性药物包括 PEG 修饰药物、聚合物接枝药物和抗体药物偶联物等。

6.2.1.1　PEG 修饰药物

1. PEG 修饰作用

PEG 修饰药物最明显的优势是其体内的半衰期通常较未修饰药物有数倍乃至数十倍的增加，这一特点极大地改善了药物的药动学特征、延长了作用时间、降低了给药剂量和频率，对疗效和患者顺应性均有明显提高。经 PEG 修饰的蛋白质药物其表观分子量可以增加到原来分子量的 5～10 倍，对于绝大多数蛋白质药物而言，增大的流体力学体积使其难以再被肾小球滤过（截留限～40 kDa），大大降低了药物的肾排泄和体内消除速率。PEG 修饰作用还有效提高了药物在体内的稳定性，其位阻效应在避免药物发生聚集的同时，有效地避免了血液中抗体或者补体对药物的调理素（opsonization）作用，降低了药物的免疫原性，从而减少内皮网状系统细胞对药物的识别和清除。此外，PEG 作为一种安全无毒的药用辅料，已经被美国 FDA 批准通过。至今已有十余种 PEG 修饰药物成功上市，其中以蛋白质产品为主。

2. PEG 化修饰方法

PEG 修饰药物的转化应用在生产过程中面临的主要问题是产品的一致性。一是非均一化分子量的 PEG 链对药物的理化性质影响不同，这种大小差异对小分子药物的影响更为明显；二是 PEG 链与药物结合位点的不确定性，不同结合位点会对药物活性造成不同的影响，尤其是当结合位点恰巧位于药物的活性位点可能会导致药物活性损失。前者随着 PEG 的生产工艺不断改进已基本得到解决，目前商品化 PEG 的多分散系数（重均分子量与数均分子量比值）已经能够达到 1.01～1.1[19]。后者经过科研人员不断摸索，开发出不同的修饰方法，一定程度上保证了修饰位点的特异性。常见的 PEG 化修饰方法可分为以下四大类。

1）氨基修饰

将 PEG 链结合在氨基上是 PEG 化技术最早采用并且应用范围最广的方法，氨基在蛋白质的肽链中广泛存在，且适用于多种化学修饰方法（如烷化和酰化作用），是设计 PEG 化蛋白类药物首要考虑的方法。但此类方法特异性差，反应过程中 PEG 链容易与肽链上不同氨基酸的氨基结合，导致大量结合不同数目 PEG 且氨基结合位点不同的异构产物生成，对纯化和功能性质的鉴定造成较大不便。首先上市的两款 PEG 蛋白质药物便是其中代表：PEG 化天冬酰胺酶（Oncaspar®）[20]和 PEG 化腺苷脱氨酶（Adagen®）[21]。研发人员利用分子量为 5000 的 PEG，一端为甲氧基封端，另一端为活化的琥珀酰亚胺基，通过酰化反应与蛋白质上的氨基端结合（图 6-6）。

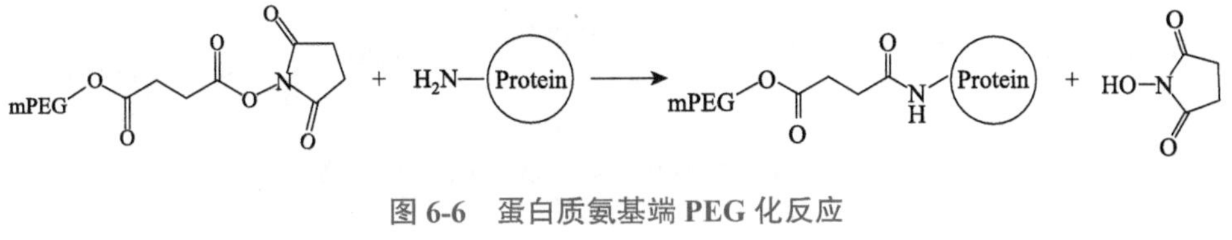

图 6-6　蛋白质氨基端 PEG 化反应

为了提高氨基端 PEG 化反应的特异性，Kinstler 等[22]利用位于蛋白质 N 端 α 位的氨基与赖氨酸侧链上的游离氨基 pK_a 不同的特点，将连接反应的 pH 值调整至 8.5～9.0，此时赖氨酸上的游离氨基完全质子化，而 N 端 α 位氨基部分质子化，再加入醛基 PEG，使得反应只在未质子化 α 位氨基进行，避免了对赖氨酸的修饰作用。此反应方法成功应用于上市产品 PEG 化粒细胞集落刺激因子（Pegfilgrastim®）上。

2）巯基修饰

由于巯基只存在于半胱氨酸中，且在蛋白质中数目稀少，针对巯基反应的 PEG 化修饰具备较高的特异性，常见的有马来酰亚胺 PEG 和二硫吡啶 PEG[23]。但因为蛋白质序列中半胱氨酸数目稀少，当修饰位点正好位于蛋白质的活性位点，或者半胱氨酸处于蛋白质内部区域时修饰反应通常难以进行。为了解决这一问题，研发人员在制备赛妥珠单抗（Cimzia®，抗肿瘤坏死因子的抗原结合片段）时通过基因工程改造，令大肠杆菌在表达目标蛋白的 C 端引入新的半胱氨酸位点，使分子量达 40 000 的分枝 PEG 成功连接并且未影响到抗体抗原结合能力（图 6-7）[19]。

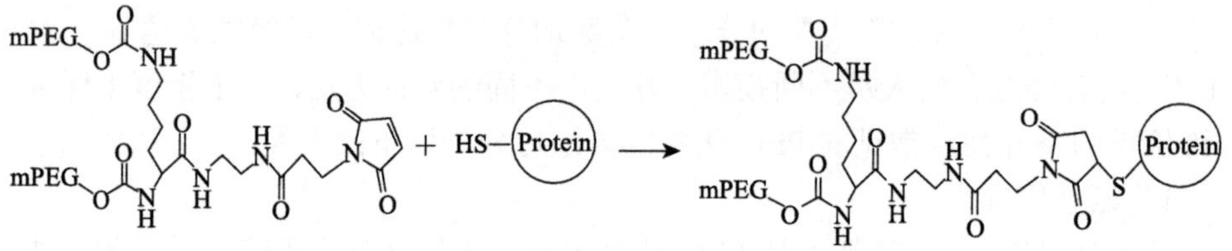

图 6-7　蛋白质巯基端分枝 PEG 化反应

3）酶修饰

利用特定酶的天然活性特点可以实现对蛋白质定点的 PEG 化修饰。最常见如转谷氨酰胺酶，能够以谷氨酰胺为底物，催化氨基 PEG 作为亲核试剂与底物相连[24]（图 6-8）。此外，针对丝氨酸和苏氨酸上的羟基可以先用 O-乙酰半乳糖胺转移酶将其糖基化，之后再利用唾液酸转移酶将唾液酸 PEG 连接至其糖基位点上[25]。

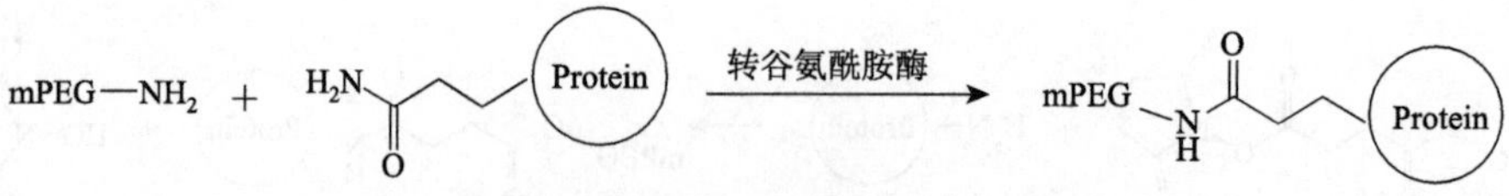

图 6-8　利用转谷氨酰胺酶对谷氨酰胺 PEG 化修饰反应

4）可释放修饰

上述的几种修饰方法都是在 PEG 与药物之间形成牢固的化学键，有时候会无可避免地对蛋白质活性造成影响，为了避免失活情况发生，研发人员开发出了几种可逆转的 PEG 化修饰方法。例如 Tsubery 等以 9-羟甲基-2-(氨基-3-马来酰亚胺基丙酸酯)-7-磺基芴 N-羟基琥珀酰亚胺碳酸酯作为连接子（linker），此连接子一端由马来酰亚胺与巯基 PEG 相连，一端经 NHS 与重组人生长激素的氨基相连。在体外模拟生理条件下，能够发生缓慢自发水解，并释放出完整的人生长激素（图 6-9）[26]。此种方法反应条件温和，分解释放的蛋白质药物无任何多余残基片段，能够最大限度地保留蛋白质的活性。

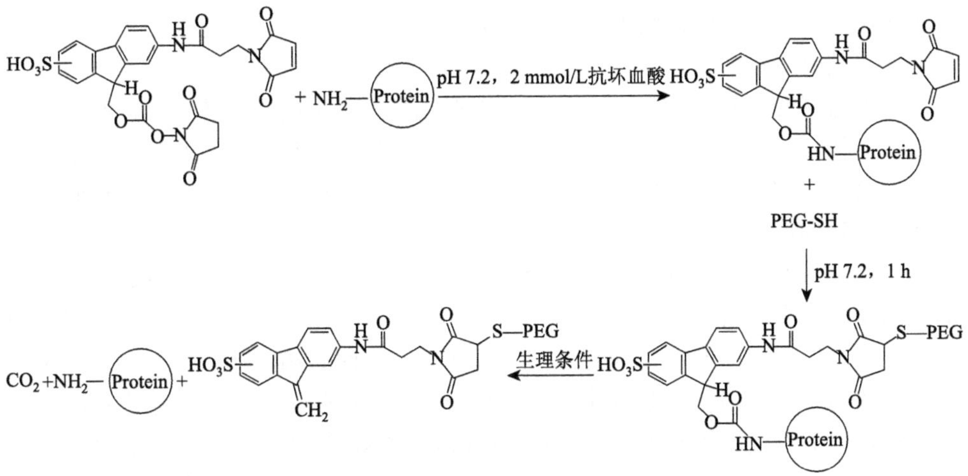

图 6-9　可释放 PEG 化修饰蛋白质及其水解

目前已经上市的 PEG 化药物主要集中于蛋白质类药物，还有少数几种 PEG 化核酸药物，如 Macugen®，通过对一种能够特异拮抗血管内皮生长因子的单链寡聚核糖核酸片段进行 PEG 化修饰，显著增加了药物在体内抵抗核酸酶的稳定性，并提高了细胞对药物的摄取，已被批准用于治疗老年性黄斑变性的血管增生[27]。

6.2.1.2　聚合物接枝药物

虽然 PEG 化药物已经取得巨大成功，迄今为止有十余种 PEG 化产品成功上市，但是 PEG 化修饰也存在一定局限性。PEG 化修饰原本是为了降低药物的免疫原性，然而研究表明 PEG 自身也会诱导机体产生抗 PEG 的抗体，这一免疫原性既增加了潜在的安全风险，也降低了药物的有效剂量，在需要大剂量或多次给药的情况下问题尤为明显[28]。PEG 进入人体后是无法降解的，当被血液中的吞噬细胞（如巨噬细胞或网状内皮细胞）大量摄取时，会在胞内形成液泡，尽管液泡可能造成的损害尚不明确，还是引发对其药物安全性的担忧[29]。此外，PEG 化修饰过程中对单体质量的高要求以及较低的连接率和烦琐的纯化过程，也大大增加了生产成本。针对上述存在问题，研发人员继续寻找更多不同性能的高分子化合物，以期得到性能更好、成本更低的替代物，其中研究较多的主要有以下几大类。

1）聚氨基酸化修饰

相比于 PEG 化修饰，此种方法的最大的特点是生物可降解性，同时兼具延长药物体内循环的效果。常用的单体有谷氨酸、羟乙基-L-天冬酰胺和羟乙基-L-谷氨酰胺等。其中聚谷氨酸紫杉醇共聚物曾进入Ⅲ期临床试验[30]，至今仍未被批准。该共聚物具有如下特点：①利用长循环特点被动靶向至肿瘤区域；②降低紫杉醇毒副作用；③增加药物溶解度；④克服细胞的耐药性；⑤具有免疫刺激效果。

2）聚肽化修饰

与聚氨基酸化修饰利用单一种氨基酸形成高分子不同，聚肽化修饰利用不同氨基酸的特性（如亲水性、含官能团类型等），挑选合适种类的氨基酸搭配形成聚合物。聚肽化修饰主要应用于蛋白药物，利用基因工程技术改造宿主菌编码带有聚肽段的目的蛋白，无须额外的化学修饰，大大降低了生产成本。目前研究最多的是利用脯氨酸（proline，P）、丙氨酸（alanine，A）和丝氨酸（serine，S）组合形成的肽段聚合物对蛋白质进行修饰（PAS 化修饰）。这三种氨基酸均具有较高的亲水性，当以适当的顺序排列时能够形成随机的卷曲结构，从而大大增加了聚合物的流体力学体积，通常以 20 个氨基酸长度以上小肽作为单元进行聚合形成不同氨基酸数目的片段，如 PAS200、PAS400 和 PAS600 等[31]，为了便于宿主菌表达，通常会同时使用编码同一个氨基酸的多个密码子，使得序列的碱基分布更加均匀分散（图 6-10）。PAS 化修饰蛋白与 PEG 化修饰功能类似，例如 PAS600 修饰的瘦素能够大幅延长其在小鼠体内的循环时间并导致瘦素敲除的肥胖小鼠体重下降43%[32]。除了具有 PEG 相似的优点外，PAS 肽段的高亲水性可以显著改善融合蛋白的可溶性，大大减少工程菌在表达药物蛋白产生不可溶性包涵体的可能，进而提高蛋白药物的产量。此外，PAS 肽段因其良好的水溶性和柔性结构还可以作为两个蛋白药物的连接子，例如 Lerchner 等[33]以 PAS20 作为连接片段将乙醇脱氢酶和氨基转移酶连接起来，此融合蛋白酶相比起两个游离酶联用，其催化异山梨醇成相应氨基醇的效率提高了 2 倍。

DNA模板序列：GCCTCTCCAGCTGCACCTGCTCCAGCAAGCCCTGCTGCACCAGCTCCGTCTGCTCCTGCT
　　　　　　　||||||||||||||||||||||||||||||||||||||||||||||||||||||||||||
mRNA序列：CGGAGAGGTCGACGTGGACGAGGTCGTTCGGGACGACGTGGTCGAGGCAGACGAGGACGA
氨基酸序列：**AlaSerProAlaAlaProAlaProAlaSerProAlaAlaProAlaProSerAlaProAla**

图 6-10　由 20 个氨基酸组成的 PAS 序列单元

3）聚甲基丙烯酸羟丙酯（2-hydroxypropyl methacrylate，HPMA）修饰

聚 HPMA 修饰药物作为几种最早进入临床研究的大分子共聚物之一，主要应

用于抗肿瘤药物的开发研究。典型的聚 HPMA 药物通常以聚 HPMA 高分子为骨架，将药物通过甘氨酸-苯丙氨酸-亮氨酸-甘氨酸（GFLG）四肽序列连接至 HPMA 上。HPMA 的高亲水性、化学稳定性以及较大的分子量，能够显著延长药物在血液中的循环时间，同时利用肿瘤组织不完整易渗漏的血管壁以及不完善的淋巴引流系统，使得药物在体内长久循环的过程中逐渐富集到肿瘤组织中，达到被动靶向的目的，这一现象称之为高通透性和滞留（enhanced permeability and retention，EPR）效应。GFLG 连接肽在血液中十分稳定，却容易被肿瘤细胞中的溶酶体酶降解，当高分子药物进入肿瘤细胞内时，GFLG 肽链断裂并释放出药物达到治疗目的[34]。早期进入临床研究的聚 HPMA 修饰的化疗药物包括阿霉素、紫杉醇、喜树碱、卡铂和奥沙利铂等，相比于游离药物，尽管毒性和患者耐受剂量得到改善，但这些高分子药物均未能显示出更好的治疗效果。在此基础上，研发人员又从多个方面进行改良研发新一代的聚 HPMA 药物。例如，由于 HPMA 链在生物体内不可降解，基于安全考虑，临床上应用的聚 HPMA 修饰药物分子量需小于 40 000（肾小球过滤截留限），为了构建更大分子量的 HPMA 药物以充分利用 EPR 效应，同时保证能够被肾脏排泄，在 HPMA 片段之间加入易被溶酶体酶切割的九肽段（GFLG-K-GLFG）相连，此二嵌段共聚物经过酶分解之后的产物分子量均小于 40 000（图 6-11）。其他的改进还包括采用弱酸敏感型的腙键代替 GFLG 提高特异性，在同一骨架引入多种具有协同作用的药物以达到增强治疗效果等[35]。目前，这些改进在动物模型中已经表现出一定的治疗效果。

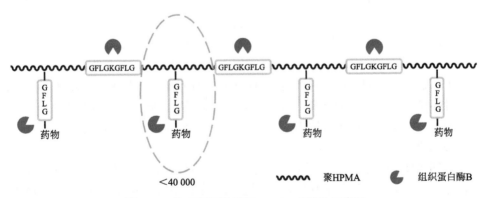

图 6-11　构建可降解骨架 HPMA 共聚物示意图

聚 HPMA 骨架通过 GFLG 四肽与药物相连，由于聚 HPMA 不可降解，只能合成分子量小于 40 000 的分子以利于体内肾排泄。为了合成更大分子量聚合物，通过 GFLG-K-GLFG 九肽链将聚 HPMA 修饰药物相连从而得到分子量更大的聚合物。当药物进入细胞后，骨架链上的九肽以及与药物分子连接的四肽均可以被细胞内的组织蛋白酶 B 降解，从而缓慢释放药物，并且降解成能被肾小球滤除的聚合物。

4）聚丙三醇化修饰

聚丙三醇具有和 PEG 相近的结构，但相比于 PEG，聚丙三醇化学稳定性更高，能耐受更高的温度和抵抗氧化，且生物相容性更佳，其自身带有大量的末端基团便于进行多种功能化修饰，因而引起了人们的重视。利用聚丙三醇接枝共聚物能够显著延长药物在体内的循环时间的特点，Gupta 等利用树突状超支化聚丙三醇修饰的模式抗原卵清蛋白，具有比普通抗原更加显著的诱导免疫耐受效果[36]。

6.2.1.3 抗体药物偶联物（antibody-drug conjugate，ADC）

抗体是一类分子质量约为 150 kDa、Y 型结构的大分子蛋白，以其作用靶点的特异性、高效的阻断性，以及广泛参与多种疾病发生过程包括肿瘤发生、自身免疫病和慢性炎症等特点，已经成为当下发展最为迅速，对健康医学产生重大影响的一类药物。抗体药物作为具有多种治疗效果的特殊高分子，将其与其他药物偶联制成的 ADC 能够赋予新药物更低的毒性和更好的疗效，拓宽药物的应用范围。通常 ADC 由单克隆抗体、细胞毒素和连接子三部分组成，当单克隆抗体靶向至目的细胞的对应受体上时，连接子随之断裂，释放细胞毒素进入靶细胞进行治疗。吉妥珠单抗奥唑米星是第一个被美国食品药品监督管理局审核通过的 ADC。它是将卡里奇霉素（calicheamicin）连接至重组人源化 CD33 单克隆抗体制成，于 2000 年被批准用于治疗急性髓系白血病。在后续临床研究中，吉妥珠单抗奥唑米星与化疗药物联用不仅未能提高疗效，还增加了治疗的致死性毒性，而被辉瑞公司从市场撤回[37]。在调整了剂量，并补充了更多实验数据后，这款创新药物终于在 2017 年获得认可，重新上市。近年来关于 ADC 药物的研究发展迅猛，进入临床验证的药物种类多达 60 种以上，为了解决早期开发的 ADC 在临床应用时存在的治疗窗口期过窄、治疗效果不佳等问题，研究者从 ADC 组成的三部分着手，以期得到更多毒性更低、疗效更好的新一代 ADC 候选药物。

1）细胞毒素

早期 ADC 开发遇到的失败让人们意识到，抗体靶向的受体通常在肿瘤细胞上表达不高，且受偶联技术制约，药物抗体偶联比（drug-to-antibody ratio，DAR）往往不超过 8[38]，因而为了满足抗体携带有限数目药物达到治疗效果的要求，只能选用毒性较高的细胞毒素。此外，连接的毒素还必须具有良好的亲水性，不受多种细胞耐药机制影响，并且自身存在合适的化学结构能通过连接子结合至抗体上。受上述种种要求所限，目前超过 60%临床研究的 ADC 采用的细胞毒素都局限于澳瑞他汀（auristatin）类和美登素（maytansinoid）类等抗有丝分裂药物[39]。

2）连接子

由于 ADC 携带的细胞毒素毒性较高，连接子作为连接细胞毒素和抗体的枢纽，对 ADC 药物的安全性和有效性影响至关重要，理想的连接子既要保证 ADC 在循环系统中能够长时间保持稳定，又要在 ADC 到达靶细胞时能够断裂释放细胞毒素发挥杀伤作用。连接子可分为不可断裂型和可断裂型两种，美登素类毒素通常以巯基与连接子偶联，结构较为简单，采用的连接子为不可断裂型，而澳瑞他汀类药物则是以氨基或羧基作为偶联位点，需根据澳瑞他汀分子的理化性质设计可断裂型或者不可断裂型连接子。

a. 不可断裂型连接子

不可断裂型连接子可以显著提高药物在血浆中的稳定性，防止毒素的提前泄漏，但是对毒素发挥杀伤作用存在一定影响。例如当采用不可断裂型连接子连接一甲基奥瑞他汀 F（monomethyl auristatin F，MMAF）进入细胞溶酶体后，MMAF 会连同连接子和部分抗体氨基酸残基一同脱落发挥作用，这种释药方式仅适用于 MMAF[40]。

b. 可断裂型连接子

可断裂型连接子分为化学断裂型和酶断裂型。早期 ADC 采用的通常为化学断裂型，例如吉妥珠单抗奥唑米星通过腙键作为连接子，利用肿瘤环境的微酸环境发生断裂释放毒素，但是这种连接子稳定性较差，存在提前泄漏毒素等安全风险而被逐渐淘汰。新型的可断裂型连接子为酶断裂型，此类连接子含一段可被酶解的二肽片段，比较常见的二肽主要有缬氨酸-瓜氨酸、苯丙氨酸-赖氨酸等。这类连接子在血浆中半衰期可长达数天，并能够被细胞内溶酶体酶特异性降解。

3）单克隆抗体

早期连接子主要通过作用于单克隆抗体的赖氨酸进行随机修饰，然而一个单抗通常含有约 90 个赖氨酸，这种非特异修饰会合成大量位于不同修饰位点且修饰程度不同的混合产物，非均一性的制备产物不仅对药物的生产、质量控制构成很大挑战，还会对药效产生影响。过低的 DAR 无法满足药效需求，而过高的 DAR 则可能导致药物在体内被提前清除，严重缩窄了药物的治疗窗口。为了得到更加均一化的产物，研发人员开始使用数目更少的半胱氨酸作为修饰位点[41]，尽管特异性有所提高，但仍然会产生相当数目的混合物。现阶段的研究重点已转向特异性更高的修饰方法，可分为基因改造抗体和定点改造抗体两类方法。

（1）基因改造抗体　是指通过基因工程的方法，在抗体的序列引入新的半胱氨酸或者非天然氨基酸位点，或者引入特定氨基酸序列以供工具酶能够特异修饰相应的氨基酸位点。Junutula 等[42]对抗卵巢癌抗原 MUC16 抗体利用点突变的方法引入两个新的半胱氨酸位点，在加入温和还原剂打开二硫键之后，将一甲基澳瑞他汀 E（monomethyl auristatin E，MMAE）连接上去，成功得到单一性超过 90% 的 ADC 产物，大大降低了药物的毒性。Axup 等[43]对曲妥单抗引入 p-乙酰苯丙氨酸，通过肟键特异将澳瑞他汀 F 连接。利用茂原链轮丝菌转谷氨酰胺酶能够特异催化亮氨酸-亮氨酸-谷氨酰胺-甘氨酸（LLQG）序列中的谷氨酰胺与赖氨酸形成酰胺键的特点，Strop 等[44]在抗 M1S1 抗体的表面引入 LLQG 序列，利用链轮丝菌转谷氨酰胺酶特异地将一甲基多拉斯他汀 10（monomethyl dolastatin 10，MMAD）与新引入的谷氨酰胺相连得到均一化的 ADC 产物。

（2）定点改造抗体　虽然基因改造抗体可以得到均一化程度很高的产物，但是烦琐的基因改造操作无疑会大大增加生产成本，除此以外，又有几种特异性更高的定点修饰方法被开发应用（图 6-12）。将抗体上存在的少数半胱氨酸形成的二硫键还原打开，与带有马来酰亚胺基的细胞毒素相连被证实是可行的[45]。这种方法形成的连接子并不稳定，容易与血液中的巯基基团反应造成毒素的提前释放。为了得到更加稳定的巯基连接子，Badescu 等[46]利用能够特异识别被还原打开二硫键的两个半胱氨酸的砜类分子，将 MMAE 同时与两个半胱氨酸再桥接，从而得到稳定且均一的产物。除了半胱氨酸位点以外，抗体的可结晶段（fragment crystallizable，Fc）297 位的天冬酰胺被认为是一个保守的糖基化位点，可以利用此位点上的糖基链进行特异性的修饰。Zhou 等[47]用半乳糖基转移酶和唾液酸转移酶将唾液酸连接至糖链上，并在温和的氧化条件下得到醛基化的抗体，最后通过肟键将氨基氧基毒素（MMAE 和 MMAD）连接上去，得到 DAR 比为 1.6 的 ADC 产物，且在体内外测试中均保留较高的活性。

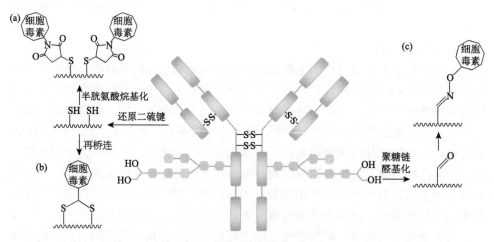

图 6-12　基于抗体特异性位点进行修饰构建新型 ADC 策略

采用方法包括：还原抗体上的二硫键之后，两个药物分子通过马来酰亚胺基分别与两个游离巯基相连（a），或者一个药物分子与游离的两个巯基分别再桥连成环（b）；（c）对聚糖链醛基化进行修饰

6.2.1.4　适配体药物偶联物（aptamer-drug conjugate，ApDC）

适配体是一类特殊的寡聚核苷酸单链，长度通常为 20 个核苷酸左右，通过非共价作用如氢键、范德瓦耳斯力和堆积相互作用等特异地识别小分子、蛋白质乃至完整的细胞并与之相结合。部分适配体除了具有靶向作用，还兼具治疗作用，例如已经上市的 Macugen®，是一种 PEG 化的适配体，能够特异拮抗血管内皮生长因子用于治疗老年性黄斑变性。适配体的识别作用与它自身序列所产生的二、三级结构息息相关，利用指数富集系统进化技术（systematic evolution of ligands by exponential enrichment，SELEX）以及毛细电泳、荧光激活细胞分选术等可以高通量地从 $10^{13} \sim 10^{16}$ 单链寡聚核酸候选中筛选出针对特异靶点的适配体[48]。相比于蛋白抗体，筛选开发高结合特性的适配体更加高效且经济。此外，适配体比抗体具有更高的化学及热稳定性、更强的组织渗透性以及低免疫原性，还能够识别一些抗体无法识别的低免疫原性靶标[49]。因此，开发适配体药物偶联物同样具有巨大的发展前景。与 ADC 相似，ApDC 同样面临 DAR 较低、修饰位点不特异等问题。利用适配体作为核酸材料合成过程可控、便于修饰，以及核酸与某些药物具有天然亲和性等特点，研究者开发出基于非共价修饰和共价修饰的方法将适配体与药物分子相连。

1）非共价结合

利用蒽环类药物能够天然地与双链 DNA 或 RNA 中的 5′-(GC)-3′ 或者 5′-(CG)-3′ 序列相结合的特点，Bagalkot 等[50]合成了能够特异识别前列腺特异性膜抗原的适配体 A10，加入阿霉素使其利用芳香环的结构插入适配体的双螺旋结构中形成非共价复合物，从而实现阿霉素的靶向递送[图 6-13（a）]。基于这一特点，Zhu 等[51]在适配体的末端加入一长串带有多个阿霉素结合位点的双链 DNA 片段，从而使单个适配体能够携带多达上百个阿霉素分子，大大提高了载药效率[图 6-13（b）]。

2）共价结合

早期 ApDC 的构建方法与 ADC 类似，都是通过连接子将靶头与药物分子相连，例如将能够特异识别酪氨酸激酶 7 的适配体 sgc8 与阿霉素通过腙键相连，此方法只能实现适配体与药物 1∶1 的结合[图 6-13（c）]。为了提高载药效率，Wang 等[52]合成了一种亚磷酰胺，通过一段可光降解的连接片段与化疗药 5-氟尿嘧啶相连，将该亚磷酰胺作为固相合成适配体的核苷酸底物，即可很方便地在合成适配体的过程中在多个位点自动定向地加入修饰药物[图 6-13（d）]。Zhu 等[53]利用甲醛交联阿霉素上的氨基与脱氧鸟苷上的氨基形成亚甲基链，此种修饰方式适用于适配体上大多数的脱氧鸟苷，从而大大提高了单个 ApDC 的载药量，并且经过修饰后的适配体能够更好地抵御核酸酶的降解，从而提高药物系统的稳定性[图 6-13（e）]。

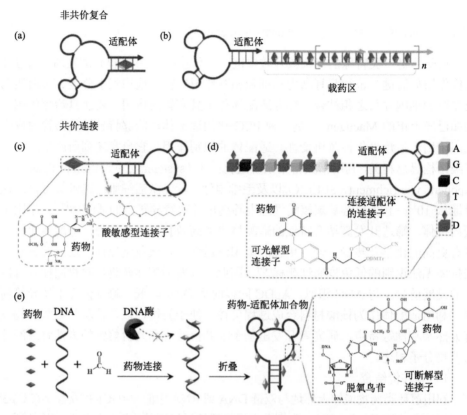

图 6-13　ApDC 药物与适配体连接方式[49]

（a）阿霉素能够插入适配体 A10 的双螺旋结构中形成非共价复合物；（b）通过在适配体末端引入多个供阿霉素结合的双链 DNA 位点，实现单一适配体结合多个阿霉素的载药策略；（c）适配体 sgc8 通过腙键与阿霉素共价结合；（d）用固相法合成适配体的过程中，加入人工合成的亚磷酰胺作为合成底物，此亚磷酰胺单体通过一段可光降解的连接子与 5-氟尿嘧啶相连，从而实现定向多点引入药物策略；（e）利用甲醛将阿霉素与适配体上的脱氧鸟苷通过亚甲基链交联实现高效载药

（图片引用经 American Chemical Society 授权）

6.2.2　纳米给药系统

　　高分子材料既可以直接与药物相连改善药物的药动学性质，还可以作为辅料，通过形成纳米结构的工艺技术把药物装载于纳米载体的内部或者连接、吸附于载体的表面对药物进行输送。纳米载体的尺寸通常在 10～500 nm 之间，能够有效地控制药物到达特定的部位之后以合适的速率进行释放。上述优良的性质使得纳米载体在注射制剂中得到广泛应用，相比于游离的药物，纳米给药系统的优越性体现在：①纳米水平的尺寸能够直接通过毛细血管壁，可加快药物在体内的扩散，

提高疗效；②纳米材料可以保护药物免受血液中酶或者吞噬细胞的破坏，增加药物的稳定性；③可以根据需要合理选择不同表面性质的纳米材料实现载体在体内的不同分布特点，此外，还可以在纳米表面修饰特定功能基团，改变药物在体内的分布，实现药物在体内的靶向输送，从而提高药物生物利用度、降低毒副作用；④纳米载体可以通过位阻效应或者溶蚀释放作用等方式缓慢释放装载的药物，实现药物在体内的缓慢释放，减少给药次数；⑤利用一些纳米材料特殊的理化性质，可以构建具有特殊功能的给药系统，例如热或者酸敏感响应型载体，为精准调节给药方式提供了更多可能。常见的纳米载体有纳米粒、囊泡和胶束等（图 6-14）。

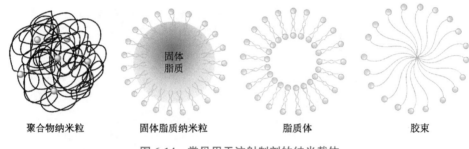

| 聚合物纳米粒 | 固体脂质纳米粒 | 脂质体 | 胶束 |

图 6-14 常见用于注射制剂的纳米载体

6.2.2.1 纳米粒

1）天然高分子纳米粒

天然高分子材料以其丰富的来源、良好的生物相容性与可降解性，在循环系统中表现出稳定的药动学特性等优点，在早期已被广泛应用于注射用纳米材料的合成。常见的天然材料有蛋白质和多聚糖及其衍生物，如白蛋白、明胶、壳聚糖和硫酸软骨素等，可经由化学交联、盐析脱水或者加热变性法凝聚制成纳米粒。例如制备明胶纳米粒时，可将明胶溶液与药物混合后加入泊洛沙姆乳化，冰浴冷却直至完全胶凝形成纳米粒，之后加入戊二醛使其交联即得，此制备方法条件温和，适合装载对热敏感的药物[54]。制备壳聚糖纳米粒可充分利用糖链上的游离氨基，调节 pH 至酸性使其带正电，再加入三聚磷酸钠等负电荷离子交换剂，通过静电作用使其发生交联，在充分搅拌条件下加入带电荷药物，即可得到载药的壳聚糖纳米粒。

白蛋白是血浆中含量最丰富的蛋白质，稳定性高，在体内半衰期可达十几天，作为天然载体携带运输血浆中各样的脂类、胆红素以及金属离子等。以上特性使得白蛋白特别适合作为脂溶性药物的载药系统。由美国阿波利斯生命科学公司（Abraxis BioScience，Inc.）开发的基于白蛋白纳米粒的制备技术已经成功应用于制备白蛋白紫杉醇纳米粒，其制备方法简单可控，将药物和白蛋白溶于有机溶剂中，经高压喷射即可得到粒径约 130 nm 的颗粒[55]。白蛋白结合型紫杉醇使得难溶性紫杉醇不再依赖溶解于对人体有刺激性的聚氧乙烯蓖麻油进行给药，显著降低了毒副作用，提高了人体耐受的最高剂量，大大改善了患者顺应性和不良反应，于2005年被美国FDA批准用于治疗转移性乳腺癌。基于白蛋白作为药物载体的优良性质，以白蛋白为基础构建的各种功能化白蛋白纳米粒也受到普遍重视。Lu等[56]以阳离子化白蛋白作为靶向头基，与聚乙二醇-聚乳酸纳米粒共价连接，制备了具有长循环功能的阳离子化白蛋白纳米粒（图6-15），利用静电吸附血脑屏障上的阴离子成分，帮助载体高效地跨越血脑屏障，实现脑内靶向给药策略。

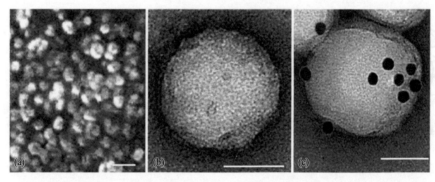

图6-15　阳离子白蛋白结合聚乙二醇-聚乳酸纳米粒扫描及透射电镜图[56]

（a）扫描电镜图，标尺200 nm；　（b）透射电镜图，1%磷钨酸负染，标尺50 nm；　（c）肝素-生物素和链霉亲和素-胶体金两步染色法，透射电镜图中胶体金颗粒的存在确证纳米粒连接阳离子白蛋白，1%磷钨酸负染，标尺50 nm
（图片引用经American Association for Cancer Research授权）

2）聚合物纳米粒

实验室中常用作纳米粒的载体材料有聚酯类、聚氰基丙烯酸烷酯类和两亲性嵌段共聚物等，可通过乳化聚合法、自乳化法和聚合物胶束法等方法制备。例如制备PMMA纳米粒时，将单体溶于水中形成乳滴或者胶束，经γ辐射引起聚合，通过调整单体浓度或者温度等调节纳米粒的粒径，最后分离即可得固态纳米粒。

聚(乳酸-乙醇酸)[poly(lactide-*co*-glycolide)，PLGA]共聚物由乳酸和乙醇酸两种单体随机聚合而成，由于其水解的两个单体产物乳酸和乙醇酸均为人体代谢途径的副产物，所以PLGA进入人体后不容易累积产生毒副作用，具有很高的生物相容性。此外，PLGA以疏水段的聚乳酸和亲水段的聚乙醇酸通过酯键相连形成两亲性聚合物，可以很方便地调整两种单体的比例，制得不同亲水亲油平衡值的类型，获得更为广泛的溶解性，便于开发多种制剂方法实现成粒、成囊或成膜等不同目的，被广泛应用于制药、化工和医用工程材料等领域。PLGA在美国和欧洲均被批准作为药用辅料[57]，以PLGA制得的纳米粒（图6 16）也备受关注。

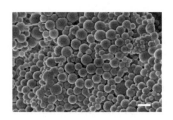

图 6-16　PLGA 结构式以及载羟哌氯丙嗪 PLGA 纳米粒扫描电镜示意图[58]

标尺，500 nm（图片引用经 MDPI AG，Basel，Switzerland 授权）

制备 PLGA 纳米粒最常用的方法为乳化聚合法，当装载疏水性药物时，通常会采用水包油单乳法，将 PLGA 和疏水性药物溶于水不溶的有机溶剂如二氯甲烷中彻底混匀，加入水中经超声或均质乳化形成水包油乳，减压蒸发或萃取除去有机溶剂，即可得到固化的 PLGA 纳米粒。对于多肽蛋白以及核酸类药物等亲水性药物，则通常采用水包油包水复乳法，将溶于水溶液的药物与溶于有机溶剂的 PLGA 混合超声乳化形成油包水的单乳，再加入含乳化剂如泊洛沙姆 188 的外水相中进一步乳化形成复乳，除去有机溶剂即可得到纳米粒。制得的 PLGA 纳米粒还可以在表面修饰 PEG 或者加入抗体等靶头以进一步优化其在体内分布特性，例如在装载有吲哚菁绿的 PLGA 纳米粒表面进行 PEG 化修饰，增加了纳米粒在体内的稳定性和循环时间，使得纳米粒在肿瘤内区域富集程度达未修饰的 2～8 倍，从而更好地对肿瘤进行诊断和光热治疗[59]。

3）固体脂质纳米粒

固体脂质纳米粒通常是以高熔点脂质作为骨架制成的纳米颗粒（图 6-17），其除了具有纳米粒的高稳定性、低泄漏性和药物缓释性等特点之外，还具有极高的生物相容性、生产过程无须加入有机溶剂以及便于放大生产和灭菌等优势，是一种极具应用潜力的新型纳米载体。常见的骨架材料包括三酸甘油酯类（如

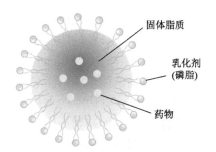
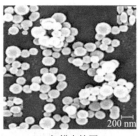
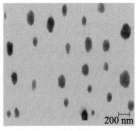

扫描电镜图　　　　　　透射电镜图

图 6-17　固体脂质纳米粒结构示意图、扫描及透射电镜图[60]

（图片引用经 American Chemical Society 授权）

三硬脂酸甘油酯）、饱和脂肪酸类、甾体类（如胆固醇）以及蜡类（如十六烷基棕榈酸酯），乳化剂多用各种天然或合成磷脂、泊洛沙姆类和聚山梨醇酯类等合成乳化剂等。

高剪切均质法和超声法是早期制备固体脂质纳米粒采用的分散方法，尽管操作简单，但是产品分散性欠佳，经常有微米级别颗粒产生，且超声分散法也被认为会引入金属污染。高压均质法被认为是制备固体脂质纳米粒最可靠稳定的方法，此法可以调节制备不同尺径范围的颗粒，并且十分利于放大生产。高压均质法是在一个几微米的间隙中加入高压（10~2000 bar[①]），使经过的液体被迅速加速超过1000 km/h，加速过程会对液体产生极强的剪切和空化作用，从而将颗粒打散至纳米级别。根据反应温度不同可分为热均质法和冷均质法。

（1）热均质法：将药物加入熔融的脂质混匀再分散至同样温度且含有表面活性剂的分散介质中，并在高温下进行高压均质。均质过程温度通常由压力所决定，大约每提高 500 bar 温度上升 10℃。温度越高，液体黏度越低，产生的纳米粒越小。通常压力设置为 500~1500 bar 进行 3~5 次均质循环便可得到纳米尺寸颗粒。当压力过高时，有可能导致颗粒发生碰撞聚集反而增加纳米尺寸。

（2）冷均质法：此法适合对热敏感药物，与热均质法不同，在高温将药物分散至熔融的脂质中后，迅速用干冰或者液氮对其进行冷却并研磨初步得到微米尺寸粒径，通常冷却速度越快，形成的粒径分布越均一。之后加入含有乳化剂的水溶液中，在室温或者低于室温的条件下进行多次高压均质。冷均质法得到的纳米粒径较大。

除了制备过程中的温度因素，采用的脂质成分和含量以及乳化剂种类均会对纳米粒的尺径构成影响。例如采用 Witepsol[®] W35 制得的固体脂质纳米粒比采用 Dynasan[®] 118 的要更小，前者脂肪酸的脂肪链比后者更短[61]。

6.2.2.2 囊泡

利用两亲性分子的特性，让其分散于水相中，分子疏水性的一端倾向于避开水相聚集在内部，而将亲水性的一端朝外与水相接触，当溶液中分子的浓度合适时，便会自发形成具有双分子层结构的封闭囊泡。最早于 1965 年，英国 Bangham 等发现磷脂分散在水中，可以自发形成多层封闭囊泡，这种由磷脂组成的囊泡便被称为脂质体。不久人们便发现脂质体十分适合作为载药系统，其中空的水相内核可以装载亲水性药物，而其脂溶性的双分子层则可以携带脂溶性药物。磷脂作为生物体内细胞膜的主要成分，其生物安全性也得到很好的保证。随着研究的进一步深入，研发人员发现可以方便地在脂质体表面进行各种修饰，以改善脂质体

---

① bar 为非法定单位，1 bar = 10[5] Pa。

在体内的动力学特征。以上特点使得脂质体的研究发展迅速，基于脂质体为载体可以制备适合各种性质药物，具备多功能性载药系统（图 6-18）。在过去的数十年，已经有超过 10 个脂质体产品成功上市[62]。

1）脂质体的制备

根据制备的初始体系不同，可以分为干燥脂类膜材、乳剂、混合胶团和以磷脂、水、乙醇三相混合物为基础的三相法等 4 种制备方法。

（1）干燥膜材法：此类方法适用于脂溶性药物，将组成脂质体的膜材与脂溶性药物溶于有机溶剂充分混匀，用不同方式除去有机溶剂后即可得到含有药物的干燥膜材，加入水溶液水化即得脂质体。除去有机溶剂的方式可以是冻干法、喷雾干燥法和薄膜分散法。薄膜分散法在实验室中使用较多，将溶于氯仿的膜材和

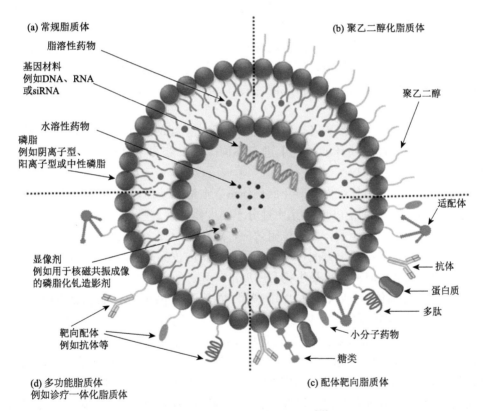

图 6-18　功能化脂质体示意图[63]

（a）普通脂质体通常由磷脂（包括阳离子型、阴离子型或者中性磷脂）组成，既可以在内水相装载水溶性药物，包括核酸类等基因药物，也可以在磷脂双分子层内嵌入脂溶性小分子药物；（b）脂质体表面可通过 PEG 等亲水性长链修饰成为长循环脂质体；（c）脂质体表面可通过修饰不同靶头成为配体介导靶向脂质体；（d）脂质体可以通过装载抗体或者造影剂等药物成为兼具治疗诊断于一体的多功能脂质体

（图片引用经 MDPI AG，Basel，Switzerland 授权）

药物置于圆底烧瓶减压蒸发直至有机溶剂彻底挥干，在瓶底处得到一层干燥的脂膜，加入适量体积的缓冲盐在高于相转变温度的条件下水化，即得脂质体。为了降低脂质体的粒径和层数，使其粒度分布更加均匀，可对得到的脂质体采取超声、微射流、高压均质或者薄膜挤出法得到尺寸更小更均一的产品。

（2）乳化法：此法尤其适合用于提高水溶性药物的包封率。将膜材等脂质成分充分溶解于水不溶的有机溶剂中，加入含有水溶性药物的缓冲盐溶液中，利用超声和均质等方法使其形成稳定的油包水乳剂。此时可以根据需要采用反相蒸发法置于圆底烧瓶中逐步减压蒸发除去有机溶剂，得到凝胶态物质，加入水相充分振荡得到脂质体；也可以将此乳剂加入第二水相中，乳化形成水包油包水型复乳，减压蒸发得脂质体。

（3）混合胶团法：将磷脂等膜材与胆盐等表面活性剂混合可形成混合胶团，利用交叉流透析等手段逐步除去胆盐后，可使得剩下的磷脂自发聚集形成脂质体。

（4）三相法：磷脂、水和短链的醇（尤其是乙醇）三种物质的混合物形成的三相图可分为 4 个不同区域，即脂质体区、沉淀的双层区、溶液区和胶态区，通过调整三者比例以及温度，使得此混合物落到脂质体区即得。

2）脂质体的功能分类

常规脂质体仅由天然或者合成磷脂以及胆固醇组成，为了改善脂质体的载药释药性能，在普通脂质体的基础上进行不同改造，获得了具有不同作用的功能脂质体。

（1）长循环脂质体：为了避免脂质体进入血液系统后，被网状内皮细胞识别吞噬，在脂质体表面用 PEG 等亲水性分子高度修饰，这些 PEG 链覆盖在脂质体表面，一方面可以为脂质体提供位阻效应，避免脂质体之间的聚集沉降，增加脂质体自身的稳定性；另一方面可以有效阻挡网状内皮系统的清除作用，延长脂质体在血液中的驻留时间，提高生物利用度。

（2）热敏脂质体：合成磷脂中二棕榈酰磷脂酰胆碱（dipalmitoyl phosphatidylcholine，DPPC）的相转变温度为 41℃，以 DPPC 为膜材构建的脂质体，当温度上升至 41℃时，脂质体膜由凝胶态向液晶态转变，流动性大大提高，从而释放药物。当再加入少量溶血磷脂，可以将相转变温度进一步下降至 39~40℃。用此法构建的多柔比星热敏脂质体（ThermoDox®）曾进入Ⅲ期临床研究用于和射频热消融法联合治疗原发性肝癌，但因为存在药物泄漏以及只有少量药物达到肿瘤部位等原因，治疗以失败告终[64]。

（3）pH 敏感脂质体：以二油酰磷脂酰乙醇胺（dioleoylphosphatidylethanolamine，DOPE）为主要膜材构建的脂质体，在酸性条件下其羧基发生质子化，导致脂质体双分子层不稳定容易聚集释放药物。

（4）靶向脂质体：通过在脂质体表面利用化学连接等方法添加具有靶向作用

的配体或者抗体（及其片段），实现脂质体在体内的靶向作用。

3）类脂囊泡

除了以磷脂为膜材形成的脂质体，还存在一类以非离子表面活性剂与胆固醇形成双分子层的类脂囊泡，具有与脂质体相似的理化性质，且比脂质体更为稳定。常使用的非离子表面活性剂包括司盘类、卖泽类、苄泽类和聚氧乙烯-聚氧丙烯共聚物等。

6.2.2.3 胶束

溶于水中的表面活性剂，当增加其浓度达到饱和时，表面活性剂的疏水端即开始转入溶液内部，当浓度进一步增加，更多表面活性剂分子（一般 50～150 个）的疏水端便相互吸引，聚合在一起，这种聚合体称为胶束或胶团，粒径通常在 10～100 nm。胶束可以是球形、层状和棒状等多种结构。胶束通常以两亲性嵌段共聚物聚合组成，其疏水内核尤其适合作为脂溶性药物的载体系统，相比于脂质体，胶束对脂溶性药物的载药量更高，药物的泄漏率更低，且制剂本身更为稳定，能方便地长时间存储[65]。

1）胶束的稳定性

胶束的稳定性对药物的系统安全以及储存影响重大。使用胶束作为载体进行注射给药时，胶束浓度会被体内的血液极大稀释乃至低于临界胶束浓度，从而导致胶束的解聚和药物的提前扩散，对胶束药物系统的生物利用度和疗效构成极大挑战。提高胶束的稳定性可以通过降低单体的临界胶束浓度、增加胶束内分子相互作用以及增加胶束疏水内核的共价连接实现。为了降低胶束单体的临界胶束浓度，Lu 等选择以一种兼具超疏水性和超亲水性片段组成的两亲性单体来构建胶束，这种单体由二硬脂酰磷脂酰乙醇胺组成超疏水端，由分子量为 5000 的羧酸甜菜碱聚合物作为超亲水端，两者通过共价连接合成。这种兼具两种差异悬殊极性的两亲性单体所形成的胶束稳定性大大提高，其临界胶束浓度相比于传统胶束降低了 4 个数量级以上。用这种胶束装载的多西他赛能够很好地抵御进入循环系统的稀释作用，在体内保持长时间的稳定，大大提高了药物在肿瘤部位的富集，甚至在小鼠体内实现依靠单一化疗药物完全治愈黑色素瘤的效果[66]。

2）胶束的载药性

对于大多数脂溶性药物而言，胶束载药量的高低主要取决于药物分子与疏水内核相互作用的强弱，当两者存在极性相互作用或者是氢键时，载药量能够大大提高，因此根据药物选择合适的疏水内核是提高载药量的关键。单体疏水端长度越长，形成的胶束聚集分子数目越多，能够形成更大体积的内核，从而胶束的载药量也就越大。为了进一步增加难溶性药物的载药量，可将药物与疏水端共价相连，例如将阿霉素与聚乙二醇-α, β 天冬氨酸嵌段共聚物通过酰胺键相连，从而大大提高了胶束的稳定性，解决了阿霉素的载药问题[67]。此外，对于一些带电药物分子，设计一端与之带相反电荷，通过静电相互作用形成胶束内核的复合物，通常称之为聚离子复合物胶束，其已成为基因药物和小干扰 RNA 药物的载药系统的重要研究对象。

3）胶束的释药性

药物分子从胶束释放途径与药物和胶束单体之间的相互作用强弱相关，当两者之间结合较弱，药物分子可直接从胶束扩散，反之，则可能先经历胶束解聚成单体，药物再从单体分解的过程。

囊泡和胶束都是由两亲性聚合物单体在溶液中自发聚集形成，决定其最终形成的是囊泡还是胶束结构的因素包括聚合物的亲油亲水比例、单体浓度、溶剂离子强度以及温度等，其中两亲性单体的亲油亲水比例起到关键作用。Blanazs 等[68]提出的理论认为两亲性单体形成纳米结构的方式可以通过计算堆积因子 p（packing parameter）得到

$$p = \frac{v}{a_o l_c} \tag{6-1}$$

式中，v 是疏水链部分的体积，a_o 是亲水基团所占的截面面积，l_c 是疏水链长度。当 $p \leq 1/3$，形成球形胶束；当 $1/3 < p < 1/2$，形成棒状胶束；当 $1/2 \leq p \leq 1$，则能够形成囊泡。这一理论很好地解释了为何单链两亲性分子往往只能形成胶束，而能够形成囊泡的单体通常为带两条疏水链的双亲性分子。

6.3 植入给药系统中的高分子

植入型给药系统是一种定位治疗方式，可以在植入部位一次递送较大量治疗剂进行长时间释药，可以有效提高患者的顺应性[69, 70]。

6.3.1 非生物降解型植入剂中的高分子

生物不可降解型的聚合物具有相对较好的生物相容性，可以结合半透膜控制药物释放。Teo 等[70]提出利用硅酮胶囊作为药物载体可实现零级释放。硅酮俗称硅油或二甲基硅油，属于有机硅氧化物的聚合物，是一系列不同分子量的聚二甲基硅氧烷，其黏度随分子量增大而增加。硅酮有多方面优势：相对惰性、柔性、易于修饰，可以实现几乎恒定的线性释药。还可以通过调节交联度精密控制药物释放的具体行为。很多上市的植入制剂也采用硅酮材料，如 Norplant® 及 Jadelle®。Norplant®（诺普兰）是 20 世纪 70 年代发展起来的一种女性避孕植入剂，可以实

现有效的长时间避孕。其主体由 6 根硅酮制的圆柱形棒组成，在患者的上臂皮下植入，缓慢释放左炔诺孕酮，避孕效果可维持 5 年。另一种常用的生物不可降解高分子是 EVA。

6.3.2　生物可降解型植入剂中的高分子

美国 FDA 已批准使用了多种生物可降解的高分子材料，如图 6-19 所示，利用此类材料制备植入剂的显著优势在于可实现药物控释且不需要手术移除植入剂。

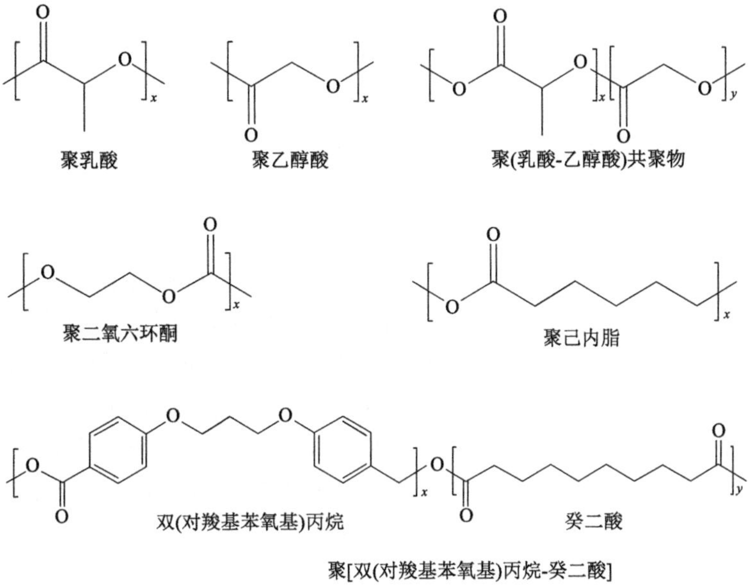

聚乳酸　　　　聚乙醇酸　　　　聚(乳酸-乙醇酸)共聚物

聚二氧六环酮　　　　聚己内脂

双(对羧基苯氧基)丙烷　　　　癸二酸

聚[双(对羧基苯氧基)丙烷-癸二酸]

图 6-19　FDA 批准的常用聚合物化学结构

2006 年，FDA 批准了一种以表面侵蚀方式生物降解的聚酸酐圆片状植入剂，其可直接植入手术切除肿瘤的部位，治疗脑胶质瘤。该制剂商品名为 Gliadel®，是目前为数不多的一种上市的实体瘤内化疗药物，如图 6-20 所示。其由摩尔比 20：80 的 PCPP：SA[双(对羧基苯氧基)丙烷：癸二酸]的生物可降解高分子材料为基质，载亲脂性抗癌药物卡莫司汀，在 2~3 周时间内会逐渐侵蚀降解，降解产物随尿液排出，产生的二氧化碳从肺部排出，该植入剂半径为 7.25 mm、厚度为 1 mm，载药量为 3.85%、平均质量为 200 mg，一次最多可以放入 8 片植入剂，用以治疗对抗手术未能完全除去的肿瘤，进一步降低肿瘤复发的风险。这一产品在恶性脑胶质瘤的治疗中取得显著成效，能够提高 50%生存率，延长中位生存期 2 个月。

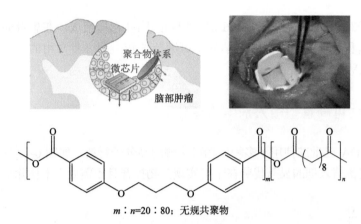

图 6-20　上市制剂 Gliadel® 的给药方式及基质材料结构[71]

（图片引用经 Royal Society of Chemistry 授权）

6.3.3　可注射植入剂中的高分子

可注射的原位成型植入剂（injectable *in situ* forming implant，ISFI）是液体形式，包含了可生物降解的高分子与生物活性治疗剂的混合物，可以直接注射到靶组织。一旦到达目标部位，溶液很快变成固体或者半固体，并释放药物。该转变过程需要一些因素的激活，如温度、pH 等。这种可注射的原位成型植入剂易于制作，相比普通植入剂无须局部麻醉和手术，患者顺应性好。根据从液体到固体的转变机制的不同可以分为五类：热塑性糊剂、热诱导胶凝体系、原位交联聚合物体系、原位固化有机凝胶、原位沉淀或相转变植入剂。

6.3.3.1　热塑性糊剂

热塑性糊剂是指聚合物可以在熔化状态下注射，冷却到体温发生固化，一般具有较低的熔点 25～65℃，固有黏度 0.05～0.8 dL/g（在 25℃下测定）。这一类常见的材料有聚乳酸[poly(lactic acid)，PLA]、聚乙醇酸[poly(glycolic acid)，PGA]、PCL 和聚碳酸环丙烷等。

6.3.3.2　热诱导胶凝体系

相反地，热诱导的胶凝体系在室温时为液体，当温度超过 LCST 以后就形成凝胶。LCST 受到聚合物侧链上亲水单体与疏水单体的平衡调控，相转变是混合体系的熵下降所驱动的。两相混合在低于 LCST 时吉布斯自由能为负，高于则为正。通讨对聚合物的结构修饰可调控 LCST。常见体系有聚(*N*-异丙基丙烯酰胺)、

PEO-PPO-PEO 共聚物[PEO：poly(ethylene oxide)；PPO：poly(propylene oxide)]（普朗尼克®）、PEG-PLA 及 PEG-PLGA-PEG 共聚物。

6.3.3.3 原位交联聚合物体系

原位交联聚合物体系是指可以在注射部位发生交联，由于热、光、离子作用等启动交联反应后，溶液可以转变为固体或凝胶状态。PCL、DPPC、1,2-双(肉豆蔻基)-甘油-3-磷酸邻苯二甲酰吗啉（1,2-dimyristoyl-*sn*-glycero-3-phosphocholine，DMPC）已用于原位形成交联体系。

6.3.3.4 原位固化有机凝胶

原位固化有机凝胶在室温下是一种两亲性的蜡质有机凝胶，当被注射入液体介质中时会转变为立方液晶相。立方液晶相是一种特殊的结构形式，其内部具有曲折的孔径，可同时包载亲水及疏水药物并实现缓控释。在药物递释领域常用的有机凝胶材料包括花生油、蜡、脂肪酸甘油酯等。

6.3.3.5 原位沉淀或相转变植入剂

在相转变植入体系中，先将水溶性的聚合物分散在生物相容性的有机溶剂中，药物也分散于聚合物溶液内，当该体系与水溶性环境接触时聚合物即可被沉淀出来，形成植入物。此种植入体系的相转变过程只需要在和水溶性介质接触时即可发生，而不需要外部引发剂如光和热，该特性因此得到广泛关注和研究。常用的聚合物材料有 PLGA、PLA、PCL、聚碳酸乙烯酯、乙酸异丁酸蔗糖酯等。

可注射植入剂体系已有广泛临床应用及相关上市制剂。如 Eligard®（赛诺菲公司）是基于聚合物基质的醋酸亮丙瑞林可注射植入剂。Eligard®预先装载于两个不同的注射器中并于给药前混合均匀。一个注射器装载醋酸亮丙瑞林，另一个则装有 Atrigel®体系，它是由溶解于 *N*-甲基吡咯烷酮的聚丙交酯及聚乙交酯材料组成，Eligard®最长可在 6 个月内控制释放药物，抑制血浆的睾酮水平，抑制前列腺癌生长。Atridox®是盐酸多西环素的聚合物基质可植入剂，用于治疗牙周病。它是由盐酸多西环素和 Atrigel®体系分别装载于两个注射器中，注射前混匀注入牙周袋内，聚合物在牙龈沟内形成半固体形态，可以控制释放药物达七天。

6.4 经皮给药制剂中的高分子

6.4.1 常规经皮给药制剂中的高分子

经皮递药系统（transdermal drug delivery system，TDDS）是指药物透过皮肤，

经由毛细血管吸收从而进入全身血液循环的给药系统。TDDS 一般指经皮给药贴剂（patch），即可粘贴在皮肤上、药物可产生全身性或局部作用的一种薄片状制剂。

经皮给药系统是一个聚合物多层结构，在两个聚合物薄层之间是类似三明治结构般包裹一个药物贮库或者药物-聚合物骨架，外层用背衬层防止药物流失，内部的聚合物层实现黏附和/或控释的功能。经皮给药系统大致可以分为以下几种。

6.4.1.1 贮库型

药物贮库位于非渗透性的背衬层与控释膜之间，药物只能经控释膜释放，控释膜可以是多微孔或无孔形式。在药物贮库中，药物可以以溶液、混悬液、凝胶等形式分散在固体聚合物骨架内。在高分子膜的外面有一层与药物有良好相容性及低过敏性的胶黏层。

6.4.1.2 骨架型

（1）药物在胶黏层内　药物分散在胶黏剂高分子中得到含药的胶黏层，再铺于贮库背衬层上。在贮库的顶部还有一个不含药的高分子胶黏层。

（2）骨架分散型　药物均匀分散在亲水或疏水的聚合物骨架内，含药的聚合物骨架片层再固定到非渗透性的背衬层上。

（3）微贮库型系统　联合贮库型与骨架分散型系统。将药物混悬于亲水性高分子溶液里形成药物贮库，再将溶液均匀分散到疏水性高分子中，形成大量药物贮库的微球，这种热力学不稳定的分散系统迅速被原位凝胶的快速交联作用稳定下来。

高分子材料是经皮给药系统的核心（表 6-1）。应用于经皮给药系统中的高分子必须与药物及系统中的其他组分（如渗透促进剂和压敏胶）之间有良好的生物相容性和化学相容性，保证药物持续有效释放。骨架材料和胶黏层的压敏胶（pressure-sensitive adhesive，PSA）组分中有较多聚合物分子的参与。

表 6-1　经皮给药制剂中的常用高分子材料[72]

天然高分子材料	半合成高分子材料	合成弹性体	合成高分子材料
明胶	CMC	聚丁二烯	PVA
海藻酸钠	醋酸纤维素邻苯二甲酸酯	聚异戊二烯	聚乙烯、聚丙烯
阿拉伯胶	MC、EC	苯乙烯-丁二烯橡胶	聚苯乙烯
虫胶	HPC		聚氨酯
固体石蜡			PVP
壳聚糖衍生物			聚醋酸乙烯酯

天然高分子材料	半合成高分子材料	合成弹性体	合成高分子材料
蛋白质			聚甲基丙烯酸己酯
酪蛋白			PVC
天然橡胶			聚丙烯酸酯
			聚丙烯酰胺
			PEG
			聚酯
			聚酰胺、聚脲
			环氧树脂
			EVA
			聚丁烯
			聚异丁烯
			PE

1）聚合物骨架的组成

设计经皮给药系统时，聚合物骨架材料的选择十分关键。需要考虑载药骨架释放行为的优化、黏附-凝聚的平衡，以及理化性质、生物相容性、与其他组分及皮肤的稳定性多方面因素。常用的骨架聚合物材料有：

（1）EVA　EVA 是贴剂中最常用的膜材和骨架聚合物（图 6-21）。无毒无刺激，生物相容性好，柔性好易加工，但耐油性差。EVA 可以通过调节聚合物中醋酸乙烯酯的比例来调节渗透性，常用作控释膜。当乙烯和醋酸乙烯酯分子聚合时，结晶度和结晶熔点下降，无定形态增加。由于溶质可以轻易从无定形的区域扩散出来，所以渗透性增大。共聚作用还会导致极性增大。因此，共聚物中醋酸乙烯酯的比例增大会导致溶解性增大，从而聚合物中极性化合物的扩散率增大。

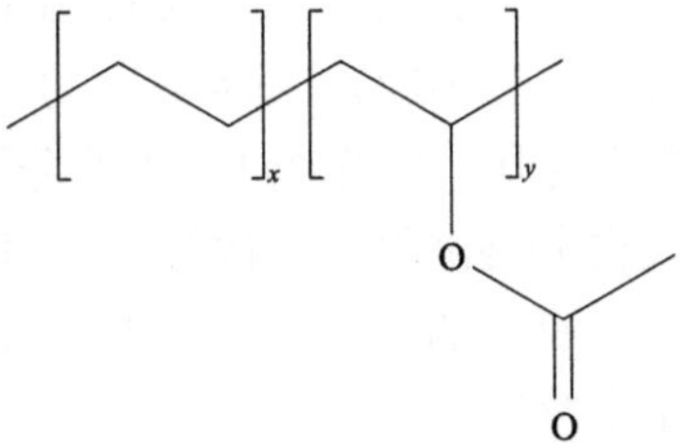

图 6-21　乙烯-醋酸乙烯酯共聚物的结构

（2）硅橡胶　硅橡胶类的聚合物在很多控释的装置中有应用，这一类高分子有很好的生物相容性，对很多药物尤其是类固醇类药物具有很好的渗透性。这类材料的高渗透性归功于其骨架周围结构的自由旋转，导致聚合物内微观的黏性很低。

（3）聚氨酯　聚氨酯是指一种来源于聚异氰酸酯和多元醇的缩合产物。分子内含有氨基甲酸酯键。由聚醚多元醇合成的聚氨酯被称为聚醚型聚氨酯，而由聚酯多元醇合成的被称为聚酯型聚氨酯。聚醚型聚氨酯因其具有很强的耐水解作用，目前被广泛使用。聚酯型聚氨酯因其生物可降解的性质也备受关注。这些聚醚型或者聚酯型的聚氨酯具有弹性和相对的渗透性。通过调节高分子中亲疏水结构的比例可以平衡得到具有最佳渗透性的材料。聚氨酯膜有利于亲水的极性化合物渗透，而对于疏水的高分子如硅橡胶和 EVA 膜渗透性都比较低。

（4）PVC　热塑性材料，化学性质稳定，机械性能强。

（5）聚丙烯（polypropylene，PP）　PP 薄膜具有优良的透明度、强度和耐热性，吸水性很低，可耐受 100℃以上煮沸灭菌。

（6）PE　具有优良的耐低温和耐腐蚀性能，安全无毒，防水性好但气密性较差。

（7）聚对苯二甲酸乙二醇酯（polyethylene terephthalate，PET）　具有优良的机械性能，耐酸碱和多种有机溶剂，吸水性低，熔点和玻璃化转变温度较高。

（8）其他合成高分子　PVA、聚丙烯酸酯、聚酰胺、聚脲、PVP、聚丁二烯、聚异丁烯、聚环氧氯丙烷橡胶、有机玻璃、EC、HPMC 等。

（9）其他天然高分子　纤维素衍生物、蜡、天然橡胶、壳聚糖、玉米蛋白、明胶和虫胶等[73]。

2）胶黏剂

胶黏剂是经皮给药系统中的重要组分。PSA 是使用最普遍的胶黏剂，其既要保持黏附在皮肤上又要满足容易移除和容易清洗干净的要求。压敏胶的材料需具有较好的生物相容性，对水分有良好渗透性，且不能与药物反应。目前主要使用的有三种：丙烯酸酯类、聚异丁烯类和聚硅氧烷类。

（1）丙烯酸酯类　主要单体形式为 $CH_2 = CH—COOR$。通过改变 R 基团可以聚合得到不同性质的聚合物（图 6-22）。作为典型的聚合物体系，随着分子量的增加，聚丙烯酸酯的机械性能也提升。但当超过临界的分子量（约 1000~2000）后，这种机械性能的提升变得缓慢并逐渐停止。丙烯酸类材料在具有优良的压敏性、黏合性同时也容易剥离，具有良好的抗光老化能力且耐水、耐油。该材料来源广泛，易合成，毒性小，使用十分广泛。

（2）聚异丁烯类（polyisobutylene，PIB）　由异丁烯分子以规律的头-尾聚合的方式在低温聚合作用下得到，如图 6-22 所示。聚合物的物理性质随着分子量的增加而变化，低分子量的聚合物呈黏性液体状态，随分子量增加，液体变得越来越黏稠，呈现油膏一样黏稠的状态，最终是弹性固体。其不饱和度低，耐热、耐水及抗老化能力强。

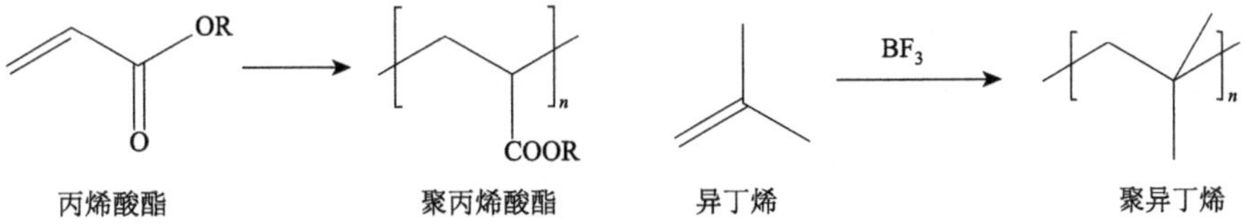

图 6-22 丙烯酸酯的聚合反应与异丁烯的聚合作用

PIB 作为压敏胶时一般是含有高低分子量的不同组分混合物。高分子量的 PIB 的黏均分子量在 450 000~2 100 000 之间，低分子量的 PIB 大约在 1 000~450 000 之间。非交联的异丁烯分子表现出很高程度的黏性或者吸附性，而 PIB 聚合物的自由分子比例很低，只有 0.026（相比于聚二甲基硅氧烷的 0.071），结合其较弱的链的运动性，最终表现为较低的扩散系数。而后续混合体系中添加的各种填充剂、增塑剂、增黏剂、抗降解物质等，仍会对胶黏剂的性质产生影响。

（3）聚硅氧烷类 由聚二甲基硅氧烷与硅树脂经缩聚反应而成。通过调节二者的比例，可获得具有良好黏附力和柔韧性的材料。硅树脂具有三维的硅酸基结构，末端是三甲基硅氧，还具有硅醇基的性质。在水溶液中通过缩合反应，线性聚二甲基硅氧烷的硅醇基与硅树脂的硅酸根形成 Si—O—Si 键。不同于丙烯酸类、橡胶类、PIB 类的胶黏剂，药用级的硅酮胶黏剂不含有机增黏剂、稳定剂、抗氧化剂、增塑剂、催化剂或者其他的有毒性组分。硅酮压敏胶不需要添加这些附加剂，因为其本身在很宽的温度范围内（−73~250℃）都能够保持稳定。利用聚硅氧烷压敏胶涂布基材对材料有良好的润湿性，其对药物、水分、空气均有优良的渗透性，且具有优异的生物相容性和安全性。

6.4.2 微针给药系统中的高分子

近年来，微针技术发展迅猛。微针可通过穿透人体皮肤的角质层，无痛且微创地形成孔道以利于经皮药物递送。经皮给药可以避免药物在胃肠的降解与代谢[74]，故在药物递送方面具有独特的优势。此外由于皮下注射的给药方式，患者顺应性很低，可递送的药物也具有局限性[75]。相较于这两者，微针的优越性更为瞩目。如图 6-23 所示，微针可按照实际需求调节尺寸（通常不超过 1 mm），可以穿透角质层而又不刺激到真皮层的神经组织[76]，因此可以以微创的方式递送多种药物分子且患者依从性高，大大克服了传统经皮制剂和皮下注射方式的局限性。

聚合物微针的性质和效果与其材质及几何特征（如形状、尖端半径和长度等）密切相关。理想的聚合物微针应当满足以下特征：①具有生物相容性且没有免疫原性；②有足够的强度和硬度可以穿刺角质层；③对所载药物稳定性不产生影响（如蛋白多肽疫苗等）；④在皮肤内能够实现药物控释。

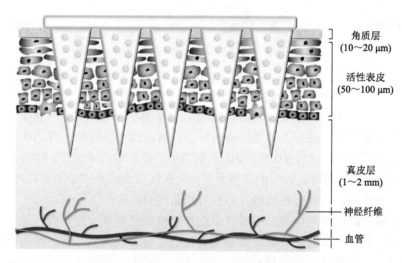

角质层
(10～20 μm)

活性表皮
(50～100 μm)

真皮层
(1～2 mm)

神经纤维

血管

图 6-23 微针阵列装置的作用机制示意图[76]

该装置可穿透角质层，使药物直接进入下层活性表皮，但不会触及位于真皮层中的血管和神经纤维
（图片引用经 Royal Society of Chemistry 授权）

6.4.2.1 可溶解微针

可溶解微针是指使用水溶性高分子材料的微针。其可以在插入皮肤后迅速溶解，并快速释放出包载的药物，因此可溶性微针适合快速释放药物。聚合物分子的性质会影响皮肤的渗透性、药物释放及药物的活性与稳定性。大部分可溶性聚合物都是水溶性的多糖如右旋糖苷、硫酸软骨素钠、HPC、CMC、HPMC、海藻酸钠、透明质酸（hyaluronic acid，HA）、支链淀粉等（见表 6-2）。这些多糖有些是含有大量的亲水基团（如羧基、羟基、磺酸基），有些是多分枝状的，具有良好的水溶性。Kim 等[77]制备的可溶性微针以 HPMC 为尖端材料，以 CMC 为底座材料，研究发现 HPMC 尖端所载的模型药物多奈哌齐可以在 15 min 内完全溶解释放。由于多糖类物质良好的生物相容性，所包载的药物显示出良好的生物活性与稳定性。

表 6-2 微针给药系统中常用的高分子材料[76]

微针类型		高分子材料
可溶解微针	多糖类	右旋糖苷、硫酸软骨素钠、HPC、CMC、HPMC、海藻酸钠、透明质酸、支链淀粉
	其他	明胶、γ-聚谷氨酸、PVP、聚(甲基乙烯基醚/顺丁烯二酸苷)、PVP-PVA、聚(乙烯吡咯烷酮-甲基丙烯酸)、PVP-环糊精
可溶胀微针		聚(甲基乙烯基醚/顺丁烯二酸酐)-聚乙二醇、聚(2-羟乙基甲基丙烯酸酯)、聚苯乙烯-聚丙烯酸嵌段共聚物、丙烯酸修饰的透明质酸、PVA
生物可降解微针	合成型	PLA、PGA、PLGA、聚碳酸酯、聚苯乙烯、PCL
	天然型	壳聚糖、丝甲壳素

除多糖外，明胶、γ-聚谷氨酸、PVP、聚(甲基乙烯基醚/顺丁烯二酸苷)[poly(methyl vinyl ether-alt-maleic acid)，PMVE/MA]、PVP/PVA、聚(乙烯吡咯烷酮-甲基丙烯酸)、PVP-环糊精（PVP-cyclodextrin，PVP-CD）等也可用于制备可溶解的微针。明胶和γ-聚谷氨酸分子内含有大量的氨基酸；PVP 和 PMVE/MA 来源于水溶性的单体乙烯吡咯烷酮和顺丁烯二酸，因此也具有良好的水溶性。如图 6-24 所示，Lee 等[78]利用

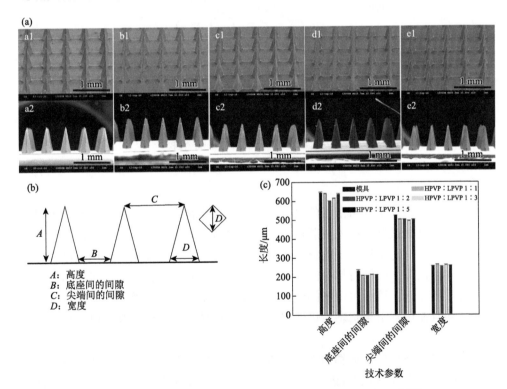

图 6-24 不同比例 PVP360/PVP10 制备的微针的尺寸与细节[78]

（图片引用经 Royal Society of Chemistry 授权）

不同比例 PVP（PVP10 和 PVP360）制备出可溶微针用于递送胰岛素。Lee 等[79]制作的双层可溶性微针贴片使用明胶制作针尖，CMC 作为底座，可用于经皮递送胰岛素。研究表明，明胶针尖在插入皮肤后 1 h 内几乎可以完全溶解。

其他生物相容性的高分子如聚甲基丙烯酸和 PVA 也可以和这些可溶性的高分子混合使用，通过单体的简单混合或共聚作用发挥多样的性能。Lee 等[80]将 PVP 和 PVA 以不同质量比混合制备可溶性的微针贴片，发现 PVA 的加入可以提高 PVP 微针的机械强度，可能是由于 PVP 与 PVA 之间微弱的相互作用，减缓了微针溶解的动力学过程，从而减缓了药物的释放速率。如图 6-25 所示，Chen 等[81]用环糊精修饰 PVP 得到 PVP-CD 主客体复合物，结果显示 PVP-CD 相比纯 PVP 吸水性能降低 36%～40%。用 PVP-CD 所制备得到的微针，由于 PVP 的侧链与 CD 分子外侧的羟基形成氢键，而导致机械强度增大。

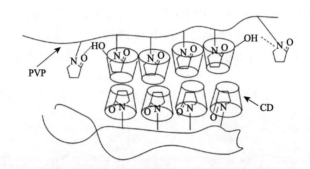

图 6-25　PVP-CD 复合物的结构示意图[81]

（图片引用经 Royal Society of Chemistry 授权）

6.4.2.2　可溶胀型微针

可溶胀型微针是以可溶胀的高分子为原料，也称为交联水凝胶。不同于可溶解的微针，这种微针在插入皮肤后溶胀而不溶解。与可溶性微针相比，这种微针有两方面特征：①微针尖端的材料不会残留于皮肤中；②如果发生用药过量，可以及时中止治疗。微针材料可溶胀的能力是由交联聚合物控制的，可以据此调节药物释放的速率。这种可溶胀的微针在干燥状态下需要有足够的机械强度以穿透皮肤，而且在达到水合状态后仍然保持足够的机械强度以保证其可以从皮肤完全去除。

满足这些条件的溶胀微针材料包括聚(甲基乙烯基醚/顺丁烯二酸酐)-聚乙二醇、聚(2-羟乙基甲基丙烯酸酯)、聚苯乙烯-聚丙烯酸嵌段共聚物、丙烯酸修饰的透明质酸、PVA 等（见表 6-2）。Romanyuk 等[82]用 PMVE/MA-PEG 制备微针，从可水解的 PMVE/MA 与 PEG 通过酯化作用交联，随着交联时间的延长，制备的微针的可溶胀程度降低。当使用交联 72 h 及 24 h 的材料时，所制备的微针经 24 h 水中孵育后分别能溶胀到原始体积的 3 倍和 50 倍（图 6-26）。

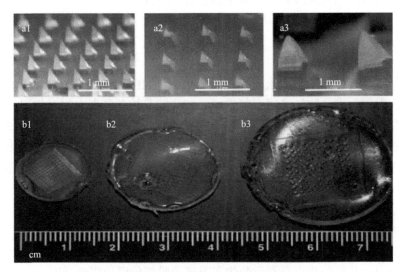

图 6-26 使用交联材料制备的微针的溶胀情况[82]

干燥状态下，每个微针高 600 μm，宽 300 μm（a1，b1），在水中孵育 24 h 后，不同交联程度凝胶材料制备的微针的溶胀情况：交联 72 h（a2，b2）及交联 24 h（a3，b3）

（图片引用经 American Chemical Society 授权）

6.4.2.3 生物可降解型微针

生物可降解型微针既不溶解也不溶胀，但可以逐渐降解。基于它们特殊的化学和生物学性质，可以降解成无毒组分，并从体内自然代谢清除。这种材料制备的微针对于长期持续性给药十分有利，通过调控聚合物的降解速率可以控制药物释放速率和时间。生物可降解型微针常用的聚合物材料可以分为合成高分子和天然高分子。合成高分子有 PLA、PGA、PLGA、聚碳酸酯、聚苯乙烯及 PCL 等（见表 6-2）。Cha 等[83]利用融化的 PLA 制备了实心的可降解微针。在加速降解环境条件（如碱性条件）下，PLA 微针几乎能以恒定速率（25 μm/h）降解。

6.5 眼部给药系统中的高分子

当前，越来越多的人饱受眼部疾病困扰。目前眼部疾病的主要治疗策略[84]一般有两方面选择：一方面把药物分子特异性地递送到病变组织；另一方面通过手术修复或者替换受损组织，如晶状体或玻璃体。实际上，由于眨眼和鼻泪管引流，传统的滴眼液只有不到 5%的给药剂量能够到达靶组织发挥疗效[85]。因此实际治疗过程中仍存在多方面不足，需要从多方面优化给药策略，如延长药物的有效时间、延长给药间隔等来改善治疗效果和患者顺应性[86, 87]。

6.5.1　水凝胶

水凝胶具有可以吸水溶胀的高分子结构，一般由一种或多种单体通过简单的聚合反应得到。聚合物链之间有氢键或者较强的范德瓦耳斯力相互作用。这种体系的存在状态介于刚性固体和液体之间。目前研究的较多的水凝胶有两种：预成型凝胶和原位凝胶。预成型凝胶在给药以后状态不改变；而原位凝胶在接触到眼部的物理化学环境（如离子强度、温度、pH）后，由液体转变为凝胶状态。

6.5.1.1　预成型凝胶

预成型凝胶材料可以采用天然高分子、合成高分子及半合成高分子。最常用的有纤维素衍生物、卡波姆、多糖、透明质酸等。预成型凝胶的给药方式与普通的药膏相同，其凝胶状态有利于药物在眼部角膜部位滞留更长时间。

（1）纤维素衍生物　纤维素及其衍生物是眼部给药的凝胶材料的先驱。纤维素在水中不溶解，由于其高度结晶性，纤维素及其衍生物长期以来都被用作滴眼剂中的增黏剂。常用的衍生物类型有：MC、HEC、HPC、HPMC、CMC Na 等。

（2）PVA　PVA 属于合成高分子。用 PVA 做眼部制剂也可以延长其在角膜部位的滞留时间，提高药物的生物利用度。

（3）透明质酸　透明质酸具有较高的分子量，其结构由二糖的重复单元组成。透明质酸属于天然高分子，在皮肤、脐带、玻璃体及体液中都有存在。其主要优势在于极好的生物相容性、生物黏附性以及假塑性和黏弹性。因此透明质酸经常用作泪液的替代品，研究显示透明质酸对于眼部制剂常添加的防腐剂苯扎氯铵造成的眼部损伤有很好的防护作用，因此其作为眼部给药制剂的载体较安全可靠。

（4）卡波姆　商品名为卡波普®，其被广泛应用于眼部给药用于提高角膜前的滞留。卡波姆凝胶的制备十分简便。先将聚合物分散在水溶液内置于室温下，然后加适量中和剂（如氢氧化钠、三乙醇胺），在中性 pH 下可以得到最大黏度的卡波姆凝胶。其优势在于良好的生物黏附性，和其他高分子（如纤维素衍生物、PVA、透明质酸）相比，延长滞留时间的效果非常显著。

（5）其他高分子　其他天然或合成的高分子也可以用于延长药物的滞留时间，比如黄原胶和壳聚糖等[88]。Bravoosuna 等[89]研究了用水溶性的阳离子和阴离子型碳硅烷树枝状聚合物（1、2、3 代）作为滴眼剂中的黏膜附着剂的效果（图 6-27）。利用其与眼部跨膜黏蛋白之间的高度亲和性及表面活性作用，发现低

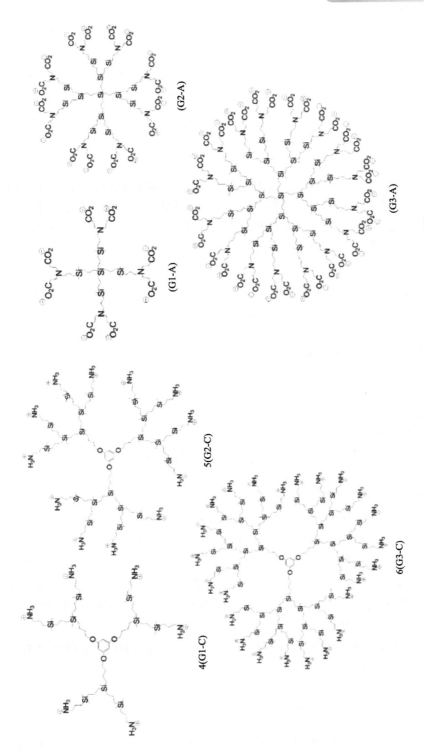

图 6-27 阳离子和阴离子型碳硅烷树枝状聚合物的结构骨架[89]

（图片引用经 American Chemical Society 授权）

剂量即能明显提升模型药物乙酰唑胺的降压效果，不仅缩短起效时间，在单次滴注后维持的有效时长也得到延长。

Silva等[88]研究了一种包载头孢他啶的黏性纳米颗粒滴眼液用于治疗眼部感染。载体由0.75% HPMC合并壳聚糖/三聚磷酸钠-透明质酸及头孢拉定组成，其显示出良好的黏膜附着能力，可以与角膜表面黏蛋白相互作用，延长药物的滞留时间。

6.5.1.2 原位凝胶

预成型凝胶用于眼部给药有一定的局限性，比如不能精确控制给药剂量，而且给药以后可能出现视线模糊、凝胶凝固导致刺激流泪等问题。针对这些不足，原位凝胶则更具优势，其能结合溶液和凝胶的特点，既具有溶液精准方便的给药性质，又实现了凝胶延长滞留时间的效果。

原位凝胶[84, 90]可避免药物在角膜前的快速清除。由于其特殊的理化特征，其本身是液体状态，而当接触到角膜时，由于一些特定理化参数的改变（如pH、温度和离子强度等），可发生相转变成为凝胶状态，从而延长了药物与角膜的接触时间，提高了药物的生物利用度。根据响应性因素的不同，原位凝胶主要分为离子敏感型、温度敏感型和pH敏感型。

1）离子敏感型原位凝胶

泪液中一定的离子强度可以使聚合物链之间发生离子反应，产生构象变化，导致三维立体网格的形成。有些高分子，一般多是阴离子型和生物相容性的聚合物，比如结冷胶、海藻酸盐或卡拉胶，可以和角膜的阳离子发生胶凝。这些聚合物形成的最具代表性的是"鸡蛋盒子"的结构，可以用海藻酸钠观察到带负电的聚合物链在阳离子的周围发生自组装[90]。

2）温度敏感型原位凝胶

最常用的温敏原位凝胶是泊洛沙姆，泊洛沙姆代表的是一类两亲性的三嵌段共聚物（一个疏水的PPO单元和两个亲水的PEO单元）。在温度升高时可以经历一种可逆的溶液与凝胶的转变过程。在临界胶束浓度以上，泊洛沙姆因为分子间的疏水作用自组装成胶束。形成胶束的过程是吸热的，因此温度升高有利于形成胶束。胶束的形成是凝胶化的第一步，随后胶束进一步堆积形成具有一定空间结构的网格。

3）pH敏感型原位凝胶

目前最常用的高分子材料是卡波姆。一些基于卡波姆的制剂已走向商业化，尤其在干眼症治疗方面。

6.5.2 眼部插入剂

眼部插入剂是一种固体或半固体的大小和形状适于眼部插入的制剂。通常是载药的聚合物体系，可以在局部维持较长时间的药物控释，能够有效避免反复多次的眼内注射给药以及可能的并发症。眼部插入剂常常是把药物递送到眼后部，即晶状体与视网膜之间的部位。尽管该措施具有一定的侵入性，但优势显著：可持续局部释放药物、降低副作用、透过血液视网膜屏障。

6.5.2.1　可溶性插入剂

可溶性插入剂是研究最广泛的眼部插入剂，因为其完全可溶，因此不需要移除。其主要局限是泪液会很快渗透进装置内，溶解后可能会模糊视线。可溶性插入剂的材料可分为两类：天然高分子及合成或半合成的高分子。

（1）天然高分子材料　胶原蛋白是最早有研究报道的应用于眼部插入剂的辅料。用胶原蛋白制作的接触镜，是将胶原蛋白膜置于含药溶液中让其充分吸收，一旦放入眼内，随着胶原蛋白的溶解，药物会逐渐从胶原蛋白凝胶中释放出来。和传统滴眼剂相比，药物的滞留时间可以明显延长。

（2）合成与半合成的高分子材料　用合成高分子如 PVA 以及半合成高分子如纤维素衍生物所制备的眼部插入剂也有广泛研究。EC 可以混合于制剂中用于降低插入剂的形变，避免模糊视力。研究发现如果再联用卡波姆，使用低浓度即能产生较强的生物黏附性，减缓清除速率。1981 年上市的 Lacrisert® 是一种可溶性的插入剂，重 5 mg、直径 1.27 mm、长 3.5 mm，以 HPC 为主要材料，对于干眼症疗效显著。

6.5.2.2　不溶性插入剂

1）贮库型

贮库型的插入剂内包含一个药物贮库以及具有特殊设计的半透膜或微孔膜，可以让药物从贮库中零级释放。这种贮库型的控释系统形状各异，不仅有传统的片状或小丸、多层膜，还有半球形、圆柱体等。控释膜材料的选择通常要结合药物的理化性质，尤其是治疗剂扩散通过半透膜的速率、制作工艺及给药方式等方面。Ocusert® 是由阿尔扎公司研制的一种不溶性眼部插入剂，植入眼部以后七天内可以以 20 μg/h 或 40 μg/h 速度释放毛果芸香碱用于治疗青光眼。该装置是一个平整柔性的椭圆体，包含毛果芸香碱贮库（含有海藻酸），外侧用 EVA 膜包裹，用以控制药物释放速率。

2）骨架型

不溶性骨架型插入剂以接触镜为代表。一般由亲水性的高分子制备，可以吸水溶胀。接触镜可分为五类：刚性、半刚性、弹性、软性亲水、生物高分子。软性亲水的接触镜舒适度最好，常用的材料是 HEMA 与 PVP 或乙二醇二甲基丙烯酸酯共聚物。PVP用于提高水分滞留，乙二醇二甲基丙烯酸酯可以降低水化程度。

接触镜较明显的不足在于制作成本高、载药量低，而且不溶解，因此治疗后需要取出。目前通过结合多种高分子材料的性能，研究者还在探索制备多样化的载药接触镜。如被报道的一种温度敏感型的接触镜，接触镜内分散有包载噻吗洛尔的高度交联纳米粒，使释药时间延长到2～4周。高度交联的纳米粒由多种单体制备而成，包括乙二醇二甲基丙烯酸酯、丙氧基化甘油三丙烯酸酯等。体外实验显示出该接触镜包载的药物呈现温度敏感型的一级释放曲线。

3）生物可降解型插入剂

药物从生物可降解型高分子制剂中的释放取决于聚合物的分子量、单体组成及载药情况。这些聚合物生物可降解，在体内能被清除，避免了可能的蓄积毒性，不需要人为取出。如以乳酸和乙醇酸作为基本材料，其本身是机体可产生和代谢的物质，两者的共聚物是使用最广泛的生物可降解材料（图6-28）。这些聚合物骨架溶蚀速率的不同会影响药物释放的速率，因此可以通过结构修饰实现用药需求。

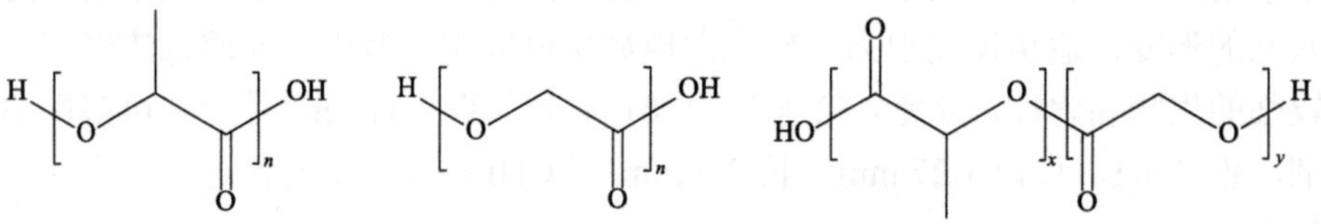

图6-28 乳酸、乙醇酸及两者共聚物的化学结构

6.6 黏膜给药制剂中的高分子

黏膜给药是指将药物与适宜的载体材料制成供人体腔道黏膜部位给药，发挥局部作用或吸收进入体循环起全身治疗作用的制剂。此处以鼻腔、阴道及直肠部位的黏膜给药为例，介绍黏膜给药制剂中高分子材料的应用。

6.6.1 鼻腔黏膜给药制剂中的高分子

鼻腔黏膜部位具有很大的药物吸收表面积，血管十分丰富且渗透性较好，可以传递药物到全身以及中枢神经系统。尽管鼻腔黏膜给药起效快，但是药物清除也较快，对给药效果有较大影响。因此，采用具有黏附性的聚合物可以延长药物在鼻黏膜表面的滞留时间。很多天然或合成型高分子材料可达到这一效果，甚至同时实现控释，提高药物渗透，保护药物不被某些酶降解。

6.6.1.1 聚丙烯酸酯

聚丙烯酸酯具有良好的黏附性和形成凝胶的能力。聚丙烯酸酯类高分子如卡波姆和聚卡波菲（交联条件和黏度不同）广泛应用于鼻腔黏膜给药，这些分子能够使制剂与鼻黏膜紧密接触，延长滞留时间和药物吸收。除了黏附性之外，研究证明聚丙烯酸酯在鼻黏膜表面的溶胀过程还能够打开细胞之间的紧密连接，提高药物吸收程度。聚甲基丙烯酸酯类和 PEG 交联的聚合物还具有 pH 敏感性。

6.6.1.2 淀粉

玉米淀粉是常见的药用辅料。蜡质玉米淀粉因其具有更强的黏附能力而性质更优。淀粉可以以微球、粉末或纳米粒的方式作为鼻腔给药的药物载体。可降解的淀粉微球 DSM Spherex® 是一种广泛应用于鼻腔给药的生物可降解的黏附性微球。这类微球通过乳化聚合的方法制备而得，淀粉与环氧氯丙烷交联，可以吸附分子量低于 30 000 的分子，并利用其黏附性在鼻黏膜部位延长滞留时间，提高药物吸收。

6.6.1.3 壳聚糖

壳聚糖是由甲壳素脱乙酰得到的一种线型阳离子型多糖，结构中有较多游离氨基。其在中性和碱性条件下不溶解，但是可以和无机酸或有机酸形成水溶性盐。壳聚糖及其衍生物具有较好的生物黏附性。研究发现，用壳聚糖包裹微米粒或纳米粒可以明显提高药物的吸收，不仅因为其水合作用具有黏附性，而且带正电性的氨基与负电性鼻黏膜表面具有亲和力，更加促进制剂与黏膜的紧密接触。壳聚糖的分子量、衍生物的类型及脱乙酰化的程度都对其黏附能力和促进药物吸收能力有影响。

在中性条件下大部分壳聚糖会沉淀出来，为了提高其溶解性也出现了很多衍生化产物，如 PEG 化壳聚糖、三甲基壳聚糖、壳聚糖-聚乙烯醇等。其衍生化产物不仅具有黏附性，还显示出一些响应性特征，包括温度、pH 敏感性等。例如在低温下 PVA-壳聚糖呈液体状态；PVA 的羟基与壳聚糖的氨基之间存在分子内氢键，PVA 与水分子之间也有氢键，这些氢键作用促进壳聚糖的溶解。而温度升高时，氢键断裂，壳聚糖链的流动性增大，促进其疏水链的相互作用，此时疏水作用占据主导可发生胶凝现象，因此具有温度敏感性，可用于鼻黏膜部位的响应性递药。但是如果 PVA 和壳聚糖的比例超过 10∶1，这种温度敏感性质会消失。壳聚糖-巯基乙酸是通过酰胺键连接壳聚糖的氨基与巯基乙酸的羧基，也称为硫醇化壳聚糖。在鼻腔的生理 pH 5.5 条件下，其可以形成分子间和分子内的二硫键，也具有 pH 响应性。

6.6.1.4 纤维素及其衍生物

纤维素是一类来源广泛且易获得的多糖，包含 8 000～10 000 个葡萄糖残基，其多种衍生物如 HPMC、MC、HPC 都具有黏附性，可以延长滞留时间，提高鼻腔黏膜对药物的吸收。

6.6.2 阴道黏膜给药制剂中的高分子

阴道作为药物递送部位，多用于局部治疗。阴道部位血流供应充足，表面积大，对蛋白多肽类药物渗透性好、吸收起效快，可以有效避免酶降解、胃刺激、肝脏首过效应，因此具有很好的药物递送效果，且患者顺应性高。由于乳酸杆菌的存在，阴道的正常 pH 为 3.5～4.5 的酸性环境，且比较稳定，几乎不受年龄或周期变化的影响，因此设计递药系统时需考虑 pH 条件对药物吸收的影响。

聚合物在阴道给药剂型中应用广泛。理想的聚合物分子应当无毒、无刺激性，最好能与黏液上皮细胞形成较强的非共价键作用，且要与药物具有良好的相容性，不影响药物释放。常用的有：

（1）聚丙烯酸及其衍生物，是阴道给药中最常见的黏膜附着剂。

（2）壳聚糖，具有良好的生物相容性，可以与海藻酸钠形成聚合物，有效控制药物释放。研究发现壳聚糖柠檬酸有明显的酶抑制性，对阴道给药十分有利。

（3）纤维素衍生物，如 HPC、HPMC、EC，具有良好的溶胀性质和黏附性。

（4）透明质酸衍生物，可用于阴道微球的制备，本身也可用于缓解阴道干燥。

（5）卡拉胶，与壬苯醇醚-9 的联合用药可以有效防止单纯疱疹的传播，有效性十分显著。

（6）PEG，具有较差的生物黏附性，多用于和其他聚合物分子联用制备刺激响应型水凝胶。此外还常用明胶、泊洛沙姆、果胶、海藻糖、硅树脂等。

6.6.3 直肠黏膜给药制剂中的高分子

直肠给药一般是将药物制剂注入或塞入直肠或乙状结肠内。由于肠壁血管丰富，药物迅速吸收进入体内循环，从而实现局部或全身给药。直肠位于消化道末端，主要给药形式为栓剂或灌肠剂。药物可不受胃肠 pH 或酶影响，也可避免胃刺激，此种方式常用于递送首过效应明显的药物。

直肠栓剂的水溶性基质一般使用的是明胶、PEG、泊洛沙姆等高分子材料。明胶具有较好的弹性，在直肠内可以缓慢溶解；常用的 PEG 一般是多种分子量 PEG 的混合物（包括 PEG1000、PEG4000、PEG6000 等），主要用于调节栓剂的熔点和释药速率。新型的凝胶栓还可利用水凝胶为药物载体，其在黏膜部位发生水化可以延长滞留时间。此外缓释栓剂是将药物包载于不溶性高分子材料中制备得到的栓剂，药物必须先经过从不溶性基质中扩散出来的过程，因此基质对药物的溶出和释放有阻滞作用，达到缓释效果。

除此以外，原位凝胶栓剂也有较多的研究和应用，这种栓剂可以在直肠温度下胶凝为固体，实现长时间滞留和药物释放，提高药物的生物利用度。常用的温度敏感型材料有：泊洛沙姆、MC、HPMC、壳聚糖等。同时凝胶中也会添加生物黏附性物质（如海藻酸钠等），以改善凝胶的滞留效果。

6.7 介入治疗中的高分子

介入治疗是指在血管造影、计算机断层成像（computed tomography，CT）、超声和磁共振成像（magnetic resonance image，MRI）等影像技术的指导下，利用穿刺针、导管等介入器材，对病变部位进行定点准确的微创治疗。相较于内科治疗，介入治疗可让药物直接到达病灶部位，大大提高了药物在病变部位的浓度，减少了全身性毒副作用。相较于外科治疗，介入治疗无须开刀或者切口较小，大大降低了手术的风险，增加了患者的顺应性。介入治疗可分为血管性介入和非血管性介入两大类，前者包括各种血管造影技术、治疗血管狭窄闭塞的血管成形术和支架置入技术、治疗动静脉血栓的溶栓技术、治疗肿瘤的血管动脉栓塞与药物灌注技术等，后者包括各种经皮穿刺活检技术、非血管性腔道成形术和支架置入术、治疗实体瘤的穿刺瘤内注药术、射频热消融术、氩氦刀、放射性粒子植入术等。总之，相比于传统内外科治疗，介入治疗在血管性疾病和实体肿瘤的治疗中具有明显优势，许多高分子材料在这两个治疗领域已发挥了重要作用。

6.7.1 血管支架置入术

血管支架置入术的典型代表是常用于治疗心绞痛和急性心肌梗死的经皮冠状动脉介入治疗方法，通过向血管内置入生物相容性的支架，能够改善血管变狭窄乃至闭塞等症状。早期对患者血管置入支架后病情虽然能取得一定好转，但部分患者却会在术后短时间内发生血管新生内膜增生导致治疗失败，少数患者还会出现支架内血栓发生等危及生命的副作用。近年来药物洗脱支架（drug-eluting stent，DES）作为一种兼具机械支撑和抗血管新生内膜增生药物释放的治疗平台已成为置入支架的主流，DES 通常是以 316 系列不锈钢、钴-铬合金或铂-铬合金作为金属支架，表面覆盖高分子材料与药物混合形成的基质，利用高分子的阻隔功能缓慢释放药物。常见的洗脱药物包括紫杉醇、雷帕霉素、唑他莫司和依维莫司等。药物洗脱支架能否成功抑制血管增生，关键在于药物从支架上释放的总量和动力学曲线。早期 DES 直接将药物吸附于金属支架上，并未能保证足够的药量和稳定的释放曲线，而选用合适的聚合物材料结合药物再包被于支架表面能够很好地解决这一问题。作为包被的聚合物材料必须具备高生物相容性、不与药物发生反应以及足够的机械强度的特点，可大致分为生物不可降解和可降解两大类。

6.7.1.1 生物不可降解聚合物

常见的不可降解聚合物有聚对二甲苯 C（parylene C）、聚甲基丙烯酸丁酯（polybutyl methacrylate，PBMA）、乙烯-醋酸乙烯酯共聚物[poly(ethylene-*co*-vinyl acetate)，EVA]、聚偏二氟乙烯-六氟丙烯[poly(vinylidene fluoride-*co*-hexafluoropropylene)，PVDF-HFP]等。研究表明，为了更好地实现 DES 阻止血管新生内膜增生，药物应从 DES 缓慢释放。例如 Endeavor ZES 和 ZoMaxx 两种 DES 均由 PBMA 和磷脂酰胆碱包被，以唑他莫司作为释药分子，两者的不同主要在于释药速度，前者只需 14 天即可释放 98%的药物，后者则需 30 天才释放 90%的药物，临床研究证实缓慢释药的 ZoMaxx 能够更好地阻止血管新生内膜增生[91]。目前认为取得治疗效果最佳的 DES 为 Xience，它是以钴-铬合金作为更薄的骨架，表面覆盖 PBMA 和 PVDF-HFP，以依维莫司作为释药分子，具有更高的安全性，不易引起炎症反应，能够显著降低早发性支架内血栓的发生[92]。

6.7.1.2 生物可降解聚合物

采用生物不可降解的聚合物会在体内长期存留，即使采用稳定性较高的材料，在人体长期滞留仍有发生降解产生有毒产物的可能，引起慢性的毒性和刺激，影响治疗效果，导致迟发性支架内血栓以及迟发性血管新生内皮增生。基于上述顾虑，生物可降解聚合物成为新的选择，包括聚 D, L-乳酸[poly(D, L-lactic acid)，PDLLA]和 PLGA 等。利用这些聚合物可降解的特性，当药物释放完毕后，聚合物随之慢慢分解，从而避免长期的毒性刺激。Su 等[93]将肝素通过苯扎氯铵连接至支架表面，在支架表面交替包裹肝素-苯扎氯铵和雷帕霉素涂层，在实现药物缓慢释放的同时，避免了使用聚乳酸类聚合物降解产生的酸性代谢产物对血管环境造成的影响，同时利用肝素抗凝的特点发挥抗血栓的疗效（图 6-29）。

6.7.2 栓塞术

栓塞术是指经动脉或静脉内导管将栓塞物注入到病变器官的供应血管内，造成血管阻塞，血液供应中断，以达到控制出血、治疗肿瘤和血管性疾病以及遏制

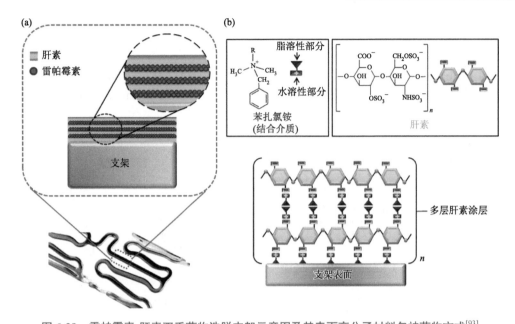

图 6-29　雷帕霉素-肝素双重药物洗脱支架示意图及其表面高分子材料包被药物方式[93]

（a）支架表面包裹多层的肝素-苯扎氯铵聚合物和雷帕霉素；（b）肝素通过苯扎氯铵结合至支架表面

（图片引用经 American Chemical Society 授权）

病变器官异常功能之目的。栓塞术作为介入治疗的重要组成部分，在临床上被广泛应用于血管畸形、动脉瘤、子宫肌瘤以及富血管性肿瘤治疗当中。以高分子材料制得的栓塞剂能够实现效果稳定可控、安全无毒，乃至兼具治疗作用的目的，因此开发新型高分子材料栓塞剂成为栓塞治疗的研究热点。

6.7.2.1　天然高分子栓塞剂

明胶海绵是最早应用于栓塞治疗的天然高分子，以其成本低廉、可消毒、无抗原性、可按需快速制成不同大小形状等特点而得到广泛使用，通过空间堵塞以及在与血液接触处发生凝血形成血栓达到栓塞效果。其缺点在于无法准确控制质量，栓塞效果和重通时间难以预料。利用蔗糖水解交联制得的可降解蔗糖微球能够得到稳定的半衰期的栓塞剂，可降解蔗糖微球在人体内半衰期通常为 25～60 min，其进入人体后会被血浆中的 α-淀粉酶分解成葡萄糖并进入代谢循环。可降解蔗糖微球平均粒径为 50 μm，造成血管堵塞持续时间最长不超过 80 min，通常用于对细小血管的短时栓塞。利用这一特性，可在使用化疗手段治疗肝癌前，用可降解蔗糖微球对供应非病变区域的血管进行短时间栓塞，从而在不影响细胞正常生长的前提下避免化疗药物对健康组织的影响[94]。

6.7.2.2 液体栓塞剂

液体栓塞剂能在血管中流动，可以深入到更小直径的血管中起效，并且可应用于不同直径的血管。目前进入临床应用的主要有 Trufill®、Onyx® 和 PHIL™ 三种商品（图 6-30）。

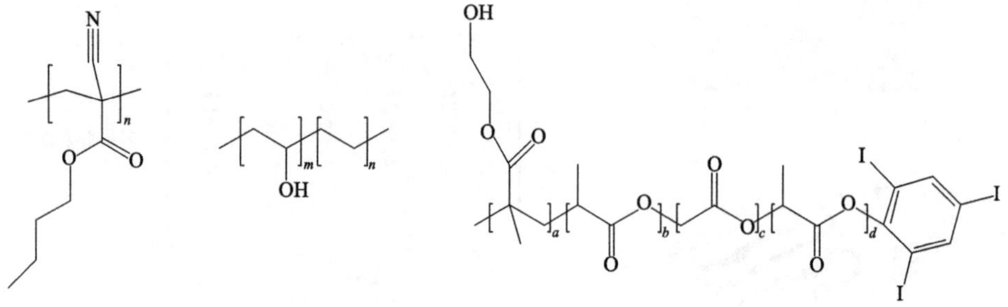

图 6-30 商品化液体栓塞剂结构式

（1）Trufill®是一种胶水状液体，其成分为聚 N-羟基氰基丙烯酸酯（N-butyl-2-cyanoacrylate，NBCA）。NBCA 胶水于 2000 年被美国 FDA 批准用于治疗脑动静脉畸形，本身为澄清液体，当进入血液接触到离子化合物即开始聚合发生固化。通过加入乙碘油调整 NBCA 在体系的含量，可以得到不同固化时间，例如含 67% 的 NBCA 胶水在静止的血液中完全固化需要不到 1 s 的时间，而 25%的 NBCA 则需要 6 s[95]。与明胶海绵不同，NBCA 的栓塞效果完全来自自身的凝固堵塞，不需要依赖凝血的发生。但是 NBCA 在固化过程中会释放甲醛对血管壁和周围组织造成慢性肉芽肿炎症。

（2）Onyx®用于治疗颅内动静脉畸形，是溶解于二甲基亚砜（dimethyl sulfoxide，DMSO）的乙烯-乙烯醇共聚物（ethylene-vinyl alcohol copolymer，EVOH）。当 Onyx® 进入血液后随着 DMSO 稀释，固态的 EVOH 沉淀析出形成栓塞，并在 5 min 以内完全固化。固化后的 EVOH 通常能在体内稳定存在至少 5 年。

（3）PHIL™ 可用于治疗动静脉畸形和富血管性肿瘤，是溶于 DMSO 的聚丙交酯-乙交酯和羟乙基甲基丙烯酸酯的共聚物，在血液中析出沉淀进行栓塞。该高分子与三碘苯酚共价结合，进入体内后能方便地直接进行放射观察示踪。作为一种新型液体栓塞剂，PHIL™ 相比起前两者使用操作更为方便，不会在注射过程中堵塞微导管。

市售的液体栓塞剂在使用过程中不可避免会在体内分解产生有毒分子，为了得到安全性更好的替代品，研发人员积极研发更多种类的胶凝化液体。海藻酸盐是从褐藻中提取出来的多聚糖，能被分解为无毒的甘露糖醛酸和古罗糖醛酸。海藻酸盐共聚物通常带负电溶解在水溶液中，当接触到二价离子如钙离子时，会凝固形成水凝胶。利用该特性制成的水凝胶栓塞剂，在治疗猪的动脉瘤和脑动静脉畸形中均取得了良好的效果[96]。纤维蛋白胶在进行手术治疗时作为黏合剂得到了广泛的应用，研发人员也在尝试能否将其应用于栓塞治疗。利用凝血酶能将纤维蛋白原催化形成纤维蛋白共聚物的性质，可以将纤维蛋白原和凝血酶事先分开，在进行栓塞治疗时再将二者混合进入微导管并立即注射，形成栓塞的关键是注射的速度，过慢会导致纤维蛋白胶在导管内提前凝固，过快则会使得各组分来不及充分反应直接被稀释进入血管[97]。

6.7.2.3　校准化微球

PVA 纳米粒是不规则形状颗粒，在体内稳定、不降解，作为一种低成本栓塞剂被广泛使用。PVA 纳米粒具有较高的可压缩性，并且在撤去外力后能够恢复至原来尺寸，因此可将 PVA 纳米粒压缩至微导管内并到达管径比微导管更大的血管内进行栓塞。但是 PVA 纳米粒形状不规则，且大小不均一，压缩过程容易凝结成块影响栓塞效果。为了解决上述问题，研发人员开发出了三种校准化微球（calibrated microsphere），分别是基于明胶类的 Embosphere®、基于 PVA 的 Contour SE™和基于 PVA 水凝胶的 Bead Block®。它们具有规则的球形，能耐受更高的压力，弹性恢复能力更强，不易堵塞微导管和发生结块。基于校准化微球发展起来的载药栓塞微球，例如 DC Bead®和 HepaSphere™能够装载阿霉素或者伊立替康，可对肝癌进行选择性肝动脉化疗栓塞，通过释放化疗药物和栓塞血液两种途径进行肿瘤的灭杀[98]。

此外，研究人员也在尝试用生物可降解材料制备载药微球。例如 Louguet 等[99]制备的聚乙二醇甲基丙烯酸酯可降解校准化微球，其粒径落在 $300\sim500~\mu m$ 范围，对阿霉素的包封率达 90%以上，体外模拟条件下能够在 2 天内完全降解成 PEG、乳酸以及乙醇酸。进入兔子体内后仅表现出轻微的炎症刺激作用。

6.8 影像制剂中的高分子

影像诊断学是指利用各种成像技术，在活体条件下使人体内部结构和器官形成影像，提供人体内部解剖形态、生理功能以及病理变化等信息，达到诊断之目的。临床上常用的成像技术包括超声成像（ultrasonography，USG）、γ 闪烁成像（γ-scintigraphy）、计算机断层成像（CT）、磁共振成像（MRI）和发射型计算机断层成像（emission computed tomography，ECT），包括单光子发射型计算机断层成像（single photon emission computed tomography，SPECT）与正电子发射型计算机断层成像（positron emission tomography，PET）。

为了在人体内形成影像，常常需要借助影像制剂进入人体，根据从人体内反馈来自影像制剂所携带的信号，加以分析转换最终得到内部影像信息。在各种各样的影像制剂中，高分子材料及其纳米粒在提供图像信息方面具有突出的优越性，包括能够同时携带多种信号分子的能力、较高的药物装载能力、利用肿瘤组织的EPR效应实现肿瘤靶向分布的能力以及可调节的体内分布特性。

6.8.1 荧光成像

传统的荧光成像通常属于可见光成像，应用于生物体内成像时，会遇到可见光组织穿透性弱、受生物体自发产生的噪声干扰较强等各种限制。为了克服上述种种局限，利用聚合物分子的特殊性质寻找发射波长位于近红外区域（700～1700 nm）的影像分子成为新的选择。利用半导体聚合物（见图6-31中S1结构）的化学惰性以及光学稳定性，Pu等[100]构建了由磷脂酰胆碱包被的纳米粒进行细胞内的荧光示踪。该纳米粒表现出良好的稳定性，在体外被不同细胞迅速摄取后，能够在细胞内维持荧光信号长达五天。体内的观察研究表明该半导体材料标记方法可以检测到最低10 000个细胞，并且持续长达12天不出现信号衰减。此纳米粒的发射波长为700 nm，属于近红外Ⅰ区（700～950 nm）的荧光成像，相比于

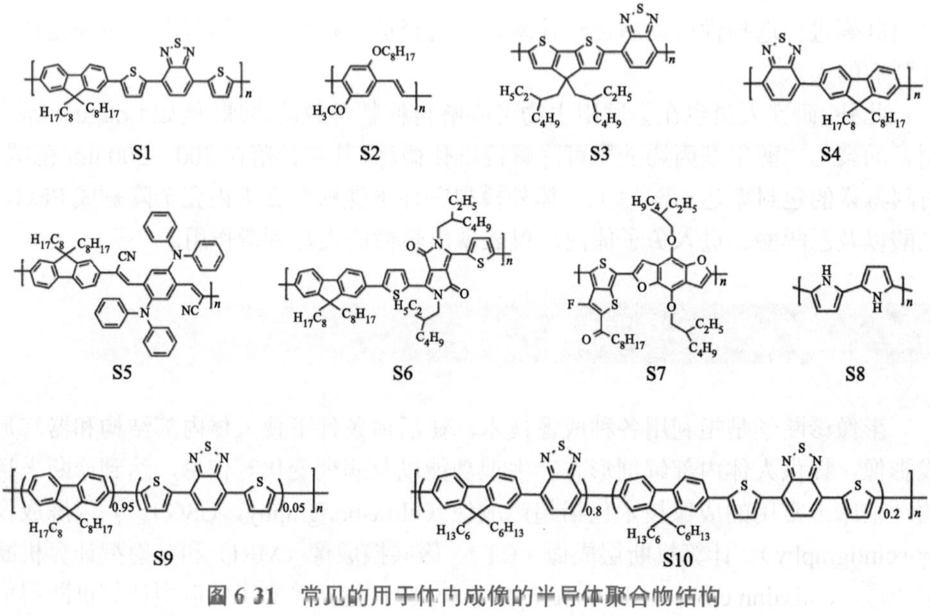

图6-31　常见的用于体内成像的半导体聚合物结构

可见光成像，近红外成像具有更低的光散射，生物组织对近红外光吸收更少，且组织自发产生的近红外信号干扰更弱，因而在体内成像中能够渗透更深的组织，产生更高信噪比的影像信号。

为了进一步降低生物体对荧光信号的干扰，增加信号的渗透深度，得到更高分辨率的图像，Hong 等[101]将以氟代双噻吩单体作为电子受体和苯并双呋喃单体作为电子供体共聚形成低带隙的电子供体受体聚合物（见图 6-32），该聚合物发射波长达到 1050～1350 nm，属于近红外 II 区荧光探针，其荧光量子效率约 1.7%，能够快速清晰地显示小鼠动脉血管血流的流动情况。

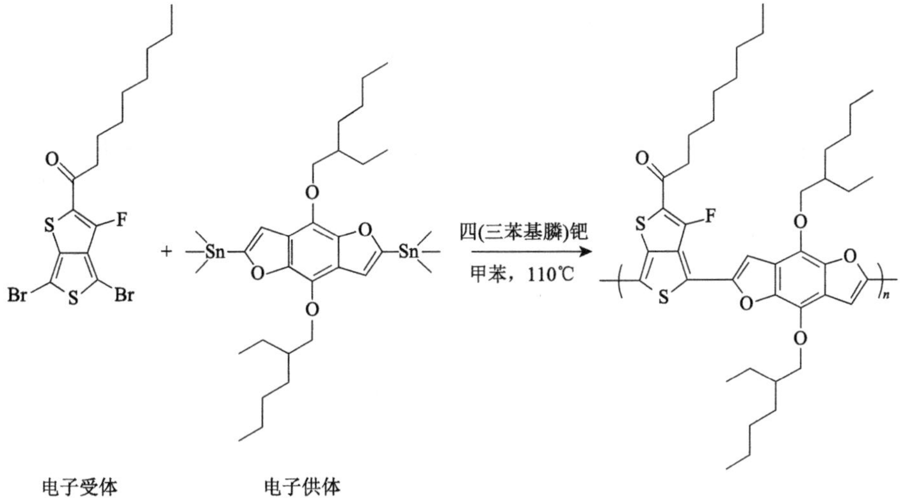

图 6-32 用于近红外 II 区影像的聚合物分子合成示意图

6.8.2 生物发光成像

半导体聚合物是近年来兴起的一种新型影像分子，其分子结构通常含有离域 π 电子骨架（参见图 6-31），表现出独特的光学性质，利用半导体聚合物的强疏水性，通过将半导体聚合物从有机溶剂中逐步转移到水溶液中，使其疏水性的长链收缩形成半导体聚合物纳米粒（semiconducting polymer nanoparticle，SPN）。SPN 化学性质稳定，生物相容性好，能够实现分子水平的影像，除了应用于上述的荧光成像，还可以用于化学生物发光以及光声成像等。

为了克服生物体自发光造成背景影响成像效果的问题，Xiong 等[102]以 2-甲氧基-5-((2-乙基己基)氧基)-苯撑乙烯共聚物（见图 6-31 中 S2 结构）制备 SPN 同时掺入近红外发光染料 NIR775，并在表面修饰 PEG 和肿瘤靶头 cRGD 肽。通过静脉注射 SPN 靶向至肿瘤区域，当肿瘤细胞表达的荧光素酶在底物的存在下催化产生荧光，该荧光被 SPN 吸收转移用于激发 NIR775 染料，最终使得 SPN 激发出近红外信号，大大降低了背景底噪，得到清晰锐利的成像。

6.8.3 光声成像

光声成像的信号依赖于影像介质的光学特性，Pu 等[103]通过对半导体聚合物的光电性质的改造，成功得到了高消光系数和光稳定性的光声影像材料。将此材料制备成 SPN（见图 6-31 中 S3 结构）静脉注射小鼠体内成像时，相比于同等质量的单层碳纳米管和金纳米棒等传统光声介质，其产生的光声信号强度提高了 5 倍以上，经过单次低剂量（50 μg）给药即可得到信噪比达 13.3 的图像。Stahl 等[104]利用半导体聚合物（结构见图 6-33）的强疏水性，以 DPPC 为乳化剂，通过乳化法或者沉淀法构建了平均粒径约为 150 nm 的 SPN，经皮下注射小鼠后，注射部位的 SPN 相比于血管，其对于 800 nm 波长的吸收显著强于后者，能够产生高信噪比的光声图像。

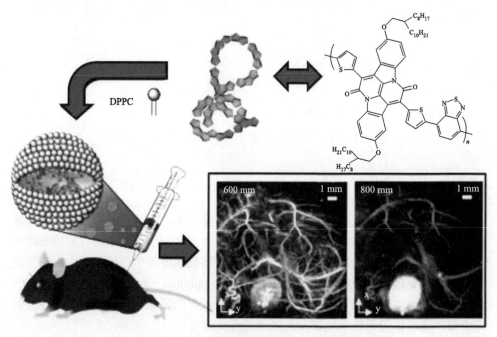

图 6-33　利用半导体聚合物纳米粒进行光声成像[104]

利用半导体聚合物的强疏水性，将其与表面活性剂 DPPC 混合制备成半导体聚合物纳米粒，能够在近红外区的波长条件下在小鼠体内形成高信噪比的光声图像信号

（图片引用经 American Chemical Society 授权）

6.8.4 放射性影像

抗肿瘤治疗需要将足够的抗肿瘤药物输送至整个肿瘤区域,以及确保所施加的手术切除、光热、光动力和高强度聚焦超声等治疗手段能够特异完整地作用于肿瘤区域。将构建好的长循环载药纳米系统通过全身给药进入血液系统,利用 EPR 效应,可以让药物被动靶向至肿瘤区域,然而即使借助 EPR 效应,能够达到肿瘤部位的药物浓度依然不高,且药物很难渗入肿瘤内部区域,容易造成治疗效果不佳,但是利用 EPR 效应将诊断示踪药物输送至肿瘤区域,能够借助灵敏的探测手段,如 CT、超声成像和 MRI 等技术清楚地显示肿瘤所在区域,从而通过影像指导肿瘤治疗[105]。

6.8.4.1 放射性纳米材料在肿瘤内部的成像

Lammers 等[106]构建了以钇和 ^{131}I 作为影像剂,载以吉西他滨和阿霉素作为化疗药的 HPMA 共聚物,通过 MRI 和 γ 闪烁扫描观察到此共聚物能够在血液系统长时间循环并富集至肿瘤区域,且当共聚物分子量越大,此富集效果越明显。HPMA 共聚物作为平台,能够兼具放疗与化疗协同促进抗肿瘤疗效。

为了让药物能够充分到达肿瘤部位,利用对流增强输送(convection enhanced delivery,CED)的方法,用一导管尖端插入肿瘤实质,再将药物通过导管缓慢灌输至肿瘤内部,利用内外压力差迫使药物浸润肿瘤间隙,从而到达肿瘤内部更深的区域。CED 通常被应用于脑内给药的研究。利用铼-186 标记的载药脂质体进行 CED 脑瘤内灌注,相比于游离小分子药物,载药脂质体在脑中滞留时间更长,并且能够扩散分布至整个肿瘤区域[107]。

6.8.4.2 放射性纳米粒与射频消融法联合治疗

Soundararajan 等[108]以 PEG 化脂质体为载体,装载阿霉素并标记铼-186,构建集化疗放疗于一体的脂质体。当对肿瘤使用射频消融法处理后,静脉注射脂质体靶向至肿瘤,利用铼-186 进行核成像,能够清楚地显示出化疗放疗药与射频消融法联用后大大增加了脂质体到达肿瘤内部的区域以及停留时间,杀伤更多的肿瘤细胞,并延长大鼠的总体生存期。该联合疗法能够方便地定位和定量位于肿瘤内的脂质体,从而及时地调整给药剂量和时间,提高抗肿瘤效果。

6.8.4.3 放射性纳米粒与高强度聚焦超声法联合治疗

当把锝-99 m 标记的载药脂质体经过静脉注射进入纤维肉瘤后,对肿瘤进行高强度聚焦超声疗法:一方面,超声产生的机械切割力和空化作用能够改变细胞膜的通透性，从而增加肿瘤部位细胞对脂质体的摄取；另一方面，超声产生热量除了能对肿瘤进行杀伤外，放射影像的结果表明还能促进脂质体对肿瘤区域的渗透，进入肿瘤内部实现更全面的杀伤效果。

6.9　细胞和免疫治疗用高分子

基于激活免疫细胞实现抗肿瘤的免疫疗法近年来取得迅猛发展，应用高分子材料既可以作为抗肿瘤疫苗及相关免疫活性物质的输送载体，也可以模拟细胞微环境构建有利于激活免疫细胞活性的支架，从而提高细胞和免疫治疗的效果。

6.9.1　输送载体

聚合物纳米粒作为药物载体，能够将肿瘤抗原、细胞因子等相关蛋白以及各种免疫佐剂同时运载，采用低毒性高分子材料的载体能够保护抗原等活性药物不被体内的各种不利条件所降解，并最终递送至抗原呈递细胞被摄取从而激活免疫系统。此外，聚合物纳米粒的缓释药物的特点也正契合免疫过程需要长时间多次刺激免疫系统的需要。

6.9.1.1　聚合物载体

肿瘤引流淋巴结与肿瘤微环境中的免疫细胞抗原呈递、激活以及肿瘤细胞的转移扩散息息相关，成为重要的抗肿瘤免疫作用靶点。人血清白蛋白经肿瘤部位注射能够靶向至相关的引流淋巴结。Liu 等[109]利用人血清白蛋白作为人体内脂溶性分子的运输载体的特点，筛选得到能与白蛋白结合的二酰基脂溶性聚合物片段（图6-34），并以此聚合物片段作为载体，分别与免疫佐剂 Toll 样受体 9 激动剂 CpG 和肿瘤相关抗原多肽共价结合，制得两亲性聚合物疫苗，该疫苗能够有效地保护佐剂与抗原多肽免受降解，并靶向至引流淋巴结，在降低全身毒性的同时，激活抗原呈递细胞和免疫系统对肿瘤的杀伤。

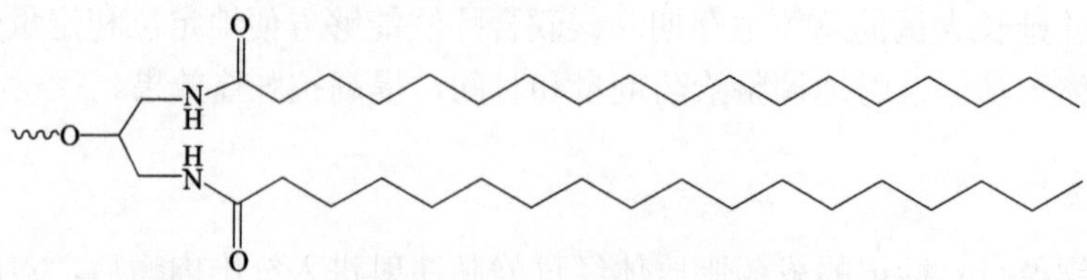

图 6-34　能与人血清白蛋白结合的二酰基脂类聚合物结构

为了改善免疫佐剂 Toll 样受体 7/8 激动剂的水不溶性，Lynn 等[110]以聚 HPMA 作为骨架，将佐剂与蛋白抗原共价结合在一起，使得佐剂在体内分布情况大为改善。通过调整连接至 HPMA 骨架的佐剂数目比，使得聚合物疫苗能够在体温下聚集形成纳米粒，大大延长了疫苗在淋巴结的停留时间，提高了免疫效果。

6.9.1.2 纳米粒载体

纳米粒作为载药系统能够很方便地在一个纳米颗粒上同时装载或者修饰多种不同的药物（例如抗原、免疫佐剂、细胞因子、抗体及靶头分子等）从而实现完整强力的免疫刺激。例如 Wang 等[111]制备了阳离子型脂质体，装载卵清蛋白作为模式抗原，表面通过 PEG 修饰甘露糖靶向至抗原呈递细胞表面的甘露糖受体。经皮下注射，脂质体能够大量富集至淋巴结和脾脏，并且增加被抗原呈递细胞摄取，成功诱导得到长期的免疫记忆。Rosalia 等[112]以 PLGA 纳米粒为载体，同时装载 Toll 受体 1/2 激动剂（Pam3CSK4）和 Toll 受体 3 激动剂[Poly(I：C)]，并在表面修饰靶向抗原呈递细胞的 CD40 抗体。此多功能疫苗能够高效特异地递送至抗原呈递细胞，显著延缓肿瘤生长，提高小鼠生存时间。

6.9.1.3 抗体药物偶联物

以抗体可结晶段作为载体，连接小分子或者蛋白药物，可以增加药物在体内的稳定性，延长起效时间，减少给药次数。Zhu 等[113]通过基因工程改造技术，利用人胚肾 293 细胞系表达小鼠 IgG2a 部分可结晶段与白介素 2 的融合蛋白，降低了白介素 2 在体内的清除速度，减少了给药次数的同时提高了治疗效果，并且能够协同 T 细胞过继治疗完全治愈小鼠肿瘤。

6.9.1.4 人工抗原呈递细胞（artificial antigen presenting cell，aAPC）

aAPC 是通过生物仿生的方法，以纳米或者微米颗粒（例如 PLGA 纳米粒、脂质体等）作为基本骨架，让颗粒装载激活 T 细胞所需的不同信号分子，模仿抗原呈递细胞的功能与 T 细胞接触并活化 T 细胞的功能。相比于活细胞疫苗，aAPC 更容易生产，有利于规模化放大，可以根据不同肿瘤的特点方便地添加不同的抗原。此外 aAPC 作为合成系统，生产质量更加稳定，批间差异小，不存在活细胞进入人体后癌变以及受肿瘤免疫抑制微环境影响的可能。

为了激活 T 细胞，抗原呈递细胞需要同时呈递 3 种信号[114]。信号 1 是抗原呈递信号，指抗原呈递细胞将经加工处理得到的抗原决定簇展示在主要组织相容性复合体（major histocompatibility complex，MHC）的凹槽中，并与 T 细胞受体（T cell receptor，TCR）结合。为了模拟信号 1，aAPC 通常采用 CD3 抗体作为非特异性刺激信号，或者采用 MHC 和抗原肽组合物作为特异性刺激信号；信号 2 是 TCR 的共刺激信号，aAPC 通常采用 CD28 抗体作为模拟分子；信号 1 和 2 对于 T 细胞的活化至关重要，信号 3 虽然非必需，却同样会产生重大影响，通常是分泌至胞外的细胞因子。为了模拟释放信号 3 的过程，通常采用生物可降解材料构建 aAPC。

早期开发的 aAPC 为了模拟抗原呈递细胞的实际大小，通常制备成 5～10 μm 的尺寸，但是微米尺寸的 aAPC 进入人体后运输能力差，容易造成血管栓塞。新开发的纳米尺寸 aAPC，其体内生物分布特性更佳，引流能力更强，因而激活抗原特异性 T 细胞的效果也更好[115, 116]。

6.9.2　细胞支架

利用天然或者合成高分子材料交联构建的三维网络支架，让生理溶液浸没其中，用于细胞的装载以及蛋白质、多肽、核酸等大分子药物的缓控释放。两种材料各有所长，天然高分子生物相容性高，抗原性低，适合细胞附着，能够被酶缓慢降解，通常只会引起极低的炎症反应，而合成高分子则可以方便地根据需要自由地设计支架结构和机械性能。

6.9.2.1　药物释放

水凝胶因良好的生物相容性在再生医学的实践中有着广泛应用，其良好的水溶性以及高膨胀系数决定了水凝胶还可以成为蛋白质以及核酸类药物缓控释放的优良载体。用于合成水凝胶的高分子可以是全合成的聚乙二醇，也可以是天然产物包括右旋糖苷、明胶以及透明质酸等。水凝胶形成的交联过程通常反应条件比较温和，对于装载药物的活性影响不大。通过调整水凝胶的交联程度对聚合物的功能化改造，以及调整交联反应浓度可以得到不同机械强度性能的水凝胶。其中应用最多的交联反应是迈克尔加成（Michael addition），指在碱或者亲核试剂催化的条件下，由碳或烯醇阴离子作为亲核试剂与 α, β 不饱和羰基发生的共轭加成反应[117]。为了能够更加精确地控制药物释放，Kang 等[118]构建了一种基于聚丙烯酰胺和 DNA 材料的水凝胶，其能够受光照调控药物从水凝胶中的释放。以聚丙烯酰胺为骨架连接多段相同序列的 DNA 单链，同时另一部分聚丙烯酰胺则连接与之互补配对的序列，这些 DNA 序列插入了偶氮苯介导两段互补 DNA 序列的配对。当在可见光照射下，偶氮苯介导两段 DNA 序列能够正常互补配对，从而形成紧密固实的聚丙烯酰胺水凝胶，阻止装载药物的释放。当用紫外线照射时，偶氮苯发生顺反异构变化，阻止两段互补 DNA 的配对，导致小凝胶松散释放药物（图 6-35）。

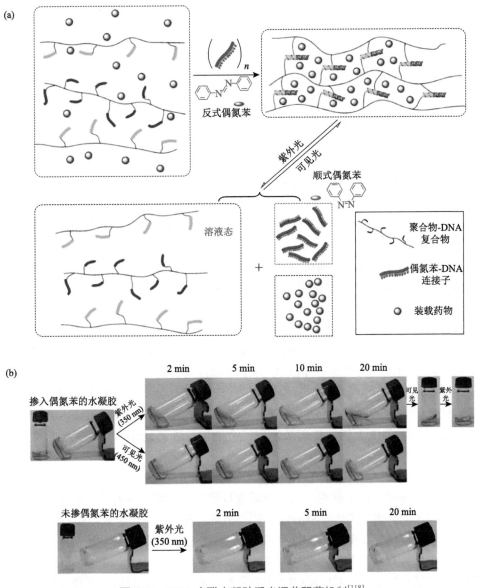

图 6-35　DNA 交联水凝胶受光调节释药机制[118]

（a）在可见光条件下，掺入偶氮苯的两条互补 DNA 单链能够交联形成聚丙烯酰胺水凝胶并装载药物。经紫外光照射后，偶氮苯由反式变为顺式，阻止 DNA 交联导致水凝胶转变为溶液态，从而释放药物。（b）掺入和未掺偶氮苯的聚丙烯酰胺-DNA 水凝胶光敏感性对比。掺入偶氮苯的固态水凝胶在紫外光持续照射 20 min 后完全融化，此溶液态经可见光照射可迅速恢复为凝胶态（第一行照片），而持续相同时长的可见光照射不会引起固态水凝胶的明显变化（第二行照片）。未掺偶氮苯的水凝胶经过紫外光 20 min 的照射后未发生明显状态改变（第三行照片）

（图片引用经 American Chemical Society 授权）

6.9.2.2　细胞装载

随着免疫学的深入发展，对免疫细胞之间、细胞与基质之间相互作用了解得越发清晰，研究人员逐渐意识到调控免疫系统不能仅仅着眼于单一细胞或者单一环境因素，而要从免疫微环境整体进行改造。基于这一理念，利用细胞支架装载免疫细胞，并在支架内加入特定的免疫调节剂和营养物质，创造一个有利于免疫细胞调节的微环境的做法应运而生。

1）装载树突状细胞

细胞支架装载树突状细胞进行免疫治疗有两种策略。第一种是在聚乙二醇二甲基丙烯酸酯的水溶液中加入大小均一的微米尺度的微球，经过紫外照射使得聚乙二醇二甲基丙烯酸酯交联形成水凝胶，再将其中的微球除去，微球原本在溶液中占据的空间即形成水凝胶内部孔洞，该微米尺寸的孔径有利于免疫细胞在其中穿行。将在体外诱导活化的树突状细胞装载于水凝胶支架内通过皮下移植或者注射的方式进入体内，部分活化的树突状细胞会迁移到邻近的淋巴结去激活 T 细胞，剩余留在骨架内的树突状细胞则通过分泌细胞因子招募激活未活化树突状细胞，从而激活免疫系统[119]。

第二种策略是在交联合成 PLGA 支架的过程中高效装入了肿瘤细胞裂解物和细胞趋化因子，其中部分 PLGA 分子还通过共价结合的方式与免疫佐剂分子相连。将载药的 PLGA 支架移植到肿瘤附近或者手术切除肿瘤伤口处，PLGA支架能够缓慢释放趋化因子吸引附近未活化的树突状细胞前往支架内，吞噬肿瘤抗原并接受免疫佐剂的共刺激达到完全活化，进而呈递肿瘤特异抗原激活 T细胞杀伤肿瘤[120]。

2）装载 T 细胞

为了克服过继性 T 细胞进入体内后难以靶向至肿瘤并且易受肿瘤免疫抑制微环境影响失去扩增的能力，Stephan 等[121]制备了介孔硅微球装载能够激活 T 细胞的抗体以及维持 T 细胞活性的细胞因子，以海藻酸盐作为支架，将在体外诱导活化好的 T 细胞以及载药微球装入其中，并加入仿胶原肽（collagen-mimetic peptide，CMP，其氨基酸序列为 GFOGER）用以限制 T 细胞活动，最后将这种模拟淋巴结环境的细胞支架植入小鼠肿瘤伤口处。在支架的滋润下，进入体内的 T 细胞能够持续保持活性，并在支架内不断繁殖扩增，产生特异性杀伤 T 细胞。

参 考 文 献

[1]　Lahdenpää E, Antikainen O, Yliruusi J. Direct compression with silicified and non-silicified microcrystalline cellulose: Study of some properties of powders and tablets. S.T.P Pharma Sciences, 2001, 11(2): 129-135.

[2]　Park K. Controlled drug delivery systems: Past forward and future back. Journal of Controlled Release, 2014, 190:

3-8.

[3]　Arafat M. Approaches to achieve an oral controlled releases drug delivery system using polymers: A recent review. International Journal of Pharmacy & Pharmaceutical Sciences, 2015, 7(7): 16-21.

[4]　Borgquist P, Korner A, Piculell L, Larsson A, Axelsson A. A model for the drug release from a polymer matrix tablet-effects of swelling and dissolution. Journal of Controlled Release, 2006, 113(3): 216-225.

[5]　Malaterre V, Ogorka J, Loggia N, Gurny R. Oral osmotically driven systems: 30 Years of development and clinical use. European Journal of Pharmaceutics and Biopharmaceutics, 2009, 73(3): 311-323.

[6]　Wang B, Liu Z, Li D, Yang S, Hu J, Chen H, Sheng L, Li Y. Application of physiologically based pharmacokinetic modeling in the prediction of pharmacokinetics of bicyclol controlled-release formulation in human. European Journal of Pharmaceutical Sciences, 2015, 77(77): 265-272.

[7]　Guo M, Lv Z, Li Y, Pan X, Yang C, Li Q, Wang X, Lan P, Zhao L, Liu Y. Double-layer osmotic pump controlled release tablet of bicyclol and preparation method thereof. EP2471521A1, 2012.

[8]　Emara L H, Taha N F, Badr R M, Mursi N M. Development of an osmotic pump system for controlled delivery of diclofenac sodium. Drug Discoveries & Therapeutics, 2012, 6(5): 269-277.

[9]　Maroni A, Zema L, Loreti G, Palugan L, Gazzaniga A. Film coatings for oral pulsatile release. International Journal of Pharmaceutics, 2013, 457(2): 362-371.

[10]　Das S, Vegesna NSKV, Shivakumar H G. Design and development of a dual-drug loaded pulsatile capsule for treatment of hypertension-*in vitro* and *ex vivo* studies. RSC Advances, 2015, 5(122): 100424-100433.

[11]　Petrak K. Precision medicine and site-specific drug delivery. Archives in Cancer Research, 2015, 3(3): 1-4.

[12]　Zhang S, Bellinger A M, Glettig D L, Barman R, Lee Y L, Zhu J, Cleveland C, Montgomery V A, Gu L, Nash L D. A pH-responsive supramolecular polymer gel as an enteric elastomer for use in gastric devices. Nature Materials, 2015, 14(10): 1065-1071.

[13]　Liu J, Yan P, Zhang S, Cleveland C, Yin X, Booth L, Lin J, Lee Y A L, Mazdiyasni H, Saxton S. Triggerable tough hydrogels for gastric resident dosage forms. Nature Communications, 2017, 8(1): 124.

[14]　Kirtane A R, Abouzid O, Minahan D, Bensel T, Hill A L, Selinger C, Bershteyn A, Craig M, Mo S S, Mazdiyasni H. Development of an oral once-weekly drug delivery system for HIV antiretroviral therapy. Nature Communications, 2018, 9(1): 2.

[15]　Knipe J M, Chen F, Peppas N A. Enzymatic biodegradation of hydrogels for protein delivery targeted to the small intestine. Biomacromolecules, 2015, 16(3): 962-972.

[16]　Sonvico F, Conti C, Colombo G, Buttini F, Colombo P, Bettini R, Barchielli M, Leoni B, Loprete L, Rossi A. Multi-kinetics and site-specific release of gabapentin and flurbiprofen from oral fixed-dose combination: *In vitro* release and *in vivo* food effect. Journal of Controlled Release, 2017, 262: 296-304.

[17]　Amidon S, Brown J, Dave V S. Colon-targeted oral drug delivery systems: Design trends and approaches. AAPS PharmSciTech, 2015, 16(4): 731-741.

[18]　Das D, Das R, Ghosh P, Dhara S, Panda A B, Pal S. Dextrin cross linked with poly(HEMA): A novel hydrogel for colon specific delivery of ornidazole. RSC Advances, 2013, 3(47): 25340-25350.

[19]　Turecek P L, Bossard M J, Schoetens F, Ivens I A. Pegylation of biopharmaceuticals: A review of chemistry and nonclinical safety information of approved drugs. Journal of Pharmaceutical Sciences, 2016, 105(2): 460-475.

[20]　Fu C H, Sakamoto K M. Peg-asparaginase. Expert Opinion on Pharmacotherapy, 2007, 8(12): 1977-1984.

[21]　Gefen T, Vaya J, Khatib S, Harkevich N, Artoul F, Heller E D, Pitcovski J, Aizenshtein E. The impact of pegylation on protein immunogenicity. International Immunopharmacology, 2013, 15(2): 254-259.

[22] Kinstler O B, Brems D N, Lauren S L, Paige A G, Hamburger J B, Treuheit M J. Characterization and stability of *N*-terminally PEGylated rhG-CSF. Pharmaceutical Research, 1996, 13(7): 996-1002.

[23] Veronese F M, Pasut G. Pegylation, successful approach to drug delivery. Drug Discovery Today, 2005, 10(21): 1451-1458.

[24] Sato H. Enzymatic procedure for site-specific pegylation of proteins. Advanced Drug Delivery Reviews, 2002, 54(4): 487-504.

[25] Akhtar M, Ding R. Covalently cross-linked proteins & polysaccharides: Formation, characterisation and potential applications. Current Opinion in Colloid & Interface Science, 2017, 28: 31-36.

[26] Tsubery H, Mironchik M, Fridkin M, Shechter Y. Prolonging the action of protein and peptide drugs by a novel approach of reversible polyethylene glycol modification. Journal of Biological Chemistry, 2004, 279(37): 38118-38124.

[27] Stein C A, Castanotto D. FDA-Approved oligonucleotide therapies in 2017. Molecular Therapy, 2017, 25(5): 1069-1075.

[28] Hershfield M S, Ganson N J, Kelly S J, Scarlett E L, Jaggers D A, Sundy J S. Induced and pre-existing anti-polyethylene glycol antibody in a trial of every 3-week dosing of pegloticase for refractory gout, including in organ transplant recipients. Arthritis Research & Therapy, 2014, 16(2): R63.

[29] Ivens I A, Achanzar W, Baumann A, Brändli-Baiocco A, Cavagnaro J, Dempster M, Depelchin B O, Rovira A R, Dill-Morton L, Lane J H. Pegylated biopharmaceuticals: Current experience and considerations for nonclinical development. Toxicologic Pathology, 2015, 43(7): 959-983.

[30] Greco F, Vicent M J. Combination therapy: Opportunities and challenges for polymer-drug conjugates as anticancer nanomedicines. Advanced Drug Delivery Reviews, 2009, 61(13): 1203-1213.

[31] Binder U, Skerra A. Pasylation®: A versatile technology to extend drug delivery. Current Opinion in Colloid & Interface Science, 2017, 31: 10-17.

[32] Morath V, Bolze F, Schlapschy M, Schneider S, Sedlmayer F, Seyfarth K, Klingenspor M, Skerra A. Pasylation of murine leptin leads to extended plasma half-life and enhanced *in vivo* efficacy. Molecular Pharmaceutics, 2015, 12(5): 1431-1442.

[33] Lerchner A, Daake M, Jarasch A, Skerra A. Fusion of an alcohol dehydrogenase with an aminotransferase using a pas linker to improve coupled enzymatic alcohol-to-amine conversion. Protein Engineering Design & Selection Peds, 2016, 29(12): 557-562.

[34] Kopeček J, Kopečková P. HPMA copolymers: Origins, early developments, present, and future. Advanced Drug Delivery Reviews, 2010, 62(2): 122-149.

[35] Yang J, Kopeček J. The light at the end of the tunnel-second generation HPMA conjugates for cancer treatment. Current Opinion in Colloid & Interface Science, 2017, 31: 30-42.

[36] Gupta S, Pfeil J, Kumar S, Poulsen C, Lauer U, Hamann A, Hoffmann U, Haag R. Tolerogenic modulation of the immune response by oligoglycerol-and polyglycerol-peptide conjugates. Bioconjugate Chemistry, 2015, 26(4): 669-679.

[37] Beck A, Haeuw J F, Wurch T, Goetsch L, Bailly C, Corvaia N. The next generation of antibody-drug conjugates comes of age. Discovery Medicine, 2010, 10(53): 329-339.

[38] Beck A, Goetsch L, Dumontet C, Corvaïa N. Strategies and challenges for the next generation of antibody-drug conjugates. Nature Reviews Drug Discovery, 2017, 16(5): 315-337.

[39] Beck A, Reichert J M. Antibody-drug conjugates: Present and future. MAbs, 2014, 6(1): 15-17.

[40] Chari R V, Miller M L, Widdison W C. Antibody-drug conjugates: An emerging concept in cancer therapy. Angewandte Chemie International Edition, 2014, 53(15): 3796-3827.

[41] Shen B Q, Xu K, Liu L, Raab H, Bhakta S, Kenrick M, Parsons-Reponte K L, Tien J, Yu S F, Mai E. Conjugation site modulates the *in vivo* stability and therapeutic activity of antibody-drug conjugates. Nature Biotechnology, 2012, 30(2): 184-189.

[42] Junutula J R, Raab H, Clark S, Bhakta S, Leipold D D, Weir S, Chen Y, Simpson M, Tsai S P, Dennis M S. Site-specific conjugation of a cytotoxic drug to an antibody improves the therapeutic index. Nature Biotechnology, 2008, 26(8): 925-932.

[43] Axup J Y, Bajjuri K M, Ritland M, Hutchins B M, Kim C H, Kazane S A, Halder R, Forsyth J S, Santidrian A F, Stafin K. Synthesis of site-specific antibody-drug conjugates using unnatural amino acids. Proceedings of the National Academy of Sciences of the United States of America, 2012, 109(40): 16101-16106.

[44] Strop P, Liu S H, Dorywalska M, Delaria K, Dushin R G, Tran T T, Ho W H, Farias S, Casas M G, Abdiche Y. Location matters: Site of conjugation modulates stability and pharmacokinetics of antibody drug conjugates. Chemistry and Biology, 2013, 20(2): 161-167.

[45] Sun M M, Beam K S, Cerveny C G, Hamblett K J, Blackmore R S, Torgov M Y, Handley F G, Ihle N C, Senter P D, Alley S C. Reduction-alkylation strategies for the modification of specific monoclonal antibody disulfides. Bioconjugate Chemistry, 2005, 16(5): 1282-1290.

[46] Badescu G, Bryant P, Bird M, Henseleit K, Swierkosz J, Parekh V, Tommasi R, Pawlisz E, Jurlewicz K, Farys M. Bridging disulfides for stable and defined antibody drug conjugates. Bioconjugate Chemistry, 2014, 25(6): 1124-1136.

[47] Zhou Q, Stefano J E, Manning C, Kyazike J, Chen B, Gianolio D A, Park A, Busch M, Bird J, Zheng X. Site-specific antibody-drug conjugation through glycoengineering. Bioconjugate Chemistry, 2014, 25(3): 510-520.

[48] Zhu H, Li J, Zhang X, Ye M, Tan W. Nucleic acid aptamer-mediated drug delivery for targeted cancer therapy. ChemMedChem, 2015, 10(1): 39-45.

[49] Zhu G, Niu G, Chen X. Aptamer-drug conjugates. Bioconjugate Chemistry, 2015, 26(11): 2186-2197.

[50] Bagalkot V, Farokhzad O C, Langer R, Jon S. An aptamer-doxorubicin physical conjugate as a novel targeted drug-delivery platform. Angewandte Chemie International Edition, 2006, 45(48): 8149-8152.

[51] Zhu G, Zheng J, Song E, Donovan M J, Zhang K, Liu C, Tan W. Self-assembled, aptamer-tethered DNA nanotrains for targeted transport of molecular drugs in cancer theranostics. Proceedings of the National Academy of Sciences of the United States of America, 2013, 110(20): 7998-8003.

[52] Wang R W, Zhu G, Mei L, Xie Y, Ma H, Ye M, Qing F L, Tan W. Automatedmodular synthesis of aptamer-drugconjugates for targeted drug delivery. Journal of the American Chemical Society, 2014, 136(7): 2731-2734.

[53] Zhu G, Cansiz S, You M, Qiu L, Han D, Zhang L, Mei L, Fu T, Chen Z, Tan W. Nuclease-resistant synthetic drug-DNA adducts: Programmable drug-DNA conjugation for targeted anticancer drug delivery. NPG Asia Materials, 2015, 7(3): e169.

[54] Elzoghby A O. Gelatin-based nanoparticles as drug and gene delivery systems: Reviewing three decades of research. Journal of Controlled Release, 2013, 172(3): 1075-1091.

[55] Petrelli F, Borgonovo K, Barni S. Targeted delivery for breast cancer therapy: The history of nanoparticle-albumin-bound paclitaxel. Expert Opinion on Pharmacotherapy, 2010, 11(8): 1413-1432.

[56] Lu W, Sun Q, Wan J, She Z, Jiang X G. Cationic albumin-conjugated pegylated nanoparticles allow gene delivery

into brain tumors via intravenous administration. Cancer Research, 2006, 66(24): 11878-11887.

[57] Bobo D, Robinson K J, Islam J, Thurecht K J, Corrie S R. Nanoparticle-based medicines: A review of FDA-approved materials and clinical trials to date. Pharmaceutical Research, 2016, 33(10): 2373-2387.

[58] Halayqa M, Domanska U. PLGA biodegradable nanoparticles containing perphenazine or chlorpromazine hydrochloride: Effect of formulation and release. International Journal of Molecular Sciences, 2014, 15(12): 23909-23923.

[59] Saxena V, Sadoqi M, Shao J. Polymeric nanoparticulate delivery system for indocyanine green: Biodistribution in healthy mice. International Journal of Pharmaceutics, 2006, 308(1-2): 200-204.

[60] Bhushan S, Kakkar V, Pal H C, Guru S K, Kumar A, Mondhe D M, Sharma P R, Taneja S C, Kaur I P, Singh J. Enhanced anticancer potential of encapsulated solid lipid nanoparticles of TPD: A novel triterpenediol from Boswellia serrata. Molecular Pharmaceutics, 2013, 10(1): 225-235.

[61] Mehnert W, Mäder K. Solid lipid nanoparticles: Production, characterization and applications. Advanced Drug Delivery Reviews, 2012, 64: 83-101.

[62] Allen T M, Cullis P R. Liposomal drug delivery systems: From concept to clinical applications. Advanced Drug Delivery Reviews, 2013, 65(1): 36-48.

[63] Riaz M K, Riaz M A, Zhang X, Lin C, Wong K H, Chen X, Zhang G, Lu A, Yang Z. Surface functionalization and targeting strategies of liposomes in solid tumor therapy: A review. International Journal of Molecular Sciences, 2018, 19(1): 195.

[64] Li J, Wang X, Zhang T, Wang C, Huang Z, Luo X, Deng Y. A review on phospholipids and their main applications in drug delivery systems. Asian Journal of Pharmaceutical Sciences, 2015, 10(2): 81-98.

[65] Ahmad Z, Shah A, Siddiq M, Kraatz H B. Polymeric micelles as drug delivery vehicles. RSC Advances, 2014, 4(33): 17028-17038.

[66] Lu Y, Yue Z, Xie J, Wang W, Zhu H, Zhang E, Cao Z. Micelles with ultralow critical micelle concentration as carriers for drug delivery. Nature Biomedical Engineering, 2018, 2(5): 318-325.

[67] Cabral H, Kataoka K. Progress of drug-loaded polymeric micelles into clinical studies. Journal of Controlled Release, 2014, 190: 465-476.

[68] Blanazs A, Armes S P, Ryan A J. Self-assembled block copolymer aggregates: From micelles to vesicles and their biological applications. Macromolecular Rapid Communications, 2010, 30(4-5): 267-277.

[69] Sharma U, Concagh D, Core L, Kuang Y, You C, Pham Q, Zugates G, Busold R, Webber S, Merlo J, Langer R, Whitesides G M, Palasis M. The development of bioresorbable composite polymeric implants with high mechanical strength. Nature Materials, 2018, 17(1): 96-103.

[70] Teo A, Mishra A, Park I, Kim Y J, Park W T, Yong J Y. Polymeric biomaterials for medical implants & devices. ACS Biomaterials Science & Engineering, 2016, 2(4): 454-472.

[71] Santos A, Aw M S, Bariana M, Kumeria T, Wang Y, Losic D. Drug-releasing implants: Current progress, challenges and perspectives. Journal of Materials Chemistry B, 2014, 2(37): 6157-6182.

[72] Kandavilli S, Nair V, Panchagnula R. Polymers in transdermal drug delivery systems. Pharmaceutical Technology North America, 2002, 26: 62-81.

[73] Upadhyay G, Verma S, Parvez N, Sharma P K. Recent trends in transdermal drug delivery system: A review. Advances in Biological Research, 2014, 8(3): 131-138.

[74] Langer R. Transdermal drug delivery: Past progress, current status, and future prospects. Advanced Drug Delivery Reviews, 2004, 56(3): 557-558.

[75] Prausnitz M R, Langer R. Transdermal drug delivery. Nature Biotechnology, 2008, 26(11): 1261-1268.

[76] Wang M, Hu L, Xu C. Recent advances in the design of polymeric microneedles for transdermal drug delivery and biosensing. Lab on a Chip, 2017, 17(8): 1373-1387.

[77] Kim J, Han M, Kim Y, Shin S, Nam S, Park J. Tip-loaded dissolving microneedles for transdermal delivery of donepezil hydrochloride for treatment of Alzheimer's disease. European Journal of Pharmaceutics and Biopharmaceutics, 2016, 105: 148-155.

[78] Lee I C, Wu Y, Tsai S, Chen C, Wu M. Fabrication of two-layer dissolving polyvinylpyrrolidone microneedles with different molecular weights for *in vivo* insulin transdermal delivery. RSC Advances, 2017, 7(9): 5067-5075.

[79] Lee I, Lin W, Shu J, Tsai S, Chen C, Tsai M. Formulation of two-layer dissolving polymeric microneedle patches for insulin transdermal delivery in diabetic mice. Journal of Biomedical Materials Research Part A, 2017, 105(1): 84-93.

[80] Lee I C, He J, Tsai M, Lin K. Fabrication of a novel partially dissolving polymer microneedle patch for transdermal drug delivery. Journal of Materials Chemistry B, 2015, 3(2): 276-285.

[81] Chen W, Wang C, Yan L, Huang L, Zhu X, Chen B, Sant H J, Niu X, Zhu G, Yu K N. Improved polyvinylpyrrolidone microneedle arrays with non-stoichiometric cyclodextrin. Journal of Materials Chemistry B, 2014, 2(12): 1699-1705.

[82] Romanyuk A V, Zvezdin V N, Samant P, Grenader M I, Zemlyanova M, Prausnitz M R. Collection of analytes from microneedle patches. Analytical Chemistry, 2014, 86(21): 10520-10523.

[83] Cha K J, Kim T, Park S J, Kim D S. Simple and cost-effective fabrication of solid biodegradable polymer microneedle arrays with adjustable aspect ratio for transdermal drug delivery using acupuncture microneedles. Journal of Micromechanics and Microengineering, 2014, 24(11): 115015.

[84] Kirchhof S, Goepferich A M, Brandl F P. Hydrogels in ophthalmic applications. European Journal of Pharmaceutics & Biopharmaceutics, 2015, 95: 227-238.

[85] Urtti A. Challenges and obstacles of ocular pharmacokinetics and drug delivery. Advanced Drug Delivery Reviews, 2006, 58(11): 1131-1135.

[86] Morrison P W J, Khutoryanskiy V V. Advances in ophthalmic drug delivery. Therapeutic Delivery, 2014, 5(12): 1297-1315.

[87] Ruponen M, Urtti A. Undefined role of mucus as a barrier in ocular drug delivery. European Journal of Pharmaceutics and Biopharmaceutics, 2015, 96: 442-446.

[88] Silva M M, Calado R, Marto J, Bettencourt A, Almeida A J, Lmd G. Chitosan nanoparticles as a mucoadhesive drug delivery system for ocular administration. Marine Drugs, 2017, 15(12): 370.

[89] Bravoosuna I, Vicariodelatorre M, Andresguerrero V, Sancheznieves J, Guzmannavarro M, La Mata F J D, Gomez R, Heras B D L, Argueso P, Ponchel G. Novel water-soluble mucoadhesive carbosilane dendrimers for ocular administration. Molecular Pharmaceutics, 2016, 13(9): 2966-2976.

[90] Destruel P, Zeng N, Maury M, Mignet N, Boudy V. *In vitro* and *in vivo* evaluation of *in situ* gelling systems for sustained topical ophthalmic delivery: State of the art and beyond. Drug Discovery Today, 2017, 22(4): 638-651.

[91] Rizas K D, Mehilli J. Stent polymers: Do they make a difference? Circulation: Cardiovascular Interventions, 2016, 9(6): e002943.

[92] Palmerini T, Biondi-Zoccai G, Della Riva D, Mariani A, Sabaté M, Smits P C, Kaiser C, D'Ascenzo F, Frati G, Mancone M. Clinical outcomes with bioabsorbable polymer-versus durable polymer-based drug-eluting and bare-metal stents: Evidence from a comprehensive network meta-analysis. Journal of the American College of Cardiology, 2014,

63(4): 299-307.

[93] Su L C, Chen Y H, Chen M C. Dual drug-eluting stents coated with multilayers of hydrophobic heparin and sirolimus. ACS Applied Materials & Interfaces, 2013, 5(24): 12944-12953.

[94] Meyer C, Pieper C C, Ezziddin S, Kai E W, Schild H H, Ahmadzadehfar H. Feasibility of temporary protective embolization of normal liver tissue using degradable starch microspheres during radioembolization of liver tumours. European Journal of Nuclear Medicine and Molecular Imaging, 2014, 41(2): 231-237.

[95] Rosen R J, Contractor S. The use of cyanoacrylate adhesives in the management of congenital vascular malformations. Seminars in Interventional Radiology, 2004, 21(1): 59-66.

[96] Becker T A, Preul M C, Bichard W D, Kipke D R, McDougall C G. Preliminary investigation of calcium alginate gel as a biocompatible material for endovascular aneurysm embolization *in vivo*. Neurosurgery, 2007, 60(6): 1119-1128.

[97] Richling B. Homologous controlled-viscosity fibrin for endovascular embolization. Acta Neurochirurgica, 1982, 64(1-2): 109-124.

[98] Poursaid A, Jensen M M, Huo E, Ghandehari H. Polymeric materials for embolic and chemoembolic applications. Journal of Controlled Release, 2016, 240: 414-433.

[99] Louguet S, Verret V, Bédouet L, Servais E, Pascale F, Wassef M, Labarre D, Laurent A, Moine L. Poly(ethylene glycol) methacrylate hydrolyzable microspheres for transient vascular embolization. Acta Biomaterialia, 2014, 10(3): 1194-1205.

[100] Pu K, Shuhendler A J, Valta M P, Cui L, Saar M, Peehl D M, Rao J. Phosphorylcholine-coated semiconducting polymer nanoparticles as rapid and efficient labeling agents for *in vivo* cell tracking. Advanced Healthcare Materials, 2014, 3(8): 1292-1298.

[101] Hong G, Zou Y, Antaris A L, Diao S, Wu D, Cheng K, Zhang X, Chen C, Liu B, He Y. Ultrafast fluorescence imaging *in vivo* with conjugated polymer fluorophores in the second near-infrared window. Nature Communications, 2014, 5: 4206.

[102] Xiong L, Shuhendler A J, Rao J. Self-luminescing BRET-FRET near infrared dots for *in vivo* lymph-node mapping and tumor imaging. Nature Communications, 2012, 3(6): 1193.

[103] Pu K, Shuhendler A J, Jokerst J V, Mei J, Gambhir S S, Bao Z, Rao J. Semiconducting polymer nanoparticles as photoacoustic molecular imaging probes in living mice. Nature Nanotechnology, 2014, 9(3): 233-239.

[104] Stahl T, Bofinger R, Lam I, Fallon K J, Johnson P, Ogunlade O, Vassileva V, Pedley R B, Beard P C, Hailes H C. Tunable semiconducting polymer nanoparticles with INDT-based conjugated polymers for photoacoustic molecular imaging. Bioconjugate Chemistry, 2017, 28(6): 1734-1740.

[105] Phillips W T, Bao A, Brenner A J, Goins B A. Image-guided interventional therapy for cancer with radiotherapeutic nanoparticles. Advanced Drug Delivery Reviews, 2014, 76: 39-59.

[106] Lammers T, Subr V, Peschke P, Kühnlein R, Hennink W, Ulbrich K, Kiessling F, Heilmann M, Debus J, Huber P. Image-guided and passively tumour-targeted polymeric nanomedicines for radiochemotherapy. British Journal of Cancer, 2008, 99(6): 900-910.

[107] French J T, Goins B, Saenz M, Li S, Garcia-Rojas X, Phillips W T, Otto R A, Bao A. Interventional therapy of head and neck cancer with lipid nanoparticle-carried rhenium 186 radionuclide. Journal of Vascular and Interventional Radiology, 2010, 21(8): 1271-1279.

[108] Soundararajan A, Dodd III G D, Bao A, Phillips W T, McManus L M, Prihoda T J, Goins B A. Chemoradionuclide therapy with [186]Re-labeled liposomal doxorubicin in combination with radiofrequency ablation for effective treatment of head and neck cancer in a nude rat tumor xenograft model. Radiology, 2011, 261(3): 813-823.

[109] Liu H, Moynihan K D, Zheng Y, Szeto G L, Li A V, Huang B, Van Egeren D S, Park C, Irvine D J. Structure-based programming of lymph-node targeting in molecular vaccines. Nature, 2014, 507(7493): 519-522.

[110] Lynn G M, Laga R, Darrah P A, Ishizuka A S, Balaci A J, Dulcey A E, Pechar M, Pola R, Gerner M Y, Yamamoto A. *In vivo* characterization of the physicochemical properties of polymer-linked TLR agonists that enhance vaccine immunogenicity. Nature Biotechnology, 2015, 33(11): 1201-1210.

[111] Wang C, Liu P, Zhuang Y, Li P, Jiang B, Pan H, Liu L, Cai L, Ma Y. Lymphatic-targeted cationic liposomes: A robust vaccine adjuvant for promoting long-term immunological memory. Vaccine, 2014, 32(42): 5475-5483.

[112] Rosalia R A, Cruz L J, van Duikeren S, Tromp A T, Silva A L, Jiskoot W, de Gruijl T, Löwik C, Oostendorp J, van der Burg S H. CD40-targeted dendritic cell delivery of PLGA-nanoparticle vaccines induce potent anti-tumor responses. Biomaterials, 2015, 40: 88-97.

[113] Zhu E F, Gai S A, Opel C F, Kwan B H, Surana R, Mihm M C, Kauke M J, Moynihan K D, Angelini A, Williams R T. Synergistic innate and adaptive immune response to combination immunotherapy with anti-tumor antigen antibodies and extended serum half-life IL-2. Cancer Cell, 2015, 27(4): 489-501.

[114] Rhodes K R, Green J J. Nanoscale artificial antigen presenting cells for cancer immunotherapy. Molecular Immunology, 2018, 98: 13-18.

[115] Zhang L, Wang L, Shahzad K A, Xu T, Wan X, Pei W, Shen C. Paracrine release of IL-2 and anti-CTLA-4 enhances the ability of artificial polymer antigen-presenting cells to expand antigen-specific T cells and inhibit tumor growth in a mouse model. Cancer Immunology, Immunotherapy, 2017, 66(9): 1229-1241.

[116] Kosmides A, Meyer R, Hickey J, Aje K, Cheung K, Green J, Schneck J. Biomimetic biodegradable artificial antigen presenting cells synergize with PD-1 blockade to treat melanoma. Biomaterials, 2017, 118: 16-26.

[117] Singh A, Peppas N A. Hydrogels and scaffolds for immunomodulation. Advanced Materials, 2014, 26(38): 6530-6541.

[118] Kang H, Liu H, Zhang X, Yan J, Zhu Z, Peng L, Yang H, Kim Y, Tan W. Photoresponsive DNA-cross-linked hydrogels for controllable release and cancer therapy. Langmuir, 2011, 27(1): 399-408.

[119] Stachowiak A N, Irvine D J. Inverse opal hydrogel-collagen composite scaffolds as a supportive microenvironment for immune cell migration. Journal of Biomedical Materials Research Part A, 2008, 85(3): 815-828.

[120] Ali O A, Huebsch N, Cao L, Dranoff G, Mooney D J. Infection-mimicking materials to program dendritic cells *in situ*. Nature materials, 2009, 8(2): 151-158.

[121] Stephan S B, Taber A M, Jileaeva I, Pegues E P, Sentman C L, Stephan M T. Biopolymer implants enhance the efficacy of adoptive T-cell therapy. Nature Biotechnology, 2015, 33(1): 97-101.

（陆　伟　郑彬彬　章思航）

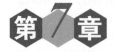

基于响应性高分子的探针和诊疗功能材料

摘要： 在外界刺激条件下，响应性高分子的理化性质能够发生可逆或不可逆的变化，这种仿生自然生物有机体的独特性质使得响应性高分子在检测成像、纳米医药、组织工程、智能涂料等领域具有重要的应用前景。在本章中，我们重点介绍响应性高分子在构建检测和诊疗功能材料方面的潜在应用。具体来说，本章分为以下三个部分：①响应性高分子荧光探针；②响应性高分子磁共振造影探针；③响应性高分子诊疗功能材料。响应性高分子荧光探针能够提高小分子荧光探针的水分散性、调节检测灵敏度和实现功能集成与器件化。将小分子磁共振造影探针引入到响应性高分子体系中，不仅能够显著提高小分子探针的弛豫率和延长血液循环时间，更为重要的是能够赋予原本惰性的小分子探针对外界环境的响应性，从而实现在特定病理部位磁共振造影信号选择性增强。在响应性高分子中同时集成检测和治疗模块可以构建诊疗一体化平台，不仅能实现疾病的诊断和治疗，而且可原位实时反馈治疗效果，有望实现个性化治疗。不难看出，将小分子探针基元和响应性高分子体系有机结合拓展了响应性高分子的应用范围，响应性高分子的自身刺激响应特性又反过来增强了小分子探针基元的性能；而集成了高灵敏度诊断和高效治疗模块的响应性高分子诊疗材料或将为重大疾病的诊断和治疗开辟新的途径。

Abstract： Stimuli-responsive polymers can respond to external stimuli with reversible or irreversible changes in physiochemical properties. This innate biomimetic characteristic endows stimuli-responsive polymers with great potentials in sensing and imaging, nanomedicine, tissue engineering, and smart coating materials and so on. In this chapter, we focus on the functional applications of stimuli-responsive polymers in terms of fluorescent sensing, magnetic resonance imaging（MRI）, and theranostic applications. Specifically, this chapter encompasses three parts, namely, ① stimuli-responsive fluorescent probes, ② stimuli-responsive MRI probes, and ③ stimuli-responsive theranostic nanovectors. The incorporation of small molecule-based fluorescent probes into stimuli-responsive polymers can render the macromolecular probes with enhanced water-dispersity, tunable detection sensitivity, and multifunctional integration. The fabrication of stimuli-responsive macromolecular MRI contrast agents can not only elevate the relaxivity and elongate the blood circulation time but also render the resulting macromolecular contrast agents responsive to specific stimuli, exhibiting enhanced contrasts at the pathological sites. The synergistic integration of sensing and therapeutic modules into stimuli-responsive polymers allows for fabrication of theranostic nanovectors, which can concurrently diagnose and treat the diseases and *in situ* feedback the therapeutic outcomes, thereby promoting personalized therapy. Obviously, the introduction of small molecule probes into polymer matrices can broaden the application fields of stimuli-responsive polymers, whilst the inherent responsive feature of stimuli-responsive polymers can, in turn, optimize the performance of incorporated small molecule probes. Furthermore, stimuli-responsive theranostic nanovectors integrating sensitive detection modules and efficient therapeutic modules may open a new avenue to the treatment of formidable diseases.

7.1 响应性高分子概述

　　自然界生物有机体对外部环境表现出固有的响应性、自组织和自适应等特性，构建人工合成体系以模拟生物体的多层次结构和功能已成为高分子材料领域的重要发展方向。类似于自然界中的生物有机体，响应性高分子在外界刺激条件下其化学结构和（或）物理性质能够发生（不）可逆变化，这些刺激信号可以是光、电、磁、机械力等，也可以是与生物微环境密切相关的如弱酸性 pH、温度、酶、氧化还原等。响应性高分子这种独特的性质使得它们在检测诊断、药物输送、组织工程、智能涂料、信息存储等领域具有重要的应用前景。

　　目前响应性聚合物的研究领域主要集中在以下几个方面：①创新响应机制、创制新颖的响应性聚合物体系[1]；②融合不同响应性模块和高选择性功能基元，可控构建多重响应性高分子组装体，研究在外界刺激下的平衡过渡态及其动力学过程，发展和建立新的理论，阐明多功能集成与协同机理[2-8]；③发展响应性高分子功能体系，推进响应性高分子的实际应用[9-17]。首先，响应性高分子的化学、序列和拓扑结构直接影响其理化性质。因此，通过简洁高效的途径制备响应性高分子一直以来为高分子化学家所孜孜以求。在过去十多年中，研究人员运用各种可控聚合方法[18-22]和高效点击化学手段，成功制备了各种不同链拓扑结构的响应性高分子，为后续深入研究响应性高分子的功能应用提供了可能。其次，响应性高分子的应用通常是其组装体而非单链。因此，响应性高分子的多级自组装行为受到了极大的关注，而从分子机制上理解高分子链的自组装行为将为优选分子结构设计和优化材料性能提供有益的指导。事实上，在外界刺激下，对响应性高分子理化性质如链构型/构象、溶解性、链尺寸、链解离和重构等过程的精细调控赋予了响应性高分子多种新颖的功能。

在本章中，我们将重点阐述响应性高分子在构建光学探针、磁共振造影探针和多功能诊疗功能材料方面的研究进展。响应性高分子荧光探针、磁共振造影探针等设计很多时候借鉴了小分子荧光探针和磁共振造影探针的设计理念，然而响应性高分子荧光和磁共振造影探针并非简单地将小分子探针和响应性高分子进行简单的叠加。将小分子荧光探针引入到响应性高分子中能够制备响应性高分子荧光探针。与响应的小分子荧光探针相比，响应性高分子荧光探针能够增强其水分散性和稳定性，而且能够实现检测灵敏度的可调节和多功能集成。利用类似的策略，响应性高分子磁共振造影探针将小分子磁共振造影剂集成到响应性高分子中，通常能够显著提升磁共振造影的弛豫率；此外，借助于响应性高分子的多级自组装行为，响应性高分子磁共振造影剂还能够实现在病理部位的富集和磁共振造影信号选择性增强，展现出良好的应用前景。响应性高分子诊疗功能体系则有机地结合了检测诊断和治疗的功能，有望在原位实现治疗功能的实时反馈，从而能够及时地评估治疗效果和调整用药策略，为个性化治疗提供基础。响应性高分子材料内涵极其丰富，其在检测诊断和生物医用等领域的应用发展更是日新月异，因为篇幅的限制，我们只能选取介绍该领域中非常少的一部分工作，然而不难看出响应性高分子在设计功能材料方面的重要前景。我们力争阐明这些实例的设计理念，归纳其基本规律。期待更多的研究人员能够关注这个生机勃勃的领域，大力推进响应性高分子材料的应用转化，发展具有实际应用前景的响应性高分子探针、诊疗试剂和功能器件。

7.2 响应性高分子荧光探针

荧光分析法具有成本低廉、灵敏度高和操作简便等优点，因此，荧光分析法被广泛应用于各个领域[23-26]。自从 Tsien 等[27]报道了首例细胞内 Ca^{2+} 探针以来，研究人员在过去的几十年里合成了各种各样的小分子探针，实现了多种分析底物的高灵敏度检测，如离子[28, 29]、pH[30]、温度[31]、生物分子[32]、爆炸物[33]及机械力[34]等。这些探针根据其检测原理大致可以分为两类，即超分子识别型和化学反应型。值得指出的是，荧光探针通常具有共轭的分子结构，水溶性差、生物稳定性不足和难以进一步功能化。与小分子探针相比，响应性高分子探针具备多种优点，如可调节的水分散性、检测灵敏度的可调性、能够多功能集成和易于器件化等[24, 32, 33, 35]。

7.2.1 基于响应性高分子本体性质的温度和 pH 探针

温度和 pH 响应性高分子探针通过在高分子链上共价修饰极性和微环境敏感的染料，利用高分子链随温度或 pH 变化而发生可逆的分子链构象转变和可控聚集的行为而影响标记探针的荧光信号，通过荧光信号的变化实现对温度和 pH 等检测。Uchiyama 和 Iwai 等[36]在 2003 年率先报道了基于温度响应性聚合物的荧光温度探针。他们将极性敏感的荧光探针共价修饰到温敏性的高分子中，利用温敏性高分子聚集过程改变荧光探针所处微环境，实现荧光信号的改变。这些可用于构筑温敏性高分子的单体主要为丙烯酰胺类，如 N-异丙基丙烯酰胺（NIPAM）、N-异丙基甲基丙烯酰胺（NIPMAM）、N-丙基丙烯酰胺（NNPAM）和 N-叔丁基丙烯酰胺（NTBAM），通过聚合这些单体制备的聚合物具有不同的最低临界共溶温度（LCST）；而极性敏感的荧光探针可以是 4-N-(2-丙烯酸乙酯)-N-甲氨基-7-N, N-二甲氨基磺酰基-2, 1, 3-苯并噁二唑（DBDAE）和 4-(2-丙烯酸乙胺酯)-7-硝基-2, 1, 3-苯并噁二唑（NBDAE）[36-43]、半菁染料（HC）[44]、罗丹明[45, 46]、四苯基乙烯[47, 48]和氟硼荧（BODIPY）[49]等。

螺吡喃（SP）在可见光下处于闭环状态，不发射荧光，在紫外光照射下会转变为两性离子的部花菁（MC），具有红色荧光[50, 51]。Wu 等[52]报道了一种基于有机/无机杂化 PNIPAM 刷的比率型比色和荧光温度探针，他们在二氧化硅（SiO₂）纳米粒子表面接枝温敏性 PNIPAM 刷，并在刷上分别标记荧光能量给体 7-硝基-2, 1, 3-苯并噁二唑衍生物（NBD）和荧光能量受体螺吡喃衍生物。调控 SP 分子的开闭环状态实现了在 20~40℃的温度范围内，能够用肉眼看到黄色-红色之间的颜色转变。为了进一步实现细胞内的温度梯度检测，Hu 等[53]制备了温敏性双亲性嵌段聚合物 PEO-b-PNIPAM，并在温敏性 PNIPAM 嵌段中分别标记三种荧光染料——香豆素衍生物（CMA）、7-硝基-2, 1, 3-苯并噁二唑衍生物（NBD）和罗丹明 B 衍生物（RhB）。在 CMA 和 NBD 之间，以及 NBD 和 RhB 之间能够很好地进行荧光共振能量转移（FRET），而直接从 CMA 到 RhB 之间的 FRET 效率则较弱。通过调控三种聚合物链的比例，能够实现在 20~44℃范围内温度比率型检测，其温度分辨率达到了 0.4℃（图 7-1）。

除温度外，在生物活体内，细胞内部 pH 在酶、细胞和组织活动中扮演着重要的角色。监测 pH 的变化和变化程度在研究细胞内物质传输和某些重大疾病诊断中至关重要[30]。通过调控质子化和去质子化状态对荧光基元信号的变化，研究人员发展了大量的 pH 探针。而将小分子荧光探针引入到响应性聚合物体系中，不仅能够有效地解决小分子探针的水分散性问题，而且能够赋予其新的功能。Li 等[54]

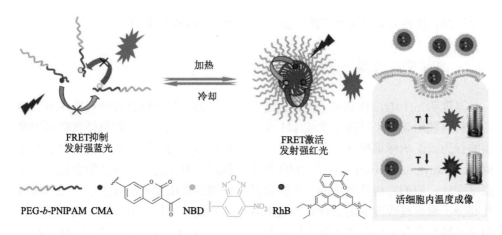

图 7-1　香豆素衍生物（CMA）、7-硝基-2, 1, 3-苯并噁二唑衍生物（NBD）和罗丹明 B 衍生物（RhB）标记的 PEO-*b*-PNIPAM 双亲性嵌段聚合物用于细胞内温度梯度检测[53]

（图片引用经 American Chemical Society 授权）

合成了两亲性嵌段共聚物聚苯乙烯-*b*-聚(*N*-异丙基丙烯酰胺)（PS-*b*- PNIPAM）；在 PS 嵌段引入荧光能量给体（NBDAE）和基于螺吡喃衍生物单体（SPMA）的光敏感荧光能量受体，在 PNIPAM 嵌段中引入 pH 敏感的罗丹明衍生物单体（RhBAM）。实现了 pH 的高灵敏度检测；而且，由于光响应的 SPMA 基元的存在，该体系同样能够实现光调控的 NBDAE 和 SPMA 基元之间 FRET 开/关过程。Hu 等[55]将两种 pH 敏感的探针[RhBAM 和荧光素异硫氰酸酯（FITC）]分别修饰到双亲性嵌段聚合物 PNIPAM-*b*-POEGMA 的两嵌段中（OEGMA 为寡聚乙二醇单甲醚甲基丙烯酸酯）。在酸性条件下，RhBAM 荧光增强而 FITC 的荧光减弱；在碱性条件下正好相反，RhBAM 的荧光减弱而 FITC 荧光增强。在 pH 2~10 区间内，该比率型荧光探针能够实现 39 倍的荧光变化。

除了在溶液中进行 pH 检测外，实现细胞内 pH 梯度检测具有重要意义。Hu 等[56]通过连续的 RAFT 聚合制备了能够内涵体逃逸的两嵌段聚合物 P(DMA-*co*-HCCME)-*b*-P(DEA-*co*-BMA-*co*-TMR)，其中 DMA 为 *N*, *N*-二甲基丙烯酰胺，DEA 为 *N*, *N*-二乙基氨乙基甲基丙烯酸酯，BMA 为甲基丙烯酸正丁酯，HCCME 和 TMR 分别为 pH 敏感的 7-羟基香豆素探针和 pH 不敏感的四甲基罗丹明探针。在中性条件下（如胞外和细胞质中），PDEA 去质子化，该聚合物以胶束组装体形式存在，同时具有 HCCME 和 TMR 荧光；而在酸性条件下，PDEA 质子化，胶束发生解离同时 HCCME 荧光被猝灭，仅表现为 TMR 的红色荧光。更为重要的是，该 pH 响应性聚合物具有"质子海绵"效应，在进入内涵体后能够自发逃逸到胞质中。因此，利用该探针能够实现从胞外到内涵体和细胞质的整个过程中 pH 的动态示踪（图 7-2）。

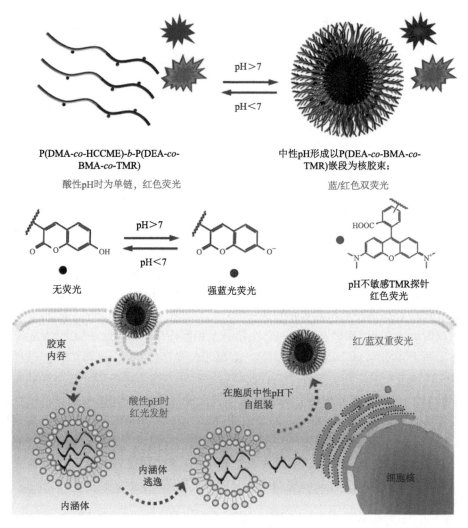

图 7-2　以 7-羟基香豆素衍生物（HCCME）和四甲基罗丹明（TMR）标记的内涵体逃逸聚合物设计构建比率型 pH 荧光探针，实现细胞内吞过程实时动态成像[56]

（图片引用经 American Chemical Society 授权）

7.2.2　超分子识别型响应性高分子荧光探针

超分子识别型小分子探针通常需要将分子识别基元和荧光发射基元之间进行共价连接，而这通常需要烦琐的多步合成。将分子识别基元和荧光信号报告基元固定到表面活性剂胶束中或者共价连接到硅纳米粒子、介孔硅和玻璃基板的表面[23]可以极大地简化这一过程，提高超分子识别型探针的构筑效率。

利用高分子材料作为基质固定荧光探针构建超分子传感器的一个知名的例子是罗氏开发的便携式的血液/血清 K^+ 分析仪 OPTICCA[57]。在这个设计中，利用 K^+/冠醚识别调控光致电子转移（PET）过程，实现了荧光探针信号的变化，进而实现了血液中 K^+ 高灵敏度检测。然而在上述范例中，高分子仅仅作为基材固定荧光探针。为了进一步发挥响应性高分子在构建超分子识别型探针中的应用，实现探针的多功能集成，研究人员将多种识别模块引入到响应性高分子中，较为方便地构建了多种超分子识别型荧光探针，而这些响应性聚合物能够影响标记的荧光分子性质，进一步优化体系的检测性能。Yin 等[58]报道了一种基于温敏性微凝胶体系构建 Cu^{2+} 离子探针，将能够络合金属离子的 *N*-(2-(2-氧-2-(吡啶-2-甲基)乙胺)乙基)丙烯酰胺（PyAM）以及荧光报告基团——丹磺酰基单体（DAEAM），共聚到 PNIPAM 微凝胶中。通过改变温度调控荧光能量给体和受体之间的距离，该温敏性探针在 20℃的检测灵敏度为 46 nmol/L 而 45℃检测灵敏度为 8 nmol/L。此外，通过改变荧光信号报告基元，如引入具有蓝色荧光发射基团（邻菲罗啉衍生物）的 PNIPAM 微凝胶兼具对 Cu^{2+} 离子的识别能力以及荧光信号的报告能力，同时也可以利用温度调节其对 Cu^{2+} 离子的检测灵敏度[59]。

众所周知，冠醚和碱金属之间存在超分子识别作用。利用这一原理，Yin 等[61]报道了基于 PNIPAM 微凝胶的比率型 K^+ 离子荧光探针。Wang 等[60]在温敏性的 PNIPAM 微凝胶中，共价结合了具有葡萄糖识别能力的苯硼酸基元（APBA）、荧光能量给体（NBDAE）和基于罗丹明 B 的荧光能量受体（RhBEA）。该温敏性微凝胶能够直接对温度进行响应，通过改变 NBDAE 和 RhBEA 之间的距离调控 FRET 效率从而实现了对温度变化的比率型检测。除温度变化外，葡萄糖能够与苯硼酸基元结合，使得微凝胶溶胀而改变 FRET 效率，通过 NBDAE/RhBEA 之间荧光转移效率的变化实现葡萄糖的比率型检测（图 7-3）。

7.2.3 化学反应型高分子荧光探针

相对于超分子识别型探针，基于化学反应的荧光探针由于其高选择性和高检测效率而受到较多的关注[24]。类似地，将化学反应型的小分子探针与响应性高分子结合，能够构筑化学反应型高分子荧光探针。Hu 等[62]合成了一种基于罗丹明 B 螺内酰胺衍生物的荧光单体——RhBHA，该探针含有硫脲结构，可以快速识别 Hg^{2+} 并发生开环反应，产生荧光。他们首先制备了双亲性嵌段共聚物（DHBC），PEO-*b*-P(NIPAM-*co*-RhBHA)。没有 Hg^{2+} 离子存在时，RhBHA 以不发荧光的螺内酰胺形式存在。当 Hg^{2+} 离子存在时，触发 RhBHA 开环，而发射较强的荧光。进一步实验结果发现，由于 RhBHA 探针能够在酸性 pH 条件下开环并且其荧光量子产率受温度的调控，因此该双亲性嵌段高分子还能够对温度和 pH 进行有效检测。

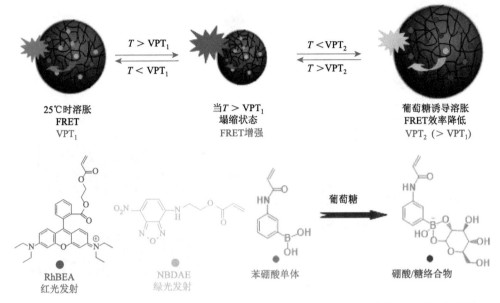

图 7-3　共价标记 7-硝基-2, 1, 3-苯并噁二唑衍生物（NBD；荧光能量给体）、罗丹明衍生物（RhBEA；荧光能量受体）和葡萄糖识别基元苯硼酸衍生物（APBA）的温敏性微凝胶用于比率型温度和葡萄糖检测[60]

（图片引用经 American Chemical Society 授权）

在此基础上，利用 NBDAE 作为荧光能量给体，RhBHA 作为潜在的荧光能量受体，进一步构筑了比率型 Hg^{2+} 荧光探针，该探针同时也可以对温度和 pH 进行比率型检测[63]。虽然化学反应型探针具有较高的检测灵敏度，然而其检测范围通常较窄，实现对分析底物的宽范围检测是一个挑战。进一步结合 Hg^{2+} 催化香豆素衍生物（HCMA）水解反应和 Hg^{2+} 诱导 RhBHA 开环反应，实现了水溶液中 nmol/L～mmol/L 范围内 Hg^{2+} 检测（图 7-4）[64]。除罗丹明 B 染料外，利用硫脲衍生物与 Hg^{2+} 之间的选择性脱硫反应，Li 等[65]制备了 1, 8-萘二酰亚胺衍生物标记的温敏性 PNIPAM 微凝胶，实现了对 Hg^{2+} 选择性高灵敏度检测。而且，由于 1, 8-萘二酰亚胺衍生物的荧光在疏水环境下进一步增强，在 PNIPAM 微凝胶升温塌缩之后，其对 Hg^{2+} 的检测灵敏度可以进一步提升 3.4 倍。

重金属离子的检测对环境保护具有重要帮助，而对生物体内的离子和活性生物分子的检测对阐明其生理功能具有重要的意义。为了实现对 K^+ 离子的高灵敏度检测，Wang 等[66]在四苯基乙烯（TPE）上修饰了四分子的 15-冠-5（15C5），利用 K^+ 和 15C5 之间超分子相互作用诱导 TPE 分子聚集，制备了一种高灵敏度 K^+ 探针。在此基础上，他们进一步结合辣根过氧化酶（HRP）催化苯酚衍生物的偶联反应，发展了一类新型的过氧化氢（H_2O_2）荧光探针。在 H_2O_2 存在条件下，利用络氨

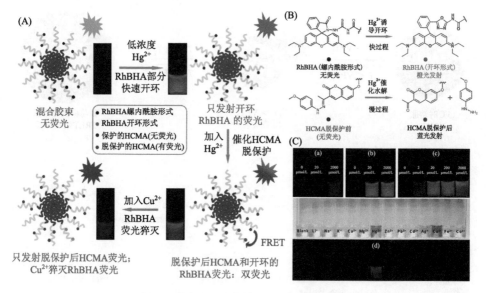

图 7-4　化学反应型高分子荧光探针示例[64]

（A）结合 Hg²⁺触发开环反应和 Hg²⁺催化水解反应构建比率型宽范围 Hg²⁺探针。（B）RhBHA 探针在 Hg²⁺存在条件下开环，实现对低浓度 Hg²⁺检测；HCMA 探针在高浓度 Hg²⁺存在条件下水解，实现对高浓度 Hg²⁺检测。（C）不同浓度金属离子存在下宏观荧光和可见光照片，其中，（a）HCMA 和（b）RhBHA 单独标记的胶束在不同浓度 Hg²⁺离子条件下的荧光照片；（c）混合胶束在不同浓度 Hg²⁺离子条件下的荧光照片；（d）混合胶束在不同离子（2 mmol/L）下宏观颜色变化（上排）和荧光照片（下排）

（图片引用经 American Chemical Society 授权）

酸衍生物在 HRP 的催化下发生交联反应限制 TPE 分子内转动，从而实现 TPE 分子荧光增强，实现了 H₂O₂高灵敏度检测。同时，H₂O₂可以通过葡萄糖在葡萄糖氧化酶（GOx）的作用下间接产生。因此，在 GOx/HRP 共同存在条件下，该体系也能够实现对葡萄糖的有效检测。在此基础上，结合酶联免疫吸附测定（ELISA）等手段，还实现了对特定抗体的高灵敏度检测（图 7-5）[67]。

此外，利用 H₂O₂与苯硼酸酯之间的选择性反应，Li 等[68]设计了一类电荷生成聚合物（charge generation polymer，CGP）。在该设计中，高分子链本身不带电荷，在特定分析底物存在的条件下，聚合物上将产生电荷。在具有相反电荷的信号报告基元时，能够诱导信号报告基元发生聚集，从而表现出显著的光学信号变化，实现对特定底物的检测。如利用表面带负电荷的金纳米粒子[69]实现对 H₂O₂的高灵敏度检测；为了进一步证实该体系的普适性，分别设计在 H₂O₂和巯基化合物存在条件下能产生正电荷的单体，利用羧基功能化的四苯基乙烯（TPE-4COOH）作为信号报告基元，实现了对 H₂O₂和巯基化合物的高灵敏度检测（图 7-6）[68]。在电荷生成聚合物中，利用原位生成电荷通过静电相互作用诱导 TPE

聚集而产生荧光信号增强。反之亦然，如果先让信号报告基元聚集，通过电荷的竞争相互作用可能使得信号报告基元重新分散，利用这一相反的过程也能够实现对特定底物的检测。Li 等[70]通过磺酸根功能化的 TPE 与溴乙烷季铵化的聚(乙二醇)-*b*-聚(2-甲氨基乙基甲基丙烯酸酯)（PEO-*b*-PQDMA）预先形成聚离子复合物（PIC）胶束。在该胶束内，TPE 分子运动被抑制而具有较强的荧光。在细菌存在条件下，细菌表面的负电荷与 PIC 中的正电荷竞争络合，使得聚离子复合物胶束解离，释放出带负电荷的 TPE 分子而削弱荧光信号。此外，PEO-*b*-PQDMA 阳离子聚电解质还能够同时杀灭细菌，实现细菌的检测和抑制协同。

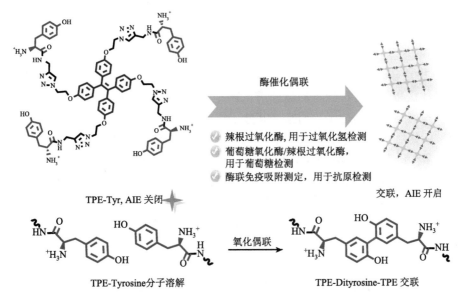

图 7-5 利用辣根过氧化酶（HRP）催化苯酚衍生物偶联反应和聚集诱导发光（AIE）效应构建超灵敏荧光探针实现对 H_2O_2、葡萄糖和抗原的高灵敏检测[67]

TPE-Tyrosine：四苯基乙烯-络氨酸衍生物；TPE-Dityrosine-TPE：四苯基乙烯-络氨酸二聚体-四苯基乙烯（图片引用经 American Chemical Society 授权）

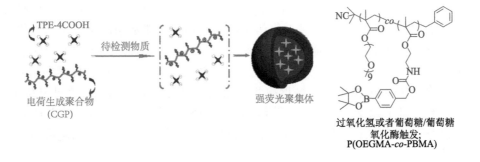

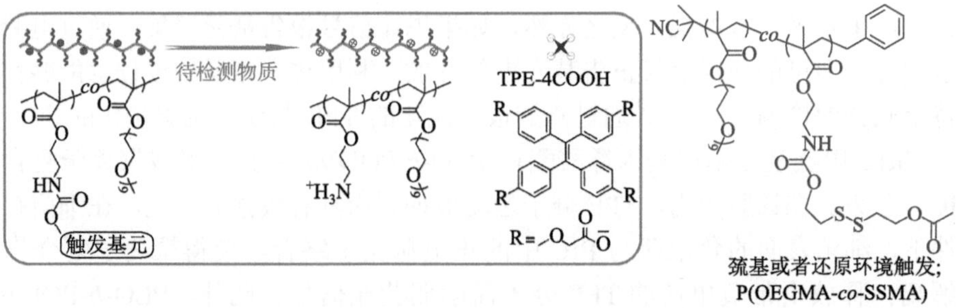

图 7-6　含苯硼酸酯和二硫键功能基元的聚合物在 H_2O_2 或巯基化合物存在条件下自发产生正电荷，进一步与羧基功能化的四苯基乙烯（TPE-4COOH）发生静电相互作用，抑制 TPE 分子内运动而增强其荧光[68]

（图片引用经 John Wiley & Sons 授权）

在 2003 年，Shabat[71]、de Groot[72]和 McGrath 等[73]分别独立报道了触发式自分解树枝状高分子这种独特的高分子。触发式自分解聚合物这一概念代表了一种特殊形式的响应性高分子。通常，其分子结构中具有一个触发位点，当这一触发位点被活化后，通过连续的 1,4-消除/1,6-消除等反应机理，整个树枝状大分子能够以"多米诺"方式逐步降解，释放多个信号报告基元（或者功能分子）。在近几年的研究中，这一领域取得了长足进展。通过改变不同的触发基元，例如芳基硼酸酯[74]、叔丁基氯[75]以及苯乙酰胺[76]等连接在触发式自分解高分子上，这些触发式自分解高分子实现了对不同分析底物的响应。在此基础上，进一步在触发式自分解体系中融入循环放大的设计理念，即触发式自分解体系降解之后的产物在特定的条件下又能转变为信号触发基元。理论上，这种设计能够实现一分子触发下体系中高分子链的完全解离，从而具有极高的检测灵敏度[77,78]。

虽然触发式自分解树枝状大分子能够提高检测的灵敏度，然而，复杂的多步合成与纯化过程极大地限制了触发式自降解树枝状分子的代数。这也降低了树枝状分子外围的功能基元数目和限制了其信号放大能力，不利于它们在生物医药领域的实际应用。针对上述问题，Liu 等[79]制备了超支化触发式自降解高分子（hyperbranched self-immolative polymer，hSIP）。通过模块化设计超支化触发式自降解高分子的触发基元、支化基元，以及外围功能基团，实现了超支化触发式自分解高分子结构/功能的多样性和降解速率的可调性。为了更好地实现细胞中 H_2O_2 的检测，通过在超支化触发式自分解聚合物中引入线粒体靶向基元，实现了线粒体中 H_2O_2 的高灵敏度检测（检测灵敏度约 20 nmol/L）。在此基础上，进一步整合基于超支化触发式自降解高分子的酶介导正反馈循环放大与酶联免疫吸附测定（ELISA），构筑了疾病相关抗体（比如人癌胚抗体）的超灵敏荧光检测体系（图 7-7）。

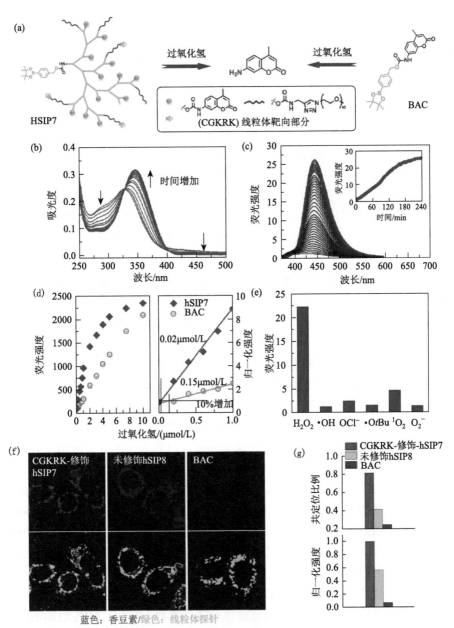

图 7-7　超支化触发式自降解高分子的生物检测示例[79]

（a）基于超支化触发式自分解高分子实现高灵敏度 H_2O_2 检测；H_2O_2 存在条件下紫外可见光谱（b）和荧光光谱
（c）随时间变化结果；（d）荧光强度随 H_2O_2 浓度变化结果，hSIP 相对于小分子具有更高的检测灵敏度；（e）hSIP
对 H_2O_2 检测的选择性；（f）共聚焦激光显微镜图片，蓝色通道为香豆素；绿色通道为线粒体示踪染料（MitoTracker），
该结果证实 hSIP 能够在细胞线粒体中实现 H_2O_2 检测；（g）含有 CGKRK 靶向多肽标记和不含有靶向多肽标记的 hSIP
以及小分子探针与线粒体示踪染料共定位比例分析

（图片引用经 American Chemical Society 授权）

7.3　响应性高分子磁共振造影探针

磁共振成像（MRI）具有非侵入性和非辐射的特性，能够提供生物体的解剖特征而被广泛应用于临床疾病诊断。氢核（^{1}H）、碳核（^{13}C）、氟核（^{19}F）和磷核（^{31}P）等均可用于磁共振造影成像，在临床应用中使用最广泛的为 ^{1}H。由于生物机体中含量最多的成分为水，为了增加正常组织和病理组织之间的成像对比度，临床上广泛使用小分子 MRI 造影剂，如钆特酸[DOTA(Gd)]和钆喷酸[DTPA(Gd)]等，其典型的弛豫率为 $3\sim10$ L/(mmol·s)。

小分子 MRI 造影剂被广泛应用于临床实践中，然而小分子的 MRI 造影剂存在易被代谢清除、弛豫率较低等缺点。从理论上讲，除磁场强度外，基于 Gd^{3+} 的 MRI 造影剂的弛豫率受到三个参数的影响，即水结合数（q）、结合水分子的平均驻留时间（τ_m）和造影剂的旋转相关时间（τ_R）[80]。一般来说，q 和 τ_R 的增加可以独立地增强 MRI 信号，而为了要得到增强的信号，结合水分子的驻留时间（τ_m）既不应该太长，也不能太短[81]。此前，一些精巧的策略已被用来精确地调控 Gd^{3+} 络合物的水结合数（即改变 q 值），从而发展了一些响应性 MRI 探针[82, 83]。值得注意的是，这些响应性 MRI 探针可以被特定的酶、酸性的 pH 值、阳离子和其他刺激物选择性地激活。当这些刺激信号与病理微环境相关时，MRI 探针能够选择性地在病理部位激活，因此能够实现病理组织和正常组织之间对比度的增强。然而，这些响应性 MRI 造影剂主要是基于小分子，其受到合成程序烦琐、弛豫率较低、易被快速清除等不足。为了解决这个问题，已有大量的尝试被用于开发大分子 MRI 造影剂[84]。首先，在高分子链中引入小分子 MRI 造影剂可以固有地增加小分子造影剂的旋转相关时间（τ_R）。同时，小分子 MRI 造影剂修饰到高分子骨架后能够显著增加 MRI 造影剂的局部浓度，这些因素的协同使得大分子 MRI 造影剂具有更高的弛豫率[85-87]。实际上，MRI 造影剂例如 DOTA(Gd)和 DTPA(Gd)等基元已被结合到不同拓扑结构的高分子上，包括线型、星型和（超）支化结构，以及各种超分子组装体。此外，大分子 MRI 造影剂由于具有高通透性和滞留（EPR）效应，使得其排泄时间较长，可以显著增加在病理组织的保留时间；而且，MRI 探针还能和治疗模块同时结合以构建诊疗一体化平台，代表了 MRI 造影剂的发展方向。

与小分子的 MRI 造影剂相比，大分子造影剂具有较高的弛豫率，能有效地避免肾脏清除。尽管具有上述优势，但使用大分子 MRI 造影剂也会产生背景干扰增加的问题。因此，理想情况下，大分子 MRI 造影剂的信号只在所需的病理部位激活，而在正常组织中保持"沉默"，这类病理微环境响应的大分子 MRI 探针将在实际应用中具有重要意义。值得注意的是，病理微环境通常具有许多特征，包括异常 pH、氧化还原电位和过度表达的酶等[88-90]。因此，如果大分子造影剂的 MRI 信号可以在病理微环境下被选择性地激活，那么响应大分子 MRI 探针可以实现在正常组织中 MRI 信号被抑制，但在感兴趣的区域（例如病理学组织）MRI 信号得到增强。在本节中，我们首先介绍光响应的大分子 MRI 造影剂，随后重点介绍能够对生物微环境等内源性信号响应的大分子 MRI 造影剂。光响应的大分子 MRI 造影剂并不直接对病理部位响应，然而这些对外源性的信号响应的大分子 MRI 造影剂同样可用于生物环境的 MRI 成像中。

7.3.1　光响应大分子磁共振造影剂

光刺激信号可以通过非侵入的方式进行操作，而且具有时空可控的独特优势，光辐照的强度和波长也能够方便地进行调节[91-94]。因此，能够对光发生响应的高分子体系受到广泛关注。例如，光响应的邻硝基苄酯可以转化为羧酸衍生物，同时释放邻亚硝基苯甲醛，已经广泛应用于药物载体的设计中[95, 96]。利用邻硝基苄酯的光响应性性质，Li 等[97]使用连续的可逆加成断裂链转移（RAFT）聚合合成了聚(寡聚乙二醇)单甲醚甲基丙烯酸酯-*b*-聚(*N*-异丙基丙烯酰胺-*co*-甲基丙烯酸邻硝基苄酯-*co*-DOTA(Gd))（POEGMA-*b*-P(NIPAM-*co*-NBA-*co*-Gd)）两嵌段共聚物（图 7-8)。该嵌段共聚物在水溶液中自组装成内核中含有 DOTA(Gd)和光响应 NBA 的胶束。在该疏水的内核中，水分子不易进入胶束内核而使得体系的 MRI 弛豫率较低。然而，在光照条件下，NBA 基元发生解离形成亲水性的羧酸基团，胶束内核亲水性增加，使水分子能够进入最初的疏水性内核；致使胶束溶胀/解离，显著提升了 T_1 弛豫率。此外，抗癌药物[如阿霉素（DOX）]也可以负载到该光响应性胶束内核，在光照条件下同时实现 MRI 对比度的提升和 DOX 的可控释放，该体系为利用 MRI 原位监测 DOX 化疗效果提供了可能。

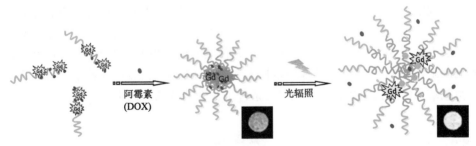

光响应两亲性嵌段共聚物　　　DOTA(Gd)位于胶束的疏水内核，　　　DOTA(Gd)所处微环境亲水性增强，
　　　　　　　　　　　　　　　　　MRI信号弱　　　　　　　　　　　　　　MRI信号增强，药物释放

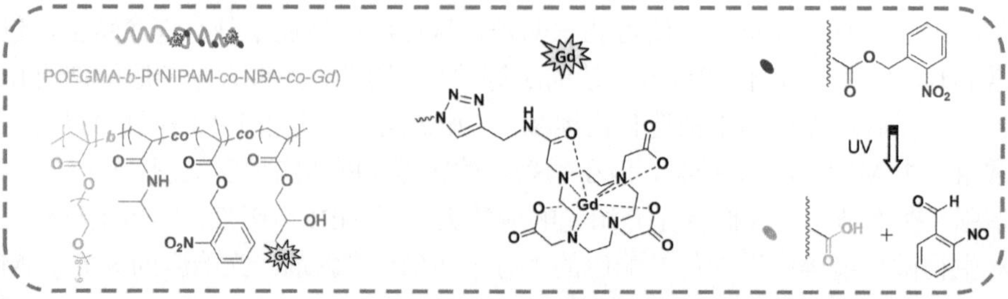

图 7-8　基于 POEGMA-*b*-P(NIPAM-*co*-NBA-*co*-Gd)的光响应性两嵌段共聚物造影剂[97]

该嵌段共聚物自组装成胶束纳米粒子，在没有光照的条件下，MRI 造影探针基元 DOTA(Gd)位于胶束的疏水内核中，表现出较低的 MRI 信号。在光照条件下，NBA 基元发生降解并产生亲水性羧基，提高了聚合物的最低临界共溶温度（LCST）进而驱动胶束纳米粒子溶胀/解离，MRI 信号增强

（图片引用经 American Chemical Society 授权）

除了上述 T_1 型的 MRI 造影剂外，能够实现 T_2 型造影成像的 MRI 造影剂也可以引入到光响应的聚合物中，从而利用光信号实现 MRI 信号的调制[85, 98-101]。在一个早期研究中，Gao 等[100]将疏水性的直径为 4 nm 的超顺磁性氧化铁纳米粒子（SPION）包覆两亲性聚乙二醇-*b*-聚(*ε*-己内酯)（PEO-*b*-PCL）的嵌段共聚物来制备负载 SPION 的杂化纳米粒子。测试发现该杂化纳米粒子的弛豫率相对于单分散的 SPION 得到了显著增强，其弛豫率（r_2）达到了 169 L/(mmol·s)，是单分散SPION 的 6.7 倍。必须指出的是，虽然包埋在胶束内核中 SPION 的弛豫率得到了有效的提升，但水分子难以进入到疏水内核与造影剂接触，从而制约了弛豫率的进一步提升。针对这一问题，Zhu 等[102]通过 RAFT 聚合合成了聚乙二醇-*b*-聚 2-(2-硝基苄氧羰基)氨乙基甲基丙烯酸酯（PEO-*b*-PNBOC）光响应性两亲性嵌段共聚物（图 7-9）。将 SPION 通过 O/W 乳化过程包覆到该两亲性嵌段共聚物中，相对于单分散的 SPION，弛豫率增加了 2.4 倍。有趣的是，在光照条件下，NBOC 基元原位产生高反应活性的伯胺，伯胺基元进一步与分子内/间的酯键发生氨解反应，使负载 SPION 的杂化胶束在紫外光照射下发生核交联而非解离。在该交联过程中，负载的 SPION 仍然被局限在交联网络内，其局部浓度并没有显著降低；然而，由于生成的酰胺键具有较好的亲水性，在交联的内核中水分子能够有效地进入并与 SPION 发生接触，从而使弛豫效率进一步增加了 1.9 倍。因此，该光响应杂化 MRI 造影剂的弛豫率累积增加了约 4.6 倍。同样，在该杂化胶束中也可负载疏水性的化疗药物，在光照的条件下实现药物的协同可控释放。

7.3.2　生物微环境响应性大分子磁共振造影剂

相对于利用外源性刺激实现 MRI 信号的调制，借助生物体内源性信号（特别是病理性微环境相关信号）实现 MRI 信号的增强更具优势，这种在特定病理微环境下 MRI 信号的变化能够有效地增加正常组织和病理组织之间的成像对比度，从而实现对相关疾病的准确诊断。和正常组织（pH 7.4）相比，病理部位（如癌症、炎症组织）的 pH 较低（~6.8），而细胞内的内涵体和溶酶体中的 pH 可以达到更低（5.0~6.2）。因此，如果 MRI 探针能够对弱酸性的病理微环境响应，则有可能实现正常组织和病理组织之间信号对比增强[88, 103, 104]。早期，Aime 等[105]利用方酸作为连接基元，将 DOTA(Gd)对聚鸟氨酸多肽链进行部分修饰改性。通过逐渐增加溶液的 pH（从 4 到 8），由于形成分子内氢键而增加聚多肽链的刚性，使该大分子造影剂弛豫率从 23 L/(mmol·s)提高到了 32 L/(mmol·s)。必须指出，和传统的小分子 DOTA（Gd）造影剂[<10 L/(mmol·s)]相比，即使在酸性条件下（pH 4.0），该体系也有更高的弛豫率。然而，当氨基全部被 DOTA(Gd)修饰之后，大分子造影剂的 pH 响应性将会消失，并且这种全部功能化并不能够带来更高的弛豫率。

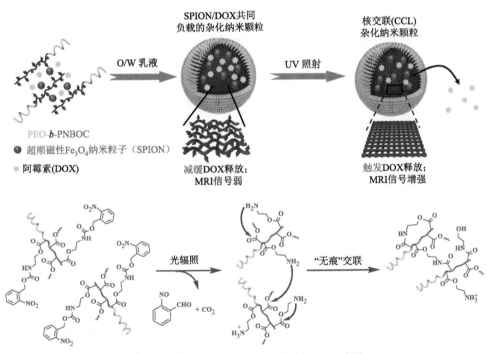

图 7-9　光响应杂化纳米粒子磁共振造影剂[102]

通过 O/W 乳液和溶剂蒸发方法制备的 DOX/SPION 共负载 PEO-*b*-PNBOC 杂化纳米粒子。在光照条件下，NBOC 基元发生降解并原位形成具有高反应活性的伯胺，进而发生链内/间酰胺化反应，使得胶束交联的同时实现胶束内核由疏水到亲水的转变，进而提升 MRI 信号和实现负载药物可控释放

（图片引用经 American Chemical Society 授权）

将小分子磁共振造影剂引入到 pH 响应型聚合物中，使得通过改变 pH 来调节大分子 MRI 造影剂的弛豫性能成为可能。事实上，pH 响应型聚合物本身利用化学交换饱和转移（CEST）机制也可以直接作为 MRI 造影剂。例如，Gao 等[106]发现聚乙二醇-b-聚(2-(二异丙基氨基)甲基丙烯酸乙酯)（PEO-b-PDPA）二嵌段共聚物在生理 pH（＞pK_a）下，该嵌段共聚物组装成为胶束纳米粒子，CEST 信号被抑制；而在微酸性环境下，胶束发生解离，CEST 信号得以增强。

值得注意的是，在实际应用中，当将这些 pH 响应的组装体注射至生物体中，由于血池中高分子组装体被极大稀释而解离为单链，使得体系的 pH 响应性丧失。为解决这个问题，Hu 等[107]制备了一种 pH 响应性核交联（CCL）胶束，在胶束内核共价标记了磁共振造影基元 DOTA(Gd)和荧光探针 NBDAE。在中性 pH 下，胶束内核中的 N,N-二异丙基氨乙基甲基丙烯酸酯（DPA）基元去质子化，NBDAE 荧光基团被 DPA 基元所猝灭；同时，由于水分子难以进入到疏水的内核，MRI 信号被抑制。在弱酸性条件下，当 DPA 基元在酸性 pH 下质子化时，CCL 胶束会同时显示出荧光信号激活和 MRI 信号增强现象。而且，在将 CCL 胶束与癌细胞共同培养后，可以很清晰地观察到 MRI 信号增强。

虽然大分子 MRI 造影剂具有更高的弛豫率，然而在实际应用中，大分子造影剂必须能够被生物代谢排出体外。出于这点考虑，Almutairi 等[108]设计了一种标记了 DTPA(Gd)衍生物的缩酮的高分子。在中性条件下，该聚合物相对稳定；在酸性 pH 条件下，该共聚物可被快速降解。实验结果发现，该缩酮高分子不仅有较高的弛豫率而且血液中被清除的速率和市售 Magnevist® 相当。因此，构建可生物降解的大分子 MRI 探针不仅能够实现弛豫率的提升、增强病理组织和正常组织之间的成像对比度，而且能够被生物降解排出体外、降低生物毒性，这代表了大分子 MRI 探针的一种发展趋势。

除弱酸性 pH 外，胞内的氧化还原环境也被用来设计响应性 MRI 探针。例如，谷胱甘肽（GSH）在血液中的浓度仅为 10～20 μmol/L，而在癌细胞的胞质中其浓度能够达到 5～10 mmol/L[109, 110]。同时，在癌细胞中也观察到活性氧/氮/硫（RONSS）浓度的增加。因此，还原性响应的二硫键和过氧化氢（H_2O_2）响应的硼酸酯基团广泛用于构筑氧化还原响应型药物运输载体[111]。Sherry 等[112]综述了基于小分子的氧化还原和低氧响应的 MRI 造影剂的研究进展。为了制备大分子 MRI 造影剂，小分子 MRI 造影剂可以通过氧化还原响应的基元键合到高分子基质上。Deng 等[113]合成了 H_2O_2 响应的两亲性嵌段的共聚物 PEO-b-P(NBMA-co-Gd)，其疏水嵌段中含有 H_2O_2 响应的萘硼酸酯单体（NBMA）和 DOTA(Gd)基元[图 7-10（A）]。该嵌段聚合物在水溶液中能够组装成为具有疏水性双层膜的囊泡，DOTA(Gd)基元位于疏水双层膜内部，其 MRI 信号被抑制。然而，在 H_2O_2 存在条件下，硼酸酯基团被降解，进一步自降解消除 4-(羟甲基)萘-1-醇，并生成具有高反应活性的伯胺，从而发生链间/链内氨解反应，使囊泡的双分子层发生交联[图 7-10（B）]。因此，最初疏水性的双层膜转变为亲水性的，MRI 信号增强。实验结果发现在与 H_2O_2 共培育 12 小时后，T_1 弛豫率从 4.83 L/(mmol·s)增加到 12.33 L/(mmol·s)[图 7-10（C）、（D）]。

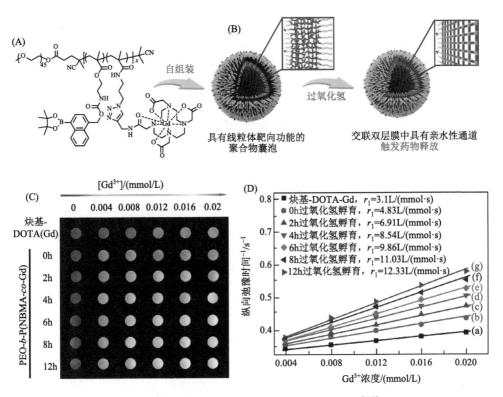

图 7-10　H_2O_2 响应的大分子 MRI 造影剂示例[113]

（A）H_2O_2 响应的两亲性 PEO-*b*-P(NBMA-*co*-Gd)嵌段共聚物的化学结构。（B）由 PEO-*b*-P(NBMA-*co*-Gd)共聚物组装而成囊泡在 H_2O_2 触发下发生无痕交联，致使双层膜在交联的同时发生从疏水性到亲水性转变。（C）T_1 加权磁共振成像和（D）纵向弛豫率（$1/T_1$）变化：（a）炔基-DOTA(Gd)络合物小分子的水溶液和[（b）～（g）]H_2O_2 响应的 PEO-*b*-P(NBMA-*co*-Gd)囊泡与 H_2O_2（1 mmol/L）分别培养如图所示的不同时间

（图片引用经 American Chemical Society 授权）

与 pH 响应的大分子磁共振造影剂一样，将惰性小分子 MRI 造影剂引入到氧化还原响应的高分子中，能够制备出氧化还原响应的大分子 MRI 造影剂。迄今为止，对还原性和氧化性环境响应的大分子 MRI 造影剂主要是由还原性响应的二硫键和氧化性响应的硼酸酯构成的。除了弱酸性 pH 和胞内的氧化还原环境外，能够直接识别病原体并且检测病原体的大分子 MRI 造影剂也远没有被探

索过。Li 等[114]设计了一种基于星型聚合物的大分子 MRI 造影剂，它由一个 TPE 核和 DOTA(Gd)基元标记含叔胺基元的臂构成。该星型聚合物可以分散在水溶液中，表现出相对微弱的荧光发射和中等的 T_1 弛豫率。然而，在表面带有负电荷的细菌的存在下，带正电的星型聚合物和细菌之间存在多价静电相互作用，使得星型聚合物聚集。由于分子内旋转受限导致 TPE 荧光增强；同时，由于 DOTA(Gd)基元的运动受限，使得 T_1 弛豫率增加。因此，用 TPE 荧光基元和 MRI 造影剂修饰的"细菌响应"的星型聚合物可以实现对细菌的高灵敏度双模态检测（图 7-11）。

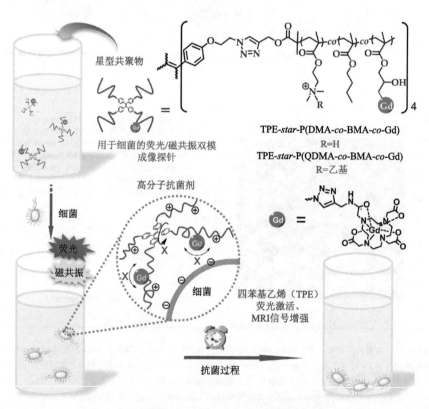

图 7-11　细菌响应的大分子 MRI 造影剂示例[114]

基于星型共聚物 TPE-*star*-P(DMA-*co*-BMA-*co*-Gd)和 TPE-*star*-P(QDMA-*co*-BMA-*co*-Gd)的细菌的荧光/磁共振双模态检测的示意图（DMA = *N*, *N*-二甲氨基乙基甲基丙烯酸酯；BMA = 甲基丙烯酸正丁酯）。在细菌存在条件下，星型聚合物与细菌由于静电相互作用而限制 TPE 分子运动，TPE 荧光增强；同时，星型聚合物中标记的 DOTA(Gd)基元翻转受到抑制，MRI 信号协同增强，从而实现细菌的荧光和 MRI 双模态检测。除检测细菌外，该星型聚合物可以进一步杀灭细菌

（图片引用经 John Wiley and Sons 授权）

7.3.3　生物微环境响应性高分子诊疗材料

　　响应性高分子荧光探针和 MRI 探针的发展为重大疾病的诊断提供了良好的契机。同时，响应性高分子被广泛地用于构建药物递送载体，实现两者有机的结合为构建响应性高分子诊疗材料提供了可能。这些响应性高分子诊疗材料预期能够在特定的生物微环境下实现活性治疗基元的可控释放,同时实现检测信号增强,有望实现在原位评价治疗效果[115, 116]。在本节中，我们重点介绍生物微环境响应的高分子囊泡在诊疗方面的应用。相对于胶束等纳米组装体，囊泡同时含有疏水的双层膜和亲水的空腔，能够同时负载疏水和亲水的药物分子，从而实现不同性质药物的协同治疗[117-119]。

　　相对于小分子磷脂体，高分子囊泡具有较好的结构稳定性。同时，由于囊泡组装体同时含有疏水的双层膜结构和亲水的空腔，能够同时实现亲水和疏水药物分子的协同负载，从而进一步增强治疗效果。因此，囊泡组装体在生物医药和化学材料等领域受到了广泛关注。然而，虽然囊泡相对于磷脂体具有更好的稳定性，然而也正由于双层膜中高分子链的缔合，使得高分子囊泡的渗透性极差，极大程度上制约了囊泡内腔与外界环境间的物质有效传输。为了解决囊泡渗透性和稳定性的矛盾，Wang 等[120]设计了一种疏水链段由光响应性邻硝基苄基元保护的伯胺侧基所组成的两亲性嵌段聚合物（PEO-b-PNBOC），并通过可控分子自组装构筑了聚合物囊泡组装体。在光照条件下，囊泡双层膜中的伯胺保护基团发生光解反应而释放出伯胺，原位生成的伯胺能有效地与链段侧链的酯键基团发生氨解反应，即囊泡发生化学交联；同时部分没有发生氨解反应的伯胺被质子化而在双层膜中产生亲水通道，同时实现了囊泡稳定性和渗透性的协同增强。而且，在该囊泡组装体中同时负载亲水和疏水的药物分子，在光照条件下能够实现疏水和亲水药物分子的协同释放（图 7-12）。

　　值得注意的是，上述光照交联是不可逆的。借助于螺吡喃在光照条件下能够发生可逆的开环与闭环过程，Wang 等[121]制备了疏水链段由光致变色基元螺吡喃所组成的两亲性嵌段聚合物 PEO-b-PSPA（SPA 为含有氨基甲酸酯连接基元的螺吡喃光致变色单体），进一步通过超分子自组装构筑光致变色高分子囊泡。在所制备的囊泡中，螺吡喃基元位于囊泡的双层膜上，利用不同波长的光照刺激可以实现其在疏水的螺吡喃（SP，$\lambda_2 > 450$ nm）和两性离子的部花菁（MC，$\lambda_1 < 420$ nm）的两种状态下的可逆互变。研究表明，侧链中的氨基甲酸酯基元对于稳定开环的MC 囊泡具有至关重要的作用。光触发使得原来不具有渗透性的 SP 囊泡快速转变为对特定分子量以下的小分子具有选择透过性的 MC 囊泡。而且通过 λ_1/λ_2 光的交

替光照，可以有效地实现囊泡渗透性的可逆调节，进而实现囊泡内所包覆小分子的程序化释放（图7-13）。

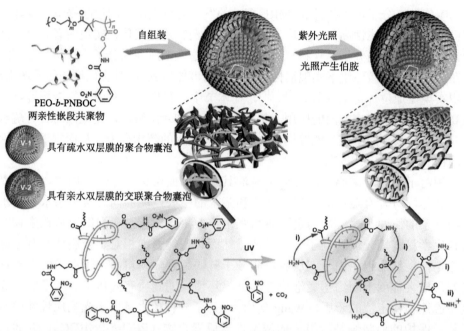

图 7-12　光响应 PEO-*b*-PNBOC 两嵌段聚合物组装获得聚合物囊泡，光照条件下实现疏水双层膜交联，同时提升囊泡稳定性和渗透性[120]

（图片引用经 John Wiley and Sons 授权）

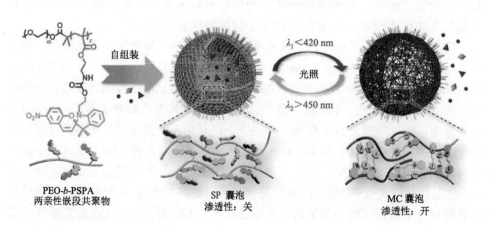

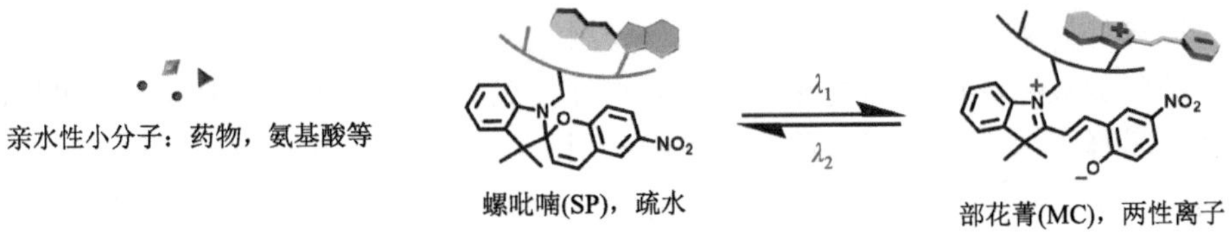

亲水性小分子：药物，氨基酸等

螺吡喃(SP)，疏水

部花菁(MC)，两性离子

图 7-13　光响应 PEO-*b*-PSPA 囊泡在光照条件下由 SP 囊泡到 MC 囊泡可逆转变，实现负载小分子的选择性控制释放[121]

（图片引用经 American Chemical Society 授权）

　　如前所述，触发式自分解高分子在构建高灵敏度检测探针方面具有重要的应用前景，其同样能够用于构建高效的药物递送载体。基于触发式自分解高分子对外界刺激的高选择性和输入信号的非线性放大能力，Liu 等[122]设计合成了含有触发式自降解嵌段的两亲性嵌段共聚物，通过在水体系中的超分子自组装获得了一类新型的触发式自降解囊泡（self-immolative polymersome，SIPsome）。通过改变末端的触发基元种类，在紫外光、可见光和还原性微环境中都能够使囊泡解离并生成水溶性的小分子和亲水嵌段，成功实现了疏水和亲水药物（包括化疗药物与光疗药物）的同步高效释放（图 7-14）。

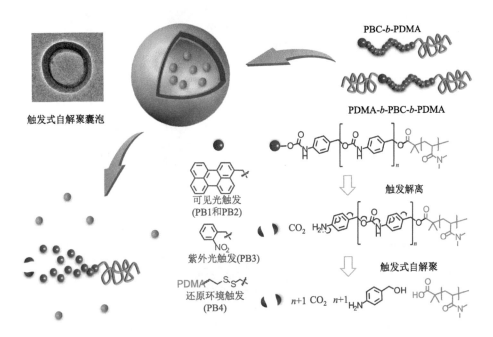

图 7-14　构建线型具有触发式自降解特性的聚合物囊泡实现负载疏水和亲水分子的协同释放[122]

（图片引用经 American Chemical Society 授权）

通过外界刺激信号改变响应性高分子组装体的局部微环境实现物理负载功能分子的释放被广泛用于药物递送。然而物理负载的策略存在负载率低、不可控的早释和暴释等缺点，对提高药物的生物利用率和降低系统毒性极为不利。针对这一问题，Hu 等[123]合成了含二硫键连接的喜树碱（CPT）前药单体（CPTM）并通过 RAFT 聚合制备了 PEO-b-PCPTM 聚前药两亲分子（polyprodrug amphiphile）。通过超分子自组装获得了具有可控形貌（球状、盘状、错列堆积片层、复合囊泡）的高载药率（＞50%，质量分数）"自携带"聚前药纳米粒子，实现了高效胞吞、内涵体逃逸以及胞浆还原性微环境触发释放具有治疗活性的 CPT 原药。在此基础上，还进一步研究了不同组装形貌对肿瘤细胞内吞、胞内输运、活体循环以及抗肿瘤疗效的影响（图 7-15）。

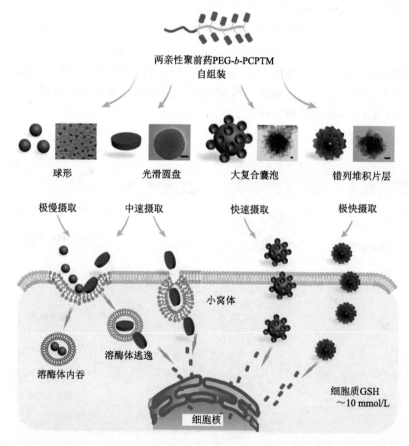

图 7-15　聚前药两亲分子形成的不同形貌超分子组装体（球形、光滑盘状、大复合囊泡和错列堆积片层结构）用于非水溶性抗癌药物喜树碱的高效输运[123]

（图片引用经 American Chemical Society 授权）

　　此外，他们还合成了两亲性超支化聚前药 h-P(CPTM-*co*-DOTA(Gd))-*b*-P(OEGMA-*co*-GPMA)；其中 CPTM、OEGMA 和 GPMA 分别表示还原响应的喜树碱单体、寡聚乙二醇单甲醚甲基丙烯酸酯和 3-巯丙基甲基丙烯酰胺[124]。在没有 GSH 存在的情况下，由于水分子难以进入到疏水性内核，MRI 弛豫率显著降低，r_1 仅为 3.39 L/(mmol·s)。然而，将超支化聚前药与 10 mmol/L GSH（细胞质中典型的 GSH 浓度）触发 CPT 药物的释放，同时提高 MRI 弛豫率[r_1 = 29.92 L/(mmol·s)]，有望利用增强的 MRI 信号原位示踪 CPT 药物的释放和化疗效果。在血液循环中，由于 GSH 浓度较低，MRI 信号仍然被抑制，可以有效避免 MRI 信号非特异性增强。在 HepG2 细胞中进行的 MRI 成像结果显示，随着培养时间的延长，MRI 的对比增强，证明还原性响应的两亲性超支化分子可能对体内疾病的治疗诊断具有潜在的应用价值。利用类似药物单体化策略，Tan 等[125]将抗炎症药物吲哚美辛（IND）功能化为还原敏感的前药单体并制备了抗炎症的聚合物囊泡，实现了在炎症部分高还原环境下 IND 原药的可控释放。

　　值得注意的是，响应性高分子组装体（胶束、囊泡等）进入血液循环之后，可能因为被血液稀释和血液流动的剪切而发生解组装导致包埋的药物分子提前释放。因此，为了增加这些载体在血液循环中的稳定性，通常采用交联的手段对超分子组装体进行固定，然而化学固定可能导致负载的药物分子难以释放。针对这一问题，Hu 等[126]利用 RAFT 聚合制备了 PEO-*b*-P(CPTM-*co*-TMS)两亲性嵌段聚合物；其中 TMS 为三甲氧基硅丙基甲基丙烯酸酯。利用 TMS 基元的溶胶-凝胶化反应制备了交联的囊泡组装体（图 7-16）。在囊泡的双层膜上含有氧化还原敏感的聚前药单体 CPTM，囊泡的亲水空腔中能够负载亲水的药物分子 DOX。在胞内高浓度 GSH 存在条件下，二硫键发生解离释放 CPT 原药，同时在交联的囊泡双层

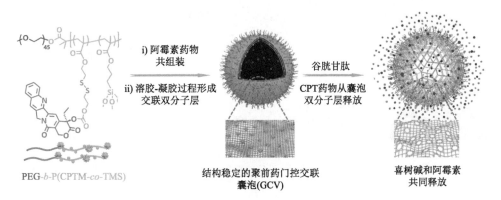

图 7-16　结合溶胶-凝胶化反应构筑聚前药囊泡载体，GSH 触发喜树碱原药释放在囊泡双层膜上"开孔"，实现亲水药物的协同释放[126]

（图片引用经 John Wiley and Sons 授权）

膜上产生微孔，进而释放内部负载的 DOX，从而实现疏水药物 CPT 和亲水药物 DOX 的协同释放。

相对于上述直接溶解-凝胶交联反应，Deng 等[127]提出了一种交联策略转换的机理，即从可逆的氧化还原敏感二硫键交联到不可逆无痕交联的转换，实现超分子组装体血液循环稳定性和负载药物可控释放的协同。这里的"无痕交联"一词是从有机化学的 traceless chemistry 衍生过来的，表明直接从交联产物无法准确获悉交联前体的化学结构。他们从侧链含有二硫键的单体出发，通过 RAFT 聚合制备了两亲性嵌段聚合物。该嵌段聚合物在溶液中能够自发组装成为胶束组装体，通过预光照处理使二硫键进行交换，形成二硫键交联的胶束。二硫键交联的胶束组装体在血液循环中具有较好的结构稳定性，能够避免进入血液之后被稀释/剪切造成胶束解离。而当进入到病变组织的胞质中，二硫键被胞内的 GSH 切断后，体系进一步发生重排反应产生伯胺，原位生成的伯胺进一步发生链内/间氨解反应而发生无痕交联。这一过程伴随着胶束内核由疏水向亲水转变，因此负载的疏水性药物分子能够实现控制释放和 MRI 信号增强（图 7-17）。

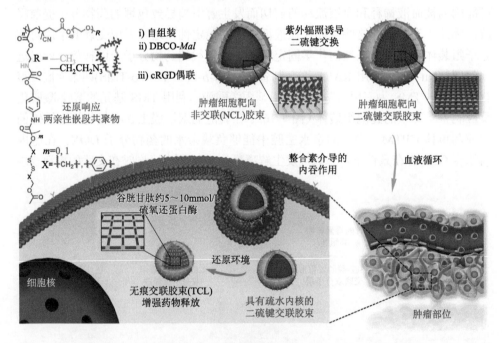

图 7-17 从可逆的二硫键交联到不可逆的无痕交联转变实现负载药物的可控释放和 MRI 信号协同增强[127]

（图片引用经 John Wiley and Sons 授权）

利用合理设计的响应性高分子药物输运载体，有望实现化疗药物在病理部位的选择性释放，从而降低化疗药物的系统毒性并提高药效。另一方面，抗生素的不恰当使用造成了耐药菌的出现，细菌耐药性是当今社会面临的重大威胁。而研发新型抗生素周期长、投入成本大、风险高，因此，如何提高现有抗生素的治疗效果并降低细菌的耐药性是重要研究方向。Li 等[128]制备了一种对（耐药）细菌分泌的酶（如青霉素 G 酰胺酶、β-内酰胺酶等）具有选择性响应的聚合物囊泡，利用选择性的酶促反应驱动的囊泡到球形交联胶束结构的转变同时释放抗生素。该方式只有在感知细菌分泌酶存在条件下才释放抗生素，能够有效地降低抗生素的非特异性释放和极大降低细菌耐药性的风险，实现了对包括耐甲氧西林金黄色葡萄球菌（MRSA）在内的多种常见耐药菌种的高效细菌选择性抑制（图 7-18）。

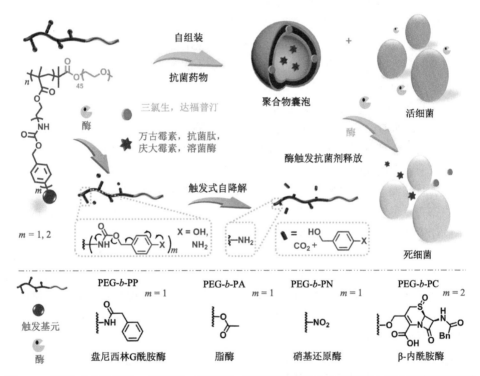

图 7-18　酶敏感（青霉素 G 酰胺酶、脂肪酶、硝基还原酶和 β-内酰胺酶）聚合物囊泡用于选择性递送和释放抗生素[128]

（图片引用经 John Wiley and Sons 授权）

7.4　小结与展望

本章概述了响应性高分子在构建荧光探针、MRI 探针和多功能集成诊疗探针等方面的潜在应用。阐述了这些体系的设计理念及其应用前景，从这些实例中我们不难看出，响应性高分子功能材料的研究方兴未艾。在 7.2 节中，我们概述了响应性高分子荧光探针近年来的研究进展。对于响应性高分子荧光探针体系，结合响应性高分子的本体特征和荧光探针的自身属性（如荧光疏水增强等）可以实现对温度和 pH 的有效检测；利用信号报告基元对特定底物的超分子识别或者选择性化学反应，有效地实现了对多种特定底物的高灵敏度检测，包括重金属离子污染和生物体内的重要靶标分子等。然而，值得注意的是，如何进一步提高响应性高分子探针的选择性、灵敏度和特异性是该领域面对的核心挑战。虽然高灵敏度小分子探针的设计理念能够不断启迪高分子化学家创制出相应的高分子探针体系，然而，如何从高分子的自身响应性出发、进一步融合信号放大机制、实现检测灵敏度的提升是高分子化学家需要解决的关键问题。此外，荧光信号的穿透深度也严重制约了响应性高分子荧光探针的临床应用，虽然有一些小分子荧光探针已经用于指导手术导航[129]，但基于响应性高分子的荧光探针体系目前还未进行系统的临床应用评估。

在 7.3 节中，我们概述了响应高分子 MRI 造影剂的最新进展。从设计概念和功能应用两方面来看，不难理解大分子 MRI 造影剂的快速发展。将小分子 MRI 造影剂整合到响应性高分子中可使得到的大分子造影剂对外界刺激具有响应性。而且，如果大分子造影剂能够降解，则高分子 MRI 造影剂可以同时具有延长的血液循环时间和降解后的加速清除等特性。值得注意的是，虽然已经发展了多种响应性高分子 MRI 造影剂，但它们的弛豫率仍远低于理论值[$\sim$100 L/(mmol·s)][83]。因此，进一步优化设计策略和增加高分子 MRI 造影剂的弛豫率仍有很大的空间；弛豫率的增加将极大程度降低造影剂的使用量，这对降低造影剂的系统毒性具有重要意义。此外，目前发展的一些响应性高分子 MRI 探针具有较高的弛豫率，并且可以在正常组织和病理组织之间提供更好的成像对比度，初步研究发现其代谢和体内排泄行为与小分子 MRI 探针显著不同。因此，响应性高分子 MRI 探针的临床转化还需要开展大量临床前的评价工作。

结合响应性高分子载体中有机融合诊断和治疗模块，近年来发展了大量的诊疗一体化体系。这些体系预期能够对相关疾病进行有效诊断，并且在病理组织部位实现治疗活性分子的可控释放。因此，能够及时对治疗效果进行评价反馈，对评价治疗效果和调整治疗方案具有重要参考意义，为最终实现个性化医疗奠定了良好的基础。通过化学键合治疗模块极大程度改变了传统物理包埋策略的早释或暴释等不可控释放缺点，显著提高了药物负载率。然而目前发展的诊疗纳米平台依然存在生物分布不均，难以选择性地在病灶部位富集等问题。必须指出，诊疗一体化提供多功能集成的同时必然也受制于诊断技术和治疗方法的瓶颈，而多功能集成如何实现协同而并非简单功能的堆砌甚至造成多功能互相制约是在发展诊疗一体化平台中需要重点关注的科学问题。我们期待随着诊断技术的进步和治疗水平的持续提升，响应性高分子的探针和诊疗材料能够快速进入实际应用之中。

参 考 文 献

[1]　Hawker C J, Hedrick J L, Malmstrom E E, Trollsas M, Mecerreyes D, Moineau G, Dubois P, Jerome R. Dual living free radical and ring opening polymerizations from a double-headed initiator. Macromolecules, 1998, 31(2): 213-219.

[2]　Zhu Z Y, Gonzalez Y I, Xu H X, Kaler E W, Liu S Y. Polymerization of anionic wormlike micelles. Langmuir, 2006, 22(3): 949-955.

[3]　Zhu Z Y, Armes S P, Liu S Y. Ph-induced micellization kinetics of abc triblock copolymers measured by stopped-flow light scattering. Macromolecules, 2005, 38(23): 9803-9812.

[4]　Luo S Z, Liu S Y, Xu J, Liu H, Zhu Z Y, Jiang M, Wu C. A stopped-flow kinetic study of the assembly of interpolymer complexes via hydrogen-bonding interactions. Macromolecules, 2006, 39(13): 4517-4525.

[5]　Wang D, Yin J, Zhu Z Y, Ge Z S, Liu H W, Armes S P, Liu S Y. Micelle formation and inversion kinetics of a schizophrenic diblock copolymer. Macromolecules, 2006, 39(21): 7378-7385.

[6]　Shen L, Du J Z, Armes S P, Liu S Y. Kinetics of pH-induced formation and dissociation of polymeric vesicles assembled from a water-soluble zwitterionic diblock copolymer. Langmuir, 2008, 24(18): 10019-10025.

[7]　Zhang J Y, Xu J, Liu S Y. Chain-length dependence of diblock copolymer micellization kinetics studied by stopped-flow pH-jump. Journal of Physical Chemistry B, 2008, 112(36): 11284-11291.

[8]　Xu J, Zhu Z Y, Luo S Z, Wu C, Liu S Y. First observation of two-stage collapsing kinetics of a single synthetic polymer chain. Physical Review Letters, 2006, 96(2): 027802

[9]　Blanazs A, Armes S P, Ryan A J. Self-assembled block copolymer aggregates: From micelles to vesicles and their biological applications. Macromolecular Rapid Communications, 2009, 30(4-5): 267-277.

[10]　Lehn J M. Perspectives in supramolecular chemistry-from molecular recognition towards molecular information-processing and self-organization. Angewandte Chemie International Edition, 1990, 29(11): 1304-1319.

[11]　Bae Y, Fukushima S, Harada A, Kataoka K. Design of environment-sensitive supramolecular assemblies for intracellular drug delivery: Polymeric micelles that are responsive to intracellular pH change. Angewandte Chemie International Edition, 2003, 42(38): 4640-4643.

[12]　Dimitrov I, Trzebicka B, Muller A H E, Dworak A, Tsvetanov C B. Thermosensitive water-soluble copolymers with doubly responsive reversibly interacting entities. Progress in Polymer Science, 2007, 32(11): 1275-1343.

[13]　Liu S, Maheshwari R, Kiick K L. Polymer-based therapeutics. Macromolecules, 2009, 42(1): 3-13.

[14]　Alarcon C D H, Pennadam S, Alexander C. Stimuli responsive polymers for biomedical applications. Chemical Society Reviews, 2005, 34(3): 276-285.

[15]　Gil E S, Hudson S A. Stimuli-reponsive polymers and their bioconjugates. Progress in Polymer Science, 2004, 29(12): 1173-1222.

[16]　York A W, Kirkland S E, McCormick C L. Advances in the synthesis of amphiphilic block copolymers via raft polymerization: Stimuli-responsive drug and gene delivery. Advanced Drug Delivery Reviews, 2008, 60(9): 1018-1036.

[17]　Du J Z, O'Reilly R K. Advances and challenges in smart and functional polymer vesicles. Soft Matter, 2009, 5(19): 3544-3561.

[18] Cunningham M F. Living/controlled radical polymerizations in dispersed phase systems. Progress in Polymer Science, 2002, 27(6): 1039-1067.

[19] Coessens V, Pintauer T, Matyjaszewski K. Functional polymers by atom transfer radical polymerization. Progress in Polymer Science, 2001, 26(3): 337-377.

[20] Chiefari J, Chong Y K, Ercole F, Krstina J, Jeffery J, Le T P T, Mayadunne R T A, Meijs G F, Moad C L, Moad G, Rizzardo E, Thang S H. Living free-radical polymerization by reversible addition-fragmentation chain transfer: The RAFT process. Macromolecules, 1998, 31(16): 5559-5562.

[21] Smith A E, Xu X W, Mccormick C L. Stimuli-responsive amphiphilic (co)polymers via raft polymerization. Progress in Polymer Science, 2010, 35(1-2): 45-93.

[22] Lowe A B, McCormick C L. Reversible addition-fragmentation chain transfer (RAFT) radical polymerization and the synthesis of water-soluble (co)polymers under homogeneous conditions in organic and aqueous media. Progress in Polymer Science, 2007, 32(3): 283-351.

[23] Mancin F, Rampazzo E, Tecilla P, Tonellato U. Self-assembled fluorescent chemosensors. Chemistry: A European Journal, 2006, 12(7): 1844-1854.

[24] Cho D G, Sessler J L. Modern reaction-based indicator systems. Chemical Society Reviews, 2009, 38(6): 1647-1662.

[25] De Silva A P, Uchiyama S. Molecular logic and computing. Nature Nanotechnology, 2007, 2(7): 399-410.

[26] De Silva A P, Uchiyama S, Vance T P, Wannalerse B. A supramolecular chemistry basis for molecular logic and computation. Coordination Chemistry Reviews, 2007, 251(13-14): 1623-1632.

[27] Tsien R Y. New calcium indicators and buffers with high selectivity against magnesium and protons-design, synthesis, and properties of prototype structures. Biochemistry, 1980, 19(11): 2396-2404.

[28] Beer P D, Gale P A. Anion recognition and sensing: The state of the art and future perspectives. Angewandte Chemie International Edition, 2001, 40(3): 486-516.

[29] Nolan E M, Lippard S J. Tools and tactics for the optical detection of mercuric ion. Chemical Reviews, 2008, 108(9): 3443-3480.

[30] Han J, Burgess K. Fluorescent indicators for intracellular pH. Chemical Reviews, 2010, 110(5): 2709-2728.

[31] Zelent B, Kusba J, Gryczynski I, Johnson M L, Lakowicz J R. Time-resolved and steady-state fluorescence quenching of n-acetyl-l-tryptophanamide by acrylamide and iodide. Biophysical Chemistry, 1998, 73(1-2): 53-75.

[32] Basabe-Desmonts L, Reinhoudt D N, Crego-Calama M. Design of fluorescent materials for chemical sensing. Chemical Society Reviews, 2007, 36(6): 993-1017.

[33] Germain M E, Knapp M J. Optical explosives detection: From color changes to fluorescence turn-on. Chemical Society Reviews, 2009, 38(9): 2543-2555.

[34] Sagara Y, Kato T. Mechanically induced luminescence changes in molecular assemblies. Nature Chemistry, 2009, 1(8): 605-610.

[35] Adhikari B, Majumdar S. Polymers in sensor applications. Progress in Polymer Science, 2004, 29(7): 699-766.

[36] Uchiyama S, Matsumura Y, de Silva A P, Iwai K. Fluorescent molecular thermometers based on polymers showing temperature-induced phase transitions and labeled with polarity-responsive benzofurazans. Analytical Chemistry, 2003, 75(21): 5926-5935.

[37] Uchiyama S, Kawai N, de Silva A P, Iwai K. Fluorescent polymeric and logic gate with temperature and pH as inputs. Journal of the American Chemical Society, 2004, 126(10): 3032-3033.

[38] Uchiyama S, Matsumura Y, de Silva A P, Iwai K. Modulation of the sensitive temperature range of fluorescent

molecular thermometers based on thermoresponsive polymers. Analytical Chemistry, 2004, 76(6): 1793-1798.

[39]　Uchiyama S, Makino Y. Digital fluorescent pH sensors. Chemical Communications, 2009: 2646-2648.

[40]　Gota C, Okabe K, Funatsu T, Harada Y, Uchiyama S. Hydrophilic fluorescent nanogel thermometer for intracellular thermometry. Journal of the American Chemical Society, 2009, 131(8): 2766-2767.

[41]　Gota C, Uchiyama S, Ohwada T. Accurate fluorescent polymeric thermometers containing an ionic component. Analyst, 2007, 132(2): 121-126.

[42]　Iwai K, Matsumura Y, Uchiyama S, de Silva A P. Development of fluorescent microgel thermometers based on thermo responsive polymers and their modulation of sensitivity range. Journal of Materials Chemistry, 2005, 15(27-28): 2796-2800.

[43]　Gota C, Uchiyama S, Yoshihara T, Tobita S, Ohwada T. Temperature-dependent fluorescence lifetime of a fluorescent polymeric thermometer, poly(n-isopropylacrylamide), labeled by polarity and hydrogen bonding sensitive 4-sulfamoyl-7-aminobenzofurazan. Journal of Physical Chemistry B, 2008, 112(10): 2829-2836.

[44]　Shiraishi Y, Miyamoto R, Hirai T. A hemicyanine-conjugated copolymer as a highly sensitive fluorescent thermometer. Langmuir, 2008, 24(8): 4273-4279.

[45]　Shiraishi Y, Miyamoto R, Zhang X, Hirai T. Rhodamine-based fluorescent thermometer exhibiting selective emission enhancement at a specific temperature range. Organic Letters, 2007, 9(20): 3921-3924.

[46]　Shiraishi Y, Miyamoto R, Hirai T. Rhodamine-conjugated acrylamide polymers exhibiting selective fluorescence enhancement at specific temperature ranges. Journal of Photochemistry and Photobiology A: Chemistry, 2008, 200(2-3): 432-437.

[47]　Tang L, Jin J K, Qin A J, Yuan W Z, Mao Y, Mei J, Sun J Z, Tang B Z. A fluorescent thermometer operating in aggregation-induced emission mechanism: Probing thermal transitions of pnipam in water. Chemical Communications, 2009: 4974-4976.

[48]　Hong Y N, Lam J W Y, Tang B Z. Aggregation-induced emission: Phenomenon, mechanism and applications. Chemical Communications, 2009: 4332-4353.

[49]　Wang D P, Miyamoto R, Shiraishi Y, Hirai T. Bodipy-conjugated thermoresponsive copolymer as a fluorescent thermometer based on polymer microviscosity. Langmuir, 2009, 25(22): 13176-13182.

[50]　Cho J H, Hong J K, Char K, Caruso F. Nanoporous block copolymer micelle/micelle multilayer films with dual optical properties. Journal of the American Chemical Society, 2006, 128(30): 9935-9942.

[51]　Guo X F, Zhang D, Gui Y, Wax M X, Li J C, Liu Y Q, Zhu D B. Reversible photoregulation of the electrical conductivity of spiropyran-doped polyaniline for information recording and nondestructive processing. Advanced Materials, 2004, 16(7): 636-640.

[52]　Wu T, Zou G, Hu J M, Liu S Y. Fabrication of photoswitchable and thermotunable multicolor fluorescent hybrid silica nanoparticles coated with dye-labeled poly(n-isopropylacrylamide) brushes. Chemistry of Materials, 2009, 21(16): 3788-3798.

[53]　Hu X L, Li Y, Liu T, Zhang G Y, Liu S Y. Intracellular cascade fret for temperature imaging of living cells with polymeric ratiometric fluorescent thermometers. ACS Applied Materials & Interfaces, 2015, 7(28): 15551-15560.

[54]　Li C H, Zhang Y X, Hu J M, Cheng J J, Liu S Y. Reversible three-state switching of multicolor fluorescence emission via multiple stimuli-modulated fret processes within thermoresponsive polymeric micelles. Angewandte Chemie International Edition, 2010, 49(30): 5120-5124.

[55]　Hu J M, Zhang X Z, Wang D, Hu X L, Liu T, Zhang G Y, Liu S Y. Ultrasensitive ratiometric fluorescent pH and temperature probes constructed from dye-labeled thermoresponsive double hydrophilic block copolymers. Journal

of Materials Chemistry, 2011, 21(47): 19030-19038.

[56] Hu J M, Liu G H, Wang C, Liu T, Zhang G Y, Liu S Y. Spatiotemporal monitoring endocytic and cytosolic pH gradients with endosomal escaping pH-responsive mice liar nanocarriers. Biomacromolecules, 2014, 15(11): 4293-4301.

[57] He H R, Mortellaro M A, Leiner M J P, Fraatz R J, Tusa J K. A fluorescent sensor with high selectivity and sensitivity for potassium in water. Journal of the American Chemical Society, 2003, 125(6): 1468-1469.

[58] Yin J, Guan X F, Wang D, Liu S Y. Metal-chelating and dansyl-labeled poly(n-isopropylacrylamide) microgels as fluorescent Cu^{2+} sensors with thermo-enhanced detection sensitivity. Langmuir, 2009, 25(19): 11367-11374.

[59] Liu T, Hu J M, Yin J, Zhang Y F, Li C H, Liu S Y. Enhancing detection sensitivity of responsive microgel-based Cu(II) chemosensors via thermo-induced volume phase transitions. Chemistry of Materials, 2009, 21(14): 3439-3446.

[60] Wang D, Liu T, Yin J, Liu S Y. Stimuli-responsive fluorescent poly(n-isopropylacrylamide) microgels labeled with phenylboronic acid moieties as multifunctional ratiometric probes for glucose and temperatures. Macromolecules, 2011, 44(7): 2282-2290.

[61] Yin J, Li C H, Wang D, Liu S Y. Fret-derived ratiometric fluorescent K^+ sensors fabricated from thermoresponsive poly(n-isopropylacrylamide)microgels labeled with crown ether moieties. Journal of Physical Chemistry B, 2010, 114(38): 12213-12220.

[62] Hu J M, Li C H, Liu S Y. Hg^{2+}-reactive double hydrophilic block copolymer assemblies as novel multifunctional fluorescent probes with improved performance. Langmuir, 2010, 26(2): 724-729.

[63] Hu J M, Dai L, Liu S Y. Analyte-reactive amphiphilic thermoresponsive diblock copolymer micelles-based multifunctional ratiometric fluorescent chemosensors. Macromolecules, 2011, 44(12): 4699-4710.

[64] Hu J M, Wu T, Zhang G Q, Liu S Y. Highly selective fluorescence sensing of mercury ions over a broad concentration range based on mixed polymeric micelles. Macromolecules, 2012, 45(9): 3939-3947.

[65] Li C H, Liu S Y. Responsive microgel-based dual fluorescent sensors for temperature and Hg^{2+} ions with enhanced detection sensitivity. Journal of Materials Chemistry, 2010, 20(1): 10716-10723.

[66] Wang X R, Hu J M, Liu T, Zhang G Y, Liu S Y. Highly sensitive and selective fluorometric off-on K^+ probe constructed via host-guest molecular recognition and aggregation-induced emission. Journal of Materials Chemistry, 2012, 22(17): 8622-8628.

[67] Wang X R, Hu J M, Zhang G Y, Liu S Y. Highly selective fluorogenic multianalyte biosensors constructed via enzyme-catalyzed coupling and aggregation-induced emission. Journal of the American Chemical Society, 2014, 136(28): 9890-9893.

[68] Li C H, Wu T, Hong C Y, Zhang G Q, Liu S Y. A general strategy to construct fluorogenic probes from charge-generation polymers (CGPs) and aie-active fluorogens through triggered complexation. Angewandte Chemie International Edition, 2012, 51(2): 455-459.

[69] Li C H, Hu J M, Liu T, Liu S Y. Stimuli-triggered off/on switchable complexation between a novel type of charge-generation polymer (CGP) and gold nanoparticles for the sensitive colorimetric detection of hydrogen peroxide and glucose. Macromolecules, 2011, 44(3): 429-431.

[70] Li Y M, Hu X L, Tian S D, Li Y, Zhang G Q, Zhang G Y, Liu S Y. Polyion complex micellar nanoparticles for integrated fluorometric detection and bacteria inhibition in aqueous media. Biomaterials, 2014, 35(5): 1618-1626.

[71] Amir R J, Pessah N, Shamis M, Shabat D. Self-immolative dendrimers. Angewandte Chemie International Edition, 2003, 42(37): 4494-4499.

[72] de Groot F M H, Albrecht C, Koekkoek R, Beusker P H, Scheeren H W. "Cascade-release dendrimers" liberate all end groups upon a single triggering event in the dendritic core. Angewandte Chemie International Edition, 2003, 42(37): 4490-4494.

[73] Szalai M L, Kevwitch R M, McGrath D V. Geometric disassembly of dendrimers: Dendritic amplification. Journal of the American Chemical Society, 2003, 125(51): 15688-15689.

[74] Sella E, Shabat D. Self-immolative dendritic probe for direct detection of triacetone triperoxide. Chemical Communications, 2008: 5701-5703.

[75] Perry R, Amir R J, Shabat D. Substituent-dependent disassembly of self-immolative dendrimers. New Journal of Chemistry, 2007, 31(7): 1307-1312.

[76] Gopin A, Ebner S, Attali B, Shabat D. Enzymatic activation of second-generation dendritic prodrugs: Conjugation of self-immolative dendrimers with poly(ethylene glycol) via click chemistry. Bioconjugate Chemistry, 2006, 17(6): 1432-1440.

[77] Sella E, Shabat D. Dendritic chain reaction. Journal of the American Chemical Society, 2009, 131(29): 9934-9936.

[78] Sella E, Lubelski A, Klafter J, Shabat D. Two-component dendritic chain reactions: Experiment andtheory. Journal of the American Chemical Society, 2010, 132(11): 3945-3952.

[79] Liu G H, Zhang G F, Hu J M, Wang X R, Zhu M Q, Liu S Y. Hyperbranched self-immolative polymers (HSIPs) for programmed payload delivery and ultrasensitive detection. Journal of the American Chemical Society, 2015, 137(36): 11645-11655.

[80] De Leon-Rodriguez L M, Lubag A J M, Malloy C R, Martinez G V, Gillies R J, Sherry A D. Responsive MRI agents for sensing metabolism *in vivo*. Accounts of Chemical Research, 2009, 42(7): 948-957.

[81] Sherry A D, Wu Y K. The importance of water exchange rates in the design of responsive agents for MRI. Current Opinion in Chemical Biology, 2013, 17(2): 167-174.

[82] Davies G L, Kramberger I, Davis J J. Environmentally responsive MRI contrast agents. Chemical Communications, 2013, 49(84): 9704-9721.

[83] Major J L, Meade T J. Bioresponsive, cell-penetrating, and multimeric MR contrast agents. Accounts of Chemical Research, 2009, 42(7): 893-903.

[84] Tang J B, Sheng Y Q, Hu H J, Shen Y Q. Macromolecular MRI contrast agents: Structures, properties and applications. Progress in Polymer Science, 2013, 38(3-4): 462-502.

[85] Hu J M, Qian Y F, Wang X F, Liu T, Liu S Y. Drug-loaded and superparamagnetic iron oxide nanoparticle surface-embedded amphiphilic block copolymer micelles for integrated chemotherapeutic drug delivery and MR imaging. Langmuir, 2012, 28(4): 2073-2082.

[86] Liu T, Qian Y F, Hu X L, Ge Z S, Liu S Y. Mixed polymeric micelles as multifunctional scaffold for combined magnetic resonance imaging contrast enhancement and targeted chemotherapeutic drug delivery. Journal of Materials Chemistry, 2012, 22(11): 5020-5030.

[87] Li Y, Qian Y F, Liu T, Zhang G Y, Hu J M, Liu S Y. Asymmetrically functionalized β-cyclodextrin-based star copolymers for integrated gene delivery and magnetic resonance imaging contrast enhancement. Polymer Chemistry, 2014, 5(5): 1743-1750.

[88] Ge Z S, Liu S Y. Functional block copolymer assemblies responsive to tumor and intracellular microenvironments for site-specific drug delivery and enhanced imaging performance. Chemical Society Reviews, 2013, 42(17): 7289-7325.

[89] Wang M N, Zhao J Z, Zhang L S, Wei F, Lian Y, Wu Y F, Gong Z J, Zhang S S, Zhou J D, Cao K, Li X Y, Xiong

W, Li G Y, Zeng Z Y, Guo C. Role of tumor microenvironment in tumorigenesis. Journal of Cancer, 2017, 8(5): 761-773.

[90] Whiteside T L. The tumor microenvironment and its role in promoting tumor growth. Oncogene, 2008, 27(45): 5904-5912.

[91] Zhu C C, Ninh C, Bettinger C J. Photoreconfigurable polymers for biomedical applications: Chemistry and macromolecular engineering. Biomacromolecules, 2014, 15(10): 3474-3494.

[92] Tomatsu I, Peng K, Kros A. Photoresponsive hydrogels for biomedical applications. Advanced Drug Delivery Reviews, 2011, 63(14-15): 1257-1266.

[93] Gohy J F, Zhao Y. Photo-responsive block copolymer micelles: Design and behavior. Chemical Society Reviews, 2013, 42(17): 7117-7129.

[94] Liu G, Liu W, Dong C M. UV-and NIR-responsive polymeric nanomedicines for on-demand drug delivery. Polymer Chemistry, 2013, 4(12): 3431-3443.

[95] Liu G, Dong C M. Photoresponsive poly(S-(o-nitrobenzyl)-$_L$-cysteine)-b-PEO from a $_L$-cysteine N-carboxyanhydride monomer: Synthesis, self-assembly, and phototriggered drug release. Biomacromolecules, 2012, 13(5): 1573-1583.

[96] Zhao H, Sterner E S, Coughlin E B, Theato P. O-Nitrobenzyl alcohol derivatives: Opportunities in polymer and materials science. Macromolecules, 2012, 45(4): 1723-1736.

[97] Li Y M, Qian Y F, Liu T, Zhang G Y, Liu S Y. Light-triggered concomitant enhancement of magnetic resonance imaging contrast performance and drug release rate of functionalized amphiphilic diblock copolymer micelles. Biomacromolecules, 2012, 13(11): 3877-3886.

[98] Liu Q M, Song L W, Chen S A, Gao J Y, Zhao P Y, Du J Z. A superparamagnetic polymersome with extremely high T_2 relaxivity for MRI and cancer-targeted drug delivery. Biomaterials, 2017, 114(1): 23-33.

[99] Ren T B, Liu Q M, Lu H, Liu H M, Zhang X, Du J Z. Multifunctional polymer vesicles for ultrasensitive magnetic resonance imaging and drug delivery. Journal of Materials Chemistry, 2012, 22(24): 12329-12338.

[100] Ai H, Flask C, Weinberg B, Shuai X, Pagel M D, Farrell D, Duerk J, Gao J M. Magnetite-loaded polymeric micelles as ultrasensitive magnetic-resonance probes. Advanced Materials, 2005, 17(16): 1949-1952.

[101] Gao G H, Im G H, Kim M S, Lee J W, Yang J, Jeon H, Lee J H, Lee D S. Magnetite-nanoparticle-encapsulated pH-responsive polymeric micelle as an MRI probe for detecting acidic pathologic areas. Small, 2010, 6(11): 1201-1204.

[102] Zhu K N, Deng Z Y, Liu G H, Hu J M, Liu S Y. Photoregulated cross-linking of superparamagnetic iron oxide nanoparticle (SPION) loaded hybrid nanovectors with synergistic drug release and magnetic resonance (MR) imaging enhancement. Macromolecules, 2017, 50(3): 1113-1125.

[103] Liu G H, Shi G H, Sheng H Y, Jiang Y Y, Liang H J, Liu S Y. Doubly caged linker for and-type fluorogenic construction of protein/antibody bioconjugates and in $situ$ quantification. Angewandte Chemie International Edition, 2017, 56(30): 8686-8691.

[104] Yu G C, Han C Y, Zhang Z B, Chen J Z, Yan X Z, Zheng B, Liu S Y, Huang F H. Pillar 6 arene-based photoresponsive host-guest complexation. Journal of the American Chemical Society, 2012, 134(20): 8711-8717.

[105] Aime S, Botta M, Crich S G, Giovenzana G, Palmisano G, Sisti M. A macromolecular Gd(III) complex as pH-responsive relaxometric probe for MRI applications. Chemical Communications, 1999: 1577-1578.

[106] Zhang S R, Zhou K J, Huang G, Takahashi M, Sherry A D, Gao J M. A novel class of polymeric pH-responsive MRI cest agents. Chemical Communications, 2013, 49(57): 6418-6420.

[107] Hu J M, Liu T, Zhang G Y, Jin F, Liu S Y. Synergistically enhance magnetic resonance/fluorescence imaging

performance of responsive polymeric nanoparticles under mildly acidic biological milieu. Macromolecular Rapid Communications, 2013, 34(9): 749-758.

[108] Schopf E, Sankaranarayanan J, Chan M N, Mattrey R, Almutairi A. An extracellular MRI polymeric contrast agent that degrades at physiological pH. Molecular Pharmaceutics, 2012, 9(7): 1911-1918.

[109] Quinn J F, Whittaker M R, Davis T P. Glutathione responsive polymers and their application in drug delivery systems. Polymer Chemistry, 2017, 8(1): 97-126.

[110] Cheng R, Feng F, Meng F H, Deng C, Feijen J, Zhong Z Y. Glutathione-responsive nano-vehicles as a promising platform for targeted intracellular drug and gene delivery. Journal of Controlled Release, 2011, 152(1): 2-12.

[111] Huo M, Yuan J, Tao L, Wei Y. Redox-responsive polymers for drug delivery: From molecular design to applications. Polymer Chemistry, 2014, 5(5): 1519-1528.

[112] Do Q N, Ratnakar J S, Kovacs Z, Sherry A D. Redox-and hypoxia-responsive mri contrast agents. Chemmedchem, 2014, 9(6): 1116-1129.

[113] Deng Z Y, Qian Y F, Yu Y Q, Liu G H, Hu J M, Zhang G Y, Liu S Y. Engineering intracellular delivery nanocarriers and nanoreactors from oxidation-responsive polymersomes via synchronized bilayer cross-linking and permeabilizing inside live cells. Journal of the American Chemical Society, 2016, 138(33): 10452-10466.

[114] Li Y M, Yu H S, Qian Y F, Hu J M, Liu S Y. Amphiphilic star copolymer-based bimodal fluorogenic/magnetic resonance probes for concomitant bacteria detection and inhibition. Advanced Materials, 2014, 26(39): 6734-6741.

[115] Caldorera-Moore M E, Liechty W B, Peppas N A. Responsive theranostic systems: Integration of diagnostic imaging agents and responsive controlled release drug delivery carriers. Accounts of Chemical Research, 2011, 44(10): 1061-1070.

[116] Ahmed N, Fessi H, Elaissari A. Theranostic applications of nanoparticles in cancer. Drug Discovery Today, 2012, 17(17-18): 928-934.

[117] Brinkhuis R P, Rutjes F P J T, van Hest J C M. Polymeric vesicles in biomedical applications. Polymer Chemistry, 2011, 2(7): 1449-1462.

[118] Lee J S, Feijen J. Polymersomes for drug delivery: Design, formation and characterization. Journal of Controlled Release, 2012, 161(2): 473-483.

[119] Meng F H, Zhong Z Y, Feijen J. Stimuli-responsive polymersomes for programmed drug delivery. Biomacromolecules, 2009, 10(2): 197-209.

[120] Wang X R, Liu G H, Hu J M, Zhang G Y, Liu S Y. Concurrent block copolymer polymersome stabilization and bilayer permeabilization by stimuli-regulated "traceless" crosslinking. Angewandte Chemie International Edition, 2014, 53(12): 3138-3142.

[121] Wang X R, Hu J M, Liu G H, Tian J, Wang H J, Gong M, Liu S Y. Reversibly switching bilayer permeability and release modules of photochromic polymersomes stabilized by cooperative noncovalent interactions. Journal of the American Chemical Society, 2015, 137(48): 15262-15275.

[122] Liu G H, Wang X R, Hu J M, Zhang G Y, Liu S Y. Self-immolative polymersonnes for high-efficiency triggered release and programmed enzymatic reactions. Journal of the American Chemical Society, 2014, 136(20): 7492-7497.

[123] Hu X L, Hu J M, Tian J, Ge Z S, Zhang G Y, Luo K F, Liu S Y. Polyprodrug amphiphiles: Hierarchical assemblies for shape-regulated cellular internalization, trafficking, and drug delivery. Journal of the American Chemical Society, 2013, 135(46): 17617-17629.

[124] Hu X L, Liu G H, Li Y, Wang X R, Liu S Y. Cell-penetrating hyperbranched polyprodrug amphiphiles for

synergistic reductive milieu-triggered drug release and enhanced magnetic resonance signals. Journal of the American Chemical Society, 2015, 137(1): 362-368.

[125] Tan J J, Deng Z Y, Liu G H, Hu J M, Liu S Y. Anti-inflammatory polymersomes of redox-responsive polyprodrug amphiphiles with inflammation-triggered indomethacin release characteristics. Biomaterials, 2018, 178(1): 608-619.

[126] Hu X L, Zhai S D, Liu G H, Xing D, Liang H J, Liu S Y. Concurrent drug unplugging and permeabilization of polyprodrug-gated crosslinked vesicles for cancer combination chemotherapy. Advanced Materials, 2018, 30(21): 1706307.

[127] Deng Z Y, Yuan S, Xu R X, Liang H J, Liu S Y. Reduction-triggered transformation of crosslinking modules of disulfide-containing micelles with chemically tunable rates. Angewandte Chemie International Edition, 2018, 57(29): 8896-8900.

[128] Li Y M, Liu G H, Wang X R, Hu J M, Liu S Y. Enzyme-responsive polymeric vesicles for bacterial-strain-selective delivery of antimicrobial agents. Angewandte Chemie International Edition, 2016, 55(5): 1760-1764.

[129] Nagaya T, Nakamura Y A, Choyke P L, Kobayashi H. Fluorescence-guided surgery. Frontiers in Oncology, 2017, 7: 314.

（刘世勇　胡进明）

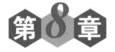

第8章

>>

抗肿瘤纳米药物的设计

摘要：抗肿瘤纳米药物是近年来发展起来的癌症治疗新方法，具有毒副作用低的优点，但其临床治疗疗效是有待于解决的问题。静脉注射的纳米药物从进入血液循环到肿瘤细胞内释放药物来发挥药效是一个血液循环（circulation）、肿瘤内富集（accumulation）与渗透（penetration）到达肿瘤细胞、细胞内吞（internalization）与胞内药物释放（release）的五步级联递送过程。调控并协同纳米药物的功能使其主要纳米特性[表面（surface）、尺寸（size）、稳定性（stability），3S]能够适用于各步的要求，从而克服相应的输送屏障，高效完成整个级联运输过程，是提高纳米药物疗效的关键。本章介绍了抗肿瘤纳米药物的药物输送过程、设计原理和实现 3S 纳米特性转换的设计策略，并探讨了今后高效纳米药物努力的方向及临床转化应注意的问题。

Abstract：Cancer nanomedicine is advantageous in reduced adverse effects, but its improved therapeutic efficacy remains an unmet goal. A typical cancer-drug-delivery process of an intravenously administered nanomedicine is a five-step cascade consisting of circulation in the blood, accumulation and penetration in tumor and cellular internalization and intracellular release, or CAPIR cascade for short. Thus, achieving high efficiency at every step is critical to guarantee high overall therapeutic efficiency. Therefore, integration and synchronization of all the nanoproperties needed in each step for high efficiency into one nanomedicine is key to achieving high overall efficiency and thus therapeutic efficacy. This section introduces the rational design of nanomedicine, the stability, surface and size nanoproperty transitions（3S transitions for short）for nanoproperty integration as well as the considerations for nanomedicine clinical translation.

8.1 抗肿瘤纳米药物的设计原理

8.1.1 抗肿瘤纳米药物的研究现状

抗肿瘤纳米药物是指利用纳米载体负载抗肿瘤药物分子的输送体系，目的是改善药物体内动力学、分布、代谢等特性，从而降低药物的毒副作用并提高疗效[1, 2]；同时，利用肿瘤血管的高渗透及淋巴回流缺失特性，即通透性增强和滞留效应（enhanced permeability and retention effect，EPR 效应）[3-5]，抗肿瘤纳米药物可在肿瘤部位有效富集（被动靶向）[6-8]。纳米药物发展至今，已有多个产品进入临床应用，如聚乙二醇化的脂质体阿霉素药物（Doxil®）[9, 10]，白蛋白结合紫杉醇纳米粒子（Abraxane®）[11, 12]以及脂质体道诺霉素（DaunoXome®）[13]等，此外还有许多纳米药物处在临床研究阶段[14, 15]。临床试验表明，与传统小分子化疗药物相比，纳米药物在许多方面确有显著优势，如提高难溶药物溶解性、延长血液循环时间以及明显改善生物相容性、大幅降低毒副作用，从而有效提高患者的生存质量等。以 Doxil® 为例，相较于小分子阿霉素（DOX），该纳米药物制剂大大降低了心脏部位的药物浓度，有效缓解了 DOX 引起的心肌毒性。然而，现有的抗肿瘤纳米药物尚未实现其最根本目的——有效提升疗效：没有或只能少许延长患者的存活率[16-18]。例如，Genexol-PM®是甲氧基聚乙二醇-聚丙交酯（mPEG-b-PDLLA）嵌段共聚物胶束包载紫杉醇的纳米药物，尽管其能够在体内输送更大剂量紫杉醇而不引起毒性增加，但其抑瘤效果并未得到显著改善[19, 20]。近来，靶向基团功能化的 PEG-PLA 胶束化紫杉醇 BIND-014 的二期临床试验也未能显示出预期的疗效。这些临床数据表明纳米药物确能够实现肿瘤组织内的有效富集，但肿瘤内的高药物浓度并未显著提升疗效[21, 22]。因此，新一代纳米药物发展的关键在于如何通过合理设计有效提高疗效。

8.1.2 抗肿瘤靶向药物输送过程：CAPIR 级联过程与输送瓶颈

输送抗肿瘤药物的最终目标是使药物进入肿瘤细胞内，释放并高效发挥原药的治疗功能[23]。通常情况下，经静脉注射的纳米药物被输送至肿瘤细胞内包括以下的五步级联过程，即纳米药物先在血液系统中循环（circulation，C），当流经肿瘤内毛细血管时通过 EPR 效应从血管中渗出并富集于肿瘤部位（accumulation，A），富集于血管外周的纳米药物向肿瘤组织深层渗透（penetration，P）到达肿瘤细胞附近，被肿瘤细胞内吞（internalization，I）入胞，最终在细胞内释放所载的药物（drug release，R），即 CAPIR 级联输送过程[24-26]。这个过程如图 8-1 总结示意。该级联输送的总效率（Q），即到达肿瘤细胞内释放的药物占注射剂量的百分数，是五个步骤的输送效率的乘积（$Q = Q_C \times Q_A \times Q_P \times Q_I \times Q_R$）。由此可见，提高纳米药物整体输送效率的关键是最大限度地提高每个步骤的效率，尤其是要消除其低效"瓶颈"步骤、避免由于其"短板效应"造成纳米药物低效，这也解释了 Doxil® 在临床应用所遇到的困境的原因：相比阿霉素裸药，Doxil® 有超过 30 小时的血液循环半衰期并能够有效富集在肿瘤部位（即 CA 步骤高效），但是其治疗效果却与阿霉素相近。进一步的研究表明 Doxil® 虽能富集在肿瘤部位，但都滞留在血管壁周围，并没有向肿瘤组织内渗透（即 P 步效率低）、未能到达肿瘤细胞附近[27]，也就无法完成后续的细胞内吞及药物释放过程（IR 步未完成），因而总的输送效率 Q 很低[28]。

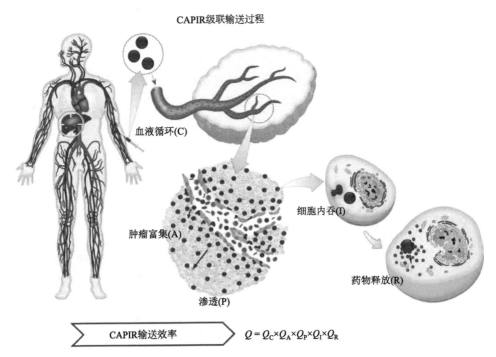

图 8-1　抗肿瘤纳米药物输送的五步 CAPIR 级联输送过程示意图

对纳米药物来说，CAPIR 级联输送是一个需要克服一系列生物屏障的复杂过程。纳米药物经静脉注射进入血液循环后，血液中多种血浆蛋白会黏附到纳米药物表面，引起调理作用从而使纳米药物被单核吞噬细胞系统（MPS）吞噬[29]；人体网状内皮系统（RES），特别是肝脏和脾脏，也能够迅速识别并清除血液中的外源性物质[30]。实体瘤本身具有复杂的生理屏障，使得纳米药物在实体瘤中的富集与分布变得更加困难[31]。例如，肿瘤血管的不均匀分布与完整性缺失导致纳米药物在实体瘤内的空间分布不均匀[32, 33]；实体瘤内较高的渗透压，使得药物难以从血管向瘤内扩散[34]；肿瘤内致密的细胞外基质紧紧包裹着高密度的肿瘤细胞，使得纳米药物在细胞间难以扩散运动[35-37]。同时，纳米药物远大于小分子的尺寸使其扩散更是难上加难[38]。纳米药物通常通过细胞内吞作用入胞，因此，细胞膜成为组织纳米药物入胞的天然屏障。不仅如此，细胞膜具有多药耐药作用的 P 糖蛋白，能够快速外排细胞内的药物，降低胞内药物浓度[39, 40]。通过内吞作用入胞的纳米药物想要最大程度的发挥药效，需要避开溶酶体陷阱或快速实现溶酶体逃逸。此外，键合或包埋在载体中的药物分子没有药效，因此纳米药物进入细胞后，所携带的药物必须以原药的形式释放成为自由分子才能发挥药效，其释放的快慢和效率也影响纳米药物的疗效[41-43]。

8.1.3　纳米药物的功能协同：2R2SP 需求与 3S 纳米特性转换

纳米药物要克服上述多重生理屏障、高效完成 CAPIR 级联输送过程、成功地将药物运送到细胞内发挥药效，需具备高的载药效率、适当的表面性能及较强的肿瘤组织渗透能力[44]。相关要求如图 8-2 所总结示意。理想的纳米药物载药性能是纳米药物在进入血液循环之

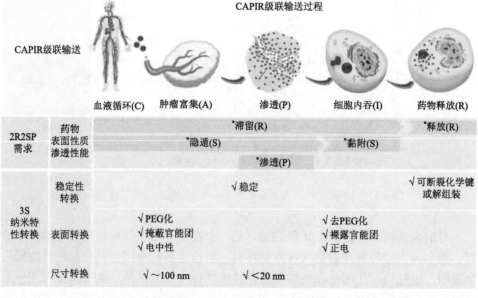

图 8-2　CAPIR 级联过程中纳米药物的 2R2SP 需求及 3S 纳米特性转换

后至进入肿瘤细胞之前（即 CAPI 四步）牢牢负载药物分子，而进入细胞后又能快速释放出所携带的药物。纳米药物表面性能则应满足各步的要求：在 CAP 三步中其表面应亲水、对血液细胞、蛋白质等黏附性小，以"隐遁"避开血液中巨噬细胞等免疫系统的清除，从而能够长时间存留在血液循环系统中而增加在肿瘤部位富集的概率；这种"不黏附性"也使得纳米药物与肿瘤间质的相互作用小，从而有利于其在肿瘤组织的渗透[45]。当其到达肿瘤细胞附近，只有纳米药物黏附到细胞膜上才有利于肿瘤细胞内吞。同时，纳米药物需具备较强的渗透能力才能够在肿瘤组织内扩散渗透至远离血管的肿瘤细胞。总之，为顺利完成整个 CAPIR 级联输送过程，纳米药物必须在不同的输送步骤中具备相适应的纳米特性：对于药物负载，须在 CAPI 四步牢固负载（即 retention，R）而在 R 步能够快速释放（即 release，R）；对于表面性质，须在 CAP 步具有不黏附、隐身性（即 stealthy，S），而在 I 步又能及时黏附于细胞表面（sticky，S）；同时还需具备较强的肿瘤渗透能力（penetration，P），即为 2R2SP 需求。只有完全满足了 2R2SP 需求的纳米药物才能够有效地完成 CAPIR 过程，从而将药物输送到肿瘤细胞内、显著提高疗效。

　　进一步分析发现，纳米药物的上述 2R2SP 需求实质上对应于其主要纳米特性（稳定性、表面电荷性质、尺寸）在 CAPIR 过程中的转换，如图 8-2 所示。"2R"是纳米药物稳定性能的转变，即 CAPI 过程中药物稳定负载，而一旦进入肿瘤细胞则快速释放药物。"2S"对应的是纳米药物表面性质的转变：在 CAP 过程中纳米药物表面通过聚乙二醇（PEG）化修饰、呈电中性、掩蔽黏附基团（如细胞穿膜肽 TAT 基团、靶向基团）等方法使其能够有效隐遁、避免被免疫系统清除而获得长的血液循环时间[46, 47]和在肿瘤内良好的渗透能力；而在 I 步，纳米药物最好能够脱除 PEG 外壳、裸露 TAT 等功能基团或带上正电荷，使纳米药物易于黏附到细胞膜表面以触发快速细胞内吞。此外，表面电荷性质也强烈影响纳米药物在肿瘤中的渗透能力，有研究表明带正电荷的分子会被吸附在细胞外基质上而难以渗透，而表面带微弱正电荷的纳米药物则能够更好地渗透至肿瘤组织内部[48, 49]。同时，纳米药物的尺寸也影响上述能力，较大的尺寸能使纳米药物在血液中具有较长循环时间，但不利于组织渗透[50, 51]，而较小的尺寸（<20 nm）虽能在肿瘤组织高效渗透，但在血液中却会被快速清除[52, 53]。

　　由此可见，为满足 CAPIR 级联中不同步骤对纳米特性的不同需求，纳米药物在 CAPIR 过程中要进行稳定性（stability，S）、表面性质（surface，S）和尺寸（size，S）三种纳米特性的转换（3S 纳米特性转换）（图 8-2），即从 CAPI 过程中稳定到 R 步不稳定或解组装的转换；从在 CAP 过程中 PEG 化、电中性到 I 过程中脱除 PEG、正电性的转换；从 CA 过程中的大尺寸向 P 过程中小尺寸的转换。可以认为，具备 3S 纳米特性转换能力的纳米药物可有效完成整个 CAPIR 级联输送过程并具有较高的药效。

8.1.4 实现 3S 纳米特性转换的方法

在过去的几十年中，国内外学者设计并合成了大量响应性纳米药物输送载体，实现了纳米药物某些纳米特性转换，已有大量的相关文献发表[54-190]，其中代表性的工作总结如下（参见表 8-1）。

表 8-1 3S 纳米特性转换与文献报道工作举例

3S 纳米特性转换	转换方式	刺激条件
稳定性转换	刺激条件下的解组装（胶束或脂质体）	pH 值[79-81, 138, 139] 还原环境[77, 82, 83, 140, 141] 酶[84, 85, 142-144] 热[87, 96, 145] 光[88, 89, 94] 能量[90, 93] 膜融合[91, 146]
	刺激条件下可断裂的化学键键合药物	pH 值[71, 73] 还原环境[74-77] 酶[147]
	刺激条件下不稳定的活塞	pH 值[148] 还原环境[149, 150] 酶[98] 光[151]
表面转换	用于基因输送的可降解阳离子聚合物	pH 值[152, 153] 还原环境[154-158] 酶[159-161]
	用于基因输送的电荷反转阳离子聚合物	还原环境[141] 酶[162]
	可离去的 PEG 保护层	pH 值[128, 131, 132, 134, 135, 163-166] 还原环境[129, 167] 酶[130, 137, 168]
	掩蔽的靶向配体或功能基团	pH 值[128, 169, 170] 酶[130, 171-173]
	表面电荷反转	pH 值（β-羧基酰胺[59, 72, 174-178] 质子化/去质子化[179-181]） 还原环境[141]

续表

3S 纳米特性转换	转换方式	刺激条件
尺寸转换	可尺寸收缩的纳米载药体系	酶[182] 光[183, 184]
	多级递药体系	酶[185] 其他[186-189]
	"子母弹"式纳米载药体系	pH 值[189] 膜融合[24, 190]

8.1.4.1 稳定性转换

纳米药物的输送终点是肿瘤细胞内部，而在此之前的药物释放都会影响其疗效。同时，药物在血液循环中提前释放会降低药物在肿瘤部位的浓度，全身毒性也会相应加大[54]。许多药物能够与肿瘤基质发生相互作用，几乎不能在致密的肿瘤组织中渗透[55, 56]，而通过纳米载体的设计及包载可以有效解决上述问题，使纳米药物能够更好地渗透进入深层肿瘤组织[57]。纳米药物被细胞内吞进入细胞后甚至进入细胞核后释放药物，可以有效避开细胞膜及细胞内的多种耐药机制[58, 59]。而在细胞内，药物只有从纳米载体中释放成为自由的分子才能发挥药效[60, 61]，这就需要纳米药物在 CAPI 过程中稳定负载药物而 R 过程迅速失稳释放药物的稳定性转换。

通过稳定共价键将药物键合到聚合物载体上形成的聚合物前药或大分子药物可以实现药物的稳定负载，避免药物在血液循环中的提前释放[62-64]。相比之下，通过物理包埋载药的胶束类纳米药物的稳定性较差、易提前突释。部分疏水药物往往吸附于胶束核壳界面，导致这部分药物在体系分散到溶液或血液中后快速脱离进入溶液、造成突释[65]。同时，胶束在临界胶束浓度、血液中蛋白质分子、剪切力等多重因素作用下容易解组装[66, 67]。改变载体聚合物的分子结构以降低胶束的临界胶束浓度[68, 69]、对载药胶束进行核交联或将药物键合于胶束疏水核中[50, 70]可减少甚至杜绝药物的提前突释。纳米药物被细胞内吞后在细胞内信号作用下发生稳定性的转换从而释放出包载的抗癌药物。对于键合物，通常利用在血液中稳定而在细胞内不稳定的化学键来实现，如对溶酶体酸性敏感的腙键、肟键或缩醛[71-73]，对肿瘤细胞内高浓度谷胱甘肽（GSH）敏感的二硫键[74-76]、氧化-还原双敏感键[77]以及可在肿瘤细胞高表达的酶催化下断裂的键[78]。对于胶束类纳米药物，利用胞内信号使胶束的疏水核转变为完全水溶从而破坏胶束结构、达到快速释放药物的目的。纳米药物的响应刺激主要有细胞内源信号如溶酶体 pH 值[79-81]、氧化还原[82,83]及酶[84,85]等，以及外源性刺激如温度[86,87]、光[88,89]等。细胞内一些分子也可以作为刺激信号，如细胞内能量分子 5′-三磷酸腺苷（ATP），肿瘤组织因代谢旺盛，细胞内有着更高浓度的 ATP 能量分子。Gu 等证实修饰有 ATP 核酸适配体的纳米载体能够在肿瘤细胞较高 ATP 浓度下发生构象转变，从而释放出包载的阿霉素，见图 8-3[90]。类似的，内源[91-93]或外源[94-96]刺激也应用于解组装脂质体、脱落介孔硅纳米颗粒的"纳米阀塞"而释放出包载的药物[97,98]。

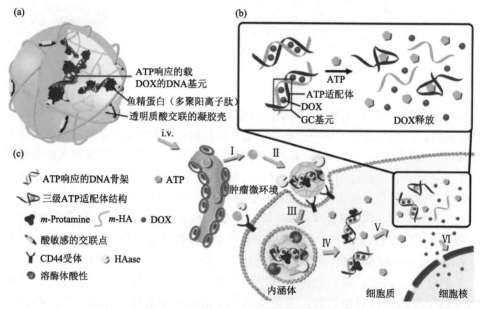

图 8-3　ATP 引发 DOX 释放原理图[90]

m-Protamine：经丙烯酰胺修饰的鱼精蛋白；*m*-HA：经丙烯酰胺修饰的透明质酸；HAase：透明质酸酶
（图片引用经 Nature Publishing Group 授权）

基于阳离子聚合物的基因纳米复合物想要获得高的基因转染效率，也需要具备稳定性能的转变。阳离子聚合物可通过静电作用包载带负电的 DNA 形成稳定的复合物纳米颗粒，以保护 DNA 不被降解并促进 DNA 被细胞摄取、溶酶体逃逸；而在胞浆（对 siRNA）或细胞核（对 DNA）内纳米颗粒必须解离释放出 siRNA 或 DNA 使其能够进行转染[99]。因此，利用胞内信号促使复合物纳米颗粒解离是提高基因转染效率的重要途径[100,101]。已有大量文献报道用 pH 值、氧化还原、酶等内源信号或温度等[102-108]外源信号促进聚合物断裂或降低正电荷密度[109]，从而减弱聚合物/核酸药物的相互作用力、促使复合物解离而释放核酸药物。

8.1.4.2　表面性质转换

为了实现纳米药物从血液中"隐遁"到快速黏附并进入肿瘤细胞的转换，纳米药物的表面性质需发生如下几种的转变：PEG 化/去 PEG 化、掩蔽靶向配体/裸露靶向配体以及表面电荷转变。

1）去 PEG 化

研究表明，PEG[110]、两性离子聚合物[111-113]、聚(2-羟丙基)丙烯酰胺（HPMA）[114]、聚(2-噁唑啉)[115]以及聚(L-谷氨酸)[116]等亲水性聚合物修饰纳米药物表面后，这些亲水性聚合物链从纳米药物表面向外伸展，聚合物链及其吸附的水分子形成具有"不黏附性"的水合层，使得纳米药物与蛋白质和细胞的相互作用很小，阻碍了调理素等蛋白和血液细胞的吸附，从而避开了巨噬细胞等免疫系统的识别和清除[117]，实现了"隐遁"而能够在血液中循环较长时间，增加了其通过肿瘤毛细血管并利用 EPR 效应在肿瘤部位富集的概率[118, 119]。对于非病毒类的基因输送载体，阳离子聚合物/核酸药物形成的呈正电性的纳米复合物表面须经过 PEG[120]或HPMA[121]等修饰才能具有抗血清和长血液循环能力，应用于体内基因输送。因此，PEG 化（包含引入其他的亲水性聚合物）是纳米药物实现 CA 过程的关键。然而，纳米药物表面与细胞膜的相互作用是纳米药物被细胞内化(I 过程，包括细胞内吞、膜融合以及直接的膜渗透）的必要条件[122, 123]。具有上述"不黏附"表面的纳米药物与细胞膜的相互作用很小，因而不易被肿瘤细胞吞噬[124, 125]。同时，这种 PEG 化的纳米药物被吞噬后一般进入溶酶体，但又缺乏溶酶体逃逸的能力，导致其携带的药物落入溶酶体"陷阱"而难以发挥药效[126]。这些对 PEG 化矛盾的要求即是所谓的纳米药物"PEG 化困境"。

利用 PEG 化/去 PEG 化的转换可以解决"PEG 化困境"[127]。PEG 外壳的保护能有效延长纳米药物在血液循环中的时间但不利于纳米药物的渗透及细胞内吞。及时脱去 PEG 外壳可以改善纳米药物的后续相关性能。利用响应断裂型的化学键，如 pH[128]、还原剂[129]、酶[130]等作用下可断裂的键，连接 PEG 或者疏水链段，即可实现 PEG 化/去 PEG 化的转换。目前，利用酸敏感化学键（如腙键[131]、缩酮[132]、β-硫代丙酸酯[133]、氨基磷酸酯键[134]以及酸敏感酰胺键[135]等）制备肿瘤 pH 响应去 PEG 化纳米药物已有广泛研究。例如，通过酸敏感的乙烯基醚键连接 PEG 到磷脂分子上可制备 PEG-磷脂分子。由该分子制备得到的脂质体可以在溶酶体的酸性环境下水解而实现 PEG 外壳脱除，脱去 PEG 外壳的脂质体能够通过与溶酶体膜融合而实现溶酶体逃逸。Kataoka 等设计合成了二硫键链接的嵌段聚合物 PEG-SS-P[Asp(DET)]，该聚合物可以与质粒 DNA 形成稳定的复合胶束，在细胞内高 GSH 浓度下实现 PEG 外壳的脱除[129]。用基质金属蛋白酶（MMP）催化下可断裂的短链肽作为 PEG 与疏水嵌段的连接点，也可实现在肿瘤组织 PEG

的选择性脱除[136, 137]。例如，Torchilin 等设计合成了 PEG-短链肽-PTX 前药，其中的短链肽是可以被基质金属蛋白酶 MMP2 选择性识别并水解的八肽。该前药可组装成 MMP2 敏感的纳米结构。当纳米药物由血管壁溢出到达肿瘤部位后，在肿瘤组织高表达的 MMP2 作用下，短链肽被水解，实现了 PEG 的选择性脱落[130]。

2）靶向配体或功能基团的掩蔽及裸露

在纳米药物表面修饰上肿瘤特异性靶向配体（如单克隆抗体、多肽以及有机小分子化合物）也能够增加其在肿瘤部位的富集。该配体可识别并结合肿瘤细胞膜上的受体，触发受体介导的胞吞过程（I 步骤）。但是，疏水、带正电荷的靶向基团引入到纳米药物的表面则会影响其"隐遁"性而导致加快其在血液中的清除、缩短其血液循环时间[191-193]。例如，过多的叶酸配体键合到 PEG 链末端会引发巨噬细胞对纳米药物的识别及清除。Lu 等分别合成了含有叶酸配体（FA-PEG-DSPE）及不含叶酸配体（MPEG-DSPE）的聚合物，通过调节两者的摩尔比制备得到了表面含有不同叶酸含量的 PEG-DSPE 胶束。当 FA-PEG-DSPE 和 MPEG-DSPE 的摩尔比为 1：100 时，所得胶束可在避免被巨噬细胞吞噬的同时实现较高的选择靶向性[194]。此外，靶向官能团还会影响纳米药物在肿瘤组织的渗透性能。研究表明，纳米药物键合抗体后，抗原/抗体间的相互作用会阻碍纳米药物在肿瘤内的渗透，导致纳米药物在肿瘤组织分布不均匀[195, 196]。许多功能基团也被用于提高纳米药物瘤内渗透及细胞内吞能力。例如，跨膜肽（CPP）如 TAT 可以有效地将纳米药物输送到细胞中，因而 TAT 功能化的纳米药物能够快速被细胞内吞[197]。然而，CPP 通常含有较多精氨酸和赖氨酸残基因而携带正电荷，表面引入 CPP 后会导致纳米药物与细胞或组织无选择性相互作用，即 CPP 官能化的纳米系统缺乏选择性，无法用于体内肿瘤组织的靶向输送[198]。因此，靶向配体及官能团会对纳米药物的血液循环时间、肿瘤富集以及组织渗透能力等一系列性能产生重要影响[199, 200]。

如何合理调控/配置靶向配体的修饰密度使其既不影响纳米药物的血液循环和肿瘤富集性能，又能有效促进纳米药物的细胞内吞是纳米药物表面功能化修饰的关键。在血液循环中掩蔽而在肿瘤内裸露功能基团是提高配体修饰类纳米药物输送效率最为常用的方法[169, 170]。例如，Bae 等利用聚组氨酸（PHis）链将 TAT 连接到 PLA 上制备了聚乳酸-聚组氨酸-TAT（PLA-PHis-TAT），再用 PLA-PHis-TAT 和聚乳酸-聚乙二醇（PLA-PEG）制备混合胶束。在 pH 7.4 时，未离子化的 PHis 呈疏水性，PHis 链收缩使与之相连的 TAT 附着在疏水核 PLA 表面，从而使 TAT 隐藏在亲水的 PEG 外壳中不能发挥作用。而在肿瘤弱酸性条件下（pH 为 7.0～6.8），PHis 质子化而变为水溶、链舒展而将 TAT 基团呈现在胶束壳层表面被细胞快速内吞。通过去 PEG 化的方法也可实现靶向配体或官能团的选择性裸露[169, 170]。例如，以基质金属蛋白酶（MMP）作用下可断裂的多肽为连接点对纳米药物进行长链 PEG 化修饰，同时用短链 PEG 将 TAT 稳定连接到胶束核上。在血液循坏过程中，TAT 基团被掩蔽于长链 PEG "丛" 中；在肿瘤微环境中，多肽链被细胞外 MMP 水解，PEG 长链脱落从而裸露出短链 PEG 上的 TAT。Torchilin 等用 MMP2 催化可断裂的八肽作为连接点，研发了 MMP2 敏感的多功能脂质体纳米载体。在血液循环中，CPP 被隐蔽于致密的 PEG 链中，但在肿瘤微环境中高表达 MMP2 的作用下，PEG 链断裂，隐藏的 TAT 暴露[图 8-4（a）][168]。类似的，Wang 等也报道了在酸性条件下 PEG 外壳可脱落的纳米载药体系[128]。另外一种掩蔽/裸露 CPP 的方法是移除遮蔽 CPP 的 "补丁"。将阳离子型的 CPP 与短链的阴离子片段用可断裂化学键相连，相反电荷间的静电相互作用屏蔽了阳离子 CPP 的活性，从而使其不易被网状内皮系统识别，在肿瘤组织高表达的酶或者酸性环境作用下，阴离子遮蔽片段脱落，CPP 功能结构得以恢复[201]。例如，Tsien 等报道了一种可以在 MMP2 作用下激活的 CPP。将阴离子多肽与阳离子 TAT 用 MMP2 可断裂多肽相连接使 TAT 失去功能，而在肿瘤内 MMP2 作用下，阴离子多肽脱落裸露出 TAT 结构，恢复其快速穿膜功能[图 8-4（b）][173]。

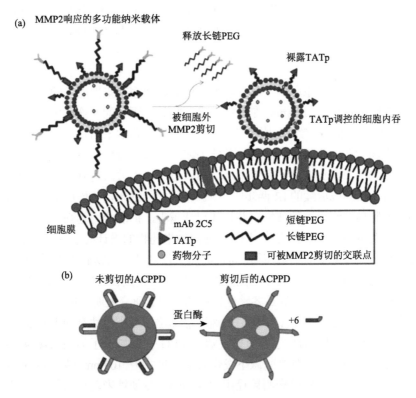

图 8-4　功能基团的掩蔽/暴露示意图

（a）具有 MMP2 响应脱 PEG 的脂质体纳米药物[168]（图片引用经 American Chemical Society）；（b）"补丁" 法遮蔽/裸露 CPP[173]（图片引用经 National Academy of Sciences 授权）

3）表面电荷转换

调控表面的电荷性质是实现纳米药物在血液循环中"隐遁"而在瘤内能够"黏附"肿瘤细胞以促进其快速细胞内吞的性能转换的重要手段[59, 202]。表面带正电的纳米药物在血液中易被单核巨噬细胞系统（MPS）和网状内皮系统（RES）识别并迅速清除，因此血液循环时间很短[203]。表面高负电性的纳米药物（ζ 电势约为–40 mV）与电中性（ζ 电势约为±10 mV）的纳米药物相比，其血液清除速率也快得多[204]。因此，遮蔽纳米药物的表面电荷可有效延长其血液循环时间。此外，纳米药物的表面电荷性质还会影响其在肿瘤组织中的渗透能力[205]。带电荷的纳米药物不可避免地会与胞外致密的基质发生静电吸附，因此相比之下，不带电、表面"不黏附"的纳米药物具有较好的肿瘤渗透能力[206, 207]。在肿瘤细胞附近，表面带正电荷的纳米药物易静电吸附到表面呈电负性的细胞膜上而被细胞内吞[208]。进入细胞后的纳米药物通常会被转运至溶酶体，正电性可有助于纳米药物溶酶体逃逸，提高治疗效果[59, 209, 210]。因此，通过调控纳米药物表面电荷性质可提高其相应输送步骤的效率，即理想的纳米药物在 CAP 过程呈电中性而在 I 过程转换为正电性。肿瘤微环境/细胞响应电荷反转是调控表面电荷性质的有效手段，将在下面详细讨论。

8.1.4.3　尺寸转换

纳米药物的尺寸严重影响了其血液循环性能、肿瘤富集性能及肿瘤组织渗透能力。研究表明，粒径在 100 nm 左右的纳米药物具有更长的血液循环时间并能通过 EPR 效应在肿瘤部位高效富集[211-213]。但因扩散能力和纳米药物尺寸呈负相关，大尺寸的纳米药物在肿瘤组织的渗透扩散能力随尺寸增大而快速下降，因此大尺寸的纳米药物更趋向于富集在肿瘤血管附近，难以进一步扩散渗透到离血管较远的肿瘤部位，因而无法完成后续的 IR 两步[214, 215]。小尺寸的纳米药物能够更快速地渗出血管并渗透入肿瘤组织更深的部位，并且其尺寸越小，扩散能力越强。但是，小尺寸纳米药物的血浆清除速率较快[216-218]。这使得纳米药物的设计处于进退两难的困境。

通过设计尺寸可变的纳米药物，可同时将大尺寸纳米药物 EPR 效应强的优势及小尺寸纳米药物组织渗透性能好的优势整合在一起，使其在相应的 CAPIR 级联输送过程不断进行尺寸调整，以满足各输送过程的需求。研究表明，100 nm 的尺寸能够帮助纳米药物更好地完成 CA 步骤，到达肿瘤部位后减小尺寸有助于其瘤内渗透性能的提高。Tong 等设计合成了含有螺吡喃及 PEG 化脂质分子的纳米颗粒，该纳米颗粒能够在 365 nm 的紫外光刺激下发生皱缩，尺寸由 103 nm 转变为 49 nm。用 HT-1080 荷瘤小鼠模型实验表明粒径由大到小的转变使纳米药物在肿瘤组织中的渗透能力增强[183]。介孔二氧化硅的多孔结构提供了大量的运载空间，在其介孔中负载 DNA 或化疗药物，可以防止其在血液循环中被酶降解以及网状内皮系统吞噬，从而实现核酸药物和小分子化疗药物在肿瘤组织的高效蓄积[186, 187]。Ferrari 等用介孔二氧化硅装载聚谷氨酸-DOX 键合物。聚谷氨酸-DOX 键合物由介孔二氧化硅释放后能够自组装成尺寸为 30~80 nm 的小尺寸纳米粒子，实现尺寸由大到小的转变[189]。另一个集成式纳米输送体系是制备了尺寸为 100 nm，包载有 10 nm 量子点的明胶纳米颗粒，该纳米颗粒可以被肿瘤微环境中的基质金属蛋白酶 MMP2 降解，从而释放包载的小尺寸量子点。在 HT-1080 荷瘤小鼠皮下瘤模型中瘤内注射明胶纳米颗粒 6 h后，从注射位点向四周肿瘤组织扩散 300 μm，实现深层次渗透；而作为对照的硅纳米颗粒则基本被困在注射位点[130]。本章作者将约 5 nm 的树枝状大分子封装于 PEG化脂质体内部，得到了尺寸为 40 nm 的"子母弹"式纳米组装体。该组装体能够在血液中实现长循环，到达肿瘤组织部位后，在肿瘤细胞的作用下释放出树枝状大分子，小尺寸的树枝状大分子可在肿瘤组织内有效渗透（图 8-5）[24]。

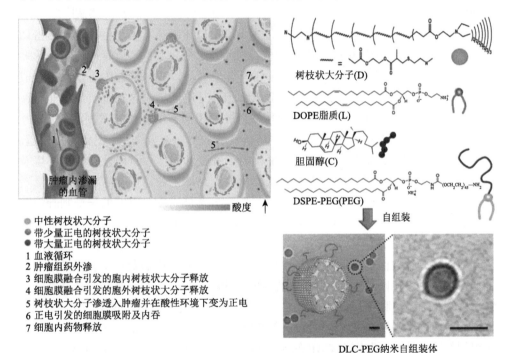

图 8-5 "子母弹"式的树枝状大分子/脂质体组装体[24]

"子母弹"式纳米组装体药物输送过程示意图（左图），该纳米药物体系能够实现 3S 纳米特性转换并能够完成整个 CAPIR 级联输送，其组成结构见右图

（图片引用经 John Wiley and Sons 授权）

8.1.5 肿瘤渗透

肿瘤细胞内的化疗药物只有高于一特定浓度才能发挥杀死肿瘤细胞、抑制肿瘤生长的作用。肿瘤组织的异质性使许多区域，特别是远离血管的肿瘤组织

深处，受限于药物的低渗透能力，药物浓度很低甚至几乎为 0，无法发挥出应有的疗效[219]。纳米药物在肿瘤组织中的低渗透能力逐渐被认为是肿瘤纳米药物输送的瓶颈。因此提高纳米药物在肿瘤组织中的渗透能力（P），从而使其很好地完成整个 CAPIR 级联输送过程，是提高纳米药物抗肿瘤疗效的关键。针对这一问题，科学家进行了大量的探索工作。纳米颗粒引入靶向基团，可使其特异性识别肿瘤细胞，触发受体介导的内吞作用，加快纳米药物在肿瘤组织中的扩散分布，提高纳米药物在肿瘤组织的渗透能力[220-224]。表面引入环肽 iRGD[224, 225]、tLyP-1[226]、PFVYLI（PFV）[227]等功能肽能够增强纳米药物的肿瘤富集及渗透能力，特别是含有 CendR 基元(R/K)XX(R/K)的肿瘤穿膜肽可与细胞表面的神经毡蛋白（neuropilin-1，NRP-1）结合，从而被快速内吞进入细胞，并通过细胞外泌方式排出细胞外，进而被周边其他肿瘤细胞内吞，实现在肿瘤组织的快速渗透[228]。

肿瘤微环境是指肿瘤细胞所处的内外环境，与肿瘤的发生、生长及转移密切相关[229]。肿瘤组织微环境中含有诸如成纤维细胞、免疫细胞、血管内皮细胞等多种细胞，其中肿瘤相关成纤维细胞（CAF）含量最多。成纤维细胞可以通过合成胶原蛋白、层粘连蛋白和纤维蛋白等形成细胞外基质环境。这种基质组织非常致密，就像"致密的篱笆"一样使纳米药物在肿瘤组织内的渗透非常困难[181, 230]。因此，重构肿瘤微环境是增强纳米药物渗透性能的另一类方法。近期有文献报道，甲磺酸伊马替尼能够抑制血小板衍生生长因子 β 受体表达，从而使肿瘤微环境及肿瘤血管壁正常化，降低肿瘤组织内压，从而提高纳米药物在肿瘤组织内的渗透能力[231]。此外，利用环巴胺、洛沙坦降低肿瘤外基质密度，用非尼酮抑制肿瘤胶原蛋白 I 的表达，通过 LY364947 阻断 TGF-β 信号通路以及通过胶原蛋白水解酶降解肿瘤细胞外基质等方法均被证明能有效提升药物在肿瘤内的渗透能力，使其能够在肿瘤内更好扩散而提高体内疗效[232-234]。国家纳米科学中心聂广军教授通过在纳米颗粒表面引入靶向肿瘤相关成纤维细胞的抗体 FAP-α，使得纳米药物选择性靶向 CAF，并在细胞穿膜肽 R8 的作用下，快速被 CAF 内化，释放出携带的化疗药物，杀死相关成纤维细胞，成功地拆除/减少 CAF 这堵"篱笆墙"，提高了纳米药物在肿瘤组织的渗透性能，在富含 CAF 的实体瘤动物实验中获得了良好的治疗效果[50]。

Bae 等通过对比不同电荷修饰的 PEG 化纳米颗粒在肿瘤组织的渗透，发现纳米颗粒表面微弱的正电荷能大大提高其在肿瘤组织内的渗透能力[235]。可见，纳米药物携带正电荷可赋予其肿瘤组织渗透能力，又能够提高纳米药物的入胞能力，因此是同时解决瘤内过程 PI 两步的有效方法。但表面带正电荷的纳米颗粒在血液循环过程中会被巨噬细胞及 MPS 识别并快速清除，不利于其在肿瘤组织蓄积。因此理想的纳米药物体系是其正电荷在血液循环过程中被遮蔽而带微弱的负电或者呈电中性、达到"隐遁"的目的，而到达肿瘤组织后，产生正电荷，促使其高效完成后续 PI 两步。

8.2　电荷反转纳米药物的设计

8.2.1　电荷反转化学原理

可应用于肿瘤药物输送体系的电荷反转包括：电中性/负电性转变为正电性；正电性转变为电中性/负电性。巧妙地利用肿瘤组织的微环境特点进行分子结构设计，使纳米药物在 CA 输送过程带负电或呈电中性，可以实现血液长循环及肿瘤富集；而在 P 或 I 的输送阶段发生电荷反转以带上正电荷，可以提高纳米药物的肿瘤渗透性能并快速入胞；正电性的纳米药物在细胞内还能够实现溶酶体逃逸，增加了其发挥药效的概率。目前主要通过两种策略实现电荷反转：一种是载体上官能基团（氨基或羧基）的质子化与去质子化；另一种是脱去电荷的掩蔽基团，发生电荷从掩蔽到裸露的转变。

8.2.2　纳米药物电荷反转策略实现途径

8.2.2.1　内源性刺激信号

1）pH 值刺激信号

pH 值作为一种重要的刺激信号被广泛应用于电荷反转纳米药物的制备。例如，肿瘤细胞外微环境 pH 值在 6.8～7.2 之间，相比正常组织的 pH 值（～7.4）偏酸性，而细胞溶酶体中 pH 甚至低于 6.0[236]。因此，利用 pH 值的差异触发纳米药物质子化/去质子化的转变可实现其电荷反转。聚 β-氨基酯是一种含有三级胺的阳离子聚合物，在非质子化时聚合物呈疏水状态故可以包载药物，而在酸性条件下发生质子化而变为水溶性，从而释放出包载的药物[237]。Chen 等研发了一种新型的修饰有天然维生素 E 的聚 β-氨基酯-聚乙二醇嵌段聚合物，其自组装并包载多西紫杉醇得到胶束纳米药物，该纳米药物在中性条件下带负电荷，而随着 pH 由 7.4 转变为 6.5，质子化的过程使其 Zeta 电位由负变正，实现了电荷反转[238]。通过调控两性离子聚合物中阳离子与阴离子的比例，使之在需要的 pH 下，例如肿瘤微环境 pH，两种离子的质子化/去质子化的竞争来实现电荷反转。Huang 等合成了系列谷氨酸与赖氨酸的无规共聚物，通过调节两种氨基酸的比例及负载顺铂药物的量可以使其中性条件正负电荷中和而呈电中性，而在酸性条件下质子化使其呈正电性，得到电荷反转纳米药物[179]。

利用酸催化脱去电荷掩蔽基团的方法是实现纳米药物电荷反转最常用的方法。带有一级胺和二级胺的 β-羧基酰胺在中性 pH 下可以稳定存在；但是在酸性条件下，β-羧基酰胺发生分子内自催化水解、脱落相应的酸酐而再生原来的一级胺或二级胺，氨基在水溶液中质子化而带上正电荷。基于此，我们设计合成了聚己内酯-聚乙烯亚胺（PCL-PEI）嵌段共聚物，其中20%的一级胺与二级胺与六氢苯酐反应形成β-羧基酰胺。该酰胺在中性条件下较为稳定，而在pH值5～6之间迅速水解生成氨基，从而使聚合物带上正电荷[59]。该酰胺的稳定性取决于所用酸酐的结构，在酰胺的α, β位上引入取代基或不饱和双键可以调控所生成的β-羧基酰胺的分解以及电荷反转的酸性，例如，含双键的酰胺在pH略低于中性（pH 6.8左右）时即可水解发生电荷反转，可应用于肿瘤微环境pH响应的电荷反转。但必须指出的是，这种酰胺在pH 7.4下水解也较快，因而以该酰胺为电荷反转基元的纳米药物在血液循环过程中就可能发生电荷反转[174]。

2）酶刺激信号

人体中含有大量的天然生物酶，其不仅调节着生命体的新陈代谢，也是药物载体可以利用的刺激响应性释放的生物学基础[201]。例如，酯酶属于水解酶的一种，广泛存在于细胞质和细胞核中。利用酯酶的水解作用也可以实现纳米药物的电荷反转，如将对酯酶敏感的酯键引入阳离子聚合物中，水解后形成带负电的羧酸基团，能够实现电荷由负到正的转换[239]。这一反转过程也被用于基因输送纳米药物的设计。图8-6展示了一种高酯酶响应的季铵盐型阳离子聚合物，其可与DNA通过静电作用组装成带正电的纳米复合物，进入细胞后，在细胞内酯酶催化其侧基乙酰酚基酯水解并发生脱除反应，产生羧酸，使带正电荷的聚合物变为离子对式电中性聚合物。Qiu等制备了该聚合物，并利用该原理促使纳米复合物解离释放出带负电的DNA质粒，实现基因的高效转染[162]。

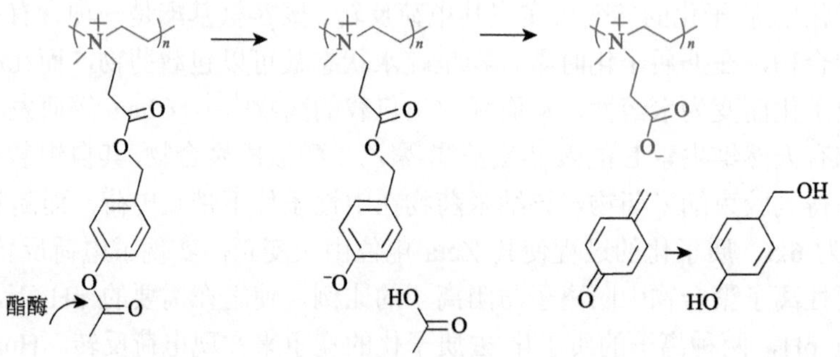

图8-6 酯酶响应的电荷反转聚合物示意图

肿瘤组织中同样存在一些异常表达的酶，如前文提到的基质金属蛋白酶（MMP），其中MMP2和MMP9在肿瘤组织中的含量高于正常组织。通过MMP可切断的短链肽将PEG连接到纳米药物上，可使纳米药物在肿瘤内MMP的作用下脱去 PEG，实现电荷反转[172, 240]。

3）ROS 刺激信号

肿瘤组织独特的病理学特点造成其细胞内活性氧自由基（reactive oxygen specie, ROS）的浓度高于正常细胞。ROS 包括过氧化氢（H_2O_2）、超氧阴离子（O_2^-）和羟基自由基（·OH）等。研究表明，肿瘤内的过氧化氢浓度可以达到 0.5 nmol/(10^4cells·h)[241]。因此，ROS 被大量用作肿瘤的早期诊断信号和肿瘤药物输送靶点。也可设计制备 ROS 响应型电荷反转纳米药物。利用苯硼酸/酯易被 ROS 氧化的特点，我们制备了含有对苯硼酸（酯）苄基结构的硫鎓类和季铵盐阳离子聚合物。它们能与带负电的 DNA 等核酸药物通过静电自组装形成稳定的纳米复合物，进入细胞后，在肿瘤细胞内高浓度 ROS 作用下，对苯硼酸（酯）苄基被氧化而触发脱除对羟基苄醇的反应，触发电荷反转[141, 242]。

4）还原响应刺激信号

肿瘤细胞代谢旺盛，消耗大量氧气，造成肿瘤组织缺氧、细胞内还原性物质积聚，因此肿瘤细胞细胞质、线粒体以及细胞核中均含有较高浓度的谷胱甘肽（GSH，0.5~10 mmol/L），而血液中 GSH 浓度很低，仅为 2~20 μmol/L[243, 244]。因此，GSH 也可以作为一种纳米载体在肿瘤细胞内电荷反转的触发信号。

8.2.2.2　外源性刺激信号

除了上述内源刺激下的电荷反转纳米药物，外源刺激信号（如光、热、声）也常用于刺激纳米药物发生电荷反转。

1）热刺激信号

温和的热刺激可被用来实现纳米药物的电荷反转。聚 N-异丙基丙烯酰胺（PNIPAM）是一种温敏性聚合物，该水溶性聚合物在高于 32℃时不溶解。研究人员利用 PNIPAM 研发了一种温敏电荷反转的纳米药物。将 PNIPAM 修饰于脂质体纳米药物表面，在较低温度下 PNIPAM 链溶于水在脂质体表面伸展开来，将阳离子穿膜肽（CPP）隐藏在聚合物链中而遮蔽其电荷；当温度升高，该聚合物链变为疏水而收缩到脂质体表面，裸露出 CPP 使纳米颗粒表面带上正电，实现了表面电荷的反转[245]。其他的温敏性材料也可用于设计温度响应型电荷反转纳米药物。Mei 课题组以温度敏感的磷脂分子作为载体，包载 CPP 修饰的阿霉素自组装得到了温敏性脂质体纳米药物。在 42℃下加热半小时，脂质体的 Zeta 电位由-21.8 mV 变为+4.12 mV，明显增强了细胞内吞[246]。

2）光刺激信号

利用光响应断裂去除遮蔽基团也可用于实现电荷反转过程，例如，在紫外线照射下使与 TAT 相连的掩蔽烷基链断裂、裸露出 TAT，即可实现纳米药物的电荷反转，增强其细胞渗透能力[247]。

8.3　利用电荷反转实现 3S 纳米特性转换

8.3.1　电荷反转用于调控纳米药物的表面电势

前文提到，表面电中性或弱负电性的纳米药物更易高效完成 CAP 输送过程；而正电性的纳米药物更易被细胞内吞、完成溶酶体"逃逸"并靶向到胞内细胞器。浙江大学申有青课题组利用酸响应的 β-羧基酰胺来调控纳米药物的表面电荷性质，β-羧基酰胺化的 PLL 药物键合物自组装形成的胶束在正常生理条件下呈电负性或电中性，一旦进入酸性微环境，β-羧基酰胺水解为氨基而带上正电荷[174]。电荷反转纳米药物部分结构式变化如图 8-7 所示。因此，电负性或电中性的纳米药物能够在血液中长循环，到达肿瘤部位后会被弱酸性的肿瘤基质微环境水解发生电荷反转而带正电，进而被细胞内吞，并在胞内完成溶酶体"逃逸"及细胞核的靶向输送。基于丁二酸酐的 β-羧基酰胺稳定性强，不能被肿瘤酸性微环境水解，但是 β-羧基酰胺键可被相邻胍基催化快速水解而发生电荷反转。因此，赖氨酸残基的氨基被丁二酸酐酰胺化的 TAT，即 ^{a}TAT，在血液循环过程中带负电，其修饰的 PEG-PCL 纳米胶束仍旧显现出较长血液循环时间，而到达肿瘤酸性微环境后，丁二酸酐脱落，恢复 TAT 结构和功能，帮助胶束快速进入细胞[178]。

8.3.2　电荷反转用于调控纳米药物尺寸

如前所述，纳米药物的尺寸对于其体内生物学效应具有重要影响，小尺寸的纳米粒子由于较少的扩散阻力，更易渗透肿瘤组织，而粒径在 100 nm 左右的纳米颗粒虽然具有较好的长循环和肿瘤蓄积效果，却不易于在肿瘤组织内扩散。根据文献报道，纳米药物在血液循环及肿瘤富集步骤中所需的最优尺寸有所不同。例如，包覆 PEG 的 60 nm 金纳米颗粒比小尺寸（20 nm、40 nm）以及大尺寸（80 nm、100 nm）的金纳米颗粒更易富集于肿瘤部位。巯丙酰甘氨酸包覆的超小型（2 nm、6 nm）金纳米粒子比相应的 15 nm 小尺寸的纳米粒子具有更长的循环时间；而 25 nm 的胶束相比 60 nm 的胶束更易被清除，富集效率偏低。也有报道尺寸在 30～100 nm 之间的胶束有着不同的血液清除速率、肿瘤富集效率以及肿瘤组织渗透能力。导致上述差异的原因是纳米药物的药代动力学特性不仅受其尺寸影响，同时也受其他理化性能的影响以及不同肿瘤模型的影响。例如，不同链长的嵌段聚合物形成的胶束，除了尺寸不同外，其稳定性、电荷性质、力学性能、PEG 链长及密度、亲水外壳的厚度等都有差异[248, 249]。

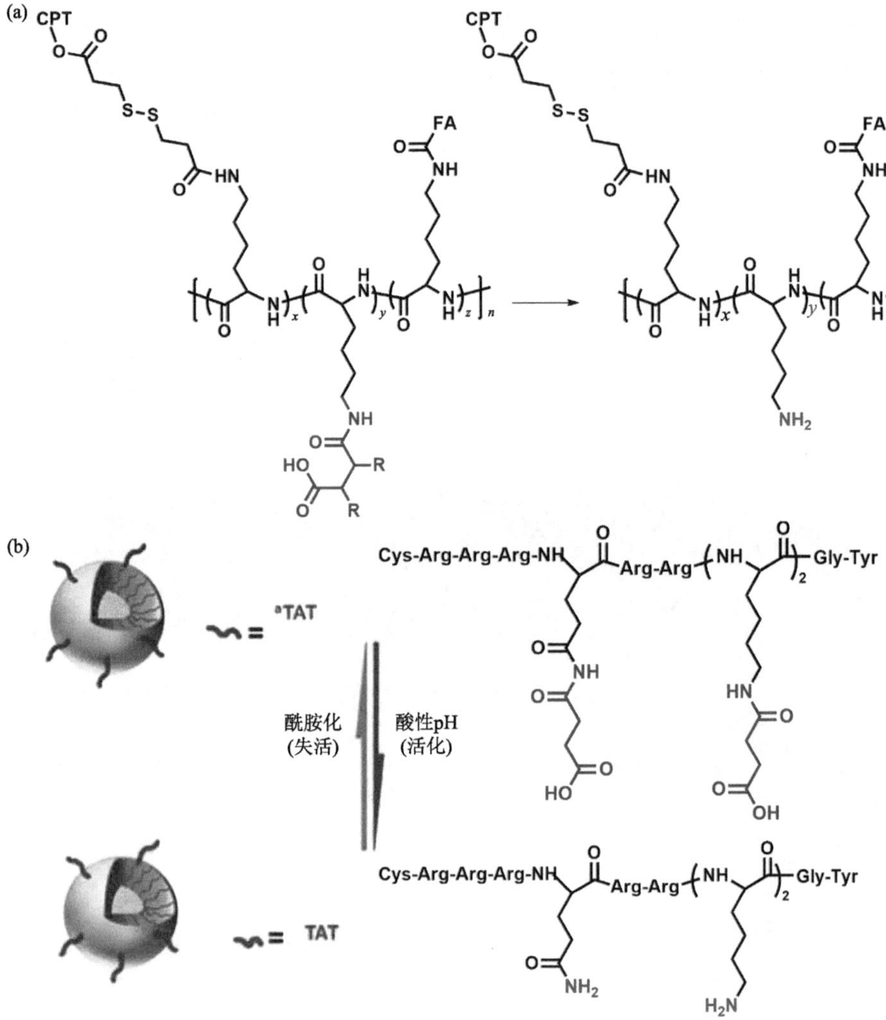

图 8-7　β-羧基酰胺电荷反转的纳米药物

（a）电荷反转聚合物结构示意图；（b）ᵃTAT 电荷反转示意图

　　Wang 等报道了利用酸催化的电荷反转策略构筑尺寸可变型纳米药物 iCluster/Pt[250, 251]。通过酸敏感的化学键将聚己内酯 PCL 键合到树枝状大分子 PAMAM 上，并与 PEG-PCL 和奥沙利铂共同自组装得到胶束纳米药物 iCluster/Pt。该纳米药物在中性环境下尺寸约为 80 nm，可以有效避开血液中巨噬细胞的吞噬及 MPS 的清除，而在肿瘤微环境中又能因酸敏感的化学键断裂而发生电荷反转带上正电同时尺寸变小。携带的小分子药物奥沙利铂因此能有效实现肿瘤蓄积及渗透，从而获取更好的治疗效果。

Chen 等通过"壳堆叠"的方法制备得到了可顺序响应的纳米颗粒，在肿瘤组织的微酸环境下其尺寸从 145 nm 显著减小至 40 nm 并且表面电荷从–7.4 mV 转换至 8.2 mV[252]，并且其二硫键的核交联设计可以使其在到达肿瘤细胞内部才释放出包载的 DOX，该纳米颗粒能够深入肿瘤内部，具有显著的抑瘤效果，如图8-8 所示。

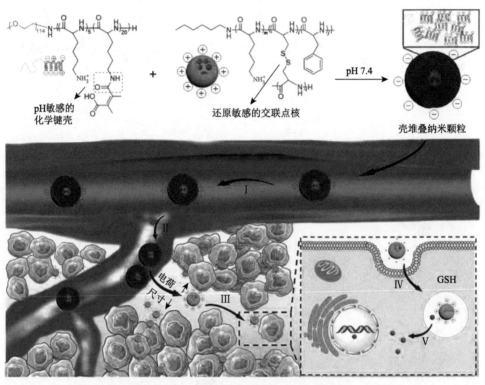

图 8-8　壳堆叠纳米颗粒的形成及对肿瘤的深层渗透[252]

（图片引用经 John Wiley and Sons 授权）

8.3.3　电荷反转用于调控纳米药物的稳定性

纳米药物稳定性能的转变在阳离子聚合物介导的基因递送体系中更为重要。阳离子聚合物与核酸药物络合形成的纳米颗粒，在防止 DNA 降解的同时促进 DNA 细胞内吞及细胞核内的聚集[253, 254]。DNA/阳离子聚合物形成的纳米复合物因正负电荷间强的相互作用而很难解组装，进入细胞后难以释放出包载的 DNA，使得 DNA 转录过程难以进行[255, 256]。因此，从细胞外的稳定包覆到细胞内解组装释放 DNA 是提升基因转录效率的关键[257]。通过设计使阳离子聚合物长链在细胞内降解为短链片段，能够减小阳离子聚合物与 DNA 的静电相互作用力而促进复合物颗粒解离和 DNA 的释放，例如，酸敏感的聚乙烯亚胺[152, 153]、响应谷胱甘肽的含二硫键的聚(氨基酰胺)[154, 156]、酶降解的聚(β-氨酯)[159, 161]、活性氧敏感的聚(氨基缩硫酮)[158, 258]等。

聚合物由正电转换为中性或电负性的电荷反转法可更加有效地促进纳米复合物在细胞内的快速解离以及 DNA 的快速释放，从而提高转染效率。如侧基含有对硼酸苄基季铵盐的阳离子聚合物 B-PDEAEA，能与 DNA 等核酸药物通过静电自组装形成稳定的纳米复合物，进入细胞后，该聚合物在细胞内 ROS 氧化作用下发生去酚基苄醇反应，季铵盐转变为三级胺，进一步自催化酯键水解成带负电的聚丙烯酸，如图 8-9 所示，快速释放出包载的核酸药物[141]。

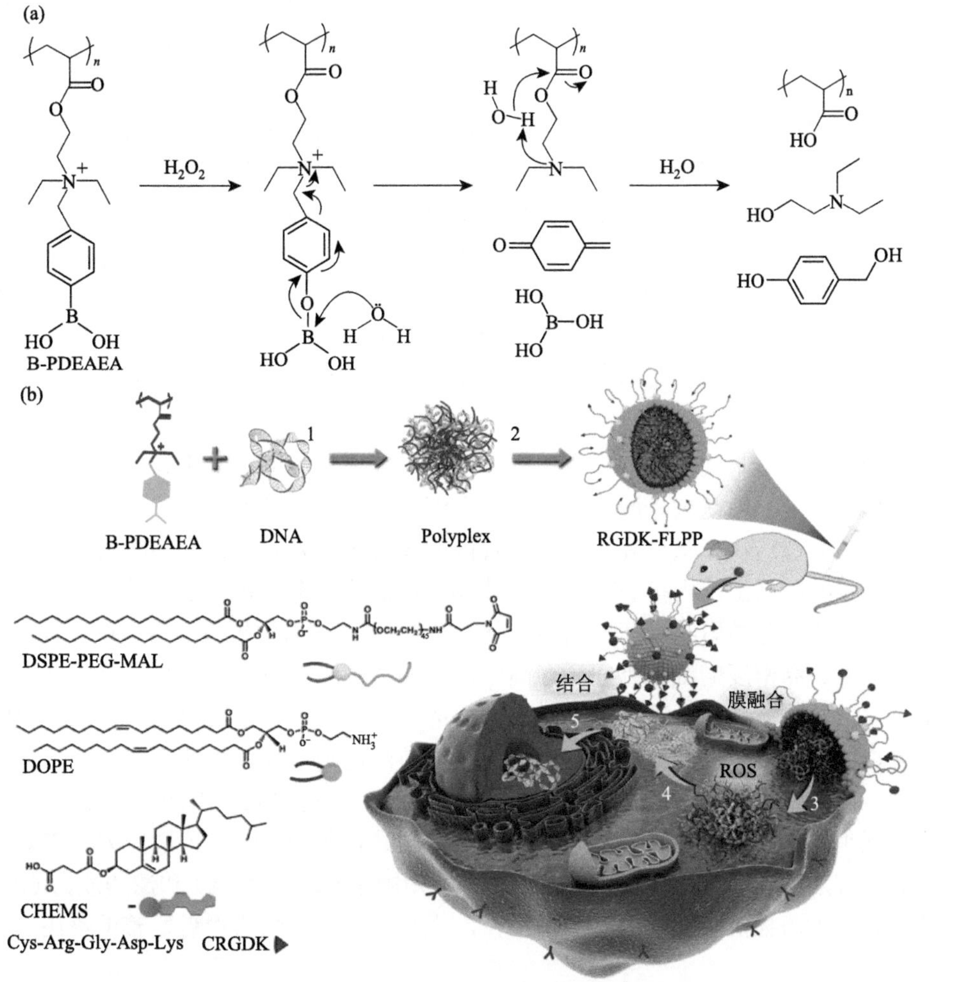

图 8-9　ROS-响应电荷反转聚合物用于调控基因输送系统纳米复合物稳定性[141]

（图片引用经 John Wiley and Sons 授权）

小结与展望

抗肿瘤纳米药物至今已经过了几十年的发展历程，以其显著降低毒副作用的临床优势进入了应用。但与原药相比，纳米药物尚未能显著提高临床治疗疗效[259]。近年来，肿瘤治疗出现了免疫治疗、细胞治疗等许多新兴方法，具有高效、低毒的优势。相比之下，纳米药物仅仅依靠降低毒副作用已极难获批临床应用。只有显著提高抗肿瘤纳米药物的临床疗效，才能支撑纳米药物的进一步发展。

纳米药物从注射部位到实体瘤细胞内释放药物是一个经历层层生物屏障的五步"CAPIR"级联过程。因此，要获得高的疗效，纳米药物必须能够全链条完成CAPIR输送过程，尤其要克服输送过程中的瓶颈步骤、消除"短板"效应。分析已有的工作发现，对于延长血液循环时间、促进细胞内吞和细胞内药物释放方面的纳米药物设计已趋完善，但纳米药物在肿瘤部位高效富集和肿瘤组织内渗透仍是瓶颈难题，仍没有很好的解决方法。尽管有争议但数据分析表明，受限于肿瘤病理学特点，纳米药物在肿瘤部位的富集率只有注射剂量的 0.7%左右[260]。在临床上，人的肿瘤通常体积小，只有少量血液会流经该肿瘤，因此大部分注射的纳米药物甚至没有机会"到过"肿瘤部位。而肿瘤部位的血管少、分布不均匀、组织完整性差，呈多孔扁平状，直接或间接导致肿瘤部位血流量低，进一步减少了药物流经肿瘤的概率[261]。此外，在所谓的肿瘤 EPR 效应中，肿瘤血管上的孔是处于快速开合的动态过程，也限制了纳米药物从肿瘤血管渗出[262]。另一方面，肿瘤细胞的快速生长使得肿瘤组织中的淋巴管受压迫和萎缩，最终导致肿瘤组织内淋巴循环系统功能缺失，肿瘤组织的组织液无法有效通过淋巴系统排出，导致肿瘤组织内高渗透压、甚至高于肿瘤血管内的渗透压，阻碍了纳米药物从血管渗出并进一步向肿瘤组织内扩散[263]；纳米药物渗出后停留在血管壁附近反过来降低了血管的通透性并妨碍纳米药物的持续外渗[264]。对于瘤内的扩散渗透，肿瘤组织高细胞密度、高密度的细胞外间质、高渗透压的"三高"特点使氧分子等小分子都难以扩散，造成离开血管网 100～200 μm 的区域缺氧，尺寸大得多的纳米药物的被动扩散更是难以进行。因此，肿瘤内难扩散渗透是纳米药物的天然缺陷。通过各种手段降低肿瘤组织"三高"来减少扩散障碍，通过提高纳米药物表面 PEG 密度、减小尺寸等来减小其扩散阻力等能够提高纳米药物的瘤内扩散能力，但效果仍非常有限。因此，提高纳米药物在肿瘤组织中的富集能力（A）和渗透能力（P），是提高纳米药物抗肿瘤疗效的关键所在，也是下一代纳米药物需要着重解决的关键问题。

最近，酶催化电荷反转诱导的主动肿瘤渗透被发现可能是解决该问题的方法之一，即利用肿瘤毛细血管周围细胞生命力旺盛、分泌大量酶的特点[265]，合成了 γ-谷氨酰转肽酶（GGT）响应阳离子化的高分子载体：该高分子侧基为离子对型的谷氨酰基团，因此具有超亲水性和不沾性，在血液中能实现长循环；谷氨酰侧基与肿瘤毛细血管内皮细胞上的 GGT 结合，在 GGT 的作用下水解变为带正电荷，诱导快速细胞内吞、胞内传输和对侧外排，外排到细胞间质的载体再次被肿瘤细胞内吞/外排（transcytosis，转胞吞）；该载体高分子也可以通过 EPR 作用外渗出血管，被周围肿瘤细胞上的 GGT 酶水解而带上正电荷，进而诱导转胞吞，从而在肿瘤细胞间实现了跨细胞传递及肿瘤组织的主动渗透（图 8-10）。其不同于其他方法的独特优点是：该胞转运过程是细胞耗费能量的主动运输过程，因此肿瘤内的高渗透压、高细胞密度、细胞外基质密等阻碍传统被动扩散的因素对本主动输送过程没有作用，该载体具有很强的瘤内渗透能力，可将药物输送给每一个细胞，从而在肝癌、甚至是基于人肿瘤的 PDX 肿瘤都具有很高的疗效[266, 267]。

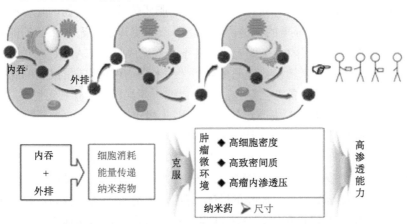

图 8-10　基于肿瘤细胞的转胞吞作用的纳米药物主动渗透机理

　　纳米药物研究的最终目标是实现其临床转化。具备 3S 纳米特性转换能力且能满足"2R2SP"需求的纳米药物具有显著提高的疗效，而其临床使用安全性及产品的生产稳定性是其走向临床转化的另外两个基本要求[44, 268]。这三个基本要求构成了纳米药物临床转化的 CES 要素，其中，C（capability）是纳米载体的 2R2SP 特性、直接决定了系统的疗效，E（excipientability）为纳米载体材料能够作为药用辅料的可行性，S（scale-up ability）则为纳米药物材料及整体能够建立 GMP 生产过程、实现规模化批次生产的能力，如图 8-11 所示。对于面向临床转化的纳米药物，必须在设计初期就要综合考虑后两者的因素以免浪费人力物力。

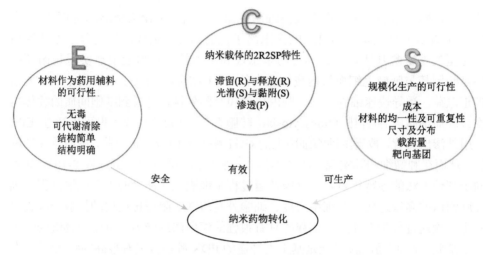

图 8-11 设计能够实现临床转化纳米药物的 CES 三要素

目前的 PEG-PLA 纳米载药胶束、PEG 化的脂质体等纳米药物，其材料简单、功能单一，在 ES 方面有显著的优势，但功能单一性使其不具备 2R2SP 的能力，无法高效克服各步的生物屏障，也就无法全链条高效完成整个 CAPIR 级联过程，以致药效较低。具有 3S 纳米转换特性的多功能性纳米药物可获得高的 C 和高的疗效，但往往要用到新材料、制备工艺复杂，需要详细研究其材料的辅料可行性（E）和建立新的材料和制剂 GMP 生产过程（S），因此相较于现有的纳米药物，其临床转化更为复杂和困难。然而，对比分析病毒载体的临床审批过程可以发现，多功能性纳米药物的临床转化并非不可能：病毒载体由多种复杂的病毒蛋白构成，自身不稳定、具有免疫原性及多功能性，且处于"活"的状态，因此其临床制剂的 E 和 S 的复杂性及难度是不言而喻的[269]。然而，正是由于其显著的治疗效果，众多病毒载体已经应用和正在进行临床试验，且已有产品进入临床使用[270-272]。与病毒载体相比，基于多功能材料的非病毒载体具有的独特优势如下：无免疫原性、无生物毒性、可大批量生产。建立 GMP 生产过程的复杂性及难度也相应减小。因此，通过合理设计多功能性抗肿瘤纳米药物，使其具有足够好的治疗效果，会有望更易走向临床转化[273, 274]。因此，在目前的形势下，纳米药物临床转化的关键是获得显著提高的临床治疗疗效。

参考文献

[1] Blanco E, Shen H F, Ferrari M. Principles of nanoparticle design for overcoming biological barriers to drug delivery. Nature Biotechnology, 2015, 33(9): 941-951.

[2] Sun Q H, Zhou Z X, Qiu N S, Shen Y Q. Rational design of cancer nanomedicine: nanoproperty integration and synchronization. Advanced Materials, 2017, 29(14): 1606628.

[3] Gerlowski L E, Jain R K. Microvascular permeability of normal and neoplastic tissues. Microvascular Research, 1986, 31(3): 288-305.

[4] Matsumura Y, Maeda H. A new concept for macromolecular therapeutics in cancer-chemotherapy-mechanism of tumoritropic accumulation of proteins and the antitumor agent smancs. Cancer Research, 1986, 46(12): 6387-6392.

[5] Maeda H. Toward a full understanding of the EPR effect in primary and metastatic tumors as well as issues related to its heterogeneity. Advanced Drug Delivery Reviews, 2015, 91: 3-6.

[6] Davis M E, Zuckerman J E, Choi C H J, Seligson D, Tolcher A, Alabi C A, Yen Y, Heidel J D, Ribas A. Evidence of RNAi in humans from systemically administered siRNA via targeted nanoparticles. Nature, 2010, 464(7291): 1067-1070.

[7] Eliasof S, Lazarus D, Peters C G, Case R I, Cole R O, Hwang J, Schluep T, Chao J, Lin J, Yen Y, Han H, Wiley D T, Zuckerman J E, Davis M E. Correlating preclinical animal studies and human clinical trials of a multifunctional, polymeric nanoparticle. Proceedings of the National Academy of Sciences of the United States of America, 2013, 110(37): 15127-15132.

[8] Clark A J, Wiley D T, Zuckerman J E, Webster P, Chao J, Lin J, Yen Y, Davis M E. CRLX101 nanoparticles localize in human tumors and not in adjacent, nonneoplastic tissue after intravenous dosing. Proceedings of the National Academy of Sciences of the United States of America, 2016, 113(14): 3850-3854.

[9] Gabizon A, Shmeeda H, Barenholz Y. Pharmacokinetics of pegylated liposomal doxorubicin: Review of animal and human studies. Clinical Pharmacokinetics, 2003, 42(5): 419-436.

[10] Barenholz Y. Doxil®—The first FDA-approved nano-drug: Lessons learned. Journal of Controlled Release, 2012, 160(2): 117-134.

[11] Gradishar W J. Albumin-bound paclitaxel: A next-generation taxane. Expert Opinion on Pharmacotherapy, 2006, 7(8): 1041-1053.

[12] Cohen P A, Northfelt D W, Weiss G J, Von Hoff D D, Manjarrez K, Dietsch G, Hershberg R M, Ramanathan R K. Phase I clinical trial of VTX-2337, a selective toll-like receptor 8 (TLR8) agonist, in patients with advanced solid tumors. Journal of Clinical Oncology, 2011, 29(15): 2537.

[13] Forssen E A. The design and development of DaunoXome® for solid tumor targeting in vivo. Advanced Drug Delivery Reviews, 1997, 24(2-3): 133-150.

[14] Hartshorn C M, Bradbury M S, Lanza G M, Nel A E, Rao J, Wang A Z, Wiesner U B, Yang L, Grodzinski P. Nanotechnology strategies to advance outcomes in clinical cancer care. ACS Nano, 2018, 12(1): 24-43.

[15] Hua S, de Matos M B C, Metselaar J M, Storm G. Current trends and challenges in the clinical translation of nanoparticulate nanomedicines: Pathways for translational development and commercialization. Frontiers in Pharmacology, 2018, 9: 790.

[16] Cabral H, Kataoka K. Progress of drug-loaded polymeric micelles into clinical studies. Journal of Controlled Release, 2014, 190: 465-476.

[17] Patra J K, Das G, Fraceto L F, Campos E V R, Rodriguez-Torres M d P, Acosta-Torres L S, Diaz-Torres L A, Grillo R, Swamy M K, Sharma S, Habtemariam S, Shin H S. Nano based drug delivery systems: Recent developments and future prospects. Journal of Nanobiotechnology, 2018, 16: 71.

[18] Zhang Y R, Lin R, Li H J, He W l, Du J Z, Wang J. Strategies to improve tumor penetration of nanomedicines through nanoparticle design. Wiley Interdisciplinary Reviews-Nanomedicine and Nanobiotechnology, 2019, 11(1): e1519.

[19] Lee S Y, Park H S, Lee K Y, Kim H J, Jeon Y J, Jang T W, Lee K H, Kim Y C, Kim K S, Oh I J, Kim S Y.

Paclitaxel-loaded polymeric micelle (230 mg/m^2) and cisplatin (60 mg/m^2) vs. paclitaxel (175 mg/m^2) and cisplatin (60 mg/m^2) in advanced non-small-cell lung cancer: A multicenter randomized phase IIb trial. Clinical Lung Cancer, 2013, 14(3): 275-282.

[20] Van der Meel R, Lammers T, Hennink W E. Cancer nanomedicines: Oversold or underappreciated? Expert Opinion on Drug Delivery, 2017, 14(1): 1-5.

[21] Lammers T, Kiessling F, Ashford M, Hennink W, Crommelin D, Storm G. Cancer nanomedicine: Is targeting our target? Nature Reviews Materials, 2016, 1(9): 16069.

[22] von Roemeling C, Jian W, Chan C K, Weissman I L, Kim B Y S. Breaking down the barriers to precision cancer nanomedicine. Trends in Biotechnology, 2017, 35(2): 159-171.

[23] Brannon-Peppas L, Blanchette J O. Nanoparticle and targeted systems for cancer therapy. Advanced Drug Delivery Reviews, 2004, 56(11): 1649-1659.

[24] Sun Q H, Sun X R, Ma X P, Zhou Z X, Jin E L, Zhang B, Shen Y Q, Van Kirk E A, Murdoch W J, Lott J R, Lodge T P, Radosz M, Zhao Y L. Integration of nanoassembly functions for an effective delivery cascade for cancer drugs. Advanced Materials, 2014, 26(45): 7615-7621.

[25] Sun R, Qiu N S, Shen Y Q. Polymeric cancer nanomedicines: Challenge and development. Acta Polymerica Sinica, 2019, 50(6): 588-601.

[26] Xu C F, Sun Y, Yu Y L, Hu M, Yang C L, Zhang Z P. A sequentially responsive and structuretransformable nanoparticle with a comprehensively improved 'CAPIR cascade' for enhanced antitumor effect. Nanoscale, 2019, 11(3): 1177-1194.

[27] Yuan F, Leunig M, Huang S K, Berk D A, Papahadjopoulos D, Jain R K. Microvascular permeability and interstitial penetration of sterically stabilized (stealth) liposomes in a human tumor xenograft. Cancer Research, 1994, 54(13): 3352-3356.

[28] Manzoor A A, Lindner L H, Landon C D, Park J Y, Simnick A J, Dreher M R, Das S, Hanna G, Park W, Chilkoti A, Koning G A, ten Hagen T L M, Needham D, Dewhirst M W. Overcoming limitations in nanoparticle drug delivery: Triggered, intravascular release to improve drug penetration into tumors. Cancer Research, 2012, 72(21): 5566-5575.

[29] Mikhail A S, Allen C. Block copolymer micelles for delivery of cancer therapy: Transport at the whole body, tissue and cellular levels. Journal of Controlled Release, 2009, 138(3): 214-223.

[30] Li S D, Huang L. Pharmacokinetics and biodistribution of nanoparticles. Molecular Pharmaceutics, 2008, 5(4): 496-504.

[31] Miao L, Newby J M, Lin C M, Zhang L, Xu F F, Kim W Y, Forest M G, Lai S K, Milowsky M I, Wobker S E, Huang L. The binding site barrier elicited by tumor associated fibroblasts interferes disposition of nanoparticles in stroma-vessel type tumors. ACS Nano, 2016, 10(10): 9243-9258.

[32] Jain R K. Delivery of molecular and cellular medicine to solid tumors. Advanced Drug Delivery Reviews, 2001, 46(1-3): 149-168.

[33] Jain R K. Normalization of tumor vasculature: An emerging concept in antiangiogenic therapy. Science, 2005, 307(5706): 58-62.

[34] Dewhirst M W, Secomb T W. Transport of drugs from blood vessels to tumour tissue. Nature Reviews Cancer, 2017, 17(12): 738-750.

[35] Alexandrakis G, Brown E B, Tong R T, McKee T D, Campbell R B, Boucher Y, Jain R K. Two-photon fluorescence correlation microscopy reveals the two-phase nature of transport in tumors. Nature Medicine, 2004, 10(2):

203-207.

[36] Flessner M F, Choi J, Credit K, Deverkadra R, Henderson K. Resistance of tumor interstitial pressure to the penetration of intraperitoneally delivered antibodies into metastatic ovarian tumors. Clinical Cancer Research, 2005, 11(8): 3117-3125.

[37] Choi J, Credit K, Henderson K, Deverkadra R, He Z, Wiig H, Vanpelt H, Flessner M F. Intraperitoneal immunotherapy for metastatic ovarian carcinoma: Resistance of intratumoral collagen to antibody penetration. Clinical Cancer Research, 2006, 12(6): 1906-1912.

[38] Heldin C H, Rubin K, Pietras K, Ostman A. High interstitial fluid pressure: An obstacle in cancer therapy. Nature Reviews Cancer, 2004, 4(10): 806-813.

[39] Gottesman M M. Mechanisms of cancer drug resistance. Annual Review of Medicine, 2002, 53: 615-627.

[40] Batrakova E V, Kabanov A V. Pluronic block copolymers: Evolution of drug delivery concept from inert nanocarriers to biological response modifiers. Journal of Controlled Release, 2008, 130(2): 98-106.

[41] Agarwal R, Kaye S B. Ovarian cancer: Strategies for overcoming resistance to chemotherapy. Nature Reviews Cancer, 2003, 3(7): 502-516.

[42] Wang G D, Reed E, Li Q Q. Molecular basis of cellular response to cisplatin chemotherapy in non-small cell lung cancer (Review). Oncology Reports, 2004, 12(5): 955-965.

[43] Xu P S, Van Kirk E A, Murdoch W J, Zhan Y H, Isaak D D, Radosz M, Shen Y Q. Anticancer efficacies of cisplatin-releasing pH-responsive nanoparticles. Biomacromolecules, 2006, 7(3): 829-835.

[44] Sun Q H, Radosz M, Shen Y Q. Challenges in design of translational nanocarriers. Journal of Controlled Release, 2012, 164(2): 156-169.

[45] Ernsting M J, Murakami M, Roy A, Li S D. Factors controlling the pharmacokinetics, biodistribution and intratumoral penetration of nanoparticles. Journal of Controlled Release, 2013, 172(3): 782-794.

[46] Alexis F, Pridgen E, Molnar L K, Farokhzad O C. Factors affecting the clearance and biodistribution of polymeric nanoparticles. Molecular Pharmaceutics, 2008, 5(4): 505-515.

[47] Lee J S, Ankone M, Pieters E, Schiffelers R M, Hennink W E, Feijen J. Circulation kinetics and biodistribution of dual-labeled polymersomes with modulated surface charge in tumor-bearing mice: Comparison with stealth liposomes. Journal of Controlled Release, 2011, 155(2): 282-288.

[48] Yim H, Park S J, Bae Y H, Na K. Biodegradable cationic nanoparticles loaded with an anticancer drug for deep penetration of heterogeneous tumours. Biomaterials, 2013, 34(31): 7674-7682.

[49] Wang H X, Zuo Z Q, Du J Z, Wang Y C, Sun R, Cao Z T, Ye X D, Wang J L, Leong K W, Wang J. Surface charge critically affects tumor penetration and therapeutic efficacy of cancer nanomedicines. Nano Today, 2016, 11(2): 133-144.

[50] Ji T J, Ding Y P, Zhao Y, Wang J, Qin H, Liu X M, Lang J Y, Zhao R F, Zhang Y L, Shi J, Tao N, Qin Z H, Nie G J. Peptide assembly integration of fibroblast-targeting and cell-penetration features for enhanced antitumor drug delivery. Advanced Materials, 2015, 27(11): 1865-1873.

[51] Zhang J, Wang X, Wen J, Su X, Weng L, Wang C, Tian Y, Zhang Y, Tao J, Xu P, Lu G, Teng Z, Wang L. Size effect of mesoporous organosilica nanoparticles on tumor penetration and accumulation. Biomaterials Science, 2019, 7(11): 4790-4799.

[52] Perrault S D, Walkey C, Jennings T, Fischer H C, Chan W C W. Mediating tumor targeting efficiency of nanoparticles through design. Nano Letters, 2009, 9(5): 1909-1915.

[53] Cabral H, Matsumoto Y, Mizuno K, Chen Q, Murakami M, Kimura M, Terada Y, Kano M R, Miyazono K, Uesaka

M, Nishiyama N, Kataoka K. Accumulation of sub-100 nm polymeric micelles in poorly permeable tumours depends on size. Nature Nanotechnology, 2011, 6(12): 815-823.

[54] Peer D, Karp J M, Hong S, FaroKhzad O C, Margalit R, Langer R. Nanocarriers as an emerging platform for cancer therapy. Nature Nanotechnology, 2007, 2(12): 751-760.

[55] Primeau A J, Rendon A, Hedley D, Lilge L, Tannock I F. The distribution of the anticancer drug doxorubicin in relation to blood vessels in solid tumors. Clinical Cancer Research, 2005, 11(24): 8782-8788.

[56] Minchinton A I, Tannock I F. Drug penetration in solid tumours. Nature Reviews Cancer, 2006, 6(8): 583-592.

[57] Wong C, Stylianopoulos T, Cui J A, Martin J, Chauhan V P, Jiang W, Popovic Z, Jain R K, Bawendi M G, Fukumura D. Multistage nanoparticle delivery system for deep penetration into tumor tissue. Proceedings of the National Academy of Sciences of the United States of America, 2011, 108(6): 2426-2431.

[58] Vasey P A. Resistance to chemotherapy in advanced ovarian cancer: Mechanisms and current strategies. British Journal of Cancer, 2003, 89: S23-S28.

[59] Xu P S, Van Kirk E A, Zhan Y H, Murdoch W J, Radosz M, Shen Y Q. Targeted charge-reversal nanoparticles for nuclear drug delivery. Angewandte Chemie International Edition, 2007, 46(26): 4999-5002.

[60] Malugin A, Kopeckova P, Kopecek J. Liberation of doxorubicin from HPMA copolymer conjugate is essential for the induction of cell cycle arrest and nuclear fragmentation in ovarian carcinoma cells. Journal of Controlled Release, 2007, 124(1-2): 6-10.

[61] Bahadur K C R, Chandrashekaran V, Cheng B, Chen H X, Pena M M O, Zhang J J, Montgomery J, Xu P S. Redox potential ultrasensitive nanoparticle for the targeted delivery of camptothecin to HER2-positive cancer cells. Molecular Pharmaceutics, 2014, 11(6): 1897-1905.

[62] Wadhwaa S, Mumper R J. Polymer-drug conjugates for anticancer drug delivery. Critical Reviews in Therapeutic Drug Carrier Systems, 2015, 32(3): 215-245.

[63] Chang M L, Zhang F, Wei T, Zuo T T, Guan Y Y, Lin G M, Shao W. Smart linkers in polymer-drug conjugates for tumor-targeted delivery. Journal of Drug Targeting, 2016, 24(6): 475-491.

[64] Dutta D, Ke W D, Xi L C, Yin W, Zhou M, Ge Z S. Block copolymer prodrugs: Synthesis, self-assembly, and applications for cancer therapy. Wiley Interdisciplinary Reviews-Nanomedicine and Nanobiotechnology, 12(1): e1585.

[65] Shen Y Q, Zhan Y H, Tang J B, Xu P S, Johnson P A, Radosz M, Van Kirk E A, Murdoch W J. Multifunctioning pH-responsive nanoparticles from hierarchical self-assembly of polymer brush for cancer drug delivery. AIChE Journal, 2008, 54(11): 2979-2989.

[66] Adams M L, Lavasanifar A, Kwon G S. Amphiphilic block copolymers for drug delivery. Journal of Pharmaceutical Sciences, 2003, 92(7): 1343-1355.

[67] Sun X R, Wang G W, Zhang H, Hu S Q, Liu X, Tang J B, Shen Y Q. The blood clearance kinetics and pathway of polymeric micelles in cancer drug delivery. ACS Nano, 2018, 12(6): 6179-6192.

[68] Green J, Tyrrell Z, Radosz M. Micellization of poly(ethylene glycol)-block-poly(caprolactone) in compressible near critical solvents. Journal of Physical Chemistry C, 2010, 114(39): 16082-16086.

[69] Tyrrell Z L, Shen Y Q, Radosz M. Near-Critical fluid micellization for high and efficient drug loading: Encapsulation of paclitaxel into PEG-b-PCL micelles. Journal of Physical Chemistry C, 2011, 115(24): 11951-11956.

[70] Talelli M, Barz M, Rijcken C J F, Kiessling F, Hennink W E, Lammers T. Core-crosslinked polymeric micelles: Principles, preparation, biomedical applications and clinical translation. Nano Today, 2015, 10(1): 93-117.

[71]　Ulbrich K, Subr V. Polymeric anticancer drugs with pH-controlled activation. Advanced Drug Delivery Reviews, 2004, 56(7): 1023-1050.

[72]　Zhou Z X, Ma X P, Murphy C J, Jin E L, Sun Q H, Shen Y Q, Van Kirk E A, Murdoch W J. Molecularly precise dendrimer-drug conjugates with tunable drug release for cancer therapy. Angewandte Chemie International Edition, 2014, 53(41): 10949-10955.

[73]　Feng Q Y, Tong R. Anticancer nanoparticulate polymer-drug conjugate. Bioengineering & Translational Medicine, 2016, 1(3): 277-296.

[74]　Navath R S, Kurtoglu Y E, Wang B, Kannan S, Romero R, Kannan R M. Dendrimer-drug conjugates for tailored intracellular drug release based on glutathione levels. Bioconjugate Chemistry, 2008, 19(12): 2446-2455.

[75]　Su Y G, Hu Y W, Du Y Z, Huang X, He J B, You J, Yuan H, Hu F Q. Redox-responsive polymer drug conjugates based on doxorubicin and chitosan oligosaccharide-g-stearic acid for cancer therapy. Molecular Pharmaceutics, 2015, 12(4): 1193-1202.

[76]　Zhou Z X, Tang J B, Sun Q H, Murdoch W J, Shen Y Q. A multifunctional PEG-PLL drug conjugate forming redox-responsive nanoparticles for intracellular drug delivery. Journal of Materials Chemistry B, 2015, 3(38): 7594-7603.

[77]　Wang J Q, Sun X R, Mao W W, Sun W L, Tang J B, Sui M H, Shen Y Q, Gu Z W. Tumor redox heterogeneity - responsive prodrug nanocapsules for cancer chemotherapy. Advanced Materials, 2013, 25(27): 3670-3676.

[78]　Sun I C, Yoon H Y, Lim D K, Kim K. Recent trends in in situ enzyme-activatable prodrugs for targeted cancer therapy. Bioconjugate Chemistry, 2020, 31(4): 1012-1024.

[79]　Bae Y, Fukushima S, Harada A, Kataoka K. Design of environment-sensitive supramolecular assemblies for intracellular drug delivery: Polymeric micelles that are responsive to intracellular pH change. Angewandte Chemie International Edition, 2003, 42(38): 4640-4643.

[80]　Gillies E R, Jonsson T B, Frechet J M J. Stimuli-responsive supramolecular assemblies of linear-dendritic copolymers. Journal of the American Chemical Society, 2004, 126(38): 11936-11943.

[81]　Wang Y G, Zhou K J, Huang G, Hensley C, Huang X N, Ma X P, Zhao T, Sumer B D, DeBerardinis R J, Gao J M. A nanoparticle-based strategy for the imaging of a broad range of tumours by nonlinear amplification of microenvironment signals. Nature Materials, 2014, 13(2): 204-212.

[82]　Miyata K, Kakizawa Y, Nishiyama N, Harada A, Yamasaki Y, Koyama H, Kataoka K. Block catiomer polyplexes with regulated densities of charge and disulfide cross-linking directed to enhance gene expression. Journal of the American Chemical Society, 2004, 126(8): 2355-2361.

[83]　Li Y P, Xiao K, Luo J T, Xiao W W, Lee J S, Gonik A M, Kato J, Dong T A, Lam K S. Well-defined, reversible disulfide cross-linked micelles for on-demand paclitaxel delivery. Biomaterials, 2011, 32(27): 6633-6645.

[84]　Hu J M, Zhang G Q, Liu S Y. Enzyme-responsive polymeric assemblies, nanoparticles and hydrogels. Chemical Society Reviews, 2012, 41(18): 5933-5949.

[85]　Zhou Z X, Murdoch W J, Shen Y Q. Synthesis of an esterase-sensitive degradable polyester as facile drug carrier for cancer therapy. Journal of Polymer Science Part A: Polymer Chemistry, 2016, 54(4): 507-515.

[86]　Zhang J, Chen H Y, Xu L, Gu Y Q. The targeted behavior of thermally responsive nanohydrogel evaluated by NIR system in mouse model. Journal of Controlled Release, 2008, 131(1): 34-40.

[87]　Tagami T, Foltz W D, Ernsting M J, Lee C M, Tannock I F, May J P, Li S D. MRI monitoring of intratumoral drug delivery and prediction of the therapeutic effect with a multifunctional thermosensitive liposome. Biomaterials, 2011, 32(27): 6570-6578.

[88]　Jiang J Q, Tong X, Zhao Y. A new design for light-breakable polymer micelles. Journal of the American Chemical Society, 2005, 127(23): 8290-8291.

[89]　Yin L C, Tang H Y, Kim K H, Zheng N, Song Z Y, Gabrielson N P, Lu H, Cheng J J. Light-responsive helical polypeptides capable of reducing toxicity and unpacking DNA: Toward nonviral gene delivery. Angewandte Chemie International Edition, 2013, 52(35): 9182-9186.

[90]　Mo R, Jiang T Y, DiSanto R, Tai W Y, Gu Z. ATP-Triggered anticancer drug delivery. Nature Communications, 2014, 5: 3364.

[91]　Hatakeyama H, Akita H, Harashima H. A multifunctional envelope type nano device (MEND) for gene delivery to tumours based on the EPR effect: A strategy for overcoming the PEG dilemma. Advanced Drug Delivery Reviews, 2011, 63(3): 152-160.

[92]　Blenke E O, Mastrobattista E, Schiffelers R M. Strategies for triggered drug release from tumor targeted liposomes. Expert Opinion on Drug Delivery, 2013, 10(10): 1399-1410.

[93]　Mo R, Jiang T Y, Gu Z. Enhanced anticancer efficacy by ATP-mediated liposomal drug delivery. Angewandte Chemie International Edition, 2014, 53(23): 5815-5820.

[94]　Fomina N, Sankaranarayanan J, Almutairi A. Photochemical mechanisms of light-triggered release from nanocarriers. Advanced Drug Delivery Reviews, 2012, 64(11): 1005-1020.

[95]　Allen T M, Cullis P R. Liposomal drug delivery systems: From concept to clinical applications. Advanced Drug Delivery Reviews, 2013, 65(1): 36-48.

[96]　Ta T, Porter T M. Thermosensitive liposomes for localized delivery and triggered release of chemotherapy. Journal of Controlled Release, 2013, 169(1-2): 112-125.

[97]　Park C, Oh K, Lee S C, Kim C. Controlled release of guest molecules from mesoporous silica particles based on a pH-responsive polypseudorotaxane motif. Angewandte Chemie International Edition, 2007, 46(9): 1455-1457.

[98]　Patel K, Angelos S, Dichtel W R, Coskun A, Yang Y W, Zink J I, Stoddart J F. Enzyme-responsive snap-top covered silica nanocontainers. Journal of the American Chemical Society, 2008, 130(8): 2382-2383.

[99]　Zhou Z X, Liu X R, Zhu D C, Wang Y, Zhang Z, Zhou X F, Qiu N S, Chen X S, Shen Y Q. Nonviral cancer gene therapy: Delivery cascade and vector nanoproperty integration. Advanced Drug Delivery Reviews, 2017, 115: 115-154.

[100]　Zabner J, Fasbender A J, Moninger T, Poellinger K A, Welsh M J. Cellular and molecular barriers to gene-transfer by a cationic lipid. Journal of Biological Chemistry, 1995, 270(32): 18997-19007.

[101]　Pollard H, Remy J S, Loussouarn G, Demolombe S, Behr J P, Escande D. Polyethylenimine but not cationic lipids promotes transgene delivery to the nucleus in mammalian cells. Journal of Biological Chemistry, 1998, 273(13): 7507-7511.

[102]　Bikram M, Ahn C H, Chae S Y, Lee M Y, Yockman J W, Kim S W. Biodegradable poly(ethylene glycol)-co-poly(L-lysine)-g-histidine multiblock copolymers for nonviral gene delivery. Macromolecules, 2004, 37(5): 1903-1916.

[103]　Lomas H, Canton I, MacNeil S, Du J, Armes S P, Ryan A J, Lewis A L, Battaglia G. Biomimetic pH sensitive polymersomes for efficient DNA encapsulation and delivery. Advanced Materials, 2007, 19(23): 4238-4243.

[104]　Jiang X A, Zheng Y R, Chen H H, Leong K W, Wang T H, Mao H Q. Dual-Sensitive micellar nanoparticles regulate DNA unpacking and enhance gene-delivery efficiency. Advanced Materials, 2010, 22(23): 2556-2560.

[105]　Zhang X X, Prata C A H, Berlin J A, McIntosh T J, Barthelemy P, Grinstaff M W. Synthesis, characterization, and in vitro transfection activity of charge-reversal amphiphiles for DNA delivery. Bioconjugate Chemistry, 2011, 22(4):

690-699.

[106]　Park S J, Park W, Na K. Tumor intracellular-environment responsive materials shielded nano-complexes for highly efficient light-triggered gene delivery without cargo gene damage. Advanced Functional Materials, 2015, 25(23): 3472-3482.

[107]　Jiang W, Mo F, Lin Y, Wang X, Xu L, Fu F. Tumor targeting dual stimuli responsive controllable release nanoplatform based on DNA-conjugated reduced graphene oxide for chemo-photothermal synergetic cancer therapy. Journal of Materials Chemistry B, 2018, 6(26): 4360-4367.

[108]　Wang S, Wang Z T, Yu G C, Zhou Z J, Jacobson O, Liu Y J, Ma Y, Zhang F W, Chen Z Y, Chen X Y. Tumor-specific drug release and reactive oxygen species generation for cancer chemo/chemodynamic combination therapy. Advanced Science, 2019, 6(5): 1801986.

[109]　Zhou J, Liu J, Cheng C J, Patel T R, Weller C E, Piepmeier J M, Jiang Z, Saltzman W M. Biodegradable poly(amine-co-ester) terpolymers for targeted gene delivery. Nature Materials, 2012, 11(1): 82-90.

[110]　Yallapu M M, Foy S P, Jain T K, Labhasetwar V. PEG-Functionalized magnetic nanoparticles for drug delivery and magnetic resonance imaging applications. Pharmaceutical Research, 2010, 27(11): 2283-2295.

[111]　Cao Z Q, Yu Q M, Xue H, Cheng G, Jiang S Y. Nanoparticles for drug delivery prepared from amphiphilic PLGA zwitterionic block copolymers with sharp contrast in polarity between two blocks. Angewandte Chemie International Edition, 2010, 49(22): 3771-3776.

[112]　Jiang S Y, Cao Z Q. Ultralow-fouling, functionalizable, and hydrolyzable zwitterionic materials and their derivatives for biological applications. Advanced Materials, 2010, 22(9): 920-932.

[113]　Keefe A J, Jiang S Y. Poly(zwitterionic) protein conjugates offer increased stability without sacrificing binding affinity or bioactivity. Nature Chemistry, 2012, 4(1): 60-64.

[114]　Kopecek J, Kopeckova P. HPMA copolymers: Origins, early developments, present, and future. Advanced Drug Delivery Reviews, 2010, 62(2): 122-149.

[115]　Hoogenboom R. Poly(2-oxazoline)s: A polymer class with numerous potential applications. Angewandte Chemie International Edition, 2009, 48(43): 7978-7994.

[116]　Li C. Poly(L-glutamic acid)-anticancer drug conjugates. Advanced Drug Delivery Reviews, 2002, 54(5): 695-713.

[117]　Litzinger D C, Buiting A M J, Vanrooijen N, Huang L. Effect of liposome size on the circulation time and intraorgan distribution of amphipathic poly(ethylene glycol)-containing liposomes. Biochimica Et Biophysica Acta-Biomembranes, 1994, 1190(1): 99-107.

[118]　Huynh N T, Roger E, Lautram N, Benoit J P, Passirani C. The rise and rise of stealth nanocarriers for cancer therapy: Passive versus active targeting. Nanomedicine, 2010, 5(9): 1415-1433.

[119]　Jiang X, Rocker C, Hafner M, Brandholt S, Dorlich R M, Nienhaus G U. Endo-and exocytosis of zwitterionic quantum dot nanoparticles by live hela cells. ACS Nano, 2010, 4(11): 6787-6797.

[120]　Nelson C E, Kintzing J R, Hanna A, Shannon J M, Gupta M K, Duvall C L. Balancing cationic and hydrophobic content of PEGylated siRNA polyplexes enhances endosome escape, stability, blood circulation time, and bioactivity in vivo. ACS Nano, 2013, 7(10): 8870-8880.

[121]　Johnson R N, Chu D S H, Shi J, Schellinger J G, Carlson P M, Pun S H. HPMA-oligolysine copolymers for gene delivery: Optimization of peptide length and polymer molecular weight. Journal of Controlled Release, 2011, 155(2): 303-311.

[122]　Mailander V, Landfester K. Interaction of nanoparticles with cells. Biomacromolecules, 2009, 10(9): 2379-2400.

[123]　Treuel L, Jiang X E, Nienhaus G U. New views on cellular uptake and trafficking of manufactured nanoparticles.

Journal of the Royal Society Interface, 2013, 10(82): 20120939.

[124] Hama S, Itakura S, Nakai M, Nakayama K, Morimoto S, Suzuki S, Kogure K. Overcoming the polyethylene glycol dilemma via pathological environment-sensitive change of the surface property of nanoparticles for cellular entry. Journal of Controlled Release, 2015, 206: 67-74.

[125] Loughran S, McCarthy H, McCrudden C, Donnelly R. A novel strategy to overcome the "PEG dilemma" for a peptide-based gene delivery vector. Human Gene Therapy, 2015, 26(9): A23-A24.

[126] Savic R, Luo L B, Eisenberg A, Maysinger D. Micellar nanocontainers distribute to defined cytoplasmic organelles. Science, 2003, 300(5619): 615-618.

[127] Chen J J, Ding J X, Xiao C S, Zhuang X L, Chen X S. Emerging antitumor applications of extracellularly reengineered polymeric nanocarriers. Biomaterials Science, 2015, 3(7): 988-1001.

[128] Sun C Y, Shen S, Xu C F, Li H J, Liu Y, Cao Z T, Yang X Z, Xia J X, Wang J. Tumor acidity-sensitive polymeric vector for active targeted siRNA delivery. Journal of the American Chemical Society, 2015, 137(48): 15217-15224.

[129] Takae S, Miyata K, Oba M, Ishii T, Nishiyama N, Itaka K, Yamasaki Y, Koyama H, Kataoka K. PEG-detachable polyplex micelles based on disulfide-linked block catiomers as bioresponsive nonviral gene vectors. Journal of the American Chemical Society, 2008, 130(18): 6001-6009.

[130] Zhu L, Wang T, Perche F, Taigind A, Torchilin V P. Enhanced anticancer activity of nanopreparation containing an MMP2-sensitive PEG-drug conjugate and cell-penetrating moiety. Proceedings of the National Academy of Sciences of the United States of America, 2013, 110(42): 17047-17052.

[131] Sawant R M, Hurley J P, Salmaso S, Kale A, Tolcheva E, Levchenko T S, Torchilin V P. "SMART" drug delivery systems: Double-targeted pH-responsive pharmaceutical nanocarriers. Bioconjugate Chemistry, 2006, 17(4): 943-949.

[132] Shin J, Shum P, Thompson D H. Acid-triggered release via dePEGylation of DOPE liposomes containing acid-labile vinyl ether PEG-lipids. Journal of Controlled Release, 2003, 91(1-2): 187-200.

[133] Oishi M, Nagasaki Y, Itaka K, Nishiyama N, Kataoka K. Lactosylated poly(ethylene glycol)-siRNA conjugate through acid-labile ss-thiopropionate linkage to construct pH-sensitive polyion complex micelles achieving enhanced gene silencing in hepatoma cells. Journal of the American Chemical Society, 2005, 127(6): 1624-1625.

[134] Jeong J H, Kim S W, Park T G. Novel intracellular delivery system of antisense oligonucleotide by self-assembled hybrid micelles composed of DNA/PEG conjugate and cationic fusogenic peptide. Bioconjugate Chemistry, 2003, 14(2): 473-479.

[135] Sun C Y, Liu Y, Du J Z, Cao Z T, Xu C F, Wang J. Facile generation of tumor-pH-labile linkage-bridged block copolymers for chemotherapeutic delivery. Angewandte Chemie International Edition, 2016, 55(3): 1010-1014.

[136] Koren E, Apte A, Jani A, Torchilin V P. Multifunctional PEGylated 2C5-immunoliposomes containing pH-sensitive bonds and TAT peptide for enhanced tumor cell internalization and cytotoxicity. Journal of Controlled Release, 2012, 160(2): 264-273.

[137] Veiman K L, Kunnapuu K, Lehto T, Kiisholts K, Parn K, Langel U, Kurrikoff K. PEG shielded MMP sensitive CPPs for efficient and tumor specific gene delivery in vivo. Journal of Controlled Release, 2015, 209: 238-247.

[138] Zhou K J, Wang Y G, Huang X N, Luby-Phelps K, Sumer B D, Gao J M. Tunable, ultrasensitive pH-responsive nanoparticles targeting specific endocytic organelles in living cells. Angewandte Chemie International Edition, 2011, 50(27): 6109-6114.

[139] Oude Blenke E, Mastrobattista E, Schiffelers R M. Strategies for triggered drug release from tumor targeted liposomes. Expert Opinion on Drug Delivery, 2013, 10(10): 1399-1410.

[140] Thayumanavan S, Ryu J H, Roy R, Ventura J. Redox-sensitive disassembly of amphiphilic copolymer based micelles. Langmuir, 2010, 26(10): 7086-7092.

[141] Liu X, Xiang J J, Zhu D C, Jiang L M, Zhou Z X, Tang J B, Liu X R, Huang Y Z, Shen Y Q. Fusogenic reactive oxygen species triggered charge-reversal vector for effective gene delivery. Advanced Materials, 2016, 28(9): 1743-1752.

[142] Raghupathi K R, Azagarsamy M A, Thayumanavan S. Guest-Release control in enzyme-sensitive, amphiphilic-dendrimer-based nanoparticles through photochemical crosslinking. Chemistry: A European Journal, 2011, 17(42): 11752-11760.

[143] Zhang J F, Dong L, Xia S H, Wu K, Huang Z, Chen H A, Chen J N. A pH/Enzyme-responsive tumor-specific delivery system for doxorubicin. Biomaterials, 2010, 31(24): 6309-6316.

[144] Sarkar N, Banerjee J, Hanson A J, Elegbede A I, Rosendahl T, Krueger A B, Banerjee A L, Tobwala S, Wang R Y, Lu X N. Matrix metalloproteinase-assisted triggered release of liposomal contents. Bioconjugate Chemistry, 2007, 19(1): 57-64.

[145] Zhang J, Chen H, Xu L, Gu Y. The targeted behavior of thermally responsive nanohydrogel evaluated by NIR system in mouse model. Journal of Controlled Release, 2008, 131(1): 34-40.

[146] Guo X, Szoka F. Steric stabilization of fusogenic liposomes by a low-pH sensitive PEG-diortho ester-lipid conjugate. Bioconjugate Chemistry, 2001, 12(2): 291-300.

[147] Andresen T L, Linderoth L, Peters G H, Madsen R. Drug delivery by an enzyme-mediated cyclization of a lipid prodrug with unique bilayer-formation properties. Angewandte Chemie International Edition, 2009, 48(10): 1823-1826.

[148] Park C Y, Oh K, Lee S C, Kim C. Controlled release of guest molecules from mesoporous silica particles based on a pH‐responsive polypseudorotaxane motif. Angewandte Chemie International Edition, 2007, 46(9): 1455-1457.

[149] Lai C Y, Trewyn B G, Jeftinija D M, Jeftinija K, Xu S, Jeftinija S, Lin V S Y. A mesoporous silica nanosphere-based carrier system with chemically removable CdS nanoparticle caps for stimuli-responsive controlled release of neurotransmitters and drug molecules. Journal of the American Chemical Society, 2003, 125(15): 4451-4459.

[150] Liu R, Zhao X, Wu T, Feng P Y. Tunable redox-responsive hybrid nanogated ensembles. Journal of the American Chemical Society, 2008, 130(44): 14418-14419.

[151] Lin V S Y, Vivero-Escoto J L, Slowing I I, Wu C W. Photoinduced intracellular controlled release drug delivery in human cells by gold-capped mesoporous silica nanosphere. Journal of the American Chemical Society, 2009, 131(10): 3462-3463.

[152] Kim Y H, Park J H, Lee M, Kim Y H, Park T G, Kim S W. Polyethylenimine with acid-labile linkages as a biodegradable gene carrier. Journal of Controlled Release, 2005, 103(1): 209-219.

[153] Knorr V, Russ V, Allmendinger L, Ogris M, Wagner E. Acetal linked oligoethylenimines for use as pH-sensitive gene carriers. Bioconjugate Chemistry, 2008, 19(8): 1625-1634.

[154] Lin C, Zhong Z Y, Lok M C, Jiang X L, Hennink W E, Feijen J, Engbersen J F J. Novel bioreducible poly(amido amine)s for highly efficient gene delivery. Bioconjugate Chemistry, 2007, 18(1): 138-145.

[155] Emilitri E, Ranucci E, Ferruti P. New poly(amidoamine)s containing disulfide linkages in their main chain. Journal of Polymer Science Part A: Polymer Chemistry, 2005, 43(7): 1404-1416.

[156] Liu H M, Wang H, Yang W J, Cheng Y Y. Disulfide cross-linked low generation dendrimers with high gene transfection efficacy, low cytotoxicity, and low cost. Journal of the American Chemical Society, 2012, 134(42):

17680-17687.

[157] Wilson D S, Dalmasso G, Wang L, Sitaraman S V, Merlin D, Murthy N. Orally delivered thioketal nanoparticles loaded with TNF-α-siRNA target inflammation and inhibit gene expression in the intestines. Nature Materials, 2010, 9(11): 923-928.

[158] Shim M S, Xia Y N. A reactive oxygen species (ROS)-responsive polymer for safe, efficient, and targeted gene delivery in cancer cells. Angewandte Chemie International Edition, 2013, 52(27): 6926-6929.

[159] Anderson D G, Akinc A, Hossain N, Langer R. Structure/property studies of polymeric gene delivery using a library of poly(beta-amino esters). Molecular Therapy, 2005, 11(3): 426-434.

[160] Deng X J, Zheng N, Song Z Y, Yin L C, Cheng J J. Trigger-responsive, fast-degradable poly(beta-amino ester)s for enhanced DNA unpackaging and reduced toxicity. Biomaterials, 2014, 35(18): 5006-5015.

[161] Keeney M, Ong S G, Padilla A, Yao Z Y, Goodman S, Wu J C, Yang F. Development of poly(beta-amino ester)-based biodegradable nanoparticles for nonviral delivery of minicircle DNA. ACS Nano, 2013, 7(8): 7241-7250.

[162] Qiu N S, Liu X R, Zhong Y, Zhou Z X, Piao Y, Miao L, Zhang Q Z, Tang J B, Huang L, Shen Y Q. Esterase-activated charge-reversal polymer for fibroblast-exempt cancer gene therapy. Advanced Materials, 2016, 28(48): 10613-10622.

[163] Boomer J A, Qualls M M, Inerowicz H D, Haynes R H, Patri V S, Kim J-M, Thompson D H. Cytoplasmic delivery of liposomal contents mediated by an acid-labile cholesterol-vinyl ether-PEG conjugate. Bioconjugate Chemistry, 2009, 20(1): 47-59.

[164] Walker G F, Fella C, Pelisek J, Fahrmeir J, Boeckle S, Ogris M, Wagner E. Toward synthetic viruses: Endosomal pH-triggered deshielding of targeted polyplexes greatly enhances gene transfer *in vitro* and *in vivo*. Molecular Therapy, 2005, 11(3): 418-425.

[165] Oishi M, Sasaki S, Nagasaki Y, Kataoka K. pH-Responsive oligodeoxynucleotide (ODN)-poly(ethylene glycol) conjugate through acid-labile beta-thiopropionate linkage: Preparation and polyion complex micelle formation. Biomacromolecules, 2003, 4(5): 1426-1432.

[166] Oishi M, Nagasaki Y, Itaka K, Nishiyama N, Kataoka K. Lactosylated poly(ethylene glycol)-siRNA conjugate through acid-labile β-thiopropionate linkage to construct pH-sensitive polyion complex micelles achieving enhanced gene silencing in hepatoma cells. Journal of the American Chemical Society, 2005, 127(6): 1624-1625.

[167] Hubbell J A, Cerritelli S, Velluto D. PEG-SS-PPS: Reduction-sensitive disulfide block copolymer vesicles for intracellular drug delivery. Biomacromolecules, 2007, 8(6): 1966-1972.

[168] Zhu L, Kate P, Torchilin V P. Matrix metalloprotease 2-responsive multifunctional liposomal nanocarrier for enhanced tumor targeting. ACS Nano, 2012, 6(4): 3491-3498.

[169] Lee E S, Na K, Bae Y H. Super pH-sensitive multifunctional polymeric micelle. Nano Letters, 2005, 5(2): 325-329.

[170] Lee E S, Gao Z G, Kim D, Park K, Kwon I C, Bae Y H. Super pH-sensitive multifunctional polymeric micelle for tumor pH_e specific TAT exposure and multidrug resistance. Journal of Controlled Release, 2008, 129(3): 228-236.

[171] Zou Z, He X X, He D G, Wang K M, Qing Z H, Yang X, Wen L, Xiong J, Li L L, Cai L L. Programmed packaging of mesoporous silica nanocarriers for matrix metalloprotease 2-triggered tumor targeting and release. Biomaterials, 2015, 58: 35-45.

[172] Zhu L, Perche F, Wang T, Torchilin V P. Matrix metalloproteinase 2-sensitive multifunctional polymeric micelles for tumor-specific co-delivery of siRNA and hydrophobic drugs. Biomaterials, 2014, 35(13): 4213-4222.

[173] Olson E S, Jiang T, Aguilera T A, Nguyen Q T, Ellies L G, Scadeng M, Tsien, R Y. Activatable cell penetrating peptides linked to nanoparticles as dual probes for *in vivo* fluorescence and MR imaging of proteases. Proceedings of the National Academy of Sciences of the United States of America, 2010, 107(9): 4311-4316.

[174] Zhou Z X, Shen Y Q, Tang J B, Fan M H, Van Kirk E A, Murdoch W J, Radosz M. Charge-reversal drug conjugate for targeted cancer cell nuclear drug delivery. Advanced Functional Materials, 2009, 19(22): 3580-3589.

[175] Zhou Z X, Murdoch W J, Shen Y Q. A linear polyethylenimine (LPEI) drug conjugate with reversible charge to overcome multidrug resistance in cancer cells. Polymer, 2015, 76: 150-158.

[176] Lee Y, Fukushima S, Bae Y, Hiki S, Ishii T, Kataoka K. A protein nanocarrier from charge-conversion polymer in response to endosomal pH. Journal of the American Chemical Society, 2007, 129(17): 5362-5363.

[177] Lee Y, Ishii T, Cabral H, Kim H J, Seo J H, Nishiyama N, Oshima H, Osada K, Kataoka K. Charge-conversional polyionic complex micelles-efficient nanocarriers for protein delivery into cytoplasm. Angewandte Chemie International Edition, 2009, 48(29): 5309-5312.

[178] Jin E L, Zhang B, Sun X R, Zhou Z X, Ma X P, Sun Q H, Tang J B, Shen Y Q, Van Kirk E, Murdoch W J, Radosz M. Acid-active cell-penetrating peptides for *in vivo* tumor-targeted drug delivery. Journal of the American Chemical Society, 2013, 135(2): 933-940.

[179] Huang Y, Tang Z H, Zhang X F, Yu H Y, Sun H, Pang X, Chen X S. pH-Triggered charge-reversal polypeptide nanoparticles for cisplatin delivery: Preparation and *in vitro* evaluation. Biomacromolecules, 2013, 14(6): 2023-2032.

[180] Lv S X, Song W T, Tang Z H, Li M Q, Yu H Y, Hong H, Chen X S. Charge-conversional PEG-polypeptide polyionic complex nanoparticles from simple blending of a pair of oppositely charged block copolymers as an intelligent vehicle for efficient antitumor drug delivery. Molecular Pharmaceutics, 2014, 11(5): 1562-1574.

[181] Guo S T, Huang Y Y, Jiang Q A, Sun Y, Deng L D, Liang Z C, Du Q A, Xing J F, Zhao Y L, Wang P C, Dong A J, Liang X J. Enhanced gene delivery and siRNA silencing by gold nanoparticles coated with charge-reversal polyelectrolyte. ACS Nano, 2010, 4(9): 5505-5511.

[182] Ruan S B, Cao X, Cun X L, Hu G L, Zhou Y, Zhang Y J, Lu L B, He Q, Gao H L. Matrix metalloproteinase-sensitive size-shrinkable nanoparticles for deep tumor penetration and pH triggered doxorubicin release. Biomaterials, 2015, 60: 100-110.

[183] Tong R, Chiang H H, Kohane D S. Photoswitchable nanoparticles for *in vivo* cancer chemotherapy. Proceedings of the National Academy of Sciences of the United States of America, 2013, 110(47): 19048-19053.

[184] Tong R, Hemmati H D, Langer R, Kohane D S. Photoswitchable nanoparticles for triggered tissue penetration and drug delivery. Journal of the American Chemical Society, 2012, 134(21): 8848-8855.

[185] Wong C, Stylianopoulos T, Cui J, Martin J, Chauhan V P, Jiang W, Popovic Z, Jain R K, Bawendi M G, Fukumura D. Multistage nanoparticle delivery system for deep penetration into tumor tissue. Proceedings of the National Academy of Sciences of the United States of America, 2011, 108(6): 2426-2431.

[186] Tasciotti E, Liu X W, Bhavane R, Plant K, Leonard A D, Price B K, Cheng M M C, Decuzzi P, Tour J M, Robertson F, Ferrari M. Mesoporous silicon particles as a multistage delivery system for imaging and therapeutic applications. Nature Nanotechnology, 2008, 3(3): 151-157.

[187] Serda R E, Godin B, Blanco E, Chiappini C, Ferrari M. Multi-stage delivery nano-particle systems for therapeutic applications. Biochimica Et Biophysica Acta-General Subjects, 2011, 1810(3): 317-329.

[188] Zhao Y, Lu Y, Hu Y, Li J P, Dong L, Lin L N, Yu S H. Synthesis of superparamagnetic $CaCO_3$ mesocrystals for multistage delivery in cancer therapy. Small, 2010, 6(21): 2436-2442.

[189] Xu R, Zhang G D, Mai J H, Deng X Y, Segura-Ibarra V, Wu S H, Shen J L, Liu H R, Hu Z H, Chen L X, Huang Y, Koay E, Huang Y, Liu J, Ensor J E, Blabco E, Liu X W, Ferrari M, Shen H F. An injectable nanoparticle generator enhances delivery of cancer therapeutics. Nature Biotechnology, 2016, 34(4): 414-418.

[190] Sun Q H, Ma X P, Zhang B, Zhou Z X, Jin E L, Shen Y Q, Van Kirk E A, Murdoch W J, Radosz M, Sun W L. Fabrication of dendrimer-releasing lipidic nanoassembly for cancer drug delivery. Biomaterials Science, 2016, 4(6): 958-969.

[191] Gabizon A, Shmeeda H, Horowitz A T, Zalipsky S. Tumor cell targeting of liposome-entrapped drugs with phospholipid-anchored folic acid-PEG conjugates. Advanced Drug Delivery Reviews, 2004, 56(8): 1177-1192.

[192] McNeeley K M, Annapragada A, Bellamkonda R V. Decreased circulation time offsets increased efficacy of PEGylated nanocarriers targeting folate receptors of glioma. Nanotechnology, 2007, 18(38): 385101.

[193] Peiris P M, Karathanasis E. Is nanomedicine still promising? Oncotarget, 2011, 2(6): 430-432.

[194] Han X, Liu J, Liu M, Xie C, Zhan C Y, Gu B, Liu Y, Feng L L, Lu W Y. 9-NC-Loaded folate-conjugated polymer micelles as tumor targeted drug delivery system: Preparation and evaluation in vitro. International Journal of Pharmaceutics, 2009, 372(1-2): 125-131.

[195] Fujimori K, Covell D G, Fletcher J E, Weinstein J N. A modeling analysis of monoclonal-antibody percolation through tumors: A binding-site barrier. Journal of Nuclear Medicine, 1990, 31(7): 1191-1198.

[196] Juweid M, Neumann R, Paik C, Perezbacete M J, Sato J, Vanosdol W, Weinstein J N. Micropharmacology of monoclonal-antibodies in solid tumors-direct experimental-evidence for a binding-site barrier. Cancer Research, 1992, 52(19): 5144-5153.

[197] Torchilin V P. Tat peptide-mediated intracellular delivery of pharmaceutical nanocarriers. Advanced Drug Delivery Reviews, 2008, 60(4-5): 548-558.

[198] Schwarze S R, Ho A, Vocero-Akbani A, Dowdy S F. In vivo protein transduction: Delivery of a biologically active protein into the mouse. Science, 1999, 285(5433): 1569-1572.

[199] Allen T M. Ligand-targeted therapeutics in anticancer therapy. Nature Reviews Cancer, 2002, 2(10): 750-763.

[200] Choi C H J, Alabi C A, Webster P, Davis M E. Mechanism of active targeting in solid tumors with transferrin-containing gold nanoparticles. Proceedings of the National Academy of Sciences of the United States of America, 2010, 107(3): 1235-1240.

[201] He H N, Sun L, Ye J X, Liu E G, Chen S H, Liang Q L, Shin M C, Yang V C. Enzyme-triggered cell penetrating peptide-mediated delivery of anti-tumor agents. Journal of Controlled Release, 2016, 240: 67-76.

[202] Lee H, Hoang B, Fonge H, Reilly R M, Allen C. In vivo distribution of polymeric nanoparticles at the whole-body, tumor, and cellular levels. Pharmaceutical Research, 2010, 27(11): 2343-2355.

[203] Zhang J S, Liu F, Huang L. Implications of pharmacokinetic behavior of lipoplex for its inflammatory toxicity. Advanced Drug Delivery Reviews, 2005, 57(5): 689-698.

[204] Levchenko T S, Rammohan R, Lukyanov A N, Whiteman K R, Torchilin V P. Liposome clearance in mice: The effect of a separate and combined presence of surface charge and polymer coating. International Journal of Pharmaceutics, 2002, 240(1-2): 95-102.

[205] Kim B, Han G, Toley B J, Kim C K, Rotello V M, Forbes N S. Tuning payload delivery in tumour cylindroids using gold nanoparticles. Nature Nanotechnology, 2010, 5(6): 465-472.

[206] Lieleg O, Baumgartel R M, Bausch A R. Selective filtering of particles by the extracellular matrix: An electrostatic bandpass. Biophysical Journal, 2009, 97(6): 1569-1577.

[207] Du J Z, Du X J, Mao C Q, Wang J. Tailor-made dual pH-sensitive polymer donorubicin nanoparticles for efficient

anticancer drug delivery. Journal of the American Chemical Society, 2011, 133(44): 17560-17563.

[208] Han S S, Li Z Y, Zhu J Y, Han K, Zeng Z Y, Hong W, Li W X, Jia H Z, Liu Y, Zhuo R X, Zhang X Z. Dual-pH sensitive charge-reversal polypeptide micelles for tumor-triggered targeting uptake and nuclear drug delivery. Small, 2015, 11(21): 2543-2554.

[209] Shen Y Q, Zhou Z X, Sui M H, Tang J B, Xu P S, Van Kirk E A, Murdoch W J, Fan M H, Radosz M. Charge-reversal polyamidoamine dendrimer for cascade nuclear drug delivery. Nanomedicine, 2010, 5(8): 1205-1217.

[210] Sui M H, Liu W W, Shen Y Q. Nuclear drug delivery for cancer chemotherapy. Journal of Controlled Release, 2011, 155(2): 227-236.

[211] Jin H, Heller D A, Sharma R, Strano M S. Size-dependent cellular uptake and expulsion of single-walled carbon nanotubes: Single particle tracking and a generic uptake model for nanoparticles. ACS Nano, 2009, 3(1): 149-158.

[212] Zhang S L, Li J, Lykotrafitis G, Bao G, Suresh S. Size-dependent endocytosis of nanoparticles. Advanced Materials, 2009, 21(4): 419-424.

[213] Popovic Z, Liu W H, Chauhan V P, Lee J, Wong C, Greytak A B, Insin N, Nocera D G, Fukumura D, Jain R K, Bawendi M G. A nanoparticle size series for in vivo fluorescence Imaging. Angewandte Chemie International Edition, 2010, 49(46): 8649-8652.

[214] Jain R K. Physiological barriers to delivery of monoclonal-antibodies and other macromolecules in tumors. Cancer Research, 1990, 50(3): S814-S819.

[215] Holback H, Yeo Y. Intratumoral drug delivery with nanoparticulate carriers. Pharmaceutical Research, 2011, 28(8): 1819-1830.

[216] Tang N, Du G J, Wang N, Liu C C, Hang H Y, Liang W. Improving penetration in tumors with nanoassemblies of phospholipids and doxorubicin. Journal of the National Cancer Institute, 2007, 99(13): 1004-1015.

[217] Amrite A C, Edelhauser H F, Singh S R, Kompella U B. Effect of circulation on the disposition and ocular tissue distribution of 20 nm nanoparticles after periocular administration. Molecular Vision, 2008, 14(19-23): 150-160.

[218] Yang Z, Leon J, Martin M, Harder J W, Zhang R, Liang D, Lu W, Tian M, Gelovani J G, Qiao A, Li C. Pharmacokinetics and biodistribution of near-infrared fluorescence polymeric nanoparticles. Nanotechnology, 2009, 20(16): 165101.

[219] Grainger S J, Serna J V, Sunny S, Zhou Y, Deng C X, Elsayed M E H. Pulsed ultrasound enhances nanoparticle penetration into breast cancer spheroids. Molecular Pharmaceutics, 2010, 7(6): 2006-2019.

[220] Barua S, Mitragotri S. Challenges associated with penetration of nanoparticles across cell and tissue barriers: A review of current status and future prospects. Nano Today, 2014, 9(2): 223-243.

[221] Cun X L, Chen J T, Ruan S B, Zhang L, Wan J Y, He Q, Gao H L. A novel strategy through combining iRGD peptide with tumor-microenvironment-responsive and multistage nanoparticles for deep tumor penetration. ACS Applied Materials & Interfaces, 2015, 7(49): 27458-27466.

[222] Durymanov M O, Rosenkranz A A, Sobolev A S. Current approaches for improving intratumoral accumulation and distribution of nanomedicines. Theranostics, 2015, 5(9): 1007-1020.

[223] Liu Y, Zhang D, Qiao Z Y, Qi G B, Liang X J, Chen X G, Wang H. A peptide-network weaved nanoplatform with tumor microenvironment responsiveness and deep tissue penetration capability for cancer therapy. Advanced Materials, 2015, 27(34): 5034-5042.

[224] Su J H, Sun H P, Meng Q S, Yin Q, Tang S, Zhang P C, Chen Y, Zhang Z W, Yu H J, Li Y P. Long circulation red-blood-cell-mimetic nanoparticles with peptide-enhanced tumor penetration for simultaneously inhibiting growth and lung metastasis of breast cancer. Advanced Functional Materials, 2016, 26(8): 1243-1252.

[225] Gao H L, Xiong Y, Zhang S, Yang Z, Cao S J, Jiang X G. RGD and interleukin-13 peptide functionalized nanoparticles for enhanced glioblastoma cells and neovasculature dual targeting delivery and elevated tumor penetration. Molecular Pharmaceutics, 2014, 11(3): 1042-1052.

[226] Ruoslahti E. Tumor penetrating peptides for improved drug delivery. Advanced Drug Delivery Reviews, 2017, 110: 3-12.

[227] Peng Z H, Kopecek J. Enhancing accumulation and penetration of HPMA copolymer-doxorubicin conjugates in 2D and 3D prostate cancer cells via iRGD conjugation with an MMP-2 cleavable spacer. Journal of the American Chemical Society, 2015, 137(21): 6726-6729.

[228] Liang D S, Su H T, Liu Y J, Wang A T, Qi X R. Tumor-specific penetrating peptides-functionalized hyaluronic acid-D-alpha-tocopheryl succinate based nanoparticles for multi-task delivery to invasive cancers. Biomaterials, 2015, 71: 11-23.

[229] Whiteside T L. The tumor microenvironment and its role in promoting tumor growth. Oncogene, 2008, 27(45): 5904-5912.

[230] Vasievich E A, Huang L. The suppressive tumor microenvironment: A challenge in cancer immunotherapy. Molecular Pharmaceutics, 2011, 8(3): 635-641.

[231] Chauhan V P, Stylianopoulos T, Boucher Y, Jain R K. Delivery of molecular and nanoscale medicine to tumors: Transport barriers and strategies. In: Prausnitz J M, ed. Annual Review of Chemical and Biomolecular Engineering. Palo Alto: Annual Reviews, 2011, 2: 281-298.

[232] Cun X L, Ruan S B, Chen J T, Zhang L, Li J P, He Q, Gao H L. A dual strategy to improve the penetration and treatment of breast cancer by combining shrinking nanoparticles with collagen depletion by losartan. Acta Biomaterialia, 2016, 31: 186-196.

[233] Goel S, Duda D G, Xu L, Munn L L, Boucher Y, Fukumura D, Jain R K. Normalization of the vasculature for treatment of cancer and other diseases. Physiological Reviews, 2011, 91(3): 1071-1121.

[234] Zhu X, Wu J, Shan W, Tao W, Zhao L L, Lim J M, D'Ortenzio M, Karnik R, Huang Y, Shi J J, Farokhzad O C. Polymeric nanoparticles amenable to simultaneous installation of exterior targeting and interior therapeutic proteins. Angewandte Chemie International Edition, 2016, 55(10): 3309-3312.

[235] Miura S, Suzuki H, Bae Y H. A multilayered cell culture model for transport study in solid tumors: Evaluation of tissue penetration of polyethyleneimine based cationic micelles. Nano Today, 2014, 9(6): 695-704.

[236] Neri D, Supuran C T. Interfering with pH regulation in tumours as a therapeutic strategy. Nature Reviews Drug Discovery, 2011, 10(10): 767-777.

[237] Shen Y Q, Tang H D, Zhan Y H, Van Kirk E A, Murdoch W J. Degradable poly(beta-amino ester) nanoparticles for cancer cytoplasmic drug delivery. Nanomedicine-Nanotechnology Biology and Medicine, 2009, 5(2): 192-201.

[238] Chen F Q, Zhang J M, Wang L, Wang Y T, Chen M W. Tumor pH$_e$-triggered charge-reversal and redox-responsive nanoparticles for docetaxel delivery in hepatocellular carcinoma treatment. Nanoscale, 2015, 7(38): 15763-15779.

[239] Prata C A H, Zhao Y X, Barthelemy P, Li Y G, Luo D, McIntosh T J, Lee S J, Grinstaff M W. Charge-reversal amphiphlies for gene delivery. Journal of the American Chemical Society, 2004, 126(39): 12196-12197.

[240] Bergers G, Brekken R, McMahon G, Vu T H, Itoh T, Tamaki K, Tanzawa K, Thorpe P, Itohara S, Werb Z, Hanahan D. Matrix metalloproteinase-9 triggers the angiogenic switch during carcinogenesis. Nature Cell Biology, 2000, 2(10): 737-744.

[241] Kuang Y, Balakrishnan K, Gandhi V, Peng X. Hydrogen peroxide inducible DNA cross-linking agents: Targeted anticancer prodrugs. Journal of the American Chemical Society, 2011, 133(48): 19278-19281.

[242] Zhu D C, Yan H J, Liu X, Xiang J J, Zhou Z X, Tang J B, Liu X R, Shen Y Q. Intracellularly disintegratable polysulfoniums for efficient gene delivery. Advanced Functional Materials, 2017, 27(16): 1606826.

[243] Meng F, Hennink W E, Zhong Z. Reduction-sensitive polymers and bioconjugates for biomedical applications. Biomaterials, 2009, 30(12): 2180-2198.

[244] Taranejoo S, Liu J, Verma P, Hourigan K. A review of the developments of characteristics of PEI derivatives for gene delivery applications. Journal of Applied Polymer Science, 2015, 132(25): 42096.

[245] Kim C, Lee Y, Kim J S, Jeong J H, Park T G. Thermally triggered cellular uptake of quantum dots immobilized with poly(N-isopropylacrylamide) and cell penetrating peptide. Langmuir, 2010, 26(18): 14965-14969.

[246] Yang Y F, Yang Y, Xie X Y, Cai X S, Zhang H, Gong W, Wang Z Y, Mei X G. PEGylated liposomes with NGR ligand and heat-activable cell-penetrating peptide-doxorubicin conjugate for tumor-specific therapy. Biomaterials, 2014, 35(14): 4368-4381.

[247] Hansen M B, van Gaal E, Minten I, Storm G, van Hest J C M, Lowik D W P M. Constrained and UV-activatable cell-penetrating peptides for intracellular delivery of liposomes. Journal of Controlled Release, 2012, 164(1): 87-94.

[248] Gref R, Luck M, Quellec P, Marchand M, Dellacherie E, Harnisch S, Blunk T, Muller R H. 'Stealth' corona-core nanoparticles surface modified by polyethylene glycol (PEG): Influences of the corona (PEG chain length and surface density) and of the core composition on phagocytic uptake and plasma protein adsorption. Colloids and Surfaces B: Biointerfaces, 2000, 18(3-4): 301-313.

[249] Schadlich A, Caysa H, Mueller T, Tenambergen F, Rose C, Gopferich A, Kuntsche J, Mader K. Tumor accumulation of NIR fluorescent PEG-PLA nanoparticles: Impact of particle size and human xenograft tumor model. ACS Nano, 2011, 5(11): 8710-8720.

[250] Li H J, Du J Z, Liu J, Du X J, Shen S, Zhu Y H, Wang X Y, Ye X D, Nie S M, Wang J. Smart superstructures with ultrahigh pH-sensitivity for targeting acidic tumor microenvironment: Instantaneous size switching and improved tumor penetration. ACS Nano, 2016, 10(7): 6753-6761.

[251] Li H J, Du J Z, Du X J, Xu C F, Sun C Y, Wang H X, Cao Z T, Yang X Z, Zhu Y H, Nie S, Wang J. Stimuli-responsive clustered nanoparticles for improved tumor penetration and therapeutic efficacy. Proceedings of the National Academy of Sciences of the United States of America, 2016, 113(15): 4164-4169.

[252] Chen J J, Ding J X, Wang Y C, Cheng J J, Ji S X, Zhuang X L, Chen X S. Sequentially responsive shell-stacked nanoparticles for deep penetration into solid tumors. Advanced Materials, 2017, 29(32): 1701170.

[253] Pack D W, Hoffman A S, Pun S, Stayton P S. Design and development of polymers for gene delivery. Nature Reviews Drug Discovery, 2005, 4(7): 581-593.

[254] Putnam D. Polymers for gene delivery across length scales. Nature Materials, 2006, 5(6): 439-451.

[255] Jones C H, Chen C K, Ravikrishnan A, Rane S, Pfeifer B A. Overcoming nonviral gene delivery barriers: Perspective and future. Molecular Pharmaceutics, 2013, 10(11): 4082-4098.

[256] Yin H, Kanasty R L, Eltoukhy A A, Vegas A J, Dorkin J R, Anderson D G. Non-viral vectors for gene-based therapy. Nature Reviews Genetics, 2014, 15(8): 541-555.

[257] Arigita C, Zuidam N J, Crommelin D J A, Hennink W E. Association and dissociation characteristics of polymer/DNA complexes used for gene delivery. Pharmaceutical Research, 1999, 16(10): 1534-1541.

[258] Wilson D S, Dalmasso G, Wang L X, Sitaraman S V, Merlin D, Murthy N. Orally delivered thioketal nanoparticles loaded with TNF-α-siRNA target inflammation and inhibit gene expression in the intestines. Nature Materials, 2010, 9(11): 923-928.

[259] Hare J I, Lammers T, Ashford M B, Puri S, Storm G, Barry S T. Challenges and strategies in anti-cancer

nanomedicine development: An industry perspective. Advanced Drug Delivery Reviews, 2017, 108: 25-38.

[260] Wilhelm S, Tavares A J, Dai Q, Ohta S, Audet J, Dvorak H F, Chan W C W. Analysis of nanoparticle delivery to tumours. Nature Reviews Materials, 2016, 1(5): 16014.

[261] Leu A J, Berk D A, Lymboussaki A, Alitalo K, Jain R K. Absence of functional lymphatics within a murine sarcoma: A molecular and functional evaluation. Cancer Research, 2000, 60(16): 4324-4327.

[262] Matsumoto Y, Nichols J W, Toh K, Nomoto T, Cabral H, Miura Y, Christie R J, Yamada N, Ogura T, Kano M R, Matsumura Y, Nishiyama N, Yamasoba T, Bae Y H, Kataoka K. Vascular bursts enhance permeability of tumour blood vessels and improve nanoparticle delivery. Nature Nanotechnology, 2016, 11(6): 533-538.

[263] Milosevic M F, Fyles A W, Hill R P. The relationship between elevated interstitial fluid pressure and blood flow in tumors: A bioengineering analysis. International Journal of Radiation Oncology Biology Physics, 1999, 43(5): 1111-1123.

[264] Song W T, Tang Z H, Zhang D W, Li M Q, Gu J K, Chen X S. A cooperative polymeric platform for tumor-targeted drug delivery. Chemical Science, 2016, 7(1): 728-736.

[265] Choi K Y, Swierczewska M, Lee S, Chen X Y. Protease-activated drug development. Theranostics, 2012, 2(2): 156-178.

[266] Zhou Q, Dong C Y, Fan W F, Jiang H P, Xiang J J, Qiu N S, Piao Y, Xie T, Luo Y W, Li Z C, Liu F S, Shen Y Q. Tumor extravasation and infiltration as barriers of nanomedicine for high efficacy: The current status and transcytosis strategy. Biomaterials, 2020, 240: 119902.

[267] Zhou Q, Shao S Q, Wang J Q, Xu C H, Xiang J J, Piao Y, Zhou Z X, Yu Q S, Tang J B, Liu X R, Gan Z H, Mo R, Gu Z, Shen Y Q. Enzyme-activatable polymer-drug conjugate augments tumour penetration and treatment efficacy. Nature Nanotechnology, 2019, 14(8): 799-809.

[268] Stern S T, Hall J B, Yu L L, Wood L J, Paciotti G F, Tamarkin L, Long S E, McNeil S E. Translational considerations for cancer nanomedicine. Journal of Controlled Release, 2010, 146(2): 164-174.

[269] McCarron A, Donnelley M, McIntyre C, Parsons D. Challenges of up-scaling lentivirus production and processing. Journal of Biotechnology, 2016, 240: 23-30.

[270] Griesenbach U, Davies J C, Alton E. Cystic fibrosis gene therapy: A mutation-independent treatment. Current Opinion in Pulmonary Medicine, 2016, 22(6): 602-609.

[271] Makis A, Hatzimichael E, Papassotiriou I, Voskaridou E. 2017 Clinical trials update in new treatments of beta-thalassemia. American Journal of Hematology, 2016, 91(11): 1135-1145.

[272] Saraiva J, Nobre R J, de Almeida L P. Gene therapy for the CNS using AAVs: The impact of systemic delivery by AAV9. Journal of Controlled Release, 2016, 241: 94-109.

[273] 王国伟. 响应型电荷反转聚合物基因输送体系和 PDX 模型肿瘤 EPR 效应的研究. [博士论文]. 杭州: 浙江大学, 2018.

[274] 周泉. γ-谷氨酰转肽酶响应电荷反转聚合物的设计与高效抗肿瘤纳米药物的构建: [博士论文]. 杭州: 浙江大学, 2018.

（申有青　孙　瑞　邱娜莎　孙启航）

RNA 干扰药物的高分子递送载体

摘要： RNA 干扰（RNA interference，RNAi）是一种引起基因沉默的技术，即将双链 RNA 导入细胞后可诱导靶基因的信使 RNA 发生特异性降解，最终导致其相应基因的转录后基因沉默。RNAi 技术能够简单高效地沉默靶基因的表达，为肿瘤等疾病治疗带来新的机遇。在 RNAi 药物开发中，一方面，需要不断发现新的靶点并揭示其功能和作用机制，从而指导临床开发切实有效的 RNA 药物；另一方面，需要克服小干扰 RNA 药物体内稳定性差、循环时间短、给药效率低及易产生"脱靶"效应等。近二十年来，纳米载体技术发展迅速，大量的纳米载体系统如脂质体、胶束、树枝状大分子等被设计开发。这些载体系统可通过吸附、囊封或者共价键合等多种形式荷载小干扰 RNA，将其输送至特定脏器或细胞，克服其在系统给药中面临的诸多弊端，增强 RNA 干扰药物的疾病治疗效果。在本章中，我们首先介绍 RNA 干扰技术的机制和 RNA 干扰药物的研发现状；然后，重点介绍用于递送小干扰 RNA 的高分子纳米载体，其中包括基于环糊精、壳聚糖、聚乙烯亚胺、聚乳酸类等的纳米载体，分析各种递送载体的优势和不足，同时详细介绍阳离子脂质辅助的纳米颗粒（CLAN）递送小干扰 RNA 在疾病治疗中的应用；最后，对小干扰 RNA 的高分子递送载体的发展进行了总结和展望。

Abstract： RNA interference (RNAi) is an evolutionarily conserved mechanism in which double-stranded RNA (dsRNA) molecules silence the post-transcriptional expression of homologous target genes. With its powerful ability to especially suppress the expression of target genes, especially undruggable targets, small interference RNA (siRNA) brings about a new category of treatments for various diseases including cancer. In the development of RNAi-based therapeutics, on the one hand, researchers tried to identify efficient therapeutics targets; on the other hand, massive efforts are put into overcoming the challenges siRNA-based therapeutics faced, including rapid degradation, poor cellular uptake, and off-target effects. Nanotechnology-based drug delivery systems

(e. g., liposomes, polymeric nanoparticles, and inorganic nanoparticles), which have gained considerable commercial and translational attention in nearly two decades, have shown significant promise in overcoming the aforementioned limitations. In the present chapter, we briefly describe the biological mechanism of RNAi technology, and siRNA-based therapeutics in clinical trials are introduced firstly. And then, various formulations developed from polymeric materials (e.g., cyclodextrin polymer, chitosan, polyethylenimine, PLGA/PLA based polymer) for the delivery of siRNA are described, with special emphasis on the development and application of cationic lipid-assisted nanoparticles (CLAN), which exhibit high efficiency of siRNA encapsulation and therapeutic effect in multiple disease models. Besides, a perspective on innovative therapeutic strategies and the potential direction of polymeric nano-carriers based RNAi drug therapy in the near future is also presented.

9.1 RNA 干扰概述

　　RNA 干扰（RNA interference，RNAi）是指在进化过程中高度保守的、由双链 RNA（double-stranded RNA，dsRNA）诱发的、同源信使 RNA（messenger RNA，mRNA）高效特异性降解的现象[1]。美国科学家 Andrew Z. Fire 和 Craig C. Mello 于 1998 年首次发现 RNAi 现象，随后关于 RNAi 的研究取得突飞猛进的发展，被 *Science* 杂志评为 2001 年的年度十大科学进展之一。2002 年 RNAi 的研究又有了新的突破，发现其在调控基因表达的过程中发挥着重要作用，再次被 *Science* 杂志评为年度十大科学进展，并名列榜首。2006 年诺贝尔生理学或医学奖颁发给了 Andrew Z. Fire 和 Craig C. Mello 两位科学家，以表彰他们在 RNAi 领域所做出的杰出贡献。从发现到获得诺贝尔奖仅间隔八年，足见发现 RNAi 的伟大意义[2]。RNAi 技术的应用不仅加快了功能基因组学领域的研究步伐，也推动了基因治疗等领域的研究。

9.2 RNA 干扰现象的发现及作用机制

9.2.1 RNA 干扰现象的发现

　　美国康奈尔大学 Guo 和 Kemphues 于 1995 年在秀丽新小杆线虫(*Caenorhabditis elegans*) 的研究中首次发现 dsRNA 能够导致基因沉默。他们为了探讨 *par-1* 基因的功能，合成了反义 RNA（antisense RNA）并导入秀丽小杆线虫中去沉默 *par-1* 基因的表达，发现反义 RNA 确实能够沉默该基因的表达。意外的是，他们发现作为阴性对照的正义 RNA（sense RNA）同样具备阻断该基因表达的能力。虽然这项研究成果发表在知名杂志 *Cell* 上，但却遗憾地错过了生命科学史上的一个重大发现[3]。此后这一现象一直没有引起研究人员的广泛关注。

直到 1998 年，Andrew Z. Fire 和 Craig C. Mello 两位科学家将 dsRNA（正义 RNA 和反义 RNA 的混合物）导入秀丽新小杆线虫，发现其可以诱发内源性基因 mRNA 的降解，此外，与单纯注射正义 RNA 或单纯注射反义 RNA 相比，双链 RNA 具有更高的基因沉默效率，他们称这种沉默现象为 RNA interference 或 RNAi 现象[4]。随后，RNAi 现象相继在植物和哺乳动物细胞中被发现。2001 年，Tuschl 等研究人员将人工合成的 21 个碱基的双链 RNA 导入到哺乳细胞中并实现靶基因的特异性沉默，RNAi 技术从此开始了迅猛的发展并逐步应用于探索基因功能和疾病治疗中[5]。

9.2.2 RNA 干扰的作用机制

基于生物化学和遗传学的大量研究，研究人员提出了 RNAi 作用机制的模型[6]。RNAi 主要包括以下几个阶段：①当外源性长双链 RNA 导入细胞后，在 Dicer 酶的作用下，双链 RNA 分子会被切割成为 21～23 个碱基长度的小片段 RNA，即小干扰 RNA（small interfering RNA，siRNA），也可以将人工合成的 siRNA 直接导入细胞中；②siRNA 与胞内的多种酶（包括内切酶、外切酶、解旋酶等）结合形成 RNA 诱导的沉默复合物（RNA-induced silencing complex，RISC），siRNA 在 RNA 解旋酶的作用下解离成正义链和反义链，正义链随即被降解；③RISC 荷载的反义链与靶基因的 mRNA 的同源区进行特异性结合，RISC 具有核酸酶的功能，在结合部位切割 mRNA，切割位点即是与 siRNA 中反义链互补结合的两端。被切割后的断裂 mRNA 随即降解，活化的 RISC 复合体继续序列特异性地结合在其他 mRNA 上并进行切割，从而导致靶基因转录后沉默（图 9-1）。另外，siRNA 还可作为引物，当它结合在目的序列的 mRNA 之后，可在 RNA 依赖性 RNA 聚合酶（RNA-dependent RNA polymerase，RdRP）的作用下生成新的双链 RNA 分子，从而级联放大 RNA 干扰的效果，最终将靶标 mRNA 完全降解[7]。由此可见，RNAi 介导的基因沉默具有特异性和高效性，优于此前发现的反义核酸介导的基因沉默[8]。

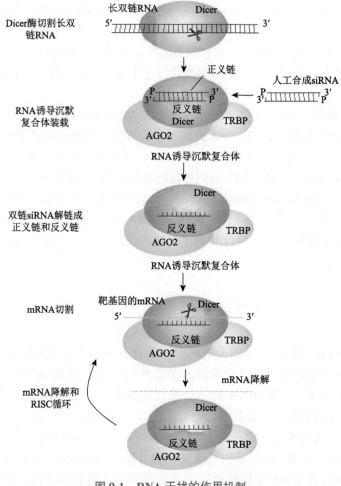

图 9-1　RNA 干扰的作用机制

9.3　RNA 干扰药物在疾病治疗中的应用及面临的挑战

近二十年，RNAi 技术发展迅速，在很多人类以前束手无策的疑难疾病治疗领域的研究取得了重大进展，本章以 RNAi 抗病毒治疗和抗肿瘤治疗为例进行简要介绍。

9.3.1　RNA 干扰在抗病毒治疗中的研究

RNAi 是机体古老而天然的抗病毒机制，而人类免疫缺陷病毒（human immunodeficiency virus，HIV）感染是人类亟待解决的公共健康问题，将 RNAi 技术应用于 HIV 治疗便是顺理成章之事。早在 2002 年美国麻省理工学院的 Sharp

等研究人员就开展了利用 RNAi 对抗 HIV 的研究，这也是 RNAi 技术首次被应用到病毒性疾病的治疗中。随后，越来越多的研究者开展了相关的研究，他们针对 HIV 生活周期的不同阶段设计了各种各样的 siRNA，大量研究表明针对 HIV 基因组 *tat*、*gag*、*nef* 和 *rev* 等区域的 siRNA 可有效沉默靶基因并抑制病毒的复制[9, 10]。此外，RNAi 技术也被广泛应用于抑制呼吸道合胞病毒、SARS 病毒、脊髓灰质炎病毒等多种病毒的复制。例如，用靶向脊髓灰质炎病毒基因组的 siRNA 处理人类和鼠源细胞，可明显减少子代病毒的数量，并能加速感染细胞清除病毒的速度[11, 12]。TKM-Ebola 是唯一被美国食品药品监督管理局（FDA）批准过的"特许使用"（compassionate use）治疗埃博拉病毒感染的药物。由 Tekmira 制药公司开发 TKM-Ebola 也称 Ebola-SNALP，是利用稳定的核苷酸脂质颗粒（stable nucleic acid lipid particle，SNALP）携载三种 siRNA 制备而成，三种 siRNA 分别靶向埃博拉病毒的 L 聚合酶、膜相关蛋白 VP24 和聚合酶复合蛋白 VP35。通过 siRNA 下调这三种蛋白质的表达能够抑制病毒的复制[12]。不过，在 2015 年 6 月，Tekmira 公司在 II 期临床试验中发现 TKM-Ebola 疗效并不明显，于是终止了相关临床试验，转而将 SNALP 技术用于开发抗乙肝病毒的药物。

9.3.2　RNA 干扰在肿瘤治疗中的研究

由于 RNAi 技术具有特异性和高效性的特点，将人工合成的靶向肿瘤增殖相关基因的 siRNA 导入到肿瘤细胞中有望抑制肿瘤细胞的增殖，达到治疗癌症的目的[13]。此外，临床上广泛应用的单克隆抗体和小分子药物在靶点选择上存在一定的局限性（单克隆抗体药物大多靶向胞外蛋白，小分子药物通常集中于酪氨酸激酶等特殊靶点，且均依赖于靶标蛋白的晶体结构解析），而 RNAi 疗法理论上可以作用于任何靶点，具有广谱性强、适用范围广等特点。经过科研工作者在 RNAi 领域逾十年的科研投入，已有多种 RNAi 相关的抗肿瘤药物进入临床试验，并取得不错的治疗效果。

Tekmira 公司研发了两种 siRNA 药物，均使用 SNALP 作为载体，并通过静脉注射的方式进行给药。其中有一种被称作 TKM-PLK1 的药物作用于 polo 样激酶 1（polo-like kinase I，PLK1），由于下调 *PLK1* 基因可以阻滞肿瘤细胞分裂并诱导细胞凋亡，因此该药物可以有效杀死癌细胞、抑制肿瘤生长[14]。TKM-PLK1 的 I 期临床研究已在耐药性晚期实体瘤患者中展开。Alnylam 公司与 Tekmira 公司合作开发的抗肿瘤 siRNA 药物 ALN-VSP02 同样以 SNALP 为载体，作用靶点是血管内皮生长因子和纺锤体驱动蛋白，用于治疗肝癌患者。根据其 2011 年释放的一批数据来看，该药物在大部分患者中可以非常有效地下调血管表皮生长因子表达[15]。

受 Tekmira 公司的启发，Duisburg-Essen 大学的一个研究组利用阳离子脂质体来携载针对 *BCR-ABL* 融合基因的 siRNA[16]。由于 *BCR-ABL* 基因在慢性髓性白血病（chronic myeloid leukemia，CML）中异常表达，该药物被用来治疗 CML。无独有偶，Silence Therapeutics 研发的 Atu027 也是利用阳离子脂质体来携载 siRNA 药物，其靶标为蛋白激酶 N3（protein kinase N3，PKN3）。目前 Atu027 处于临床 I 期研究中，被用来治疗晚期实体瘤患者[17]。同样引人注目的还有 Calando Pharmaceuticals 研发的 CALAA-01 药物，这是首例由受体介导的 siRNA 纳米药物，作用于重组人核糖核苷酸还原酶 M2（M2 subunit of ribonucleotide reductase，RRM2），通过抑制 DNA 的合成与修复来进行抗肿瘤治疗。该 siRNA 纳米药物表面被 PEG 和人类转铁蛋白（human transferrin，TF）修饰，分别用于稳定颗粒和提供靶向分子[18]。

9.3.3　已完成及正进行临床试验的 RNA 干扰药物

siRNA 作为一种新型核酸类药物，要实现产业化和广泛的临床应用亟须解决几个关键性问题，主要包括：体内给药的效率问题，体内稳定性，体内"脱靶"效应及全身毒性等。在 siRNA 药物的研发历程中，这些问题在一定程度上限制了 siRNA 药物的临床评估。一些 siRNA 药物，例如靶向 BCR-ABL 用于治疗 CML 的 siRNA 难以高效进入靶细胞中，因而没有继续开展 II 期临床试验[16]。又如，Bevasiranib 和 AGN-745 是两种用于治疗老年性黄斑和糖尿病性黄斑水肿的 siRNA 药物，在临床 III 期和 II 期试验中，由于引发了 Toll 样受体介导的严重的炎症反应而被迫终止[19, 20]。此外，在早期的 siRNA 药物研发中，很多工作组采用原位注射的方法递送 siRNA 至肺、眼球以及皮肤中，但是由于 siRNA 本身是带有负电的亲水大分子，难于进入细胞中。此外，生理环境中大量存在的 RNA 酶使得 siRNA 在到达靶标细胞前被降解，因此这些药物在临床试验中的表现不尽如人意[21]。

在后期的研究中，研究者们通过化学修饰或将 siRNA 负载于纳米粒的方法来解决 siRNA 稳定性差、易被降解等问题[22, 23]。例如，Quark Pharmaceuticals 研发的 I5NP，是一种针对 *p53* 基因的化学修饰后的 siRNA 药物，被用于治疗急性肾损伤，已经进入临床 II 期的实验评估中[24]。需要提出的是，化学修饰虽然可以有效增加 siRNA 的稳定性并降低其免疫原性，但是游离的 siRNA 并不适合肿瘤等疾病的治疗，因为它无法高效富集于肿瘤等靶标组织。已进入临床评估的抗肿瘤 siRNA 药物大多使用纳米载体作为输送工具，并使用静脉注射的方式进行系统给药。利用纳米载体递送 siRNA 不仅提高了 siRNA 的体内稳定性，也降低了免疫刺激反应，最为重要的是纳米载体可通过被动富集作用在肿瘤部位达到较高的药物浓度，并提高肿瘤细胞对 siRNA 药物的摄取量。

令人鼓舞的是，2018 年 8 月美国 Alnylam 制药公司开发的 Onpattro™（Patisiran）宣布获得美国 FDA 批准用于由遗传性转甲状腺素蛋白淀粉样变性（hATTR）引起的周围神经疾病（多发性神经病，polyneuropathy）成人患者，这是 FDA 批准的首款小干扰 RNA 药物。Onpattro™ 是一种脂质复合物注射液，将siRNA 包裹在脂质纳米颗粒（LNP）中，静脉输注后药物直接递送至肝脏细胞内。2019 年 11 月，Alnylam 公司的另一款 siRNA 药物 Givosiran 上市，用于急性肝卟啉症（AHP）的治疗。Givosiran 是一种靶向氨基乙酰丙酸合成酶 1（ALAS1）的N-乙酰半乳糖胺-siRNA 缀合物。Givosiran 每月给药一次可显著降低肝脏 ALAS1水平，从而将神经毒性血红素中间产物氨基酮戊酸和胆色素原降低到接近正常水平，预防或减少卟啉症的发作。

目前全球共有 40 余种针对心血管疾病、病毒感染、肿瘤及一些罕见疾病在内的多种疾病的 siRNA 药物处于临床研究阶段，相信后续获批上市的 siRNA 药物将明显加速[25]。部分临床相关的 siRNA 药物如表 9-1 所总结。

表 9-1　已完成及正进行临床试验的 siRNA 药物（部分）

药物名称	适应证	递送系统	靶点	研发阶段	药企
心脏代谢和内分泌疾病					
Onpattro™（Patisiran, ALN-TTR02）	遗传性转甲状腺素蛋白淀粉样变性	脂质纳米颗粒（LNP）	TTR	批准	Alnylam Pharmaceuticals
Givosiran（ALN-AS1）	急性肝卟啉症	GalNAc 偶联 siRNA	ALAS1	批准	Alnylam Pharmaceuticals
Vutrisiran（ALN-TTRSC02）	淀粉样变性	GalNAc 偶联 siRNA	TTR	Ⅲ期	Alnylam Pharmaceuticals
Lumasiran（ALN-GO1）	原发性 1 型高草酸尿症	GalNAc 偶联 siRNA	HAO1	Ⅲ期	Alnylam Pharmaceuticals
Inclisiran（ALN-PCSsc）	高胆固醇血症	GalNAc 偶联 siRNA	PCSK9	Ⅲ期	Alnylam Pharmaceuticals
Revusiran（ALN-TTRSC）	淀粉样变性	GalNA 偶联 siRNA	TTR	Ⅲ期	Alnylam Pharmaceuticals
感染性疾病					
ARB-001467	乙型肝炎	脂质纳米颗粒（LNP）	HBV	Ⅱ期	Arbutus Biopharma Corporation
ARO-HBV	乙型肝炎	GalNAc 偶联 siRNA	HBV	Ⅱ期	Arrowhead Pharmaceuticals
ALN-RSV01	呼吸道合胞病毒感染	无	RSV 核壳蛋白 N 基因	Ⅱ期	Alnylam Pharmaceuticals

续表

药物名称	适应证	递送系统	靶点	研发阶段	药企
眼科疾病					
YL1001	干眼症	无	TRPV1	Ⅲ期	Sylentis，S.A.
QPI-1007	非动脉炎性前部缺血性视神经病变	无	Caspase-2	Ⅲ期	Quark Pharmaceuticals
SYL040012	青光眼和眼高血压	无	ADRB2	Ⅱ期	Sylentis，S.A.
肿瘤					
siG12D-LODER	胰腺导管腺癌，胰腺癌	聚合物基体	KRAS G12D	Ⅱ期	Silenseed Ltd
TKM-080301	肝癌，肝细胞癌	脂质纳米颗粒（LNP）	PLK1	Ⅰ/Ⅱ期	Arbutus Biopharma Corporation
Atu027	胰腺癌	阳离子脂质复合物	PKN3	Ⅰ/Ⅱ期	Therapeutics Silence
PSCT19	恶性血液瘤	离体转染	PD-L1/L2	Ⅰ/Ⅱ期	Dicerna University
DCR-MYC	肝癌	脂质纳米颗粒（LNP）	MYC	Ⅰ/Ⅱ期	Radboud Pharmaceuticals
其他					
Fitusiran（ALN-AT3SC）	血友病	GalNAc 偶联 siRNA	AT	Ⅲ期	Genzyme
QPI-1002（I5NP）	移植肾功能延迟	无	p53	Ⅲ期	Quark pharmaceuticals
Cemdisiran（ALN-CC5）	溶血性尿毒症综合征	GalNAc 偶联 siRNA	C5	Ⅱ期	Alnylam Pharmaceuticals
RXI-109	增生性疤痕	无	CTGF	Ⅱ期	RXi Pharmaceuticals

9.4　RNA 干扰药物的高分子递送载体

纳米药物载体是指具有纳米尺度且用于药物传导或输送的载体，其尺寸通常为 10~200 nm，但在尺寸上也并无标准和共识。利用纳米载体可以实现对包括小分子药物、多肽类药物及核酸药物的携载[26-28]。近十年来，纳米载体技术取得迅猛发展，与单纯的药物相比，利用纳米载体携载药物通常具备以下显著特点[29, 30]：

（1）防止药物过早与生理环境接触，减少核酸酶、蛋白酶等对药物的降解，降低免疫刺激反应的产生并维持药物的稳定性；

（2）改变药物的代谢动力学行为以及体内分布特性，提高药物的输送效率；

（3）增强药物与靶细胞的相互作用，提高药物进入靶细胞的能力。

因此，利用纳米载体的上述特性，可以很好解决 siRNA 输送过程中面临的稳定性差、细胞摄入量低以及免疫原性等问题，已有多种基于纳米载体的 siRNA 药物进入临床评估（参见表 9-1）。目前用于携载 siRNA 的纳米载体主要分为脂质体纳米载体和高分子或聚合物纳米载体，本章重点阐述 RNA 干扰药物的高分子递送载体。

聚合物纳米载体已经被广泛地应用于小分子药物和核酸药物的递送。聚合物纳米载体的组分可分为两大类：天然聚合物分子和合成聚合物分子。用于 siRNA 输送的天然聚合物分子主要包括环糊精和壳聚糖等[31]；合成聚合物分子则主要包括聚乙烯亚胺（polyethyleneimine，PEI）、聚（乳酸-乙醇酸）共聚物 [poly(lactic-co-glycolic acid)，PLGA] 以及树枝状分子等[32]。

9.4.1　基于环糊精的纳米载体

环糊精聚合物（cyclodextrin polymer，CDP）是芽孢杆菌通过环糊精葡萄糖基转移酶消化直链淀粉后生成的一系列环状低聚糖的总称。环糊精外缘亲水而内腔疏水的特性使得它能够像酶一样提供疏水的结合部位，从而包络适当的客体分子形成组装体系[33]。2005 年，Hu-Lieskoven 等利用环糊精聚阳离子纳米载体递送针对 EWS-FLI1 的 siRNA 可有效抑制转移性尤因氏肉瘤的生长，并且经静脉给药不会造成明显的全身毒性[34]。基于该体系，Calando Pharmaceuticals 制药公司开发了 siRNA 药物 CALAA-01，并成为首款进入临床试验的肿瘤靶向治疗的 siRNA 药物。CALAA-01 共有四个组分（图 9-2），分别是环糊精聚合物（CDP）、金刚烷-聚乙二醇（AD-PEG）、金刚烷-聚乙二醇-转铁蛋白（AD-PEG-Tf）以及针对核糖核酸酶 M2 亚基（M2 subunit of ribonucleotide reductase，RRM2）的 siRNA。上述组分通过自组装形成纳米颗粒[34-36]，正电荷的 CDP 与 siRNA 形成颗粒的内核；AD-PEG 的掺入在颗粒表面形成一层 PEG 壳，可以提高颗粒的稳定性，降低单核吞噬系统的清除；AD-PEG-Tf 中耦联的转铁蛋白会特异性地结合到肿瘤细胞高表达的转铁蛋白受体 CD71，实现药物的靶向递送。CALAA-01 的流体力学直径分布在 60～150 nm，表面电势为 10～30 mV。临床研究表明经静脉给药后，CALAA-01 能够有效富集于黑色素瘤患者的肿瘤组织而非癌旁组织，并在 mRNA 和蛋白水平下调靶基因的表达[38]。遗憾的是，CALAA-01 临床 I 期试验结束后即终止了研究，原因可能是其血液循环时间较短（半衰期<30 min），在小鼠体内静脉给药后 60 min 后，约 60%的纳米颗粒即被肾脏滤过清除。

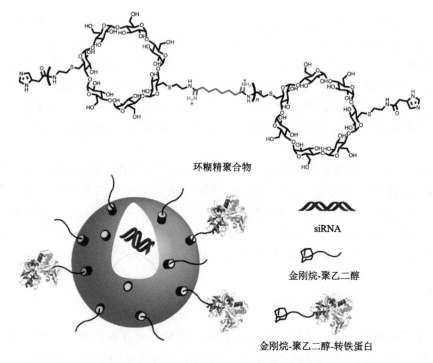

环糊精聚合物

siRNA

金刚烷-聚乙二醇

金刚烷-聚乙二醇-转铁蛋白

图 9-2　siRNA 药物 CALAA-01 示意图[37]

CALAA-01 由环糊精聚合物、金刚烷-聚乙二醇、金刚烷-聚乙二醇-转铁蛋白和 siRNA 通过自组装形成的纳米颗粒
（图片引用经 Elsevier Ltd. 授权）

9.4.2　基于壳聚糖的纳米载体

壳聚糖（chitosan）又称脱乙酰甲壳素，由自然界广泛存在的几丁质（chitin）经过脱乙酰作用得到，化学名称为聚葡萄糖胺(1-4)-2-氨基-脱氧-D 葡萄糖。壳聚糖具有生物相容性良好、生物可降解、生产成本低等特点。由于其带正电的特性，壳聚糖被广泛地应用于递送 siRNA 和质粒 DNA。然而，在使用壳聚糖作为 siRNA 载体的研究中，研究人员发现实验的重复性不佳；此外，大分子量的壳聚糖具有生物毒性，这也一定程度上限制了其发展成为临床药物载体[38, 39]。

9.4.3　基于 PEI 的纳米载体

聚乙烯亚胺（polyethylenimine，PEI）作为最常用的基因转染阳离子聚合物，被认为是基因转染的"金标准"。1995 年 Behr 研究组首次证明 PEI 可成功介导寡聚核苷酸的转染后，研究人员不断开发 PEI 的衍生物以改进其生物学特性；Kissel 等于 2005 年对此予以了很好的综述[41]。PEI 存在线型和支化两种结构，支化 PEI （branched PEI，bPEI）通过氮丙啶的酸催化聚合反应合成，线型 PEI（linear PEI，lPEI）通过 2-乙基-2-噁唑啉开环聚合合成[42]。一些线型的 PEI 已经被开发为商品化的转染试剂，包括 ExGen500 和 jetPEI[43]。其化学结构如图 9-3 所示。

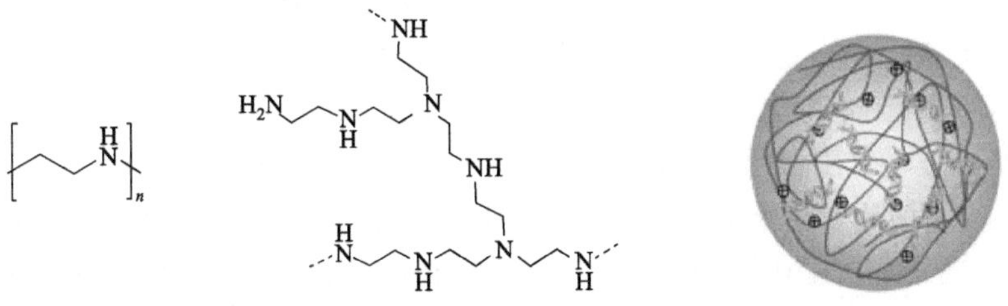

线型聚乙烯亚胺　　　　　支化聚乙烯亚胺　　　　　　PEI/siRNA纳米颗粒
（lPEI）　　　　　　　　　（bPEI）

图 9-3　线型 PEI、支化 PEI 的化学结构以及荷载 siRNA 的 PEI 纳米颗粒的示意图

　　PEI 的高转染能力已经被证明部分取决于其"质子海绵效应"，PEI 的支化结构中，每 3 个原子就含有一个氮原子，因此具备很高的正电荷密度。理论计算表明支化 PEI 中初级胺/二级胺/三级胺的摩尔比为 1：2：1，后来的检测发现商品化的转染试剂中三种胺的比例接近于 1：1：1，说明存在更高的支化程度[44]。由于含有高密度的胺，PEI 自身能够质子化，并且质子化程度与生物环境中的 pH 值密切相关，在生理 pH 条件下，大约有 80%的胺保持非质子化状态，而当 pH 下降到 5 时，只有少于 50%的胺未被质子化，强缓冲能力使得 PEI 复合物能够避免在内吞进入细胞后在溶酶体中的降解。Sonawane 等的研究结果显示，与 PEI 复合物共同培养的细胞的溶酶体显示出酸度降低、膨胀程度提高和氯离子浓度增加的现象，证明了 PEI 良好的缓冲效果[45]。Akinc 等也发现如果将 PEI 中可质子化的胺换为季铵，聚合物的转染效果显著下降，再一次验证了"质子海绵泵"的假说[46]。

　　当 PEI 作为 siRNA 载体时，它可与负电性 siRNA 分子通过电荷间相互作用形成 siRNA-阳离子聚合物复合物，呈现出紧凑且较小尺寸的结构[32]。PEI/siRNA 复合物可保护 siRNA 不被血清中的 RNA 酶降解、延长 siRNA 的半衰期。更重要的是，强烈的电荷作用可以将 siRNA 紧密地包裹在颗粒中，一定程度上避免"脱靶"效应和副作用，如 Toll 样受体介导的免疫刺激反应[47]。然而，高分子量的 PEI 分子通常具有强烈的细胞毒性，这严重影响了它在临床治疗中的应用。PEI 细胞毒性的分子机制被证实与细胞膜损伤和线粒体相关的凋亡通路激活有关[48]。

9.4.4　基于 PLGA/PLA 的纳米载体

　　聚(乳酸-乙醇酸)[poly(lactic-*co*-glycolic acid)，PLGA]共聚物是由两种单体——乳

酸和乙醇酸随机聚合而成，是一种具有生物可降解性能的高分子。由于 PLGA 显示出优越的生物相容性和安全性，已于 1969 年被美国食品药品监督管理局（FDA）批准为药用辅料；Saltzman 等于 2009 年运用此材料进行了阴道内基因沉默的动物实验[49]。另一种生物医用高分子聚乳酸[poly(lactic acid)，PLA]也是良好的药物辅料，如韩国 Samyang 公司研发的聚乙二醇-聚乳酸胶束化紫杉醇 Genexol-PM，已于 2006 年在韩国本土上市，并在多个国家开展临床试验。此外，聚乙二醇修饰的 PLGA/PLA 被多个工作组用来构建 siRNA 和质粒 DNA 的递送载体[23, 50]。部分化学结构如图 9-4 所示。基于 PLGA/PLA 的 siRNA 递送系统通常具备良好的颗粒稳定性、细胞内吞能力、组织富集能力、持久释放 siRNA 的能力等特性；同时 PLGA/PLA 纳米颗粒能进行抗体、多肽、适配体等靶向修饰，提高颗粒对靶细胞的选择性。然而，由于 PLGA/PLA 与负电性 siRNA 之间的电荷相互作用较弱，因此包封率通常不高（低于 30%），载药量也很低，难以满足临床应用的要求；另外，PLGA/PLA 纳米颗粒的内涵体逃逸能力不佳，影响了 siRNA 药物的释放。这些原因一定程度上限制了基于 PLGA/PLA 的纳米颗粒作为 siRNA 载体的传递效率[51, 52]。

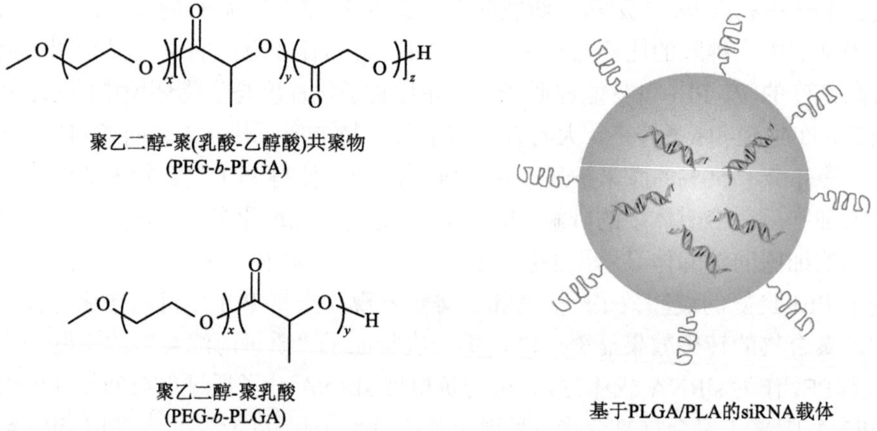

聚乙二醇-聚(乳酸-乙醇酸)共聚物
(PEG-*b*-PLGA)

聚乙二醇-聚乳酸
(PEG-*b*-PLGA)

基于PLGA/PLA的siRNA载体

图 9-4　PEG-*b*-PLA、PEG-*b*-PLGA 的化学结构以及荷载 siRNA 的
PLGA/PLA 的纳米颗粒示意图

9.4.5　基于聚阳离子树枝状大分子的纳米载体

树枝状大分子是一种由重复增长反应合成而来的高度支化、单分散的球形大分子，有三维的纳米结构，通常具有高度的对称性。树枝状大分子通过重复循环的反应增加支化层，每增加一个支化层便增加一"代"。它包括主结构（内核、支化单元、外围基团）和微环境（空腔）。树枝状大分子独特的结构赋予它诸多优点，例

如：可控的空间结构和分子大小、大量的可供修饰的末端官能团以及携载药物的能力。这些优势增加了树枝状大分子作为药物载体的潜力[53]。聚阳离子树枝状大分子，如聚酰胺-胺[poly(amidoamine)，PAMAM]和聚丙烯亚胺[poly(propylenimine)，PPI]树枝状大分子（图 9-5），近年来已经在 siRNA 的输送方面有了一些初步的应用。PAMAM 易于合成，成为树枝状大分子中应用最广泛的基因传递载体。然而，PAMAM 被证实与线粒体功能障碍引发的凋亡途径相关，具有细胞毒性，限制了体内的应用[54]。研究者们通过各种修饰手段希望能降低 PAMAM 的细胞毒性，并取得了一些成功的案例。PPI 大分子同样也被用来制备携载有 siRNA 的纳米颗粒，这些纳米颗粒显示出良好的基因沉默效果[55]。键合有磁性荧光物质的树枝状纳米粒在患有神经脑胶质瘤的转基因小鼠模型中，获得了很好的 siRNA 传递效果，该传输体系最大化地实现了内涵体逃逸并且显示出强劲的基因沉默效果，在实验过程中也表现出良好的生物相容性，对小鼠脑部未产生明显的细胞毒性[56]。

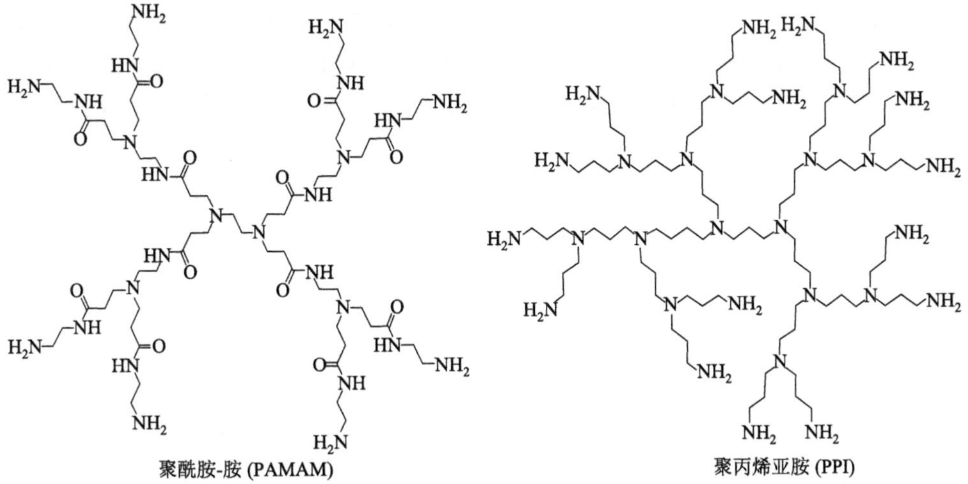

图 9-5　聚酰胺-胺（PAMAM）和聚丙烯亚胺（PPI）树枝状大分子化学结构

另外还有其他很多合成阳离子聚合物被用来作为基因载体，包括聚赖氨酸、聚酰胺基胺、聚氨基酯、聚脒和带有阳离子侧基的聚烯烃等。

9.4.6　高分子材料辅助的脂质体类纳米载体

脂质体/脂质复合物目前已经被广泛用于 siRNA 药物的递送，阳离子脂质可与核酸分子组成形成复合物[57]。阳离子脂质体，如二油酰磷脂酰乙醇胺（dioleoyl-phosphatidylethanolamine，DOPE）和 2-二油酰基羟丙基-3-*N*, *N*, *N*-三甲铵氯（1, 2-dioleoyl-3-trimethylammonium-propane，DOTAP），易于与核酸分子相互作用而形成复合物，常被用携载 siRNA 入哺乳动物细胞中[23]。阳离子脂质体可以有效包载 siRNA 而形成稳定的颗粒，过于稳定的特性使得颗粒进入细胞后不能有效释放 siRNA，影响 siRNA 沉默靶基因的效率[58]。另外，阳离子脂质体的毒性也限制了其后续的体内应用[59]。

在脂质体上包被一层亲水的高分子，如聚乙二醇[poly(ethylene glycol)，PEG]，可以减少网状内皮系统对颗粒的吞噬，延长血液循环时间[60]。2006 年，Santel 等发展了一种新型阳离子脂质体-siRNA 复合物（siRNA-lipoplex/AtuPLEX），它由 PEG 修饰的膜融合脂质体组成，具有非常优秀的药代动力学特征和进入细胞的能力，并显示出良好的胞内释放 siRNA 的能力[61]。Silence Therapeutics 公司开发的 Atu027 药物，便是基于该体系发展而来。

稳定的核苷酸脂质颗粒（stable nucleic acid lipid particle，SNALP）是最为常见的一类用于 siRNA 输送的脂质体纳米载体。SNALP 最初用于质粒 DNA 的输送。如图 9-6 所示，这一类纳米颗粒的表面由阳离子脂质（如 1, 2-二油酰氧基-3-二甲基氨基-丙烷，DLinDMA）或辅助性脂质分子（如二硬脂酰基磷脂酰胆碱，DSPC）组成，阳离子组分可以帮助颗粒被肿瘤细胞所吞噬，辅助性脂质成分则帮助颗粒

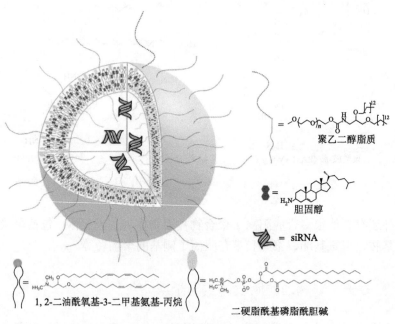

聚乙二醇脂质

胆固醇

= siRNA

1, 2-二油酰氧基-3-二甲基氨基-丙烷

二硬脂酰基磷脂酰胆碱

图 9-6　稳定的核苷酸脂质颗粒[37]

由阳离子脂质、辅助性脂质、PEG 化修饰的脂质及 siRNA 构建而成

（图片引用给 Elsevier Ltd　授权）

实现内涵体逃逸；PEG 的加入可以为颗粒提供中性亲水的环境，增加颗粒的稳定性并且避免被机体迅速清除[37]。2005 年，Morrissey 等将 SNALP 发展成了 siRNA 载体，他们将靶向乙型肝炎病毒（hepatitis B virus，HBV）的 siRNA 掺入 SNALP 中，并通过系统给药的方式将颗粒注射至携带有复制型 HBV 的小鼠中。通过 6 周的给药，HBV 的 DNA 复制数明显下降。其他工作组使用 SNALP 携载针对 ApoB 或 PLK1 基因的 siRNA，也都获得很好的基因沉默效果[62, 63]。基于上述研究基础，Alnylam 公司和 Tekmira 公司合作启动了包括 TKM-PLK1 和 ALN-VSP02 在内的多个项目的临床试验，显示出 SNALP 作为 siRNA 载体的良好应用前景。

9.5　阳离子脂质辅助的纳米载体

9.5.1　基于 PEG-PLA/PLGA 的阳离子脂质辅助的纳米载体

纳米递送载体有望解决 siRNA 药物在递送过程中遇到的多重屏障[27]。如前所述，目前用于 siRNA 给药的载体系统有多种类型，如阳离子脂质体和阳离子高分子载体系统等，这些载体与 siRNA 混合后依赖电荷相互作用形成二者的复合物，从而实现传递 siRNA 的目的[34]，但这类给药系统重复性较差，且面临难以规模化生产等问题。除了利用正电性材料与 siRNA 形成复合物外，将 siRNA 包载在高分子材料中也能实现 siRNA 的体内给药。这类纳米颗粒一般利用聚乳酸、聚乙醇酸或者二者的共聚物来制备。聚乳酸类材料是已经被批准用于临床的药用高分子，使其成为极具临床转化前景的 siRNA 递送载体。这种给药系统的不足之处在于 siRNA 的包封率和载药量低，无法在体内特定部位聚集到很高浓度，难以满足临床应用的要求；此外，基于这些高分子材料构建的纳米颗粒在血清中的稳定性较差，限制了其在疾病治疗中的应用。

为克服聚乳酸类材料在 siRNA 递送中存在的问题，Yang 等以两亲性高分子聚合物聚乙二醇-聚乳酸（PEG-b-PLA）嵌段聚合物为基本组分，辅以少量阳离子脂质材料[如 N, N-二羟乙基-N-甲基-N-2-(胆固醇氧羰基氨基)乙基溴化铵，BHEM-Chol]，通过超声双乳化的方法制备获得了一种新型 siRNA 给药系统（图 9-7）。由于两亲性的性质，阳离子脂质在初乳形成过程中自组装在油水界面。组装在油水界面的阳离子脂质能够有效地提高 siRNA 的包载效率，载药效率达到 90% 以上，载药量可提高到 4.47%。另一方面，由于 PEG 化修饰，显著提高了这种给药体系的稳定性，使其能够通过静脉给药进行癌症等多种疾病的治疗。研究人员证明包载 siRNA 的阳离子脂质辅助的纳米颗粒（cationic lipid-assisted nanoparticles，CLAN）能有效地进入细胞，并从内涵体中逃逸到细胞质中，释放出包载的 siRNA，从而有效沉默靶基因的表达。Yang 等利用 CLAN 输送靶向抑制癌基因 polo 样激酶 I 的 siRNA，显著抑制原位植入乳腺癌的生长。CLAN 具有较高的 siRNA 包载效率和治疗效果，并且该给药系统以已经临床应用的生物可降解高分子为主要原料，因而具有良好的应用前景[64]。

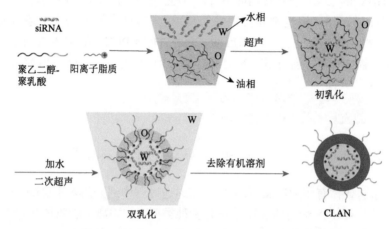

图 9-7　阳离子脂质辅助纳米载体的构建示意图[64]

（图片引用经 Elsevier Ltd. 授权）

9.5.2　肿瘤酸度响应性 CLAN

CLAN 能够有效包载 siRNA，并能够实现长时间的血液循环和增强的肿瘤富集。然而，对于肿瘤细胞摄取和胞内药物释放环节并没有进行很好的改进，这在一定程度上影响了 CLAN 的疾病治疗效果。Xu 等在 Yang 的等工作的基础上设计、合成了肿瘤酸敏感化学键（$Dlink_m$）桥联的聚乙二醇-聚乳酸羟基乙酸（PEG-$Dlink_m$-PLGA）共聚物，用以替代 PEG-b-PLA，同时辅以阳离子脂质，通过超声双乳化的方法制备肿瘤酸度响应性 CLAN，对纳米颗粒的肿瘤细胞摄取和胞内药物释放做了进一步的改进，从而提高了纳米颗粒在整个药物递送环节的表现，提升了总体的肿瘤治疗效果。通过 PEG-$Dlink_m$-PLGA 制备的纳米颗粒富集在肿瘤部位后，能够在肿瘤酸性环境（pH 6.5～7.0）的诱导下断开 $Dlink_m$ 化学键，从而释放出颗粒表面的 PEG 壳层，增加肿瘤细胞的摄取。由于纳米颗粒的内核层由 PLA 变成了 PLGA，内核中 siRNA 的释放速率增加，提高了胞内 siRNA 的释放效率。此外，以 PEG-$Dlink_m$-PLGA 作为主要聚合物成分的纳米颗粒，只在 PEG 和 PLGA 中间改变了桥联化学键，对整个聚合物的结构改变很小，所以可以预期这种聚合物也同 FDA 批准的 PEG-PLGA 一样，具有很高的生物相容性和安全性[65]（图 9-8）。

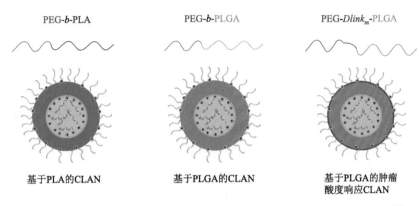

PEG-*b*-PLA　　　　PEG-*b*-PLGA　　　　PEG-*Dlink*$_m$-PLGA

基于PLA的CLAN　　　基于PLGA的CLAN　　　基于PLGA的肿瘤
　　　　　　　　　　　　　　　　　　　　　　酸度响应CLAN

图 9-8　基于 PEG-PLAG 的肿瘤酸度响应性阳离子脂质辅助的纳米载体[65]

（图片引用经 Elsevier Ltd. 授权）

9.5.3　CLAN 递送小干扰 RNA 在肿瘤等疾病治疗中的应用

由于 CLAN 具有 siRNA 载药效率高、颗粒稳定好、生物安全性高等特点，被广泛用于小干扰 RNA 药物的递送和肿瘤等疾病的治疗研究中。合成致死指两个非致死基因同时被抑制而致细胞死亡的现象；利用这一机制，通过找到肿瘤中的特异突变，再找到它的"合成致死搭档"，可特异性杀死具有某些突变的癌细胞。Liu、Shen 等研究人员应用"合成致死"理论，利用 CLAN 携载靶向 *CDK1* 或 *GATA2* 的 siRNA 开展肿瘤治疗的研究。CLAN 能有效将 siRNA 递送至肿瘤细胞中，诱导靶基因的下调，抑制 *c-Myc* 高表达的三阴性乳腺癌细胞或 *KRAS* 突变的非小细胞肺癌细胞的生长。在三阴性乳腺癌或非小细胞肺癌的小鼠肿瘤模型中，研究人员通过尾静脉注射 CLAN$_{siCDK1}$ 或 CLAN$_{siGATA2}$ 可以在有效抑制肿瘤生长的同时不引起免疫反应和系统性的肝肾毒性[66, 67]。这样，CDK1 对应 c-Myc 突变，GATA2 对应 KARA 突变。这一部分的工作证实了利用纳米载体输送 siRNA，基于"合成致死"理论进行肿瘤治疗的有效性及安全性，为临床上肿瘤的分子靶向治疗提供了新的策略。

Xu 等根据对肿瘤低糖环境下神经胶质瘤细胞代谢功能基因的分析，找到了神经胶质瘤细胞特异性高表达的葡萄糖转运体 3（*GLUT3*）作为治疗靶点，并利用 CLAN 递送靶向 GLUT3 的 siRNA，进行神经胶质瘤的治疗。在体外实验中证实，CLAN 能够有效地将 si*GLUT3* 递送到神经胶质瘤干细胞和普通神经胶质瘤细胞中，并通过抑制两种细胞的葡萄糖摄取实现对代谢和增殖的抑制。此外，通过尾静脉注射携载 si*GLUT3* 的 CLAN 能够有效沉默荷瘤小鼠体内神经胶质瘤细胞 GLUT3 的表达，下调神经胶质瘤干细胞的比例，抑制神经胶质瘤的生长[68]。

T 细胞是介导抗肿瘤细胞免疫反应的核心效应细胞，细胞毒性 T 淋巴细胞相关抗原-4（cytotoxic T lymphocyte-associated antigen-4，CTLA-4）是表达于活化的

T 细胞表面的重要免疫检验点分子，参与免疫反应的负调节。Li 等利用 CLAN 输送抑制 CTLA-4 的 siRNA 用于增强 T 细胞杀伤恶性黑色素瘤细胞功能，促进了肿瘤免疫治疗效果。在该研究中，携载 si*CTLA-4* 的 CLAN 能够有效进入体外培养的 T 细胞并下调 T 细胞表面 CTLA-4 的表达。在恶性黑色素瘤小鼠模型中，通过尾静脉注射携载 si*CTLA-4* 的 CLAN 可有效增加肿瘤部位浸润的细胞毒性 T 细胞的数目，并促进其活化和增殖，同时降低具有免疫抑制作用的调节性 T 细胞的比例，逆转肿瘤免疫耐受微环境，抑制肿瘤生长并延长小鼠存活期[69]。

此外，研究人员在利用 CLAN 干预免疫细胞功能并进行疾病治疗方面也开展了研究。例如，Sun 教授课题组采用 CLAN 将针对 IL-1β 的 siRNA 递送到肝脏中的巨噬细胞群体 Kupffer 细胞，有效抑制了 Kupffer 细胞中 IL-1β 的表达，进而抑制了肝脏中 NKT 细胞的聚集和活化，从而达到治疗酒精性脂肪肝的目的[70]。

9.5.4　CLAN 的临床前研究

双乳化法制备的阳离子脂质辅助的 siRNA 递送系统结合了高分子材料的生物可降解性特点和阳离子脂质的可以和 siRNA 电荷相互作用提高载药量的优点，能够抑制肿瘤生长，具有广阔的临床转化前景，其制备过程中的浓缩、无菌制备、质量控制与其成药性密切相关。研究人员以外观、色泽、复溶性、含水量等的质量标准，冻干制剂的功能为指标，通过对冻干工艺预冻温度、预冻时间、升华时间、解吸时间、真空度等工艺参数进行控制和优化，确定了适合 CLAN 药物制剂的冻干工艺，结果得到了色泽均匀、质地细腻、表面光洁、复溶性好、含水量符合标准的冻干制剂。研究人员对冻干制剂产品进行了质量标准和初步稳定性考察，同时进行了包载靶向抑制癌基因 polo 样激酶 I 的 siRNA（si*PLK1*）的 CLAN 的纳米冻干制剂的功能性实验，以新鲜制备的包载 si*PLK1* 的 CLAN 为对照组，通过原位乳腺癌荷瘤小鼠的肿瘤治疗实验，证明了冻干工艺对 siRNA 纳米药物制剂功能无损伤（图 9-9）。研究还表明上述冻干纳米制剂 4℃ 保存半年后依然具有同样的抗肿瘤功效。

(a)

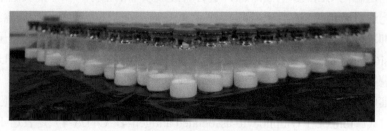

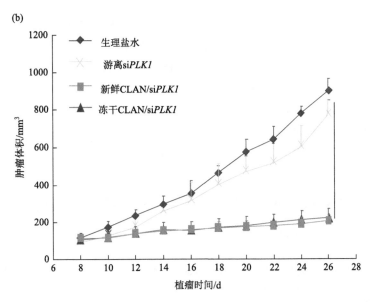

图 9-9　CLNA 的部分临床前研究

（a）CLAN 冻干制剂的外观；（b）乳腺癌原位荷瘤小鼠尾静脉注射新鲜 CLAN/si*PLK1* 和冻干的 CLAN/si*PLK1* 后的肿瘤生长情况

9.6　小结与展望

　　RNA 干扰药物的高分子递送载体是以天然或人工合成的高分子材料为基质，通过吸附、囊封或者共价键合等多种形式荷载小干扰 RNA，将其输送至特定脏器或细胞的载体系统。理想的携载 siRNA 的高分子载体应具备以下特点：①良好的 siRNA 携载能力，过低的包封率会限制其临床转化，例如 PLGA 包载 siRNA 效率较低。②良好的生物相容性、低细胞毒性、低免疫原性。基于壳聚糖、PEI 的纳米颗粒以及 PAMAM 都存在较明显的系统毒性。③良好的靶基因沉默能力。这包括诸多环节，如纳米颗粒的药代动力学特征；纳米颗粒在肿瘤部位的富集能力；纳米颗粒进入靶细胞的能力以及后续内涵体逃逸释放 siRNA 的能力等。④载体材料的合成、载体系统的构建简单可控、可扩大化制备。抗体、多肽、适配体等修饰的以及响应性纳米载体可一定程度上提高载体进入靶细胞的能力，但这类载体的组成复杂，可控性降低，限制了规模化生产和临床转化。完美的载体系统固然不存在，但我们在设计、构建 siRNA 载体时应适当地考虑上述条件，尽量选择安全、有效的载体系统。

　　基于高分子纳米载体的 RNA 干扰药物的发展主要从以下几个方面进行努力：①结合日益发展的基因组分析技术和临床样本，筛选不同疾病致病性的关键基因，确定有效的治疗靶点，为高效的 RNA 干扰药物的发展奠定基础；②发展 RNA 干扰药物设计、合成和化学修饰技术，提高小干扰 RNA 的性能；③改良、优化高分子载体系统，提高生物安全性、药物荷载效率、靶向递送能力及沉默靶基因的能力；④开展联合治疗，利用高分子纳米载体同步输送或者共输送小干扰 RNA 和其他类型药物，如蛋白类药物、小分子药物或化疗药物等，达到协同增效的疾病治疗效果。相信在生物学、临床医学、材料学、药剂学、实验动物学等领域的研究人员的共同努力下能够开发出切实有效的 RNA 药物用于重大疾病治疗，为患者真正带来福音。

参 考 文 献

[1]   Cogoni C, Macino G. Post-transcriptional gene silencing across kingdoms. Current Opinion in Genetics & Development, 2000, 10(6): 638-643.

[2]   Mello C C. Return to the RNAi world: Rethinking gene expression and evolution (Nobel Lecture). Angewandte Chemie International Edition, 2007, 46(37): 6985-6994.

[3]   Guo S, Kemphues K J. *par-1*, A gene required for establishing polarity in *C. elegans* embryos, encodes a putative Ser/Thr kinase that is asymmetrically distributed. Cell, 1995, 81(4): 611-620.

[4]   Fire A, Xu S, Montgomery M K, Kostas S A, Driver S E, Mello C C. Potent and specific genetic interference by double-stranded RNA in *Caenorhabditis elegans*. Nature, 1998, 391(6669): 806-811.

[5]   Schiffelers R M, Ansari A, Xu J, Zhou Q, Tang Q, Storm G, Molema G, Lu P Y, Scaria P V, Woodle M C. Cancer siRNA therapy by tumor selective delivery with ligand-targeted sterically stabilized nanoparticle. Nucleic Acids Research, 2004, 32(19): e149.

[6]   Elbashir S M, Lendeckel W, Tuschl T. RNA interference is mediated by 21-and 22-nucleotide RNAs. Genes & Development, 2001, 15(2): 188-200.

[7]   Gavrilov K, Saltzman W M. Therapeutic siRNA: Principles, challenges, and strategies. Yale Journal of Biology and Medicine, 2012, 85(2): 187-200.

[8]   Dias N, Stein C A. Antisense oligonucleotides: Basic concepts and mechanisms. Molecular Cancer Therapeutics, 2002, 1(5): 347-355.

[9]   Novina C D, Murray M F, Dykxhoorn D M, Beresford P J, Riess J, Lee S K, Collman R G, Lieberman J, Shankar P, Sharp P A. siRNA-Directed inhibition of HIV-1 infection. Nature Medicine, 2002, 8(7): 681-686.

[10]   Jacque J M, Triques K, Stevenson M. Modulation of HIV-1 replication by RNA interference. Nature, 2002, 418(6896): 435-438.

[11]   Li B J, Tang Q, Cheng D, Qin C, Xie F Y, Wei Q, Xu J, Liu Y, Zheng B J, Woodle M C, Zhong N, Lu P Y. Using siRNA in prophylactic and therapeutic regimens against SARS coronavirus in Rhesus macaque. Nature Medicine, 2005, 11(9): 944-951.

[12]   Li T, Zhang Y, Fu L, Yu C, Li X, Li Y, Zhang X, Rong Z, Wang Y, Ning H, Liang R, Chen W, Babiuk L A, Chang Z. siRNA Targeting the leader sequence of SARS-CoV inhibits virus replication. Gene Therapy, 2005, 12(9): 751-761.

[13]   Hannon G J, Rossi J J. Unlocking the potential of the human genome with RNA interference. Nature, 2004, 431(7006): 371-378.

[14]   Reagan-Shaw S, Ahmad N. Silencing of polo-like kinase (Plk) 1 via siRNA causes induction of apoptosis and

impairment of mitosis machinery in human prostate cancer cells: Implications for the treatment of prostate cancer. The FASEB Journal, 2005, 19(6): 611-613.

[15]　Vaishnaw A K, Gollob J, Gamba-Vitalo C, Hutabarat R, Sah D, Meyers R, de Fougerolles T, Maraganore J. A status report on RNAi therapeutics. Silence, 2010, 1(1): 14.

[16]　Koldehoff M, Steckel N K, Beelen D W, Elmaagacli A H. Therapeutic application of small interfering RNA directed against *bcr-abl* transcripts to a patient with imatinib-resistant chronic myeloid leukaemia. Clinical and Experimental Medicine, 2007, 7(2): 47-55.

[17]　Santel A, Aleku M, Roder N, Mopert K, Durieux B, Janke O, Keil O, Endruschat J, Dames S, Lange C, Eisermann M, Loffler K, Fechtner M, Fisch G, Vank C, Schaeper U, Giese K, Kaufmann J. Atu027 prevents pulmonary metastasis in experimental and spontaneous mouse metastasis models. Clinical Cancer Research, 2010, 16(22): 5469-5480.

[18]　Davis M E, Zuckerman J E, Choi C H, Seligson D, Tolcher A, Alabi C A, Yen Y, Heidel J D, Ribas A. Evidence of RNAi in humans from systemically administered siRNA via targeted nanoparticles. Nature, 2010, 464(7291): 1067-1070.

[19]　Cho W G, Albuquerque R J, Kleinman M E, Tarallo V, Greco A, Nozaki M, Green M G, Baffi J Z, Ambati B K, De Falco M, Alexander J S, Brunetti A, De Falco S, Ambati J. Small interfering RNA-induced TLR3 activation inhibits blood and lymphatic vessel growth. Proceedings of the National Academy of Sciences of the United States of America, 2009, 106(17): 7137-7142.

[20]　Dejneka N S, Wan S, Bond O S, Kornbrust D J, Reich S J. Ocular biodistribution of bevasiranib following a single intravitreal injection to rabbit eyes. Molecular Vision, 2008, 14: 997-1005.

[21]　Samuel-Abraham S, Leonard J N. Staying on message: Design principles for controlling nonspecific responses to siRNA. The FASEB Journal, 2010, 277(23): 4828-4836.

[22]　Jackson A L, Burchard J, Leake D, Reynolds A, Schelter J, Guo J, Johnson J M, Lim L, Karpilow J, Nichols K, Marshall W, Khvorova A, Linsley P S. Position-specific chemical modification of siRNAs reduces "off-target" transcript silencing. RNA, 2006, 12(7): 1197-1205.

[23]　Ozpolat B, Sood A K, Lopez-Berestein G. Nanomedicine based approaches for the delivery of siRNA in cancer. Journal of Internal Medicine, 2010, 267(1): 44-53.

[24]　Peer D, Lieberman J. Special delivery: Targeted therapy with small RNAs. Gene Therapy, 2011, 18(12): 1127-1133.

[25]　Hu B, Weng Y H, Xia X H, Liang X J, Huang Y Y. Clinical advances of siRNA therapeutics. The Journal of Gene Medicine, 2019, 21(7): e3097.

[26]　Wang A Z, Langer R, Farokhzad O C. Nanoparticle delivery of cancer drugs. Annual Review of Medicine, 2012, 63: 185-198.

[27]　Whitehead K A, Langer R, Anderson D G. Knocking down barriers: Advances in siRNA delivery. Nature Reviews Drug Discovery, 2009, 8(2): 129-138.

[28]　Hong C A, Nam Y S. Functional nanostructures for effective delivery of small interfering RNA therapeutics. Theranostics, 2014, 4(12): 1211-1232.

[29]　Shekhar C. Lean and mean: Nanoparticle-based delivery improves performance of cancer drugs. Chemistry & Biology, 2009, 16(4): 349-350.

[30]　De Fougerolles A R. Delivery vehicles for small interfering RNA *in vivo*. Human Gene Therapy, 2008, 19(2): 125-132.

[31]   Wang Y, Li Z, Han Y, Liang LH, Ji A. Nanoparticle-based delivery system for application of siRNA *in vivo*. Current Drug Metabolism, 2010, 11(2): 182-196.

[32]   Yuan X, Naguib S, Wu Z. Recent advances of siRNA delivery by nanoparticles. Expert Opinion on Drug Delivery, 2011, 8(4): 521-536.

[33]   Davis M E, Brewster M E. Cyclodextrin-based pharmaceutics: Past, present and future. Nature Reviews Drug Discovery, 2004, 3(12): 1023-1035.

[34]   Hu-Lieskovan S, Heidel J D, Bartlett D W, Davis M E, Triche T J. Sequence-specific knockdown of EWS-FLI1 by targeted, nonviral delivery of small interfering RNA inhibits tumor growth in a murine model of metastatic Ewing's sarcoma. Cancer Research, 2005, 65(19): 8984-8992.

[35]   Bellocq N C, Pun S H, Jensen G S, Davis M E. Transferrin-containing, cyclodextrin polymer-based particles for tumor-targeted gene delivery. Bioconjugate Chemistry, 2003, 14(6): 1122-1132.

[36]   Bartlett D W, Davis M E. Insights into the kinetics of siRNA-mediated gene silencing from live-cell and live-animal bioluminescent imaging. Nucleic Acids Research, 2006, 34(1): 322-333.

[37]   Alabi C, Vegas A, Anderson D. Attacking the genome: Emerging siRNA nanocarriers from concept to clinic. Current Opinion in Pharmacology, 2012, 12(4): 427-433.

[38]   Davis M E. The first targeted delivery of siRNA in humans via a self-assembling, cyclodextrin polymer-based nanoparticle: from concept to clinic. Molecular Pharmaceutics, 2009, 6(3): 659-668.

[39]   Howard K A, Rahbek U L, Liu X, Damgaard C K, Glud S Z, Andersen M O, Hovgaard M B, Schmitz A, Nyengaard J R, Besenbacher F, Kjems J. RNA interference *in vitro* and *in vivo* using a novel chitosan/siRNA nanoparticle system. Molecular Therapy, 2006, 14(4): 476-484.

[40]   Liu X, Howard K A, Dong M, Andersen M O, Rahbek U L, Johnsen M G, Hansen O C, Besenbacher F, Kjems J. The influence of polymeric properties on chitosan/siRNA nanoparticle formulation and gene silencing. Biomaterials, 2007, 28(6): 1280-1288.

[41]   Neu M, Fischer D, Kissel T. Recent advances in rational gene transfer vector design based on poly(ethylene imine) and its derivatives. The Journal of Gene Medicine, 2005, 7(8): 992-1009.

[42]   Brissault B, Kichler A, Guis C, Leborgne C, Danos O, Cheradame H. Synthesis of linear polyethylenimine derivatives for DNA transfection. Bioconjugate chemistry, 2003, 14(3): 581-587.

[43]   Ferrari S, Moro E, Pettenazzo A, Behr J P, Zacchello F, Scarpa M. ExGen 500 is an efficient vector for gene delivery to lung epithelial cells *in vitro* and *in vivo*. Gene Therapy, 1997, 4(10): 1100-1106.

[44]   Von Harpe A, Petersen H, Li Y, Kissel T. Characterization of commercially available and synthesized polyethylenimines for gene delivery. Journal of Controlled Release, 2000, 69(2): 309-322.

[45]   Sonawane N D, Szoka F C Jr., Verkman A S. Chloride accumulation and swelling in endosomes enhances DNA transfer by polyamine-DNA polyplexes. The Journal of Biological Chemistry, 2003, 278(45): 44826-44831.

[46]   Akinc A, Thomas M, Klibanov A M, Langer R. Exploring polyethylenimine-mediated DNA transfection and the proton sponge hypothesis. The Journal of Gene Medicine, 2005, 7(5): 657-663.

[47]   Merkel O M, Beyerle A, Beckmann B M, Zheng M, Hartmann R K, Stoger T, Kissel T H. Polymer-related off-target effects in non-viral siRNA delivery. Biomaterials, 2011, 32(9): 2388-2398.

[48]   Moghimi S M, Symonds P, Murray J C, Hunter A C, Debska G, Szewczyk A. A two-stage poly(ethylenimine)-mediated cytotoxicity: Implications for gene transfer/therapy. Molecular Therapy, 2005, 11(6): 990-995.

[49]   Woodrow K A, Cu Y, Booth C J, Saucier-Sawyer J K, Wood M J, Saltzman W M. Intravaginal gene silencing using biodegradable polymer nanoparticles densely loaded with small-interfering RNA. Nature Materials, 2009, 8(6):

526-533.

[50]　Devulapally R, Sekar T V, Paulmurugan R. Formulation of anti-miR-21 and 4-hydroxytamoxifen co-loaded biodegradable polymer nanoparticles and their antiproliferative effect on breast cancer cells. Molecular Pharmaceutics, 2015, 12(6): 2080-2092.

[51]　Singha K, Namgung R, Kim W J. Polymers in small-interfering RNA delivery. Nucleic Acid Therapeutics, 2011, 21(3): 133-147.

[52]　Wu Z W, Chien C T, Liu C Y, Yan J Y, Lin S Y. Recent progress in copolymer-mediated siRNA delivery. Journal of Drug Targeting, 2012, 20(7): 551-560.

[53]　Kesharwani P, Tekade R K, Gajbhiye V, Jain K, Jain N K. Cancer targeting potential of some ligand-anchored poly(propylene imine) dendrimers: A comparison. Nanomedicine, 2011, 7(3): 295-304.

[54]　Lee J H, Cha K E, Kim M S, Hong H W, Chung D J, Ryu G, Myung H. Nanosized polyamidoamine (PAMAM) dendrimer-induced apoptosis mediated by mitochondrial dysfunction. Toxicology Letters, 2009, 190(2): 202-207.

[55]　Taratula O, Garbuzenko O B, Kirkpatrick P, Pandya I, Savla R, Pozharov V P, He H, Minko T. Surface-engineered targeted PPI dendrimer for efficient intracellular and intratumoral siRNA delivery. Journal of Controlled Release, 2009, 140(3): 284-293.

[56]　Agrawal A, Min D H, Singh N, Zhu H, Birjiniuk A, von Maltzahn G, Harris T J, Xing D, Woolfenden S D, Sharp P A, Charest A, Bhatia S. Functional delivery of siRNA in mice using dendriworms. ACS Nano, 2009, 3(9): 2495-2504.

[57]　Elouahabi A, Ruysschaert J M. Formation and intracellular trafficking of lipoplexes and polyplexes. Molecular Therapy, 2005, 11(3): 336-347.

[58]　Kostarelos K, Emfietzoglou D, Papakostas A, Yang W H, Ballangrud A, Sgouros G. Binding and interstitial penetration of liposomes within avascular tumor spheroids. International Journal of Cancer, 2004, 112(4): 713-721.

[59]　Dokka S, Toledo D, Shi X, Castranova V, Rojanasakul Y. Oxygen radical-mediated pulmonary toxicity induced by some cationic liposomes. Pharmaceutical Research, 2000, 17(5): 521-525.

[60]　Uner M, Yener G. Importance of solid lipid nanoparticles (SLN) in various administration routes and future perspectives. International Journal of Nanomedicine, 2007, 2(3): 289-300.

[61]　Santel A, Aleku M, Keil O, Endruschat J, Esche V, Fisch G, Dames S, Loffler K, Fechtner M, Arnold W, Giese K, Klippel A, Kaufmann J. A novel siRNA-lipoplex technology for RNA interference in the mouse vascular endothelium. Gene Therapy, 2006, 13(16): 1222-1234.

[62]　Zimmermann T S, Lee A C, Akinc A, Bramlage B, Bumcrot D, Fedoruk M N, Harborth J, Heyes J A, Jeffs L B, John M, Judge A D, Lam K, McClintock K, Nechev L V, Palmer L R, Racie T, Rohl I, Seiffert S, Shanmugam S, Sood V, Soutschek J, Toudjarska I, Wheat A J, Yaworski E, Zedalis W, Koteliansky V, Manoharan M, Vornlocher H P, MacLachlan I. RNAi-mediated gene silencing in non-human primates. Nature, 2006, 441(7089): 111-114.

[63]　Judge A D, Robbins M, Tavakoli I, Levi J, Hu L, Fronda A, Ambegia E, McClintock K, MacLachlan I. Confirming the RNAi-mediated mechanism of action of siRNA-based cancer therapeutics in mice. Journal of Clinical Investigation, 2009, 119(3): 661-673.

[64]　Yang X Z, Dou S, Sun T M, Mao C Q, Wang H X, Wang J. Systemic delivery of siRNA with cationic lipid assisted PEG-PLA nanoparticles for cancer therapy. Journal of Controlled Release, 2011, 156(2): 203-211.

[65]　Xu C F, Zhang H B, Sun C Y, Liu Y, Shen S, Yang X Z, Zhu Y H, Wang J. Tumor acidity-sensitive linkage-bridged block copolymer for therapeutic siRNA delivery. Biomaterials, 2016, 88: 48-59.

[66]　Liu Y, Zhu Y H, Mao C Q, Dou S, Shen S, Tan Z B, Wang J. Triple negative breast cancer therapy with CDK1

siRNA delivered by cationic lipid assisted PEG-PLA nanoparticles. Journal of Controlled Release, 2014, 192: 114-121.

[67] Shen S, Mao C Q, Yang X Z, Du X J, Liu Y, Zhu Y H, Wang J. Cationic lipid-assisted polymeric nanoparticle mediated GATA2 siRNA delivery for synthetic lethal therapy of KRAS mutant non-small-cell lung carcinoma. Molecular Pharmaceutics, 2014, 11(8): 2612-2622.

[68] Xu C F, Liu Y, Shen S, Zhu Y H, Wang J. Targeting glucose uptake with siRNA-based nanomedicine for cancer therapy. Biomaterials, 2015, 51: 1-11.

[69] Li S Y, Liu Y, Xu C F, Shen S, Sun R, Du X J, Xia JX, Zhu Y H, Wang J. Restoring anti-tumor functions of T cells via nanoparticle-mediated immune checkpoint modulation. Journal of Controlled Release, 2016, 231: 17-28.

[70] Cui K, Yan G, Xu C, Chen Y, Wang J, Zhou R, Bai L, Lian Z, Wei H, Sun R, Tian Z. Invariant NKT cells promote alcohol-induced steatohepatitis through interleukin-1beta in mice. Journal of Hepatology, 2015, 62(6): 1311-1318.

（王　均　沈　松）

高分子造影剂

　　摘要： 医学影像分析是临床医生诊断疾病和评估疗效的重要依据。传统影像技术主要通过对病变部位异常的结构、功能改变来获取相关信息并进行评价，但早期病灶与正常组织的差异不显著，往往难以精准诊断。借助于造影剂，可明显增强生理、病理组织之间的成像对比度，提高识别性。其中，生物医用高分子材料由于生物安全性好、结构稳定可调、便于化学修饰等多种优势，已成为构建新型造影剂的重要载体；负载方式既可通过共价键结合成像组分，也可利用高分子间的疏水性、静电、金属络合或氢键等作用进行装载，形成大分子药物或纳米胶束等结构，可显著提高成像能力。结合特定靶标配体的修饰有助于造影剂在病变部位高效富集，再通过多模态显影组分的模块化集成可完成解剖定位与功能信息的高效采集，有望满足多种临床需求。通过了解临床/临床前诊断技术中磁共振成像、光学与光声成像、超声成像、核医学成像以及 X 射线类计算机断层扫描成像基本原理、优势与不足之处，有助于指导高分子造影剂的设计和应用。本章将从影像原理入手，针对不同成像模式，结合具体实例，阐述高分子影像探针的构建要素和应用特点。

　　Abstract： Non-invasive imaging techniques are important clinical diagnostic methods for revealing structural and functional details depending on the difference between physiological and pathological parts. However, insignificant contrast hampers the precise diagnosis at early stages. Fortunately, the image recognition could be greatly improved with the assistance of a contrast agent, increasing the probability of discovering small pathological changes. Herein, polymers, as encouraged by their biosafety, stability, and tunable characteristics, become important candidates for construction of contrast agents. They could form macromolecular or micellar structures with imaging moieties via covalent bonds and physical interactions, including hydrogen bonds, hydrophobic/electrostatic self-assemble interaction, metal complexation etc. These composition systems remarkably enhance the imaging sensitivity and even accumulate at target sites when equipped with targeting ligands. Moreover, modular integration of multimodality imaging compounds could enable accurate and efficient acquisition of physiological and functional information that meet many clinical demands. Understanding the basic principles, advantages and disadvantages of a variety of imaging methods, such as magnetic resonance imaging, optical/photoacoustic imaging, ultrasound imaging, nuclear medicine imaging and X-ray computed tomography, is of great significance to the design of imaging agents. In this chapter, the implementation strategies will be discussed through the specific cases, and the construction essentials as well as application features of polymer-based imaging contrast agent will also be elaborated.

10.1 核磁共振影像原理与高分子造影剂的构建

　　临床磁共振成像（magnetic resonance imaging，MRI）技术主要利用人体组织中富含的氢元素，在静磁场中受到射频脉冲激发产生核磁共振（nuclear magnetic resonance），由于氢元素所在的化学环境差异从而显示出不同生理状态的组织图像。该成像技术具有无辐射、非侵入性，并且软组织成像对比度高，可以多序列、多参数和多方位显像等优点，是临床上常用诊断技术。氢元素的原子核中只有一个质子，因此常将其称为氢质子。做自旋运动的氢质子相当于一个小磁体；当置于外加静磁场（B_0）中时，氢质子的自旋轴沿外加磁场方向重新排列，产生平行于外磁场的磁化矢量；并且，置于外磁场中的氢质子在自旋运动的同时，围绕外磁场方向做拉莫尔进动。对其施加一个射频脉冲，如果脉冲频率与氢质子的进动频率相同时，能量被吸收，产生共振现象。撤销射频脉冲后，氢质子逐步释放能量从激发态恢复到平衡态，该过程称为弛豫（relaxation）。弛豫过程分为两种：纵向弛豫（longitudinal relaxation），对应的弛豫时间称为纵向弛豫时间（T_1）；横向弛豫（transverse relaxation），对应的弛豫时间称为横向弛豫时间（T_2）。但是，由于早期病变往往体积小，与正常组织的形态及结构差异不显著，造成病变与正常组织的弛豫时间相近，通常难以实现准确影像诊断。因此，对比增强 MRI（contrast-enhanced MRI）在临床成像方面发挥了重要作用。

　　造影剂（contrast agent），也称为显影剂或对比剂；其注入人体内后可以改变所在区域成像信号。根据显影增强效果不同，MRI 造影剂分为阳性造影剂（通常为 T_1 造影剂，以钆类造影剂为代表，可以使 T_1 加权图像上的信号强度增强）和阴性造影剂（通常为 T_2 造影剂，以氧化铁类造影剂为代表，可以使 T_2 和 T_2* 加权图像上的信号强度下降）。目前临床上超过 40% 的 MRI 检查需要使用造影剂进行增强扫描。

10.1.1　磁共振 T_1 造影剂及其设计

T_1 造影剂一般为顺磁性造影剂,主要由顺磁性金属元素与小分子配合物组成。这类顺磁性 T_1 造影剂能够在迅速转换的电磁场作用下,加速邻近的激发态氢质子与周围环境(晶格)间的能量扩散速度,从而缩短氢质子的 T_1 弛豫时间,导致 MR 信号增强,图像变亮。虽然氢质子的去相位作用同时被加速,其 T_2 弛豫时间也被缩短,但当顺磁性造影剂剂量较低时, T_1 时间缩短的影像效应占主导地位。

目前临床应用顺磁性金属离子主要包括 Gd(III)和 Mn(II)两类,通过与配体 DOTA、DTPA、DPDP 等形成稳定的顺磁性金属配合物,已实现广泛 MRI 应用,其中含钆造影剂的钆喷酸葡胺(Gd-DTPA,Magnevist®)于 1988 年问世,是世界上第一种被批准应用于临床的 MRI 造影剂。此后,包括 Gd(DOTA)(Dotarem®)等 8 种钆螯合物被陆续获批准。相比而言,Mn 基造影剂在临床上的应用相对较少,目前仅有奈科明(Nycoplus)公司生产的 Teslascan®[Mn(II)-DPDP]获得批准,但由于药品的体内稳定性不良,已暂停使用。2006 年美国食品药品监督管理局(Food and Drug Administration,FDA)报道肾功能不全患者在使用钆类造影剂后,可能出现全身皮肤硬化的肾源性系统纤维化(nephrogenic systemic fibrosis)症状。因此,近几年来,Mn(II)类造影剂又重新引起了研究者的关注[1-3]。

在 MRI 造影剂研发过程中,金属配合物的磁共振弛豫效能受到配位水分子数 (q)、水分子交换速率 ($k_{ex} = 1/\tau_m$)、配合物整体的旋转相关时间 (τ_r) 等多个参数的影响。其中,减慢螯合物的翻转运动,从而延长旋转时间是一种提高 T_1 造影剂弛豫效能的有效手段。以钆类配合物为例,将单一分子接枝到刚性分子或聚合物上形成多价态造影剂,可以显著提高影像灵敏度;并且,针对病变组织的靶向性基团的引入也使得 MRI 诊断的准确度提升。

1)应用刚性分子构建 T_1 造影剂

通过在刚性分子上共价键接枝多个顺磁性金属螯合物,获得的多价态螯合物能够产生较高的 T_1 弛豫效能。Meade 研究组[4]将多个炔基修饰的 Gd(DOTA)螯合物分子通过"点击化学"反应接枝到苯环和环糊精上,分别获得 3 价、6 价和 7 价的多价态 Gd(DOTA)复合物,其结构式如图 10-1(a)所示。由于分子结构具有较强的刚性,Gd(DOTA)螯合物的翻转运动受阻,因此,获得的多价态钆造影剂的 T_1 弛豫效能 (r_1) 显著提高,其中环糊精接枝的 7 价态 Gd(DOTA)复合物的 r_1 可达 85.4 L/(mmol·s)。与之类似,四川大学艾华教授研究组[5]通过"点击化学"反应将新型 Mn(II)配体(MnL)接枝到具有刚性的葡聚糖分子骨架结构上形成的多价配体,螯合 Mn^{2+} 离子后获得了一种多糖胶束纳米复合物(Dex-g-LA/MnL);其具有较

高的 T_1 弛豫效能[13.3 Mn L/(mmol·s)]，显著优于小分子配合物[4.8 Mn L/(mmol·s)]，如图 10-1（b）所示；文中分析该胶束纳米体系具有较高弛豫效能的原因，主要有以下两个方面：①聚合物纳米胶束体系具有较长的旋转相关时间；②小分子配合物通过刚性三唑环结构与葡聚糖分子中的吡喃六元环结构共价连接，导致配合物的局部分子翻转运动受阻；这两个因素的协同作用使得 T_1 弛豫效率显著提高。

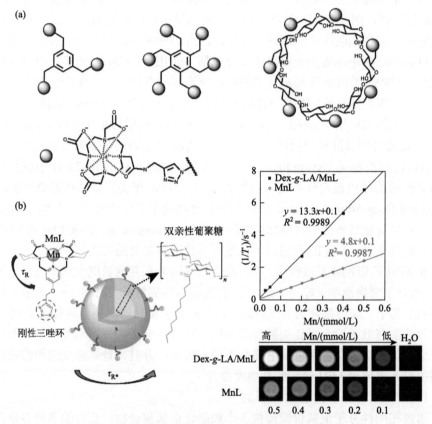

图 10-1 应用刚性分子构建 T_1 造影剂的示例[4, 5]

（a）刚性分子接枝多价态 Gd(DOTA)的结构示意图；（b）双亲性多糖胶束接枝多价态 MnL 配合物的结构及 T_1 显影效果图片

（图片引用经 American Chemical Society 和 Royal Society of Chemistry 授权）

2）基于聚合物构建 T_1 造影剂

造影剂的尺寸大小是影响其水分子滞留时间的重要因素，聚合物接枝多价化是提高钆类造影剂 T_1 弛豫效能的另一种常用方法。树枝状大分子（dendrimer）、聚乙二醇（PEG）、天然多糖（polysaccharide）、聚赖氨酸（polylysine）及牛血清蛋白（bovine albumin，BSA）等具有优良水溶性及生物相容性的天然或合成高分子，由于分子结构上含有多个容易进行化学修饰的基团，可以在其分子结构中修饰多个小分子配体，从而获得多价态顺磁性大分子造影剂。

树枝状大分子是一类通过支化基元重复增长获得的高度支化大分子材料，具有精确的分子结构，其分子中心及末端可以引入大量功能基团，因而被广泛应用于顺磁性金属配合物及靶向功能配体的修饰。聚酰胺-胺（PAMAM）大分子是应用较广泛的体系，Kobayashi 等[6]采用 PAMAM 接枝多个 DTPA 配体对 Gd^{3+} 进行螯合，构建了一系列具有不同价态（16、32、64）及内核结构的 DTPA-Gd 复合物。随着价态增加，该顺磁性复合物的 T_1 弛豫效能提高，如报道中 4 代树枝状大分子接枝 DTPA-Gd 形成 64 价复合物，其 T_1 弛豫效能是游离小分子配合物的 5 倍左右。除此之外，多肽树枝状大分子也是应用较为广泛的大分子材料，拥有优良的生物相容性；其中，赖氨酸是构建多肽树状大分子较为常用的支化单元[7, 8]，所制备的具有不同"代数"（G2、G3、G4）大分子，通过半乳糖及 DTPA 修饰外围末端，进一步配合 Gd^{3+} 离子后获得了一系列多价化复合物；其中 4 代大分子的 T_1 弛豫效能可达到 12.6 L/(mmol·s)；并且，由于半乳糖可特异性识别并结合肝脏细胞表面的去唾液酸糖蛋白受体，因此，该大分子可以作为肝脏组织特异性 MRI 造影剂应用于病变诊断。

线性多糖是一类由糖单元通过糖苷键连接形成的天然高分子材料，其分子链上往往含有多个活性反应基团，包括羟基（—OH）、氨基（—NH$_2$）及羧基（—COOH）等，具有优良的生物相容性且容易实现化学修饰。目前，包括葡聚糖（dextran）、壳聚糖（chitosan）、透明质酸等多糖已被用于 Gd(III)配合物的多价化修饰作为 MRI 造影剂。Rebizak 等[9, 10]将 DTPA 配体修饰到氨基葡聚糖上构建了高分子探针，其弛豫效能是小分子 Gd-DTPA 配合物的 2～2.5 倍；并且研究发现 DTPA 分子与葡聚糖主链之间的连接链段长度[—(CH$_2$)$_n$—，n: 2～6）及复合物的分子量（166 000～224 000）对 T_1 弛豫效能没有明显的影响，但随着复合物分子量增大其肾脏代谢率明显降低。

通过大分子在水溶液中自组装形成具有纳米尺度的胶束或囊泡结构，可以获得聚合物纳米造影剂[11]。Yokoyama 研究组[12, 13]通过在两亲性嵌段共聚物 PEG-b-P(L-lysine)的聚赖氨酸嵌段的侧链接枝多个 DOTA 分子，在溶液中团聚形成内核疏水、外壳亲水的胶束核/壳（core/shell）结构对 Gd^{3+} 进行螯合，获得了一种聚合物胶束造影剂[PEG-P(Lys-DOTA-Gd)]。MRI 扫描发现通过尾静脉注射进入荷瘤小鼠体内 24 小时后，这种聚合物胶束利用 EPR 效应在肿瘤组织富集，使得肿瘤区域的 MRI T_1 信号增强近两倍。

10.1.2 磁共振 T_2 造影剂及其设计

T_2 造影剂往往是一类具有超顺磁性的材料体系，可以促使 MRI 图像信号强度下降，从而获得成像对比度。超顺磁性氧化铁（superparamagnetic iron oxide，SPIO）纳米晶体，特别是 Fe_3O_4 纳米粒子是应用最广泛的 T_2-MRI 造影剂，其具有较大的净磁矩，可以加速外围氢质子去相位过程，从而缩短横向弛豫时间 T_2。同时，Fe_3O_4 纳米晶体具有优良的生物可降解性能，满足了临床应用需求。

形状可控、稳定性好的单分散磁性纳米粒子的制备方法，目前主要包括共沉淀法、高温分解法、水热合成法以及微乳液法等，其中，共沉淀法及高温分解法较为常用。共沉淀法制备原理主要利用 Fe^{2+} 与 Fe^{3+} 的可溶性盐在碱性条件下发生共沉淀反应形成 Fe_3O_4 纳米晶体，通过改变 Fe^{2+}/Fe^{3+} 的比例、反应温度及溶液 pH 等参数实现对尺寸、形状及组成调控。该方法反应条件温和、工艺简单；然而，共沉淀法制备的晶体粒径分布较宽且易团聚，因此往往通过在反应体系中加入聚合物材料，如葡聚糖（dextran）、聚乙烯醇（polyvinyl alcohol，PVA）等，利用聚合物包裹可以制备单分散氧化铁纳米粒子。以高温热分解法为代表的有机相法是另一种常用方法，其在含有表面活性剂的高沸点有机溶剂中，通过热分解有机金属化合物来制备单分散纳米晶体；这种方法构建的粒子结晶度高、形状规则，并且产物的磁学性能优于共沉淀法制备得到的 SPIO 纳米晶体；然而，该技术制备的纳米晶体呈现有机相分散特性，需要通过进一步的配体交换或表面修饰才能满足生物应用需求。

应用具有良好生物相容性的高分子材料对 SPIO 进行表面改性备受关注。在纳米粒子表面包裹聚合物材料，利用聚合物的空间位阻作用，提高 SPIO 粒子在水相溶液中的分散性和稳定性；还可通过与特异性亲和配基或其他生物大分子相偶联，引入活性基团以满足多种应用需要。现有报道的用于 SPIO 修饰的天然高分子主要包括葡聚糖、壳聚糖、淀粉、多肽和蛋白质等；合成高分子主要有聚乙二醇、聚乙烯亚胺、聚乙烯醇、聚丙烯醛、聚丙烯酰胺，以及聚酯类如聚丙交酯（也称聚乳酸）、聚己内酯以及它们的共聚物等；这些聚合物分子可以通过物理包裹、静电作用力及共价连接等多种方式对纳米粒子表面进行修饰。

1）糖类大分子螯合 SPIO 晶体构建 T_2 造影剂

葡聚糖分子结构上带有大量游离羟基，可以通过配合作用及氢键稳定地附着在氧化铁纳米晶体的表面，形成具有优良水溶性及生物安全性的 SPIO 纳米粒子。目前，商品化的铁氧体磁共振造影剂如 Feridex® 和 Resovist® 即为葡聚糖包裹的 Fe_3O_4 纳米晶体。1982 年 Molday 和 Mackenzie[14]首次报道了水相共沉淀法制备葡聚糖包裹氧化铁纳米晶体，而后多种改良技术、多种葡聚糖衍生物（如羧基化葡聚糖、羧甲基化葡聚糖等）相继被研究应用。典型的如 Hong 等[15]在传统共沉淀反应体系中加入水合肼作为还原剂及沉淀剂，制备了一系列葡聚糖包裹的超顺磁性 Fe_3O_4 纳米粒子；与传统共沉淀法相比，该方法制备的 Fe_3O_4

纳米粒子具有更小的粒径及更高的固相含量，且随着葡聚糖分子量增大，该 Fe_3O_4 纳米粒子的粒径有减小趋势。动物体内实验表明，该葡聚糖包裹的 Fe_3O_4 纳米粒子具有较长的体内循环时间，静脉注射后 6 小时，肝脏、脊髓及淋巴结的 T_2 信号显著降低。

2）聚多巴胺包裹 SPIO 构建 T_2 造影剂

多巴胺（dopamine）是一种被广泛用于氧化铁纳米粒子表面修饰的小分子配体，分子结构中有两个酚羟基能与铁离子形成配位作用稳定地螯合在氧化铁纳米粒子表面，同时其含有的氨基可以偶联其他功能配体[16, 17]；另外，多巴胺在弱碱性环境中能发生原位聚合反应生成聚多巴胺（polydopamine，PDA）高分子，可形成紧密包覆层，并为纳米粒子的进一步功能化提供了良好的化学平台。Lin 等[18]通过在水溶性 Fe_3O_4 纳米粒子表面包裹多巴胺并进一步原位聚合制备了表面包被 PDA 聚合物的超顺磁性氧化铁纳米粒子；该纳米粒子作为 MRI 造影剂具有较高的 T_2 弛豫效能[114.7 L/(mmol·s)]，体外细胞实验表明该纳米粒子可通过胞吞作用在细胞质中高效富集；另外，由于 PDA 对近红外光具有较强吸收且光热转换效率高（约 40%）[19]，可以作为一种光热治疗探针，实现 MRI 介入的可视化治疗。

3）双亲性聚合物胶束装载 SPIO 构建 T_2 造影剂

双亲性聚合物具有类似表面活性剂的性质，当其在溶液中的浓度超过临界胶束浓度（critical micelle concentration，CMC）时，可以通过疏水作用力自发聚集形成纳米胶束，并具有内核疏水、外壳亲水的核/壳（core/shell）结构。胶束结构的疏水内核能有效包裹疏水性氧化铁纳米粒子及疏水性药物等，而亲水聚合物壳层则赋予其良好的生物相容性并可用于进一步修饰靶向功能配体。因此，聚合物胶束体系已成为具有潜在应用价值的载体平台，如图 10-2（a）所示。聚合物胶束结构装载脂溶性 SPIO 纳米粒子，可以实现单个或多个纳米粒子包裹。并且，大量文献研究[20-23]发现：与单个 SPIO 纳米粒子相比，多个 SPIO 纳米粒子形成的纳米团簇结构具有更高的 T_2 弛豫效能；且在一定尺寸范围内，随着纳米团簇结构的粒径增大，其 T_2 弛豫效能有增大趋势；此外，在团簇结构内部，SPIO 纳米粒子的颗粒间距也是影响胶束团簇体的 T_2 弛豫效能的重要因素。艾华教授课题组分别采用双亲性聚合物 PEG-PCL 及 PEG-PLA 自组装胶束对 SPIO 纳米粒子进行装载，并利用胆固醇（CHO）填塞粒子间隙，调节所包裹的 SPIO 粒子间距（neighbor distance，ND）如图 10-2（b）所示[24]。研究结果表明：随着 CHO 用量增加，胶束内部 SPIO 粒子间的 ND 值增大，致使该胶束复合物的 T_2 弛豫效能降低。以上结果对于 T_2 造影剂的设计与制备有较大指导意义。

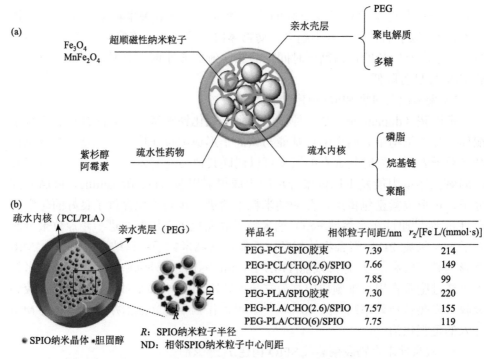

图 10-2 两亲性聚合物胶束装载 SPIO 构建 T_2 造影剂示例[24]

（a）多功能纳米胶束载体示意图；（b）SPIO 纳米团簇结构的 T_2 弛豫效能随粒子中心间距的变化趋势

（图片引用经 Elsevier 授权）

样品名	相邻粒子间距/nm	r_2/[Fe L/(mmol·s)]
PEG-PCL/SPIO胶束	7.39	214
PEG-PCL/CHO(2.6)/SPIO	7.66	149
PEG-PCL/CHO(6)/SPIO	7.85	99
PEG-PLA/SPIO胶束	7.30	220
PEG-PLA/CHO(2.6)/SPIO	7.57	155
PEG-PLA/CHO(6)/SPIO	7.75	119

　　天然高分子具有优良的生物相容性，以其构建的两亲性高分子是目前研究较多的载体材料。例如，通过侧链接枝疏水性小分子（硬脂酸、胆固醇等）及聚合物链段（PCL、PLA 等），可以获得具有两亲性的"梳状"葡聚糖衍生物，其能够在水溶液中自组装形成具有良好稳定性的纳米胶束，并且可以通过控制其疏水侧链的接枝率对其自组装行为进行调控，通过包裹油溶性 Fe_3O_4 纳米晶体，可形成 118 nm 尺寸的纳米晶体的团簇结构，作为 MRI 造影剂其 T_2 弛豫效能（r_2）高达 436.8 Fe L/(mmol·s)[25]。

　　聚乙二醇（PEG）是一类具有优良水溶性及生物相容性的合成高分子材料；表面包被有 PEG 材料的纳米粒子进入人体后可以显著减少蛋白质黏附和避免网状内皮系统的清除[26]；因此，采用 PEG 化胶束对油溶性 SPIO 进行包裹能延长 SPIO 造影剂的体内循环时间[27]。常用的两亲性 PEG 聚合物包括 PEG-*b*-PCL、PEG-*b*-lipid、PEG-*b*-PLA 等多种嵌段型共聚物。其中，借助 PEG 羟基端引发 ε-己内酯（ε-caprolactone，ε-CL）单体开环聚合是制备两亲性 PEG-*b*-PCL 嵌段聚合物的常用方法，通过调控 ε-CL 单体投料比可以获得具有不同 PCL 链长的 PEG-*b*-PCL 聚合物，而 PEG 及 PCL 链段的分子量相对大小是影响其 CMC 的关键因素；一般认为 CMC 值在 10^{-7} mol/L 数量级形成的胶束具有较高的稳定性，并可装载多个氧化铁纳米晶体（Fe_3O_4、$MnFe_2O_4$）形成具有超顺磁性的氧化铁纳米团簇。以 PEG_{5000}-b-PCL_{5000} 为例，包裹 Fe_3O_4 纳米粒子（4 nm）形成粒径约为 75 nm 的超顺磁性纳米复合物（PEG_{5000}-PCL_{5000}/Fe_3O_4），其 T_2 弛豫效能（r_2）为 318 Fe L/(mmol·s)，显著高于单包裹的 Fe_3O_4 纳米粒子[PEG_{5000}-$DSPE$/Fe_3O_4，$r_2 = 25.1$ Fe L/(mmol·s)][20]。并且，通过在 PEG 端修饰靶向功能基团，可以获得具有主动靶向功能的 PEG 化聚合物胶束。

聚乙烯亚胺（polyethyleneimine，PEI）是一类含有多个氨基基团的聚阳离子，拥有线型与支化两种结构。采用 PEI 对氧化铁纳米粒子进行包覆可以获得具有基因递送功能的 MRI 造影剂。Corti 等[28]通过在共沉淀法制备氧化铁纳米粒子过程中原位添加 PEI（PEI_{25000}、PEI_{500000}）及羧基化 PEI（PEI_{25000}-COOH），制备了表面包被有 PEI 聚合物的氧化铁纳米粒子复合物。该纳米复合物的粒径均分布在 200 nm 左右，具有与商品化造影剂 Endorem® 类似的 T_2 弛豫效能[~100 Fe L/(mmol·s)]。另外，通过烷基化修饰获得的双亲性 PEI（N-烷基-PEI），可以对多个油溶性 SPIO 纳米粒子进行组装，在水相中形成纳米团簇。有文献报道[29, 30]，采用 1-碘十二烷对 PEI 进行烷基化修饰构建双亲性 N-烷基-PEI 大分子，通过对多个 Fe_3O_4 纳米粒子装载，获得纳米团簇结构（N-烷基-PEI/Fe_3O_4）；其间调节 N-烷基-PEI 与 Fe_3O_4 纳米粒子的质量比，可以对纳米复合物的粒径进行调节，并且粒径越大成像性能越好。该造影剂粒径分布在 60 nm 左右时的 T_2 弛豫效能可达 345 Fe L/(mmol·s)，如图 10-3（a）所示；并且可以利用该造影剂表面正电性促进间充质干细胞的高效标记，将被标记干细胞进行小鼠皮下原位注射后，T_2 成像信号明显降低；同时，该粒子还能作为基因载体有效复合 siRNA 和质粒 DNA，在小鼠体内进行有效转染，并且被转染细胞具有良好的磁共振成像效果。采用双亲性聚阴离子——聚天门冬氨酸-聚己内酯（PAsp-PCL）嵌段共聚物包裹 Fe_3O_4 纳米晶体，可形成一类表面带有负电荷（–27 mV）的尺寸约 124 nm 的团簇结构，如图 10-3（b）所示，该纳米胶束复合

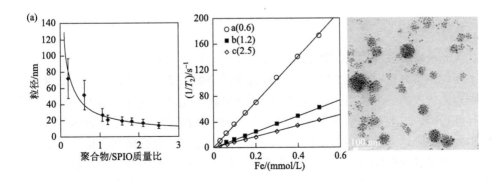

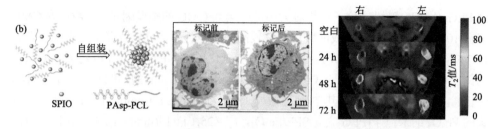

图 10-3　聚合物与无机纳米对比剂的复合增强 T_2 造影的示例[29, 31]

（a）*N*-烷基-PEI/Fe$_3$O$_4$ 纳米复合物的粒径随聚合物/SPIO 质量比的变化曲线，不同粒径纳米复合物的 T_2 弛豫率效能 *N*-烷基-PEI/Fe$_3$O$_4$ 纳米团聚体（60 nm）的 TEM 照片；（b）PAsp-PCL 胶束自组装包裹 Fe$_3$O$_4$ 纳米粒子示意图，PAsp-PCL/Fe$_3$O$_4$ 纳米复合物标记 DC 细胞的 TEM 照片及注射标记 DC 细胞后 72 h 的小鼠腘窝淋巴结 MRI 成像照片

（图片引用经 Elsevier 和 John Wiley and Sons 授权）

物可以作为 MRI 造影剂对树突状细胞（dendritic cell，DC）高效标记；并且被标记的 DC 细胞能够实现体内长效示踪[31]。

10.2　其他生物成像方法的原理与高分子造影剂的构建

10.2.1　光学影像原理及造影剂设计

10.2.1.1　光学影像原理

生物发光（bioluminescence）与荧光（fluorescence）是光学成像（optical imaging）中的两种主要技术，通过光学物质的受激发电子返回到基态完成能量释放而发出光子，但两种技术的激发能量来源不同产生成像差异，其中生物发光的能量来源是由化学反应产生能量转换，而荧光发光的能量来源则是外源性电磁辐射。光学成像具有高灵敏性和高影像对比度，在疾病诊断和药物代谢评估中展现出显著优势[32]。

10.2.1.2　光学造影剂的设计

荧光成像需要应用特定波长的光源实现荧光材料的激发；目前荧光造影剂原料主要包括荧光蛋白类如 GFP/RFP、有机染料类如 Cy5.5 和 ICG 等，以及量子点和碳点为代表的纳米体系[33]。按照诊断原理可将荧光造影剂分为以下几种：①非特异性造影，主要利用病变和正常组织血管的通透性差异，使得游离的荧光分子经由血管裂隙进入病变组织蓄积，实现病理差异成像。也有研究者将荧光小分子与一些纳米递送载体（如脂质体、囊泡等）结合，以增强荧光分子稳定性以及体内循环时间，实现药物更多地富集在目标区域，达到更好的成像效果；②配体修饰的靶向造影剂，将功能配体与荧光探针链接，利用与靶点的特异结合实现高信噪比成像；③智能造影剂，即环境响应型造影剂，通过特殊基团修饰使其在正常生理环境中荧光分子处于猝灭状态，一旦遇到某些特殊环境（如 pH 值、温度或者某些特定的酶）使得结构发生改变，荧光分子会处于激活状态完成能量转换发出荧光，例如，利用聚左旋赖氨酸高分子载体，通过共价连接近红外荧光染料与基质金属蛋白酶特异性底物；可利用肿瘤细胞中的基质金属蛋白酶响应，释放荧光染料恢复荧光性能，从而完成特异性成像[34]。

　　然而，生物体内一些物质如胶原、毛发、软骨等，经短波长激发光照射后，会产生较强的自发荧光，在进行深层组织观测时生物体较高的背景信号严重影响数据质量，干扰成像分辨。相比而言，避开自发荧光波长区域，选择长波段光源辐照可显著降低背景信号，并且光穿透性更强可实现深层次监测；因此，近红外荧光备受关注。目前主要分为近红外一区荧光（NIR-I a，750～900 nm；NIR-I b，900～1000 nm）与近红外二区荧光（NIR-II，1000～1700 nm）。常用的近红外一区染料包括异菁色素（Cy 染料）、吲哚菁绿（ICG）等。利用生物相容性好、环境响应型的高分子聚合物对小分子染料进行修饰，可赋予其更好的稳定性及功能性。Blau 等设计并构建具有组织蛋白酶响应的高分子荧光探针聚 N-2-羟丙基-甲基丙烯酰胺，并在侧链修饰带有 Cy5 荧光基团的多肽结构，形成酶反应型高分子探针（P-GFLG-Cy5），通过针对半胱氨酸组织蛋白酶降解机制，激活荧光分子 Cy5，从而"点亮"4T1 乳腺癌细胞以及 131/4-5B1 脑胶质瘤细胞，实现近红外荧光成像指导下手术导航，完成肿瘤组织切除[35]。与 NIR-I 成像相比，NIR-II 荧光由于发射波长更长，在光线穿透生物组织时可显著降低光散射影响，使探测深度更深、空间分辨率更高。现阶段一些无机纳米材料作为 NIR-II 荧光造影剂被广泛研究，如量子点以及稀土元素纳米粒子等[36-38]。由于这些材料难以在体内代谢并伴有潜在的生物毒性隐患，故临床应用中受到极大限制[39]。相比而言，可降解型高分子有机材料修饰的二区荧光体系更具有应用价值。戴宏杰教授团队研发了 PEG 修饰苯并呋喃与氟噻吩体系构建的高分子聚合物，构建的纳米粒子荧光发射光谱范围在 1050～1350 nm，可用于近红外二区成像，实现细胞分子成像以及动脉血流的超快荧光成像[40]。

　　目前，普通荧光成像是由高能量、短波长的激发光激发荧光分子，产生低能量、长波长的发射光。上转换发光则由长波长的光线激发上转换材料，产生较短波长光线。上转换材料多是由数种稀土元素掺杂形成特殊的固体晶格结构，其基本组成为激活剂、敏化剂和基质。上转换发光材料的荧光发射效率取决于稀土离子激发态的活性和它们与主体晶格基质的相互作用。Nd^{3+}、Tm^{3+}、Ho^{3+}、Er^{3+}等稀土离子具有较高的上转换发光效率，是现今研究较多的上转换材料激活剂；而 Yb^{3+} 等稀土离子作为转化敏化剂多以共掺杂形式组成晶体结构，以提高发光效率[41]。而作为基质成分，目前常见的晶格材料主要有 LaF$_3$、YF$_3$、Y$_2$O$_3$ 等氟化物和氧化物等[42]。利用聚 N-异丙基酰胺-co-甲基丙烯酸制备的水凝胶包裹上转换材料（NaYF4：Yb^{3+}/Er^{3+}@SiO$_2$），同时装载 DOX，可用于细胞成像；该体系也可通过肿瘤微环境酸响应性能完成药物释放，并且药物释放的程度可以通过上转换强度的变化来监测[43]。

　　传统荧光分子在高浓度溶液环境下，受制于分子间作用、非辐射能量转移或形成缔合物质致使荧光减弱甚至消失，这种现象被称作"聚集导致荧光猝灭"（aggregation-caused quenching，ACQ）。2001 年，唐本忠院士团队研究发现一些噻咯分子在溶液中几乎不发光，而在聚集状态下荧光增强，故将此现象定义为"聚集诱导发光"（aggregation-induced emission，AIE）；其可能的机制包括分子内旋受限、分子内共平面、非紧密堆积、形成 J 聚集体以及形成特殊激基缔合物等[44]。蔡林涛教授课题组利用 PEG 修饰具有 AIE 性能的疏水高分子材料，自组装形成 AIE 荧光点，通过点击化学作用连接人源性抗 HER-2 重组抗体，实现体内 HER-2 受体特异性靶向成像[45]。并且 AIE 功能分子也可用于可视化监测药物递送体系入胞途径；利用活性氧（reactive oxygen specie，ROS）响应分子氨基丙烯酸酯，将具有 AIE 性能的光敏剂分子与低聚乙烯亚胺连接，并对其进行 mPEG 修饰，构建可视化基因递送系统，成功监测到该体系在细胞内的内涵体/溶酶体逃逸路径，并利用材料经激光照射后产生 ROS 响应，实现功能基因的高效释放[46]。

　　近年来光学成像已成为临床术中导航的重要工具，借助造影剂，如 FDA 批准的吲哚菁绿（ICG），已实现了术中前哨淋巴结与肿瘤的定位诊断，以及淋巴管和血管成像。田捷教授团队通过对 ICG 荧光分子进行功能化修饰，实现了针对微小肿瘤的探测，被用作临床肿瘤诊断及术中导航[47]。此外，据 Tummers 报道，西妥昔单抗-IRDye800 已成功作为第一个获批用于临床试验的多模态成像造影剂，能够通过荧光成像及光声成像分辨肿瘤边界，未来可应用于前列腺癌的多模态成像引导的手术治疗[48]。

10.2.2　光声影像原理及造影剂设计

10.2.2.1　光声影像原理

　　光声成像（photoacoustic imaging，PAI）是一种新兴的无损成像技术，相比于传统光学诊断技术，具有高对比度、高空间分辨率等影像优点[49]。光声效应是实现影像的理论基础，即当纳秒级脉冲激光（约 10 ns）照射显影材料时，一部分光能被材料自身快速吸收，进而转化为热能产生瞬间的热弹性膨胀，形成兆赫兹级频率的超声，而后通过对产生的超声波信号接收并转换成图像[50, 51]。PAI 造影剂可以通过改变所在区域局部组织的光吸收性质,产生较高的光声学成像对比度,达到图像显示效果。

10.2.2.2 光声造影剂的设计

常见的 PAI 造影剂主要有内源性与外源性两种类型;其中内源性造影剂源于生物体自身生理成分,如血红蛋白和黑色素等,这些物质展示出不同的光吸收性能,而用这些内源性成分在生理或病理环境下的差异,光声成像能够实现针对多种疾病(如黑色素瘤等)的监测及量化研究。但生理性内源 PAI 造影剂,在疾病初期难以形成显著的病理差异,同时,部分内源性造影剂本身的光吸收相对较弱,因而无法产生稳定信号源[52]。通过外源性造影剂在特定组织成分的高度摄取,可以增强该组织结构中特定波长的光吸收率,进而产生声频信号实现成像,展示出结构或生理特异性信息。

现有外源性光声造影剂主要分为以下几类:①有机光声造影剂,由具有共轭基团化合物构建,如 ICG、伊文思蓝和亚甲基蓝等化学小分子。然而,小分子造影剂往往存在代谢快、光学稳定性差等缺点;对其进行功能化修饰成为现阶段关注点。例如,有报道采用雀麦花叶病毒蛋白衣壳来封装 ICG 可以有效延长造影剂的体内滞留时间并增强 ICG 的耐光性[53]。此外,具有特殊结构的材料,如石墨烯、碳纳米管等具有较强的光吸收特性,在光声造影中有着多篇使用报道[54, 55]。②无机纳米造影剂,典型的代表为金和银纳米材料,具有表面等离子体共振效应(surface plasmon resonance effect)、高光吸收特性,并通过尺寸和形状的改变使得光学特性具有高度可调性,满足多种生物学用途[56, 57]。通过高分子材料对金纳米进行表面修饰,可进一步提高纳米粒子在生理环境下的稳定性;黄鹏教授团队将 PCL-PEG 嵌段高分子结合的金纳米颗粒,通过亲水-疏水作用自组装成粒径约为 200 nm 的囊泡结构;该囊泡可以通过 EPR 效应富集于肿瘤部位,与正常组织相比展现出优良的光声成像对比度[58, 59]。而非等离子体纳米光声造影剂组成较为广泛,如无机类的二硫化铜、过氧化锰、二硫化钼等[60, 61],然而,这些造影剂的生物代谢及毒性问题仍然制约临床应用,需进一步对其生物安全性进行系统性的验证。③针对目标细胞进行基因修饰,产生功能化蛋白已成为光声成像中的另一项重要研究内容。报告基因(reporter gene)是一种编码易被检测的酶活蛋白质的基因[62]。细胞内报告基因的表达产物可以直接释放信号或通过特定的酶促反应催化底物间接释放信号;通过影像技术对信号进行检测,可直观地确定细胞定位以及基因表达水平等生物学信息,使得在分子水平观察细胞的动态活动成为可能。目前所使用的 PAI 报告基因依据编码产物主要有催化显色反应的酶蛋白,如 β-半乳糖苷酶[63];自发荧光的蛋白或色素蛋白,如细菌光敏色素以及具有特定波长激光选择性激发的光控开关蛋白[64]。④具有独特光学特性的高分子材料也可用作光声成像造影剂。浦侃裔教授课题组设计并制备了一类含噻吩结构的半导体聚合物，通过磷脂包裹形成纳米粒子并显示出极佳的近红外吸收特性，实现了活体光声成像[65]；并且该共轭高分子聚合物体系产生的光声信号要强于无机纳米材料（单壁碳纳米管以及金纳米棒）；同时，包载近红外染料 IR775S 后，可通过光声信号的变化实现 ROS 动态检测。此外一些高分子材料，如聚吡咯构建新型近红外吸收高分子聚合物同样具备光声造影功能[66,67]。此外，在近红外二区具有光吸收特性的高分子聚合物也展现了较好的影像性能，其中TBDOPV-DT 是一种光热材料（图 10-4），Sun 等利用该分子与 mPEG$_{2000}$-PDLLA$_{2000}$载体相混合，制备了生物相容性较好的 TBDOPV-DT 纳米粒子，其可在 1064 nm激光照射下进行体内光声成像以及光热治疗[68]。

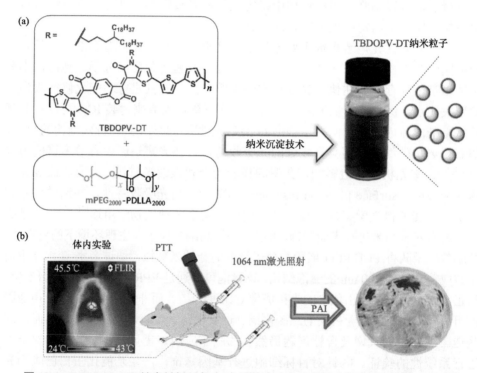

图 10-4　TBDOPV-DT 纳米材料制备（a）及体内光声成像及光热治疗示意图（b）[68]

（图片引用经 American Chemical Society 授权）

通过对光声造影剂进行修饰，结合其他影像学模态或治疗成分，可构建多功能、多模态成像探针，以达到优势互补，实现精确诊断与协同治疗目的。但目前多数光声造影剂仍处于实验研究阶段，缺少临床前体内药代动力学评估、安全性评估等；并且，由于光波在生物体中穿透性能较差，造成成像深度仍然受限，需要成像设备进一步改进以解决这些难题,而现阶段结合光声成像的内窥镜技术有望成为新的应用突破点。

10.2.3 超声影像原理及造影剂设计

超声检测仪通过发射超声波并接收回波信号所带来的幅度信息、波速信息、谐波信息等内容,经分析转换获得图像。这种成像模态具备较高的软组织分辨率且对机体无辐射损伤,同时所使用的仪器易于操作,满足床边实时监测需求;并且,借助超声造影剂能够显著提高成像对比度,有效区别声阻抗较为相似的早期病变组织与正常组织,同时获取监测部位的血流等代谢信号;而结合化学修饰完成造影剂功能化,有望实现目标分子信息采集,提高对疾病的早期诊断能力[69]。目前,超声造影成像应用广泛。

10.2.3.1 超声造影成像原理

超声造影剂主要由高分子,如蛋白质、合成聚合物或大分子组装体系形成的囊壳;以及内部包裹的具有成像特性的气体或具有气相转变性能的化学组分构建而成。其中,壳层材料用以稳定粒子结构,防止体系团聚以及阻止内部气体等组分向外扩散;而内部物相成分则产生与人体血液和组织的声学差异,增强超声下的信噪比,完成图像显示[70, 71]。

常规造影剂壳层具备一定的弹性,并且微泡的动力学尺寸远小于临床条件下外加声波波长(约 1.5~15 MHz,波长范围 1~0.1 mm);在体液中造影微泡接受外界超声激发,且当入射声波频率与体系固有振动频率相同时,造影剂自身会发生协同共振,即随着外源声波的周期性压缩(正压)和舒张(负压)而呈现出规律性收缩与扩张,这种谐振形变使得微泡的截面急剧变大,进而增强对声波的背散射,呈现出显著的成像对比度[72]。造影剂的谐振行为与其自身的尺寸、壳层中高分子材料组成、分子链的刚柔性,甚至壳层厚度等参数密切相关[73],如微泡半径的增大会降低自身的谐振频率;而壳层材料的形变能力又会影响声散射平面的大小进而改变成像效果。此外,声压同样起着关键性作用:一般情况下,低声压所产生的振动力较弱,微泡形变幅度小,近似表现为线性振动;当外源性声场作用增大时,微泡的形变过程呈现出收缩运动与膨胀过程的不对称性,即非线性振动,进而形成了相对于基波频率的谐波分量,如二次谐波等,这些信号具有较低的背景干扰,而针对谐波的采集分析可以有效提高检测灵敏度[74]。

10.2.3.2 超声造影剂的构建及其应用

造影剂的壳层结构与内部介质两部分对显影效果均具有较大影响。目前组建超声造影剂的囊壳材料主要为两亲性小分子与高分子两类；面对材料的具体选择，生物安全性仍为重要考察因素[75]。其中，磷脂类表面活性剂已成为近年来超声造影剂的主要膜材料；这类物质展现出较好的生物相容性，并且同时具备亲水的极性端以及疏水部，在水相环境中受到熵驱动组装成双分子层脂质体结构，可以显著降低液体的表面张力，实现内部气体包裹；然而，材料的提纯工艺较为烦琐，尤其是具有功能化基团的半合成脂类如 DSPE-PEG 等制备成本较高；而且在构建造影剂时，大分子间仅依赖亲疏水力结合，相互作用仍然较弱，难以维持体系在血流状态下的长效稳定性，造成体内显影窗口时间较短。近些年，人工合成脂质由于功能化修饰便捷、制备产率高而备受瞩目，如可以构建具有硅酸酯基团的两亲大分子，其在水溶液环境下酯键迅速水解成硅氧键从而实现分子交联，稳定性高的聚硅酸酯结构，这一体系能够显著延长造影周期[76, 77]。此外，经由可生物降解的合成聚合物(如聚(乳酸-乙醇酸)共聚物[poly(lactic-*co*-glycolic acid)，PLGA])、蛋白质等材料构建的造影剂能够在膜层厚度、表面弹性参数等多方面实现调节，同时改变聚合材料的配比、种类以及成膜制备工艺可以得到具有不同声学性能的微泡。目前，临床使用较为普遍的是人血清白蛋白等天然大分子作为主体材料的微泡体系，如临床造影剂 Optison 已应用于心肌显影等疾病检测[78]；这类造影剂通过蛋白质大分子中羧基与氨基、羟基以及酰胺键和酯键之间的静电和氢键作用力，并且配合极性与非极性氨基酸的亲疏水作用，能够增强分子之间结合强度，有利于保持膜系稳定；同时，蛋白质结构中功能基团较多有利于进一步化学修饰，如王幽香教授课题组通过 EDC 缩合剂，将低分子量聚乙酰亚胺的氨基与蛋白质中羧基键合，形成共价交联体系，进一步提升了造影剂在高流速液流下的结构完整性[79]。相比于壳层结构，微泡内部所承载的声学特性介质在显像过程中同样发挥着重大作用。其构成主要包括空气、二氧化碳或者具有相对较高分子量的氟碳、氟硫如 C_3F_8 和 SF_6 等气体；代表性商品化造影剂如表 10-1 所示。氟介质成分的生物毒性弱，并且呈现出疏水特性可以降低内部介质向组织液中的溶解扩散速率，延缓介质弥散，从而延长了造影剂整体寿命并具备优良的回声特性[72]。

表 10-1 商用超声造影剂[80]

名称	壳	气体	平均粒径/μm	应用	半衰期/min
Optison®	白蛋白	全氟化碳	2.0~4.5	左心室	2.5~4.5
Sonazoid®	液体	全氟丁烷	2.1	肝癌、乳腺癌	60~120
SonoVue/Lumason®	液体	六氟化硫	2.0~3.0	心脏、腹腔	3~6
Definity/Luminity®	液体	全氟化碳	1.1~3.3	心脏、腹腔	2~10
Imagent/Imavist*	液体	全氟化碳，氮气	6.0	超声心动图	60~180

名称	壳	气体	平均粒径/μm	应用	半衰期/min
Levovist*	半乳糖	空气	2.0~4.0	多普勒成像	2~5
Albunex*	白蛋白	空气	4.3	肺部成像	1~2

*不再临床应用

注：表格引用经 American Chemical Society 授权

在传统超声造影剂组成中，气相成分位于结构内部，并且在显像时呈现出尺寸依赖效应——理论上气核较大的微泡，能够呈现显著的成像效果。但体液环境下的运送需要满足流经毛细血管时的尺寸限制，因此常规微泡直径多介于 1~10 μm，并在体液中表现为近似红细胞的流体特征。目前临床中超声造影多用于血管成像，如进行血管增生与血栓等疾病的诊断[79]；然而，体内注射后，有效的血流动力学以及其他生理因素如网状内皮系统的滞留行为，会使得微米尺寸粒子在体循环系统中被快速清除，同时这些微泡受尺寸影响难以渗透进入实体组织内部，限制了血管外疾病的诊治。如果将造影剂尺寸设计在纳米级别，则有望获得更强的组织穿透力和更长的血液循环周期；然而，相比于微米级体系，纳米造影剂的成像性能不佳，如何协调体内递送效果和造影性能是造影剂构建的另一个难题[81]。

通过介质变化实现尺寸扩增，可以有效增强显像，其中液气相变组分开始受到人们关注。装载具有相变性能的材料，如全氟戊烷等可以在低温条件下维持内核的液态形式以此缩小造影剂尺寸，形成纳米或亚微米结构，从而获得更好的体循环效果；当外加超声或温变环境时，触发介质实现气化，可以获得数倍的体积扩增，产生优异的声学差异[82, 83]；同时，这种外界刺激下的结构变化，在药物递送、超声栓塞治疗、高强度聚焦超声（high intensity focused ultrasound，HIFU）增敏等方面发挥着重要作用。此类纳米级造影剂在一定程度上满足了尺寸与成像需求，有利于超声分子影像学拓展。这些传统体系中气体及相变材料多被包裹于结构中心，而目前研究表明超疏水材料体系具有界面自发气体吸附行为，能够在水相环境中形成固-气-液三相界面，利用这种稳定的气相层，科研人员开发出新一代纳米超声造影剂。台湾清华大学叶秩光教授课题组率先在聚四氟乙烯纳米粒子模型中，证实超疏水材料界面存在纳米厚度的气泡层，并发现这种纳米气泡层在超声波作用下可原位形成微米气泡并产生显影特性[84, 85]，这种通过对纳米粒子外表面进行超疏水改性来开发的超声反应体系，将对未来影像和治疗的结合带来更为广阔的发展空间。

在针对超声造影剂的设计与应用中，外源声波形成的力学作用同样不可忽视。声辐射力便是一种由声波在流体传播时，入射到障碍物在界面产生与声传递方向相同的矢量压力[86]，能够协助改变粒子的流体行为。对于具有弹性壳层的微泡体系，其在声场下的形变将产生较大的辐射力，与周围组织和血液成分形成力学差别；在受到一阶辐射力作用时，造影剂会形成远离探头的矢量方向的迁移，如果应用于配体靶向分子修饰的造影剂，配合外源性声辐射力驱使造影剂迁移，能够进一步拉近配体和细胞表面受体的空间距离，增强二者相互作用，可以增加微泡在特定区域的黏附行为，实现造影剂的高效滞留，提升成像信噪比[87, 88]。并且外源性超声频率在特定条件下能够促使微泡超声造影剂的结构崩解；利用这种外部环境刺激下的响应行为，在体内目标位置施加特定频率和强度的超声来破坏微泡体系，促进所包裹的药物释放，并且能够形成瞬时空化效应进而对局部组织和细胞形成拉扯和撕裂[89]。中山大学帅心涛教授课题组通过对聚乙二醇-聚天门冬氨酸进行功能化修饰，形成 pH 敏感性的两嵌段聚合物，自组装负载全氟戊烷和阿霉素。在正常生理 pH 7.4 环境下，体系形成粒径为 170 nm 的囊泡；而当外环境升温至 45℃时粒子内部的全氟戊烷呈现气化，囊泡的粒径会增大到 400 nm 以上，在协同低 pH 6.5～6.8 作用下体系的粒径会进一步膨胀。伴随超声辐照，大尺寸囊泡体系会胀破并崩解，将所装载的药物在靶区域释放，提高药物浓度，并且空化时所造成的细胞膜通透性增大可进一步增强药物利用度，有效提升治疗效果[90]。

10.2.3.3 超声造影剂的制备技术

超声造影剂微泡的常规制备方法主要可以分为冷冻干燥法、声振法、机械振荡法等。其中，冷冻干燥法利用低温升华去除物质中的溶剂，获取膜质成分，是制备高分子基造影剂和磷脂微泡的常用方法，也是临床造影剂 SonoVue® 的主要构建技术。SonoVue® 主要成分为聚乙二醇和磷脂，制备时用叔丁醇作为材料溶剂，通过冷冻干燥形成多孔结构，最终通入六氟化硫气体与生理盐水，经振荡后形成高分子与磷脂包被的气体微泡。与之类似的还有薄膜水化法，主要是将两亲性膜材料如聚乙二醇硬脂酸盐等，溶解于四氢呋喃/丙酮/氯仿等低沸点有机溶剂，经减压处理或气流辅助吹扫完成溶剂挥发，形成薄膜状，而后注入生理盐水等溶液后，使得两亲性材料水化组装成膜，经超声或振荡处理，构建成微泡超声造影剂；这类相交换方式也能够在体系中实现多种成分结合，有研究人员将量子点、Fe_3O_4 纳米粒子以及药物等与功能化聚合物混合溶于低沸点有机溶剂，后结合冷冻干燥技术得到了高分子材料构建的微泡结构，实现了体系的光学、磁性与治疗的多功能。此外，声振法与机械振荡法也是制备过程中常用辅助性技术。这些传统的制备技术，虽然可获得高产量、低成本的造影剂，但微泡粒径的可控性难以实现；然而，微泡的共振频率与其尺寸相关，加之临床超声成像探头的声学带宽有限，在针对尺寸分布比较广的微泡进行成像时，谐波成像模式下往往只能实现对成像区域内小部分微泡进行检测，并且微泡的宽尺寸分布会导致较大的血流动力学差异，造成微泡形成不同的体内分布效果，对成像的准确性也造成一定干扰。

微流控作为一类新型技术，能够将流体进行几何约束并精确操控，在微流系统中完成输送和混合，通过调控流体速度和组装方式，获得微尺寸结构的可控性，从而制备得到高度单分散的微泡体系。Ganan-Calvo 等学者首次在微流芯片中引入气流与液流成分，利用液流"挤压"气体获得气泡[91]；通过结合脂质体等大分子完成界面组装，所获得的造影剂的体外存放时间可维持多日[92]。其中，面对毛细管道数、截面形状、通道几何角度、尺寸、流体控制及材料选择等复杂参数调控，对于微泡的微流控构建与功能化仍有较大研究空间。

10.2.4　核医学影像原理及造影剂设计

核医学成像也称放射性核素显像（radionuclide imaging），以机体内脏器和组织的生理、生化和病理变化为基础，药物在各器官与组织间呈现出分布差异，通过体外显像设备采集放射性造影剂发出的射线，获得器官和组织的结构与功能图像。目前核医学成像主要包括单光子发射型计算机断层成像（single photon emission computed tomography，SPECT）和正电子发射型断层成像（positron emission tomography，PET）。其中，PET 利用放射性核素造影剂产生的正电子与环境中电子发生湮没效应，发射出两个彼此相反的 γ 射线光量子，后经检测获得图像[93]。而 SPECT 是放射性同位素造影剂自身衰变发出 γ 光子，通过探测器获取放射性同位素的分布，完成图像重建。二者的检测本质是体内放射比活度分布的外部测量，并将测量结果以图像的形式显示[94]。

10.2.4.1　放射性示踪技术及放射性造影剂

放射性示踪技术是核医学最主要的组成部分。其基本原理在于将放射性造影剂引入生物体中，结合机体的代谢及转化过程，通过体外探测设备对造影剂发出的射线进行采集及分析处理，对造影剂的吸收、代谢和转化情况进行成像，从而显示出靶器官或靶组织的生理及功能状态。放射性造影剂是核医学治疗及成像成功的关键。

目前，SPECT 造影剂为发生 γ 衰变的放射性核素标记的载体，其中，Technetium-99m（^{99m}Tc）是 SPECT 成像最常用的放射性核素。而 PET 采用的造影剂则是能发射正电子的放射性物质，常用的正电子核素包括 ^{18}F、^{11}C、^{15}O 和 ^{13}N 等。造影剂进入机体内后，通过组织合成代谢、细胞吞噬作用以及特异性结合等方式在靶器官或组织沉积，达到诊断和治疗的目的。其中，基于特异性结合作用机制的放射性造影剂在肿瘤等疾病的特异性诊断方面，具有显著优势。

10.2.4.2 高分子放射性造影剂及其设计

构建基于微/纳米粒子及高分子材料的放射性显像药物已成为核医学成像领域的研究热点，这一体系可以避免传统小分子核素药物体内循环时间较短、不具备组织特异性等问题，并可以满足临床脉管系统及淋巴组织成像需求。其中，采用聚合物接枝双功能配体（bifunctional chelator）获得的聚合物螯合剂（poly-chelator）螯合放射性金属同位素，是构建高分子造影剂的一种常用方法。目前常用的聚合物螯合剂的关键组成主要包括 DOTA、NOTA、DTPA 及 TETA 等结构成分，借助化学配位作用与放射性金属离子形成稳定的螯合物。放射性高分子造影剂依靠尺寸效应，拥有较长的体内循环时间；同时，聚合物材料中通常含有多个修饰位点可以进一步引入靶向功能基团，在实现组织特异性成像方面，特别是肿瘤的早期诊断及治疗中，具有显著优势。同时，具有双亲性的放射性聚合物可以自组装形成胶束、囊泡等纳米结构，获得基于聚合物纳米粒子的放射性造影剂，利用被动靶向及主动靶向机制实现肿瘤特异性沉积。核素标记的树枝状大分子、PEG 等材料是目前研究较为广泛的高分子造影剂。

10.2.4.3 高分子 SPECT 造影剂

^{99m}Tc 和 ^{111}In 是 SPECT 成像常用的两种放射性核素。研究中常采用具有优良生物安全性的高分子材料组建的聚合物螯合剂，"搭载" ^{99m}Tc（或 ^{111}In）形成高分子 SPECT 造影剂。

树枝状大分子具有大量反应活性基团，尤其适用于核素配合物的多价化接枝。以其作为放射性核素载体时，通常先在其内核或末端修饰小分子螯合剂再进行核素标记[95]。Adronov 课题组针对超支化聚酯进行核素标记[96, 97]；在分子内核接枝一种基于双吡啶基甲基胺的三齿配体获得了一系列具有不同"代"数的树枝状聚合物螯合剂，并完成 ^{99m}Tc 负载，如图 10-5 所示；并且健康小鼠体内试验显示该高分子 SPECT 造影剂可通过肾脏代谢被迅速、彻底地清除，在其他器官或组织中未见特异性沉积；而进一步修饰 PEG 链段后，其体内循环时间明显延长（可达24 h），且可以通过 EPR 效应被动富集在肿瘤组织中。Kojima[98]等通过在聚谷氨酸侧链及聚酰胺-胺（PAMAM）树状大分子末端修饰多个 DTPA 分子后对 ^{111}In^{3+} 离子进行了螯合，并采用小鼠皮下原位肿瘤模型考察了高分子与小分子 ^{111}In-DTPA 螯合物的体内代谢行为，结果表明小分子螯合物在体内通过体液循环快速清除，而 ^{111}In 标记的聚合物分子能长时间在肿瘤部位富集。类似的，Shen 研究组[99]通过对 PAMAM 树状大分子（G5）末端修饰 DTPA、叶酸（FA）或 PEG 化的 FA（PEG-FA）后，采用 ^{99m}Tc 对三种 PAMAM 类聚合物进行了核素标记，并对其作为 SPECT 造影剂的体内分布进行了对比研究。FA 修饰的聚合物能通过肿瘤细胞表面的叶酸受体识别作用在肿瘤组织特异性富集，而 PEG 链段的修饰可减弱网状内皮系统的清除作用，使得 PEG-FA 修饰的造影剂在肿瘤组织中的沉积量明显高于单独 FA 修饰体系。

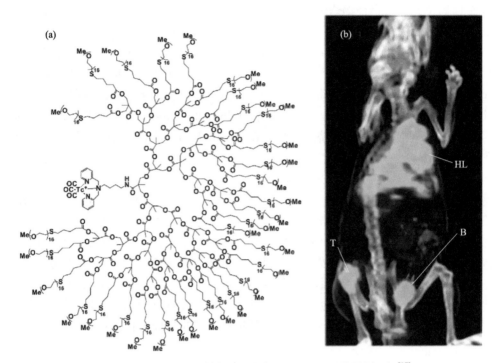

图 10-5　树枝状分子螯合物作为高分子 SPECT 造影剂示例[97]

（a）树枝状聚酯分子 ^{99m}Tc 螯合物的分子结构式；（b）[TcBisPy-G7-(OH)$_{128}$]$^+$ 螯合物的小鼠体内代谢 SPECT 成像照片（HL：心肺，T：肿瘤，B：膀胱）

（图片引用经 American Chemical Society 授权）

通过核素标记双亲性聚合物胶束构建的放射性聚合物纳米粒子也是核医学研究领域中应用较为广泛的一种高分子造影剂。Oda 等[100]通过在双亲性嵌段聚合物 DSPE-PEG-NH$_2$ 的氨基端接枝 DTPA 配体，并采用该双亲性嵌段聚合物组装胶束并螯合 ^{99m}Tc，获得了粒径在 10 nm 左右的核素标记胶束。作为 SPECT 造影剂，其具有较长的体内循环周期（456 min），且在小鼠 4T1 肿瘤组织中的沉积量显著高于正常组织。此类两亲性纳米体系具有多种调节参数和组装特性，可以利用疏水空腔结合多模态、多功能成分，具有较大发展空间。

10.2.4.4　高分子 PET 造影剂

PET 采用的造影剂则是用发射正电子的放射性核素标记的物质，常用的正电子核素包括放射性非金属同位素 ^{18}F、^{11}C、^{15}O、^{13}N 和放射性金属同位素 ^{68}Ga、^{64}Cu 及 ^{89}Zr 等。根据 PET 成像所采用的放射性核素种类，高分子 PET 造影剂的构建主要通过以下三种方式实现[101]：①在聚合物材料上共价键连接 ^{18}F 等放射性非金属同位素；②聚合物修饰双功能配体获得高分子螯合剂螯合放射性金属同位素 ^{64}Cu、^{68}Ga 及 ^{89}Zr 等；③非螯合型标记（chelator-free labelling）。

^{18}F 放射性非金属核素在 PET 成像中应用广泛。目前，^{18}F-脱氧葡萄糖（^{18}F-FDG）是临床最常用的 ^{18}F 标记 PET 造影剂。为了构建 ^{18}F 标记的高分子 PET 造影剂，通常采用辅助基团将 ^{18}F 共价连接到聚合物分子上，以此获得良好的稳定性，避免放射性核素渗出。氟乙基化（fluoroethylation）反应是进行氟标记的经典方法，其中氟乙基化试剂（2-[^{18}F]fluoroethyl-1-tosylate）与酚羟基、羧基及氨基等基团均具有较高的反应活性，已成为对聚合物载体进行 ^{18}F 标记的理想试剂[102]。Rösch 研究组[103, 104]采用该氟乙基化试剂对侧链含有苯酚结构的聚 N-(2-羟丙基)甲基丙烯酰胺类高分子进行 ^{18}F 标记，构建了一系列 PET 造影剂；在聚合物侧链修饰亲水 PEG$_{2000}$ 链段及疏水月桂醇甲基丙烯酸酯，利用亲疏水组装特性可以形成纳米胶束结构，体内分布研究发现：随着胶束粒径减小，其在肝脏及脾脏中的沉积减少，该结果对于胶束体系造影剂的构建具有一定的参考意义。

与 ^{18}F 相比，放射性金属同位素如 ^{68}Ga、^{64}Cu 及 ^{89}Zr 等具有更长的放射半衰期，可以实现长时间的临床检测需求；通过聚合物修饰双功能螯合剂对 ^{68}Ga、^{64}Cu 及 ^{89}Zr 离子进行螯合是制备放射性金属同位素标记的高分子 PET 造影剂的最常用方法。

DOTA 及其衍生物是螯合 $^{64}Cu^{2+}$ 离子最常用的环状小分子配体，形成的 Cu(II)-DOTA 螯合物具有优良的稳定性、较低的核素渗出风险。Hawker 研究组[105]制备了一类侧链接枝有不同分子量 PEG（1100、2000、5000）的两亲性聚合物（PMMA-co-PMASI-g-PEG），通过在其侧链接枝 DOTA 对 $^{64}Cu^{2+}$ 进行螯合，构建了一种核素标记的纳米 PET 造影剂，如图 10-6 所示。小鼠静脉注射该纳米胶束后，PET 成像显示，PEG 链段的分子量是影响该造影剂体内循环时间的重要因素，高分子量 PEG（5000）修饰的纳米胶束具有更长的体内循环时间。此外，通过 DOTA 螯合 $^{64}Cu^{2+}$ 离子对 PEG 化的 cRGD 短肽进行核素标记可构建肿瘤特异性 PET 造影剂[106, 107]；其中对 PEG$_{3400}$ 分子链两端分别接枝 DOTA 配体和环状 RGD 短肽[c(RGDyK)]，负载 $^{64}Cu^{2+}$ 后获得 PEG 化的核素标记 cRGD 短肽（^{64}Cu-DOTA-PEG-RGD），实验表明该核素标记的 PEG 化短肽可以特异性识别肿瘤组织细胞高表达的 $\alpha_v\beta_3$ 整合素，并实现了具有较高对比度的 PET 成像，有望实现肿瘤的早期诊断。

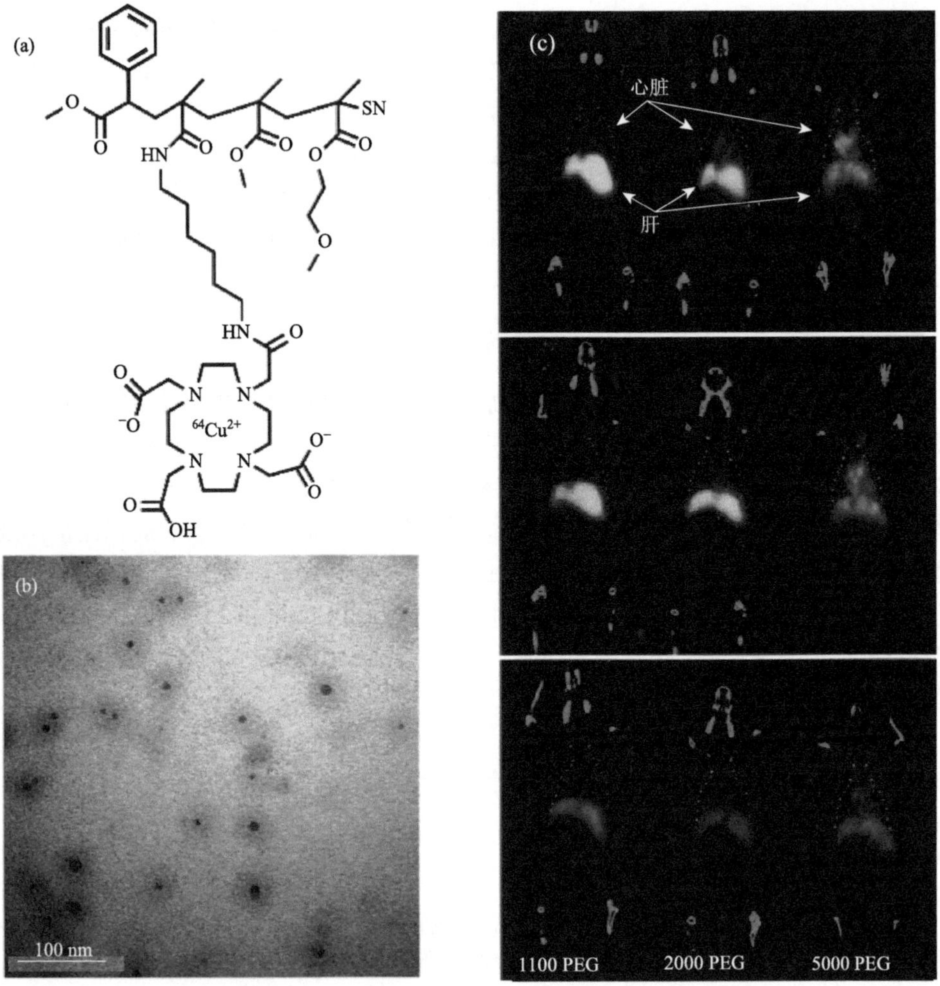

图 10-6　一种核素标记的纳米 PET 示踪剂及其效果[105]

（a）两亲性高分子 ^{64}Cu 螯合物[(PMMA-*co*-PMASI-*g*-PEG)/DOTA-^{64}Cu]的分子结构；　（b）核/壳结构纳米复合物的 TEM 照片；　（c）具有不同 PEG 分子量（1100、2000、5000）的 ^{64}Cu 螯合物的小鼠体内 PET/CT 融合成像效果图（静脉注射后，图像展示由上至下依次为 1 h、4 h、24 h）

（图片引用经 American Chemical Society 授权）

　　由于螯合放射性金属同位素的配体种类有限，非螯合型核素标记方法已成为近年核医学显像剂构建的热门研究方向之一[108-110]。威斯康星大学麦迪逊分校的 Cai 教授研究组前期制备了系列高分子修饰的无机纳米类 PET 造影剂。例如，通过在 PEG 修饰的金属氧化物（M_xO_y，M = Gd，Ti，Te，Eu，Ta，Er，Y，Yb，Ce 及 Mo，$x = 1 \sim 2$，$y = 2 \sim 5$）纳米粒子表面掺杂 ^{89}Zr^{4+}离子，由于 ^{89}Zr^{4+}离子与 M_xO_y 金属氧化物表面的氧原子形成稳定的键合，因此，可以获得具有优良稳定性的非螯合标记 PET 造影剂（$^{89}Zr\text{-}M_xO_y$）[111]。报道中，对 $^{89}Zr\text{-}Gd_2O_3\text{-}PEG$ 作为 PET/MRI 双模态造影剂的成像效果及体内分布进行了研究：小鼠足底局部注射该造影剂后 0.5 h，该造影剂在淋巴结中富集，另外小鼠的主要深部淋巴结（腘窝、髂、肾、腹股沟和腋窝深淋巴结）均呈现较强的 PET 信号；而利用 $^{89}Zr\text{-}Gd_2O_3$ 的 MRI 影像性能，可以同时验证相关淋巴结呈现出的高 MRI-T_1 信号强度。这类 PEG 化的 $^{89}Zr\text{-}Gd_2O_3$ 纳米粒子作为 PET/MRI 双功能造影剂在淋巴结特异性成像中具有潜在的应用价值。

10.2.4.5 基于核医学成像的融合显像技术

核医学成像技术虽然成像灵敏度高，并具备组织及器官功能成像等优点，但无论是 SPECT 还是 PET 成像技术，获得的图像往往缺乏相关解剖位置的显示，难以对于病灶进行精确定位。因此，将核医学成像技术与具有高空间-高组织分辨率的成像技术融合获得多模态显像技术，能同时获得病变组织的功能代谢信息及解剖结构，对病变组织，特别是肿瘤组织进行精确诊断和定位，在肿瘤的早期诊断、转移及治疗效果评价方面具有独特优势。目前，SPECT/CT、PET/CT 和 PET/MRI 融合显像技术已经被广泛应用于临床。因此，多模态造影剂的开发已成为核医学技术的重点及热点研究内容。

10.2.5　X 射线影像原理及造影剂设计

10.2.5.1　X 射线影像原理

X 射线成像，通过强电离辐射的 X 射线辐照病患，利用组织的密度和成分差异实现对射线不同程度的吸收，从而改变透射强度呈现出影像变化[112]。先进的计算机断层成像（computed tomography，CT）则通过 X 射线进行层面多角度扫描，构建数据矩阵，获得高空间-高密度分辨率的三维图像。临床检测中往往需要造影剂辅助增强药物滞留部位与外周组织的对比度，从而实现病灶精确成像。

10.2.5.2　碘类 CT 造影剂

在 X 射线类成像技术中，物质对射线的吸收作用是促使信号改变并完成显像的基本条件，而具有高原子序数的化学元素能够实现 X 射线衰减，临床中碘元素是最为常见的造影剂元素。其中，碘化钠，以及由碘或氢碘酸混合植物油构建的碘化油，均是具代表性的碘盐类造影剂，临床上主要通过口服灌注实现胃肠显影或通过腔体回输完成针对支气管造影、子宫输卵管等器官的造影需求，但受到无机盐溶解度和体液渗透压限制难以进行血液注射[113, 114]。而将碘元素经卤代反应与有机分子相连接，既提高了元素稳定性又满足药物代谢需求，实现了更为广泛的应用拓展。

目前，三碘苯的衍生物已成为临床碘化造影剂的主体材料（图 10-7），然而这类有机结构多呈现较为强烈的疏水性。最初人们在结构中引入羧酸等极性官能团，以增强碘化芳香环类药物的生物相容性，如以泛影酸与泛影葡胺为代表的第一代三碘苯造影剂；后期，为提升单一分子的碘含量以此增大造影密度，相继开发出由两个显像结构键合成的二聚体造影剂如胆影酸。但是，此类以羧酸盐溶液为主要形式的注射制剂，由于成像时需要剂量较大，往往产生高渗透性，对红细胞、毛细血管等造成损害；为此，通过羟基对羧基替换，开发出第二代非离子型水溶性碘化造影剂[图 10-7（b）]，如碘海醇、碘普罗胺、碘美普尔等；这些造影剂的性能更为稳定，具有较低的渗透压，人体的不良反应小且耐受性好；并且有研究显示，应用一些非离子型碘化芳族化合制备的二聚体六碘化物分子能够进一步提高生物安全性[115]。

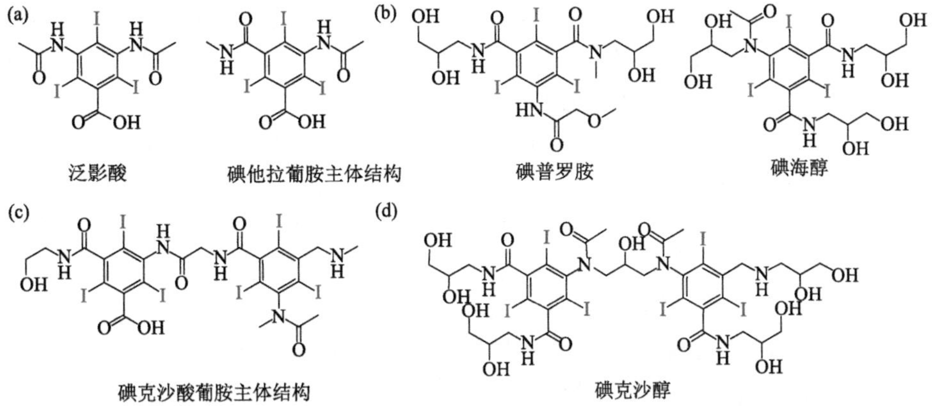

图 10-7　（a）离子单体，（b）非离子单体，（c）离子二聚体和（d）非离子二聚体的碘化 CT 造影剂的化学结构

然而，体内环境下小分子较快的代谢速率，使得常规碘化造影剂在给药后经肾脏迅速排出，造成显像时间较短，并且药物在器官中呈现弥散性分布，不利于对图像进行精准识别。利用聚合物胶束体系进行修饰，包裹多个小分子形成纳米尺度的造影剂，能够有效提高单位体积下的碘密度，增加 X 射线衰减系数，同时延长循环时间，增加病变查验概率[116]。伊利诺伊大学厄巴纳-香槟分校程建军教授课题组曾利用碘海醇与六亚甲基二异氰酸酯进行交联，形成疏水核，借助两亲性高分子聚乙二醇-聚乳酸进行包裹形成尺寸为 150 nm 的粒子；在小鼠 MCF-7 肿

瘤模型中，高分子组装结构相比于小分子碘海醇，能够实现长时间的体内循环并有效识别病灶部位[117]。

10.2.5.3 金属类 CT 造影剂

临床使用的碘类造影剂对 X 射线吸收率相对较低，因此需要注射较大剂量来实现有效成像，并且，存在碘过敏反应等副作用危险性。相比而言，高原子序数（$Z>50$）的金属元素比如金、镧系元素以及钨、钽、铋等具备较强的射线吸收性能，这为 CT 造影剂研发提供了新的策略。

金纳米粒子具有独特的表面等离子共振性能和良好生物相容性，被广泛研究用于生物医学。2006 年，纳米金被报道用于 CT 显像[118]，体内注射后能够清晰观测到直径小于 100 μm 的血管。针对不同尺寸分布的球状金纳米粒子（4 nm、20 nm、38 nm 以及 60 nm）进行成像显示，当 Au 与 I 元素按照摩尔浓度设定一致时，4 nm 和 20 nm 的金纳米造影剂 CT 成像效果优于碘类造影[119]，并且能够提高空间分辨灵敏度。同时纳米金晶体制备过程中，可以通过配体介入、元素置换等方法构建片层三角形、球体、棒状、壳笼形等多种结构，这些尺寸和形貌因素，对金纳米粒子在不同器官中的积累和代谢有很大的影响。有研究指出，与应用 PEG 修饰的 10 nm 粒子相比，50 nm 的球形纳米粒子易快速从血液中清除；而对比球形和星形粒子，经尾静脉注射后初期在肝、肾和脾部展现出相似的积累滞留行为；但注射 120 h 后，星形粒子仍然集中在肝脏组织 Kupffer 细胞中并且被发现存在肺部累积，相比而言，球状粒子则呈现出由 Kupffer 细胞内吞后向肝小叶血管的转移外排行为，并肺部较少存在[120]。另外，金纳米粒子拥有对巯基的高亲和力，这有助于配体表面修饰；并且金纳米粒子拥有表面等离子体共振性能，可通过改变其形状或聚集状态能够实现有效调节光学性质，因此已被广泛应用于生物诊断测定、光热治疗、光声成像和药物控释等方面。这可以有效满足造影剂的功能化构建需求，扩展应用范围。

镧系元素的材料作为 CT 造影剂，在近些年研究中也备受关注。例如，钆因具有顺磁性已被用作 T_1 MRI 造影剂，而且较高的原子序数同样能够吸收 X 射线[121]；由于游离镧系离子具有生物毒性，常使用螯合剂如 DTPA 和 DOTA 等来结合金属离子提升生物相容性。除离子配合物之外，应用相关元素构建无机晶体结构，并结合高分子载体构建的杂化粒子也能够显示出较好的成像性能。Liu 等应用 DSPE-PEG 分子包裹疏水性 $NaYbF_4$：Er 纳米晶体形成复合粒子，该杂化纳米体系具有 CT 显像和上转换光学性能，可用于细胞标记的双模态成像[122]。此外，氧化钽、钨类纳米材料以及金属铋，都具有较高的 X 射线吸收性能，在 CT 造影成像应用中同样具有应用潜力[123, 124]。如应用 Yb(III)和吐温与功能化磷脂构建非晶性质的 Yb 纳米胶体，具有优异的信号灵敏度，该造影剂能够完成对动脉粥样硬化斑块中纤维结合蛋白的高度识别[125]（如图 10-8 所示）。但临床实际应用的金属类 CT 造影剂，主要是钆类配合物或钡基水溶性盐；而金、铋等无机纳米晶成分，由于生物体内代谢情况与毒性机理尚不明确，缺少应用案例。

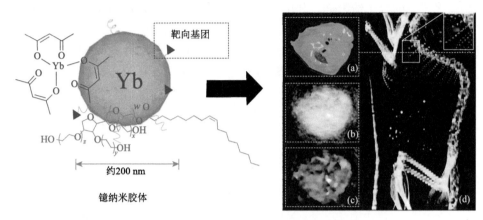

图 10-8　Yb 纳米胶体的构建及小鼠动脉斑块多色 CT 成像[125]

（a）叠加层面的 CT 图像；（b）根据 Yb 信号 1 和 20 个迭代的 Yb 信号统计的重建图像；（c）体积呈现的常规 CT 图像与（d）超定位的 Yb 信号（绿色）显示 Yb 富集在心脏，并与骨骼有明确分离

（图片引用经 American Chemical Society 授权）

10.2.6　多模态造影剂

常用的医学影像学方法主要包括 MRI、荧光成像、超声成像、CT、PET 和 SPECT。虽然单一影像模式为疾病的诊断与治疗提供了重要依据，但每一种成像技术都受到物理原理限制，存在自身缺点和劣势，难以提供全面和精确的信息。如 MRI 具有安全无创、高分辨率和无组织深度限制的特性，但采样耗时较长、灵敏度较差；超声成像具有组织穿透度高、可床旁检测等优点，但解剖学分辨率和灵敏度均较低；光学成像与 PET 均具有较高成像灵敏度，然而光学成像受制于光散射现象，导致其组织穿透性差，而 PET 则伴有放射隐患；X 射线/CT 具有相对较高的灵敏度和良好的组织穿透度，但软组织分辨欠佳并且具有一定的辐射性使其应用受限[126]。因此，多种成像模式的联用，将具有显著的互补优势，从而可获得更为全面且准确可靠的诊断信息。同时随着肿瘤诊疗一体化理论的不断发展，开发兼具成像与治疗功能的多模态造影剂也成为生物医药领域的研究重点和未来分子影像探针的发展趋势。

目前，PET-CT 与 PET-MRI 双模式成像已进入临床使用，多种成像模式的结合优势已在临床前研究中逐渐显露；其中，造影剂是获取成像整合的桥梁。比如，利用 Gd 与 Au 构建的纳米簇材料，其中 Gd 是临床上常用的 MRI 造影剂，掺杂了金元素赋予新材料 CT 成像的性能，实现了 CT/MRI 双模态成像[127]。^{19}F 修饰的"金纳米-介孔硅"（Au-FMSNs）分子探针，具备 ^{19}F-MRI 和荧光双模态成像性能和靶向识别肺腺癌细胞功能[128]。超支化的高分子聚合物可装载多种功能基团，利于构建多模态的分子造影剂。利用丙烯酸三氟乙酯（TFEA）、聚乙二醇甲基醚丙烯酸甲酯（PEGMA）和乙二醇二甲基丙烯酸（EGDMA），可构建超支化聚合物（HBP），通过修饰靶向基团叶酸分子，并装载罗丹明和近红外染料 NIR797，实现 ^{19}F-MRI/光学的实时双模态成像（图 10-9）[129]。采用 ^{18}F 标记 $Gd^{3+}/Yb^{3+}/Er^{3+}$ 联合

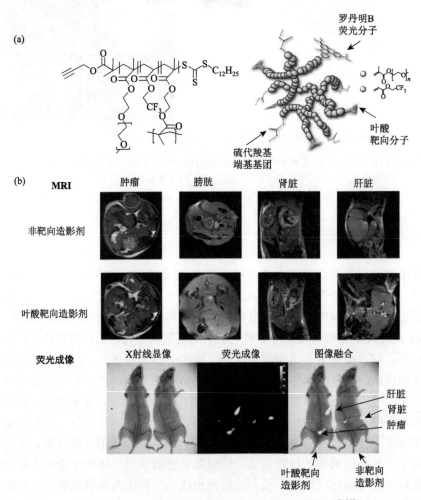

图 10-9　基于超支化聚合物的磁共振和荧光成像示例[129]

（a）超支化聚合物的构建；（b）超支化聚合物体系在小鼠体内 ^{19}F-MRI（上）及荧光成像（下）。为了辅助荧光成像的定位，还动用了 X 射线 CT

（图片引用经 American Chemical Society 授权）

掺杂的纳米粒子同时具有放射性、磁性和上转换发光特性，能实现多模态 PET/MRI/上转换荧光成像[130]。Gambhir 课题组针对纳米金修饰硅壳层并结合 DOTA-Gd 构建出新型多功能造影剂，可以通过 MRI、光声、拉曼光学三模态影像对病变进行术前监测，也可进行成像引导的深部肿瘤术中导航[131]。

10.3　磁共振造影剂纳米粒子的生物安全性研究

近年来，越来越多的造影剂被研究开发应用于临床影像的增强扫描，为疾病的诊断和治疗提供了更为准确的依据。然而造影剂产生的副作用也多有报道[132]。所以在保证成像有效性的同时提高其生物安全性是造影剂目前研究与开发的重点方向。2004 年 6 月，美国 FDA 发布了适用于临床和非临床的《造影剂安全性指导原则》，指南中明确指出医学影像制剂通常采用与药物或者生物制剂相同的规章进行管理，拟进入临床试验的造影剂应提前进行药代动力学、安全药理及毒性的研究。药代动力学的主要研究内容包括造影剂在生物体内吸收、分布、代谢和排泄的规律。安全药理研究的主要内容包括造影剂对动物心血管系统、神经系统及呼吸系统的安全性隐患。毒性实验的主要研究内容包括急性毒性（单次剂量给药）、长期毒性（长时程重复多次相同剂量给药）和生殖毒性（生育能力、繁殖能力、胚胎毒性、潜在致畸能力）。值得注意的是，造影剂通常具有免疫原性，间断、重复给药后会产生抗体，会改变其药代动力学、生物分布、安全性和影像学特征。FDA 建议应结合药代动力学数据、人抗鼠抗体（HACA）、人抗人源化抗体（HAHA）或人抗嵌合抗体（HAMA）的水平及全身生物分布影像，来评价重复给药后该影像制剂生物学分布的改变。此处，以在临床广泛使用的磁共振 T_2 造影剂超顺磁性氧化铁纳米粒子为例，阐述临床用的医学影像制剂的生物安全性研究。

SPIO 纳米粒子是目前应用最广泛的 T_2 造影剂，根据其大小、电荷及表面修饰的不同被应用于不同疾病和组织的成像。如用于消化道成像的口服型 SPIO 纳米粒子，AMI-121®（Lumirem/Gastromark）和 OMP®（Abdoscan），其流体力学直径分别为 300 nm 和 3.5 μm，表面修饰为抗生物降解的惰性材料聚乙烯和硅氧烷。而通过静脉注射方式进入机体内 SPIO 纳米粒子的表面修饰多为葡聚糖和聚乙二醇，这类生物相容性良好的亲水高分子能够有效降低体内环境中的表面蛋白吸附和补体调理作用。但 Simberg 教授课题组的研究表明，葡聚糖和聚乙二醇的柔性长链可以通过卷曲包裹的方式将血液蛋白固定在纳米颗粒的表面，从而促进补体反应和超敏反应的发生，对机体造成伤害[133]；近年来有研究表明通过将 PEG 链空隙填满的方式来降低补体反应的发生[134]。在表面修饰类似的情况下，造成 SPIO 纳米粒子药代动力学差别的主要原因还有纳米粒子的大小。粒径在 50～150 nm

的 SPIO 纳米粒子（如 Ferumoxides®和 Ferucarbotran®）经静脉进入体内后会被肝脾迅速地吞噬清除，而在淋巴结中的累积较少，所以通常被用于肝脏磁共振造影。而 Ferumoxtran-10®（Sinerem/Combidex）和 Ferumoxytol®（Feraheme），粒径为 30 nm 左右；其血液循环时间较长，在除肝脾以外的内皮网状系统如淋巴结和骨髓的累积量较大，所以被研发用于血管、骨髓、肿瘤淋巴结转移、动脉粥样硬化斑块及多发性硬化病灶的影像检测。此外，SPIO 纳米粒子可以同时增强 T_1 和 T_2 的弛豫效能，当 SPIO 纳米粒子的粒径足够小时，可以匹配 T_1 加权成像的扫描序列实现 T_1 成像，如目前被 FDA 批准用于治疗慢性肾病缺铁性贫血患者的 Ferumoxytol®（Feraheme），其表面修饰为羧甲基葡聚糖，平均粒径为 20~30 nm，已作为 T_1 造影剂进行肿瘤淋巴转移及脑转移成像的Ⅲ期临床试验，初步认为可以替代钆剂以实现对肾功能不全患者进行 T_1 磁共振扫描。在过去的二十多年中，SPIO 纳米粒子在临床使用的过程中报道较为良好，如 Resovist®在 22 例胸鳞状细胞食道癌患者的临床试验中未有副作用产生；Sinerem®在 20 例颈动脉粥样硬化斑块成像的临床试验中也未呈现任何的副作用，在另外一项 1777 例成人的临床试验中，有 23.7%的患者表现出轻微的副作用症状（如背痛、瘙痒、头痛及荨麻疹），仅有七例患者（0.42%）呈现出了严重的副反应（过敏性休克、胸痛、呼吸困难、皮疹及两例血压过低）。关于 SPIO 纳米粒子副作用产生的机制目前还未有详细的报道，但是在体外的细胞实验研究中也发现 SPIO 纳米粒子可以促进细胞活性氧的产生，促进单核细胞、巨噬细胞分泌炎症因子，还会造成血管内皮细胞骨架及形态的改变及黏附和迁移的功能受损，值得关注的是，这些毒副作用都是具有剂量依赖性的[135]。

此外，近年来多项研究表明，一些造影剂可以引起靶细胞的自噬效应。自噬是指细胞内一些损坏的蛋白质、细胞器或入侵的外源物质被双层膜结构的自噬小泡包裹后，通过形成自噬小泡从而送入溶酶体（动物）或液泡（酵母和植物）中进行降解并得以循环利用的过程。自噬效应作为抵御细胞外界压力和损伤的重要机制之一，对于维持细胞内环境的稳定有着非常重要的作用。Buyuklu 等的研究表明 X 射线造影剂碘美普尔会引起的肾脏损伤，而在受损的肾组织中能够明显地观测到自噬效应的增强[136]。Oleksandr 等的研究结果表明光学成像造影剂量子点在用于人骨髓间充质干细胞标记时，会诱导干细胞发生材料大小依赖的自噬效应[137]。温龙平教授课题组的研究结果也表明经镧系金属掺杂的上转化发光纳米材料，通过尾静脉注射进入动物体内后，发现其会引起肝脏细胞的自噬效应；而抑制这种自噬效应后可以显著降低材料诱发的肝损伤[138]。而艾华教授等的研究结果表明葡聚糖包裹的 SPIO 纳米颗粒，同样能够诱导人外周血单核细胞发生保护性自噬，即在抑制了造影剂诱导的自噬效应之后，细胞增殖减缓且炎症反应增强[139]。上述研究都表明造影剂的生物安全性和其诱导的自噬效应有着密切的关系，可以将其作为更敏感的生物安全性评价指标，或者缓解造影剂毒性的治疗靶标。

可喜的是，生物成像正在逐步进入临床应用，一些新的国际标准也在逐步制定当中。例如：磁共振成像方法经批准和患者知情同意被尝试作为关节软骨组织工程修复中人体内组织再生过程的无损动态检测。复旦大学丁建东课题组、中国人民解放军总医院徐贤课题组和郭全义课题组、中国食品药品检定研究院徐丽明课题组合作发表的论文于 2021 年在中国生物材料学会的会刊（与牛津大学出版社共同出版）《再生生物材料》（*Regenerative Biomaterials*）发表[140]，其中 T_2 成像未使用造影剂、T_1 成像借助了有无造影剂的对比。该文在验证了 MRI 方法用于人体的生物安全性的同时，也发现经合适处理的定量 MRI 功能成像数据与临床上公认的医学观察指标 Lysholm 评分之间有良好的相关性。中国方面正积极参与新的国际标准的建议和制定。该文也为国际标准委员会（ISO）制定组织工程化医疗产品的软骨 MRI 评价一定程度上奠定了学术基础。

分子影像学未来发展的重要方向之一是新型诊疗一体的造影剂的设计及开发。构建生物安全的多功能分子影像探针有望实现多模态成像，并兼具治疗功能。其中，高效制备稳定性好、特异性强、成像灵敏度高的靶向造影剂，以及探寻造影剂与细胞及组织之间的相互作用规律与机制，实现分子影像学信号的处理与分析等过程中仍然存在诸多问题，这些问题的解决需要纳米技术、分子生物学、临床医学、生物信息学等多学科领域交叉与合作。

参 考 文 献

[1] Pan D, Caruthers S D, Senpan A, Schmieder A H, Wickline S A, Lanza G M. Revisiting an old friend: Manganese-based MRI contrast agents. WIREs Nanomedicine and Nanobiotechnology, 2011, 3(2): 162-173.

[2] Pan D, Schmieder A H, Wickline S A, Lanza G M. Manganese-based MRI contrast agents: Past, present, and future. Tetrahedron, 2011, 67(44): 8431-8444.

[3] Su H Y, Wu C Q, Zhu J, Miao T X, Wang D, Xia C C, Zhao X N, Gong Q Y, Song B, Ai H. Rigid Mn(Ⅱ) chelate as efficient MRI contrast agent for vascular imaging. Dalton Transactions, 2012, 41(48): 14480-14483.

[4] Song Y, Kohlmeir E K, Meade T J. Synthesis of multimeric MR contrast agents for cellular imaging. Journal of the American Chemical Society, 2008, 130(21): 6662-6663.

[5] Wu C Q, Li D Y, Yang L, Lin B B, Zhang H B, Xu Y, Cheng Z Z, Xia C C, Gong Q Y, Song B, Ai H. Multivalent manganese complex decorated amphiphilic dextran micelles as sensitive MRI probes. Journal of Materials Chemistry B, 2015, 3(8): 1470-1473.

[6] Kobayashi H, Kawamoto S, Jo S-K, Bryant H L, Brechbiel M W, Star R A. Macromolecular MRI contrast agents with small dendrimers: Pharmacokinetic differences between sizes and cores. Bioconjugate Chemistry, 2003, 14(2): 388-394.

[7] Luo K, Liu G, He B, Wu Y, Gong Q Y, Song B, Ai H, Gu Z W. Multifunctional gadolinium-based dendritic macromolecules as liver targeting imaging probes. Biomaterials, 2011, 32(10): 2575-2585.

[8] Guo C H, Hu J N, Bains A, Pan D Y, Luo K, Li N, Gu Z W. The potential of peptide dendron functionalized and

gadolinium loaded mesoporous silica nanoparticles as magnetic resonance imaging contrast agents. Journal of Materials Chemistry B, 2016, 4(13): 2322-2331.

[9] Rebizak R, Schaefer M, Dellacherie É. Polymeric conjugates of Gd^{3+}-diethylenetriaminepentaacetic acid and dextran. 1. Synthesis, characterization, and paramagnetic properties. Bioconjugate Chemistry, 1997, 8(4): 605-610.

[10] Rebizak R, Schaefer M, Dellacherie É. Polymeric Conjugates of Gd^{3+}-diethylenetriaminepentaacetic acid and dextran. 2. Influence of spacer arm length and conjugate molecular mass on the paramagnetic properties and some biological parameters. Bioconjugate Chemistry, 1998, 9(1): 94-99.

[11] Nakamura E, Makino K, Okano T, Yamamoto T, Yokoyama M. A polymeric micelle MRI contrast agent with changeable relaxivity. Journal of Controlled Release, 2006, 114(3): 325-333.

[12] Shiraishi K, Kawano K, Minowa T, Maitani Y, Yokoyama M. Preparation and *in vivo* imaging of PEG-poly(L-lysine)-based polymeric micelle MRI contrast agents. Journal of Controlled Release, 2009, 136(1): 14-20.

[13] Shiraishi K, Kawano K, Maitani Y, Yokoyama M. Polyion complex micelle MRI contrast agents from poly(ethylene glycol)-*b*-poly(L-lysine) block copolymers having Gd-DOTA: Preparations and their control of T_1-relaxivities and blood circulation characteristics. Journal of Controlled Release, 2010, 148(2): 160-167.

[14] Molday R S, Mackenzie D. Immunospecific ferromagnetic iron-dextran reagents for the labeling and magnetic separation of cells. Journal of Immunological Methods, 1982, 52(3): 353-367.

[15] Hong R Y, Feng B, Chen L L, Liu G H, Li H Z, Zheng Y, Wei D G. Synthesis, characterization and MRI application of dextran-coated Fe_3O_4 magnetic nanoparticles. Biochemical Engineering Journal, 2008, 42(3): 290-300.

[16] Xu C J, Xu K M, Gu H W, Zheng R K, Liu H, Zhang X X, Guo Z H, Xu B. Dopamine as a robust anchor to immobilize functional molecules on the iron oxide shell of magnetic nanoparticles. Journal of the American Chemical Society, 2004, 126(32): 9938-9939.

[17] Shultz M D, Reveles J U, Khanna S N, Carpenter E E. Reactive nature of dopamine as a surface functionalization agent in iron oxide nanoparticles. Journal of the American Chemical Society, 2007, 129(9): 2482-2487.

[18] Lin L S, Cong Z X, Cao J B, Ke K M, Peng Q L, Gao J H, Yang H H, Liu G, Chen X Y. Multifunctional Fe_3O_4@polydopamine core-shell nanocomposites for intracellular mRNA detection and imaging-guided photothermal therapy. ACS Nano, 2014, 8(4): 3876-3883.

[19] Liu Y L, Ai K L, Liu J H, Deng M, He Y Y, Lu L H. Dopamine-melanin colloidal nanospheres: An efficient near-infrared photothermal therapeutic agent for *in vivo* cancer therapy. Advanced Materials, 2013, 25(9): 1353-1359.

[20] Ai H, Flask C, Weinberg B, Shuai X, Pagel M D, Farrell D, Duerk J, Gao J M. Magnetite-loaded polymeric micelles as ultrasensitive magnetic-resonance probes. Advanced Materials, 2005, 17(16): 1949-1952.

[21] Nasongkla N, Bey E, Ren J, Ai H, Khemtong C, Guthi J S, Chin S-F, Sherry A D, Boothman D A, Gao J. Multifunctional polymeric micelles as cancer-targeted, MRI-ultrasensitive drug delivery systems. Nano Letters, 2006, 6(11): 2427-2430.

[22] Wang Z Y, Liu G, Sun J Y, Wu B, Gong Q Y, Song B, Ai H, Gu Z W. Self-assembly of magnetite nanocrystals with amphiphilic polyethylenimine: Structures and applications in magnetic resonance imaging. Journal of Nanoscience and Nanotechnology, 2009, 9(1): 378-385.

[23] Lu J, Ma S L, Sun J Y, Xia C C, Liu C, Wang Z Y, Zhao X N, Gao F B, Gong Q Y, Song B, Shuai X T, Ai H, Gu Z W. Manganese ferrite nanoparticle micellar nanocomposites as MRI contrast agent for liver imaging. Biomaterials, 2009, 30(15): 2919-2928.

[24] Wang D, Lin B B, Shen T P, Wu J, Xia C C, Song B, Ai H. The effect of neighbor distance of magnetic nanoparticle clusters on magnetic resonance relaxation properties. Science Bulletin, 2016, 61(13): 1023-1030.

[25] Su H Y, Liu Y H, Wang D, Wu C Q, Xia C C, Gong Q Y, Song B, Ai H. Amphiphilic starlike dextran wrapped superparamagnetic iron oxide nanoparticle clsuters as effective magnetic resonance imaging probes. Biomaterials, 2013, 34(4): 1193-1203.

[26] Harris J M, Chess R B. Effect of pegylation on pharmaceuticals. Nature Reviews Drug Discovery, 2003, 2: 214-221.

[27] Torchilin V P. PEG-based micelles as carriers of contrast agents for different imaging modalities. Advanced Drug Delivery Reviews, 2002, 54(2): 235-252.

[28] Corti M, Lascialfari A, Marinone M, Masotti A, Micotti E, Orsini F, Ortaggi G, Poletti G, Innocenti C, Sangregorio C. Magnetic and relaxometric properties of polyethylenimine-coated superparamagnetic MRI contrast agents. Journal of Magnetism and Magnetic Materials, 2008, 320(14): e316-e319.

[29] Liu G, Wang Z Y, Lu J, Xia C C, Gao F B, Gong Q Y, Song B, Zhao X N, Shuai X T, Chen X Y, Ai H, Gu Z W. Low molecular weight alkyl-polycation wrapped magnetite nanoparticle clusters as MRI probes for stem cell labeling and *in vivo* imaging. Biomaterials, 2011, 32(2): 528-537.

[30] Liu G, Xie J, Zhang F, Wang Z Y, Luo K, Zhu L, Quan Q M, Niu G, Lee S, Ai H, Chen X Y. *N*-Alkyl-PEI-functionalized iron oxide nanoclusters for efficient siRNA delivery. Small, 2011, 7(19): 2742-2749.

[31] Wu C Q, Xu Y, Yang L, Wu J, Zhu W C, Li D Y, Cheng Z Z, Xia C C, Guo Y K, Gong Q Y, Song B, Ai H. Negatively charged magnetite nanoparticle clusters as efficient MRI probes for dendritic cell labeling and *in vivo* tracking. Advanced Functional Materials, 2015, 25(23): 3581-3591.

[32] Huang X L, Song J B, Yung B C, Huang X H, Xiong Y H, Chen X Y. Ratiometric optical nanoprobes enable accurate molecular detection and imaging. Chemical Society Reviews, 2018, 47(8): 2873-2920.

[33] Celli J P, Spring B Q, Rizvi I, Evans C L, Samkoe K S, Verma S, Pogue B W, Hasan T. Imaging and photodynamic therapy: Mechanisms, monitoring, and optimization. Chemical Reviews, 2010, 110(5): 2795-2838.

[34] Wang C S, Wang Z H, Zhao T, Li Y, Huang G, Sumer B D, Gao J M. Optical molecular imaging for tumor detection and image-guided surgery. Biomaterials, 2018, 157: 62-75.

[35] Blau R, Epshtein Y, Pisarevsky E, Tiram G, Dangoor S I, Yeini E, Krivitsky A, Eldar-Boock A, Ben-Shushan D, Gibori H, Scomparin A, Green O, Ben-Nun Y, Merquiol E, Doron H, Blum G, Erez N, Grossman R, Ram Z, Shabat D, Satchi-Fainaro R. Image-guided surgery using near-infrared turn-on fluorescent nanoprobes for precise detection of tumor margins. Theranostics, 2018, 8(13): 3437-3460.

[36] Fan Y, Wang P Y, Lu Y Q, Wang R, Zhou L, Zheng X L, Li X M, Piper J A, Zhang F. Lifetime-engineered NIR-II nanoparticles unlock multiplexed *in vivo* imaging. Nature Nanotechnology, 2018: 941-946.

[37] Sakiyama M, Sugimoto H, Fujii M. Long-lived luminescence of colloidal silicon quantum dots for time-gated fluorescence imaging in the second near infrared window in biological tissue. Nanoscale, 2018, 10(29): 13902-13907.

[38] Lei X L, Li R F, Tu D T, Shang X Y, Liu Y, You W W, Sun C X, Zhang F, Chen X Y. Intense near-infrared-II luminescence from NaCeF$_4$: Er/Yb Nanoprobes for *in vitro* bioassay and *in vivo* bioimaging. Chemical Science, 2018, 9(20): 4682-4688.

[39] Antaris A L, Chen H, Diao S, Ma Z R, Zhang Z, Zhu S J, Wang J, Lozano A X, Fan Q L, Chew L L, Zhu M, Cheng K, Hong X C, Dai H J, Cheng Z. A high quantum yield molecule-protein complex fluorophore for near-infrared II imaging. Nature Communications, 2017, 8: 15269.

[40] Hong G S, Zou Y P, Antaris A L, Diao S, Wu D, Cheng K, Zhang X D, Chen C X, Liu B, He Y H, Wu J Z, Yuan J, Zhang B, Tao Z M, Fukunaga C, Dai H J. Ultrafast fluorescence imaging *in vivo* with conjugated polymer

fluorophores in the second near-infrared window. Nature Communications, 2014, 5: 4206.

[41] 刘波, 胡丹, 刘玉萍, 马志亚, 赵元娣. 上转换发光纳米材料在生物成像中应用的研究进展. 科学通报, 2013, 58(7): 517-523.

[42] Zhou J, Liu Z, Li F Y. Upconversion nanophosphors for small-animal imaging. Chemical Society Reviews, 2012, 41(3): 1323-1349.

[43] Dai Y L, Ma P A, Cheng Z Y, Kang X J, Zhang X, Hou Z Y, Li C X, Yang D M, Zhai X F, Lin J. Up-conversion cell imaging and pH-induced thermally controlled drug release from NaYF$_4$: Yb^{3+}/Er^{3+}@hydrogel core-shell hybrid microspheres. ACS Nano, 2012, 6(4): 3327-3338.

[44] Mei J, Leung N L, Kwok R T, Lam J W, Tang B Z. Aggregation-induced emission: Together we shine, united we soar！Chemical Reviews, 2015, 115(21): 11718-11940.

[45] Wu Y Y, Chen Z Z, Zhang P F, Zhou L H, Jiang T, Chen H J, Gong P, Dimitrov D S, Cai L T, Zhao Q. Recombinant-fully-human-antibody decorated highly-stable far-red AIEdots for *in vivo* HER-2 receptor-targeted imaging. Chemical Communications, 2018, 54(53): 7314-7317.

[46] Yuan Y Y, Zhang C J, Liu B. A photoactivatable AIE polymer for light-controlled gene delivery: Concurrent endo/lysosomal escape and DNA unpacking. Angewandte Chemie International Edition, 2015, 54(39): 11419-11423.

[47] Chi C, Ye J, Ding H, He D, Huang W, Zhang G J, Tian J. Use of indocyanine green for detecting the sentinel lymph node in breast cancer patients: From preclinical evaluation to clinical validation. PLoS One, 2013, 8(12): e83927.

[48] Tummers W S, Miller S E, Teraphongphom N T, Gomez A, Steinberg I, Huland D M, Hong S, Kothapalli S-R, Hasan A, Ertsey R, Bonsing B A, Vahrmeijer A L, Swijnenburg R-J, Longacre T A, Fisher G A, Gambhir S S, Poultsides G A, Rosenthal E L. Intraoperative pancreatic cancer detection using tumor-specific multimodality molecular imaging. Annals of Surgical Oncology, 2018, 25(7): 1880-1888.

[49] Wang L V, Hu S. Photoacoustic tomography: *In vivo* imaging from organelles to organs. Science, 2012, 335(6075): 1458-1462.

[50] Kostli K P, Frenz M, Bebie H, Weber H P. Temporal backward projection of optoacoustic pressure transients using fourier transform methods. Physics in Medicine and Biology, 2001, 46(7): 1863-1872.

[51] Xu M, Wang L V. Universal back-projection algorithm for photoacoustic computed tomography. Physical Review E, 2005, 71: 016706.

[52] Gottschalk S, Estrada H, Degtyaruk O, Rebling J, Klymenko O, Rosemann M, Razansky D. Short and long-term phototoxicity in cells expressing genetic reporters under nanosecond laser exposure. Biomaterials, 2015, 69: 38-44.

[53] Gupta S, Chatni M R, Rao A L, Vullev V I, Wang L V, Anvari B. Virus-mimicking nano-constructs as a contrast agent for near infrared photoacoustic imaging. Nanoscale, 2013, 5(5): 1772-1776.

[54] Song J B, Wang F, Yang X Y, Ning B, Harp M G, Culp S H, Hu S, Huang P, Nie L M, Chen J Y, Chen X Y. Gold nanoparticle coated carbon nanotube ring with enhanced raman scattering and photothermal conversion property for theranostic applications. Journal of the American Chemical Society, 2016, 138(22): 7005-7015.

[55] Choi J R, Yong K W, Choi J Y, Nilghaz A, Lin Y, Xu J, Lu X. Black phosphorus and its biomedical applications. Theranostics, 2018, 8(4): 1005-1026.

[56] You Q, Sun Q, Yu M, Wang J P, Wang S Y, Liu L, Cheng Y, Wang Y D, Song Y L, Tan F P, Li N. BSA-bioinspired gadolinium hybrid-functionalized hollow gold nanoshells for NIRF/PA/CT/MR quadmodal diagnostic imaging-guided photothermal/photodynamic cancer therapy. ACS Applied Materials & Interfaces, 2017, 9(46): 40017-40030.

[57] Kim T, Zhang Q, Li J, Zhang L, Jokerst J V. A gold/silver hybrid nanoparticle for treatment and photoacoustic

imaging of bacterial infection. ACS Nano, 2018, 12(6): 5615-5625.

[58]　Huang P, Lin J, Li W W, Rong P F, Wang Z, Wang S J, Wang X P, Sun X L, Aronova M, Niu G, Leapman R D, Nie Z H, Chen X Y. Biodegradable gold nanovesicles with an ultrastrong plasmonic coupling effect for photoacoustic imaging and photothermal therapy. Angewandte Chemie International Edition, 2013, 52(52): 13958-13964.

[59]　Lin J, Wang S J, Huang P, Wang Z, Chen S H, Niu G, Li W W, He J, Cui D X, Lu G M, Chen X Y, Nie Z H. Photosensitizer-loaded gold vesicles with strong plasmonic coupling effect for imaging-guided photothermal/ photodynamic therapy. ACS Nano, 2013, 7(6): 5320-5329.

[60]　Yang W T, Guo W S, Le W J, Lv G X, Zhang F H, Shi L, Wang X L, Wang J, Wang S, Chang J, Zhang B B. Albumin-bioinspired Gd∶CuS nanotheranostic agent for *in vivo* photoacoustic/magnetic resonance imaging-guided tumor-targeted photothermal pherapy. ACS Nano, 2016, 10(11): 10245-10257.

[61]　Yu J, Yin W Y, Zheng X P, Tian G, Zhang X, Bao T, Dong X H, Wang Z L, Gu Z J, Ma X Y, Zhao Y L. Smart MoS_2/Fe_3O_4 nanotheranostic for magnetically targeted photothermal therapy guided by magnetic resonance/ photoacoustic imaging. Theranostics, 2015, 5(9): 931-945.

[62]　Alam J, Cook J L. Reporter genes: Application to the study of mammalian gene transcription. Analytical Biochemistry, 1990, 188(2): 245-254.

[63]　Li L, Zemp R J, Lungu G, Stoica G, Wang L V. Photoacoustic imaging of *lacZ* gene expression *in vivo*. Journal of Biomedical Optics, 2007, 12(2): 020504.

[64]　Yao J, Kaberniuk A A, Li L, Shcherbakova D M, Zhang R, Wang L, Li G, Verkhusha V V, Wang L V. Multiscale photoacoustic tomography using reversibly switchable bacterial phytochrome as a near-infrared photochromic probe. Nature Methods, 2016, 13(1): 67-73.

[65]　Pu K Y, Shuhendler A J, Jokerst J V, Mei J G, Gambhir S S, Bao Z N, Rao J H. Semiconducting polymer nanoparticles as photoacoustic molecular imaging probes in living mice. Nature Nanotechnology, 2014, 9(3): 233-239.

[66]　Zha Z B, Deng Z J, Li Y Y, Li C H, Wang J R, Wang S M, Qu E Z, Dai Z F. Biocompatible polypyrrole nanoparticles as a novel organic photoacoustic contrast agent for deep tissue imaging. Nanoscale, 2013, 5(10): 4462-4467.

[67]　Liu J, Geng J L, Liao L D, Thakor N, Gao X H, Liu B. Conjugated polymer nanoparticles for photoacoustic vascular imaging. Polymer Chemistry, 2014, 5(8): 2854-2862.

[68]　Sun T T, Dou J H, Liu S, Wang X, Zheng X H, Wang Y P, Pei J, Xie Z G. Second near-infrared conjugated polymer nanoparticles for photoacoustic imaging and photothermal therapy. ACS Applied Materials & Interfaces, 2018, 10(9): 7919-7926.

[69]　Villanueva F S, Wagner W R, Vannan M A, Narula J. Targeted ultrasound imaging using microbubbles. Cardiology Clinics, 2004, 22(2): 283-298.

[70]　Hunt D, Romero J. Contrast-enhanced ultrasound. Magnetic Resonance Imaging Clinics of North America, 2017, 25(4): 725-736.

[71]　Caschera L, Lazzara A, Piergallini L, Ricci D, Tuscano B, Vanzulli A. Contrast agents in diagnostic imaging: Present and future. Pharmacological Research, 2016, 110: 65-75.

[72]　Martin K H, Dayton P A. Current status and prospects for microbubbles in ultrasound theranostics. WIREs Nanomedicine and Nanobiotechnology, 2013, 5(4): 329-345.

[73]　Koyama D, Kotera H, Kitazawa N, Yoshida K, Nakamura K, Watanabe Y. Vibration of a single microcapsule with a hard plastic shell in an acoustic standing wave field. IEEE Transactions on Ultrasonics, Ferroelectrics, and

Frequency Control, 2011, 58(4): 737-743.

[74] Voigt J U. Ultrasound molecular imaging. Methods, 2009, 48(2): 92-97.

[75] Methachan B, Thanapprapasr K. Polymer-based materials in cancer treatment: From therapeutic carrier and ultrasound contrast agent to theranostic applications. Ultrasound in Medicine and Biology, 2017, 43(1): 69-82.

[76] Liang X L, Gao J, Jiang L D, Luo J W, Jing L J, Li X D, Jin Y S, Dai Z F. Nanohybrid liposomal cerasomes with good physiological stability and rapid temperature responsiveness for high intensity focused ultrasound triggered local chemotherapy of cancer. ACS Nano, 2015, 9(2): 1280-1293.

[77] Zhang C Y, Wang Z, Wang C N, Li X J, Liu J, Xu M, Xu S Y, Xie X Y, Jiang Q, Wang W, Cao Z. Highly uniform perfluoropropane-loaded cerasomal microbubbles as a novel ultrasound contrast agent. ACS Applied Materials & Interfaces, 2016, 8(24): 15024-15032.

[78] Unger E, Porter T, Lindner J, Grayburn P. Cardiovascular drug delivery with ultrasound and microbubbles. Advanced Drug Delivery Reviews, 2014, 72: 110-126.

[79] Du J W, Zhao X, Li B B, Mou Y, Wang Y X. DNA-loaded microbubbles with crosslinked bovine serum albumin shells for ultrasound-promoted gene delivery and transfection. Colloids and Surfaces B: Biointerfaces, 2018, 161: 279-287.

[80] Li Y, Chen Y H, Du M, Chen Z Y. Ultrasound technology for molecular imaging: From contrast agents to multimodal imaging. ACS Biomaterials Science & Engineering, 2018, 4(8): 2716-2728.

[81] Kaufmann B A, Lindner J R. Molecular imaging with targeted contrast ultrasound. Current Opinion in Biotechnology, 2007, 18(1): 11-16.

[82] Liu J F, Chen Y H, Wang G H, Lv Q, Yang Y L, Wang J, Zhang P Y, Liu J, Xie Y, Zhang L, Xie M X. Ultrasound molecular imaging of acute cardiac transplantation rejection using nanobubbles targeted to T lymphocytes. Biomaterials, 2018, 162: 200-207.

[83] Tang H L, Zheng Y Y, Chen Y. Materials chemistry of nanoultrasonic biomedicine. Advanced Materials, 2017, 29(10): 1604105.

[84] Jin Q F, Kang S T, Chang Y C, Zheng H R, Yeh C K. Inertial cavitation initiated by polytetrafluoroethylene nanoparticles under pulsed ultrasound stimulation. Ultrasonics Sonochemistry, 2016, 32: 1-7.

[85] Jin Q, Lin C Y, Chang Y C, Yang C M, Yeh C K. Roles of textural and surface properties of nanoparticles in ultrasound-responsive systems. Langmuir, 2018, 34(4): 1256-1265.

[86] Rychak J J, Klibanov A L, Hossack J A. Acoustic radiation force enhances targeted delivery of ultrasound contrast microbubbles: In vitro verification. IEEE Transactions on Ultrasonics, Ferroelectrics, and Frequency Control, 2005, 52(3): 421-433.

[87] Kilroy J P, Klibanov A L, Wamhoff B R, Hossack J A. Intravascular ultrasound catheter to enhance microbubble-based drug delivery via acoustic radiation force. IEEE Transactions on Ultrasonics, Ferroelectrics, and Frequency Control, 2012, 59(10): 2156-2166.

[88] Rychak J J, Klibanov A L, Ley K F, Hossack J A. Enhanced targeting of ultrasound contrast agents using acoustic radiation force. Ultrasound in Medicine and Biology, 2007, 33(7): 1132-1139.

[89] Tinkov S, Bekeredjian R, Winter G, Coester C. Microbubbles as ultrasound triggered drug carriers. Journal of Pharmaceutical Sciences, 2009, 98(6): 1935-1961.

[90] Zhang L, Yin T H, Li B, Zheng R Q, Qiu C, Lam K S, Zhang Q, Shuai X T. Size-modulable nanoprobe for high-performance ultrasound imaging and drug delivery against cancer. ACS Nano, 2018, 12(4): 3449-3460.

[91] Ganan-Calvo A M, Gordillo J M. Perfectly monodisperse microbubbling by capillary flow focusing. Physical

Review Letters, 2001, 87(27): 274501.

[92] Talu E, Lozano M M, Powell R L, Dayton P A, Longo M L. Long-term stability by lipid coating monodisperse microbubbles formed by a flow-focusing device. Langmuir, 2006, 22(23): 9487-9490.

[93] Bailey D L, Jones T, Spinks T J. A method for measuring the absolute sensitivity of positron emission tomographic scanners. European Journal of Nuclear Medicine and Molecular Imaging, 1991, 18(6): 374-379.

[94] Mariani G, Bruselli L, Kuwert T, Kim E E, Flotats A, Israel O, Dondi M, Watanabe N. A review on the clinical uses of SPECT/CT. European Journal of Nuclear Medicine and Molecular Imaging, 2010, 37(10): 1959-1985.

[95] Zhao L Z, Shi X Y, Zhao J H. Dendrimer-based contrast agents for PET imaging. Drug Delivery, 2017, 24(2): 81-93.

[96] Parrott M C, Benhabbour S R, Saab C, Lemon J A, Parker S, Valliant J F, Adronov A. Synthesis, radiolabeling, and bio-imaging of high-generation polyester dendrimers. Journal of the American Chemical Society, 2009, 131(8): 2906-2916.

[97] Mcnelles S A, Knight S D, Janzen N, Valliant J F, Adronov A. Synthesis, radiolabeling, and *in vivo* imaging of PEGylated high-generation polyester dendrimers. Biomacromolecules, 2015, 16(9): 3033-3041.

[98] Kojima C, Niki Y, Ogawa M, Magata Y. Prolonged local retention of subcutaneously injected polymers monitored by noninvasive SPECT imaging. International Journal of Pharmaceutics, 2014, 476(1): 164-168.

[99] Zhang Y Q, Sun Y H, Xu X P, Zhang X Z, Zhu H, Huang L L, Qi Y J, Shen Y-M. Synthesis, biodistribution, and microsingle photon emission computed tomography (SPECT) imaging study of technetium-99m labeled PEGylated dendrimer poly(amidoamine) (PAMAM)-folic acid conjugates. Journal of Medicinal Chemistry, 2010, 53(8): 3262-3272.

[100] Oda C M R, Fernandes R S, Lopes S C D, de Oliveira M C, Cardoso V N, Santos D M, Pimenta A M D, Malachias A, Paniago R, Townsend D M, Colletti P M, Rubello D, Alves R J, de Barros A L B, Leite E A. Synthesis, characterization and radiolabeling of polymeric nano-micelles as a platform for tumor delivering. Biomedicine & Pharmacotherapy, 2017, 89: 268-275.

[101] Stockhofe K, Postema J, Schieferstein H, Ross T. Radiolabeling of nanoparticles and polymers for PET imaging. Pharmaceuticals, 2014, 7(4): 392-418.

[102] Kniess T, Laube M, Brust P, Steinbach J. 2-[^{18}F]Fluoroethyl tosylate: A versatile tool for building ^{18}F-based radiotracers for positron emission tomography. MedChemComm, 2015, 6(10): 1714-1754.

[103] Herth M M, Barz M, Moderegger D, Allmeroth M, Jahn M, Thews O, Zentel R, Rösch F. Radioactive labeling of defined HPMA-based polymeric structures using [^{18}F]FETos for *in vivo* imaging by positron emission tomography. Biomacromolecules, 2009, 10(7): 1697-1703.

[104] Allmeroth M, Moderegger D, Gündel D, Buchholz H-G, Mohr N, Koynov K, Rösch F, Thews O, Zentel R. PEGylation of HPMA-based block copolymers enhances tumor accumulation *in vivo*: A quantitative study using radiolabeling and positron emission tomography. Journal of Controlled Release, 2013, 172(1): 77-85.

[105] Pressly E D, Rossin R, Hagooly A, Fukukawa K-i, Messmore B W, Welch M J, Wooley K L, Lamm M S, Hule R A, Pochan D J, Hawker C J. Structural effects on the biodistribution and positron emission tomography (PET) imaging of well-defined ^{64}Cu-labeled nanoparticles comprised of amphiphilic block graft copolymers. Biomacromolecules, 2007, 8(10): 3126-3134.

[106] Chen X, Hou Y, Tohme M, Park R, Khankaldyyan V, Gonzales-Gomez I, Bading J R, Laug W E, Conti P S. Pegylated Arg-Gly-Asp peptide: ^{64}Cu Labeling and PET imaging of brain tumor $\alpha_v\beta_3$-integrin expression. Journal of Nuclear Medicine, 2004, 45(10): 1776-1783.

[107] Shi J Y, Kim Y-S, Zhai S Z, Liu Z F, Chen X Y, Liu S. Improving tumor uptake and pharmacokinetics of ^{64}Cu-labeled cyclic RGD peptide dimers with Gly3 and PEG4 linkers. Bioconjugate Chemistry, 2009, 20(4): 750-759.

[108] Zhou M, Zhang R, Huang M, Lu W, Song S L, Melancon M P, Tian M, Liang D, Li C. A chelator-free multifunctional [^{64}Cu]CuS nanoparticle platform for simultaneous micro-PET/CT imaging and photothermal ablation therapy. Journal of the American Chemical Society, 2010, 132(43): 15351-15358.

[109] Shaffer T M, Wall M A, Harmsen S, Longo V A, Drain C M, Kircher M F, Grimm J. Silica nanoparticles as substrates for chelator-free labeling of oxophilic radioisotopes. Nano Letters, 2015, 15(2): 864-868.

[110] Liu T, Shi S X, Liang C, Shen S D, Cheng L, Wang C, Song X J, Goel S, Barnhart T E, Cai W B, Liu Z. Iron oxide decorated MoS2 nanosheets with double PEGylation for chelator-free radiolabeling and multimodal imaging guided photothermal therapy. ACS Nano, 2015, 9(1): 950-960.

[111] Cheng L, Shen S, Jiang D, Jin Q T, Ellison P A, Ehlerding E B, Goel S, Song G S, Huang P, Barnhart T E, Liu Z, Cai W B. Chelator-free labeling of metal oxide nanostructures with zirconium-89 for positron emission tomography imaging. ACS Nano, 2017, 11(12): 12193-12201.

[112] Yu S-B, Watson A D. Metal-based X-ray contrast media. Chemical Reviews, 1999, 99(9): 2353-2378.

[113] Singh J, Daftary A. Iodinated contrast media and their adverse reactions. Journal of Nuclear Medicine Technology, 2008, 36(2): 69-74.

[114] Lusic H, Grinstaff M W. X-ray-computed tomography contrast agents. Chemical Reviews, 2012, 113: 1641-1666.

[115] Sovak M, Terry R, Abramjuk C, Faberova V, Fiserova M, Laznicek M, Leuschner J, Malinak J, Zahradnik P, Masner O, Seligson A. Iosimenol, a low-viscosity nonionic dimer: Preclinical physicochemistry, pharmacology, and pharmacokinetics. Investigative Radiology, 2004, 39(3): 171-181.

[116] Hallouard F, Anton N, Choquet P, Constantinesco A, Vandamme T. Iodinated blood pool contrast media for preclinical X-ray imaging applications: A review. Biomaterials, 2010, 31(24): 6249-6268.

[117] Yin Q, Yap F Y, Yin L C, Ma L, Zhou Q, Dobrucki L W, Fan T M, Gaba R C, Cheng J J. Poly(iohexol) nanoparticles as contrast agents for in vivo X-ray computed tomography Imaging. Journal of the American Chemical Society, 2013, 135(37): 13620-13623.

[118] Hainfeld J F, Slatkin D N, Focella T M, Smilowitz H M. Gold nanoparticles: A new X-ray contrast agent. British Journal of Radiology, 2006, 79(939): 248-253.

[119] Xu C J, Tung G A, Sun S H. Size and concentration effect of gold nanoparticles on X-ray attenuation as measured on computed tomography. Chemistry of Materials, 2008, 20(13): 4167-4169.

[120] Talamini L, Violatto M B, Cai Q, Monopoli M P, Kantner K, Krpetic Z, Perez-Potti A, Cookman J, Garry D, Silveira C P, Boselli L, Pelaz B, Serchi T, Cambier S, Gutleb A C, Feliu N, Yan Y, Salmona M, Parak W J, Dawson K A, Bigini P. Influence of size and shape on the anatomical distribution of endotoxin-free gold nanoparticles. ACS Nano, 2017, 11(6): 5519-5529.

[121] Zwicker C, Hering M, Langer R. Computed tomography with iodine-free contrast media. European Radiology, 1997, 7(7): 1123-1126.

[122] Liu Y L, Ai K L, Liu J H, Yuan Q H, He Y Y, Lu L H. A high-performance ytterbium-based nanoparticulate contrast agent for in vivo X-ray computed tomography imaging. Angewandte Chemie International Edition, 2012, 51(6): 1437-1442.

[123] Briand G G, Burford N. Bismuth compounds and preparations with biological or medicinal relevance. Chemical Reviews, 1999, 99(9): 2601-2657.

[124] Liu J H, Han J G, Kang Z C, Golamaully R, Xu N N, Li H P, Han X L. In vivo near-infrared photothermal therapy

and computed tomography imaging of cancer cells using novel tungsten-based theranostic probe. Nanoscale, 2014, 6(11): 5770-5776.

[125] Pan D, Schirra C O, Senpan A, Schmieder A H, Stacy A J, Roessl E, Thran A, Wickline S A, Proska R, Lanza G M. An early investigation of ytterbium nanocolloids for selective and quantitative "multicolor" spectral CT imaging. ACS Nano, 2012, 6(4): 3364-3370.

[126] Rieffel J, Chitgupi U, Lovell J F. Recent advances in higher-order, multimodal, biomedical imaging agents. Small, 2015, 11(35): 4445-4461.

[127] Le W J, Cui S B, Chen X, Zhu H H, Chen B D, Cui Z. Facile synthesis of Gd-functionalized gold nanoclusters as potential MRI/CT contrast agents. Nanomaterials, 2016, 6(4): 65.

[128] Chen S Z, Yang Y Q, Li H D, Zhou X, Liu M L. pH-Triggered Au-fluorescent mesoporous silica nanoparticles for ^{19}F MR/fluorescent multimodal cancer cellular imaging. Chemical Communications, 2014, 50(3): 283-285.

[129] Rolfe B E, Blakey I, Squires O, Peng H, Boase N R B, Alexander C, Parsons P G, Boyle G M, Whittaker A K, Thurecht K J. Multimodal polymer nanoparticles with combined ^{19}F magnetic resonance and optical detection for tunable, targeted, multimodal imaging in vivo. Journal of the American Chemical Society, 2014, 136(6): 2413-2419.

[130] Zhou J, Yu M X, Sun Y, Zhang X Z, Zhu X J, Wu Z H, Wu D M, Li F Y. Fluorine-18-labeled Gd^{3+}/Yb^{3+}/Er^{3+} co-doped NaYF$_4$ nanophosphors for multimodality PET/MR/UCL imaging. Biomaterials, 2011, 32(4): 1148-1156.

[131] Kircher M F, de la Zerda A, Jokerst J V, Zavaleta C L, Kempen P J, Mittra E, Pitter K, Huang R, Campos C, Habte F, Sinclair R, Brennan C W, Mellinghoff I K, Holland E C, Gambhir S S. A brain tumor molecular imaging strategy using a new triple-modality MRI-photoacoustic-Raman nanoparticle. Nature Medicine, 2012, 18(5): 829-834.

[132] Amiri F, Tohidnia M R, Haydarizadi S, Azmoonfar R. Contrast agents and observing patient safety programs in radiology departments in kermanshah province hospitals in west of Iran. Acta Informatica Medica, 2018, 26(1): 42-45.

[133] Chen F F, Wang G K, Griffin J I, Brenneman B, Banda N K, Holers V M, Backos D S, Wu L P, Moghimi S M, Simberg D. Complement proteins bind to nanoparticle protein corona and undergo dynamic exchange in vivo. Nature Nanotechnology, 2017, 12(4): 387-393.

[134] Dai Q, Walkey C, Chan W C W. Polyethylene glycol backfilling mitigates the negative impact of the protein corona on nanoparticle cell targeting. Advanced Materials, 2014, 53(20): 5093-5096.

[135] Mahmoudi M, Hofmann H, Rothen-Rutishauser B, Petri-Fink A. Assessing the in vitro and in vivo toxicity of superparamagnetic iron oxide nanoparticles. Chemical Reviews, 2012, 112(4): 2323-2338.

[136] Buyuklu M, Kandemir F M, Ozkaraca M, Set T, Bakirci E M, Topal E. Protective effect of curcumin against contrast induced nephropathy in rat kidney: What is happening to oxidative stress, inflammation, autophagy and apoptosis? European Review for Medical and Pharmacological Sciences, 2014, 18(4): 461-470.

[137] Seleverstov O, Zabirnyk O, Zscharnack M, Bulavina L, Nowicki M, Heinrich J M, Yezhelyev M, Emmrich F, O'Regan R, Bader A. Quantum dots for human mesenchymal stem cells labeling. A size-dependent autophagy activation. Nano Letters, 2006, 6(12): 2826-2832.

[138] Zhu S S, Zhang J Q, Zhang L, Ma W T, Man N, Liu Y M, Zhou W, Lin J, Wei P F, Jin P P, Zhang Y J, Hu Y, Gu E W, Lu X F, Yang Z L, Liu X S, Bai L, Wen L P. Inhibition of kupffer cell autophagy abrogates nanoparticle-induced liver injury. Advanced Healthcare Materials, 2017, 6(9): 1601252.

[139] Wu Q H, Jin R R, Feng T, Liu L, Yang L, Tao Y H, Anderson J M, Ai H, Li H. Iron oxide nanoparticles and

induced autophagy in human monocytes. International Journal of Nanomedicine, 2017, 12: 3993-4005.

[140] Xu X, Gao J M, Liu S Y, Chen L, Chen M, Yu X Y, Ma N, Zhang J, Chen X B, Zhong L S, Yu L, Xu L M, Guo Q Y, Ding J D. Magnetic resonance imaging for noninvasive clinical evaluation of normal and regenerated cartilage. Regenerative Biomaterials, 2021, 8(5): rbab038.

（艾 华 王志勇 苏红莹 金蓉蓉 谢丽斯 刘 刚）

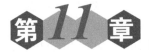

第11章

>>

影像可视化药物和基因输送高分子载体

　　摘要：近年来，以高分子为载体的药物和基因传输体系（纳米药物）应用于肿瘤等疾病的治疗呈蓬勃发展之势，展现出广阔的前景。纳米药物的体内分布及药代动力学是影响疗效的关键，实现纳米药物的影像可视化可为高效的治疗提供有力的指导。目前，常用的成像手段包括光学成像、磁共振成像、超声成像、光声成像等，均已被广泛应用于高分子载体体系的体内示踪研究，它们在实现药物或基因的可视化传输、引导治疗并提高疗效等方面表现出了极大的潜力。同时，成像试剂的引入，往往也赋予了传输体系全新的功能：如光学成像分子可为纳米药物体系引入光动力治疗、光热治疗等新型的治疗方式；超声成像可高效地触发所负载的化疗、基因药物的释放，大大提高治疗效果。而另一方面，高分子载体的应用也提高了很多成像试剂的生物相容性，通过引入特异性配体修饰和刺激响应性基团亦可实现多功能输送体系在病灶部位的聚集及所载试剂的响应性释放，从而提高成像灵敏度。因此，通过设计与调控高分子载体的结构实现成像试剂与治疗试剂的有机结合，对于疾病的诊疗和病情的监控具有非常重要的意义。

　　Abstract：Nowadays, drug and gene delivery systems, e.g. nanomedicines, based on polymeric vehicles have been developed rapidly and exhibited promising prospects in the treatment of various diseases including cancer. As the biodistribution and pharmacokinetics of nanomedicines are primary factors affecting their therapeutic effects, visualization of nanomedicines would provide a valuable guide for effective therapies. To trace the *in vivo* distribution of polymeric nanomedicines, multimodal imaging techniques have been used including optical imaging, magnetic resonance imaging, ultrasound imaging, photoacoustic imaging and etc., which exhibited great potentials in the visualization of drug and gene delivery as well as enhancing therapeutic effects. With the application of imaging agents, the imaging systems are also provided with new functionalities. For example, fluorescence agents make it possible to incorporate new therapies such as photodynamic therapy and photothermal therapy in the delivery system; ultrasound imaging can trigger the release of drug/gene and therefore enhance the therapeutic effects. On the other hand, the application of polymeric vehicles improves the biocompatibility of many imaging agents. In addition, with the introduction of specific ligands and stimuli-sensitive moieties, aggregation at the pathological sites and stimuli-responsive release can be achieved and thereby the sensitivity of imaging can be improved. Thereby, incorporating therapeutic and imaging agents into the same system via rational design of the polymeric vehicles is highly meaningful for the diagnosis and therapy of diseases.

11.1 基于高分子载体的药物和基因输送

当今医疗方法众多，包括化学治疗、手术治疗、细胞治疗、基因治疗等多种治疗手段。其中，化学治疗利用细胞对药物的敏感毒性，使病变细胞凋亡，是目前最常用的疾病治疗方式[1]；基因治疗则利用特定基因片段调控病变细胞内相关基因的表达，在疾病治疗领域表现出广阔的应用前景[2]。本章简述药物及基因治疗目前存在的问题，讨论基于高分子载体的药物、基因输送行为，并探索传输体系的影像可视化对治疗的指导作用。

传统的化学疗法所使用的药物大多存在低水溶性、高毒性及低生物利用度等问题，临床使用时即使添加一些有机溶剂或小分子表面活性剂，也无法达到理想的治疗效果且易引发毒副作用[3]，因此，构建合适的载药体系意义重大。药物的治疗效果取决于药理性质与输送方式[4]，自 1976 年 Langer 第一次报道了聚合物控制释放药物体系[5]，近几十年来，结构不同、组成各异的各类高分子载体迅速发展[6]，并被应用于对抗肿瘤等疾病的药物输送体系中，成效显著，如：以聚乙二醇、聚 N-(2-羟丙基)甲基丙烯酰胺、聚乳酸、聚乙醇酸等作为主体的高分子载体现已被应用到临床的疾病治疗[3]。

高分子载体可以包裹[7, 8]、连接[9, 10]或络合[11, 12]小分子药物，也可以通过静电相互作用负载基因[13, 14]，形成相应的纳米胶束、高分子前药、配合物或高分子/基因复合物，将小分子药物或基因运输至病灶部位，在靶点处释放药物并发挥疗效。高分子载体可从以下几方面改良药物的体内应用：①将疏水型的药物包覆在高分子胶束的核中，可以显著提高药物的水溶性，提高药物的生物利用度；②将药物与内环境相隔开，防止其与内环境中的物质发生非目标的生化反应，从而降低化疗药物的毒副作用[15]，避免负载的基因被酶降解[16]，大大提高了药物的循环半衰期；③特异性地识别病灶部位，在载药体系表面修饰特异性配体以通过受体介导的胞吞作用提高靶向细胞对于纳米药物的摄取[17]；④利用刺激响应性载体实现药物在病灶部位的响应性释放[10]。

　　药物输送体系在体内应用时会经历以下几个过程：血液循环、病灶部位聚集、细胞摄取及胞内药物释放[4]。因此，构建高分子载体时尤其需要注意以下几个方面。首先，应尽量选用生物相容性好的高分子材料，降低载体本身的毒性及可能引起的免疫反应，防止载体对患者造成组织损伤等副作用[19]；其次，调控好载药体系的尺寸与表面性质，使得载体能长时间在血液中循环，避免被网状内皮系统清除及肾小球过滤排出[20]，顺利到达患病组织；再次，改善高分子链的组成与结构，提高载药率，以达到有效治疗浓度，并引入能响应患病组织特定微环境的敏感基团，避免输送过程中的药物渗漏，而将药物释放到靶点部位，以此提高病灶部位的药物浓度并降低药物对正常组织或细胞的毒副作用[21]；最后，在高分子载体中引入抗体、靶向肽等主动靶向基团[18]，提升其穿透细胞膜被细胞摄取的能力；构建的高分子载体需要具有优良的生物可降解性，能够经生物代谢分解为无毒的小分子，不可长期滞留在患者体内，引发副作用[22]。所构建的载体体系的很多特点诸如组成、大小、形状、表面性质和硬度等都会影响其在生物体内的分布[23]（图 11-1）。如今，基于高分子载体的药物及基因输送研究方兴未艾，成果显著，拥有光明的前景，同时也面临一系列障碍仍待克服。赋予高分子载体体系可视化性能，实时监测其分布、代谢及病灶部位的富集情况对其应用于疾病的治疗具有非常重要的指导意义。

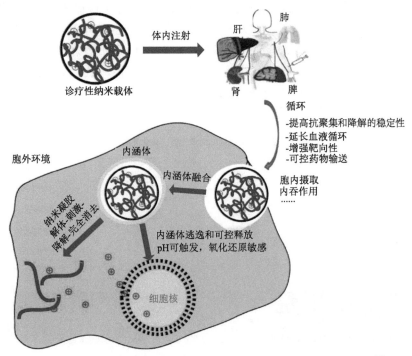

图 11-1　可生物降解的聚合物药物传输体系实现体内应用的基本要求[4]

（图片引用经 American Chemical Society 授权）

11.2 影像可视化引导高分子载体输送体系进行更高效的疾病治疗

　　传统的治疗方法是在对患者进行诊断后，再利用成熟的、明确的指南式治疗方法来完成对疾病的治疗。因此，当前的医学研究主要集中在描述、总结一种疾病的特征，并为此开发出一种普适的药物或制定一套标准治疗方案。然而，随着疾病多样化发展、个体化差异以及多药耐药的产生，传统的治疗方式已不能满足当前日益复杂的临床疾病需求，新药的开发或新的治疗手段的推出势在必行。近年来，高分子输药体系在靶向化药物输送、降低毒副作用及多药联合输送克服耐药等方面表现出极大潜力[24]，但其临床应用仍面临着许多障碍，其中明确的药代动力学曲线和相关生物分布显得尤为重要[19]，直接影响着用药量、治疗周期及治疗效果。

　　高分子输送体系的影像可视化需通过引入成像试剂来实现。一般来讲，根据成像方式的不同（下述将重点介绍），成像试剂包括荧光材料、核磁共振造影剂、放射性核素等[25]，用于成像的显像剂必须包含以下特点：①具有较高的成像信噪比，并在生物介质中活跃；②能够有效积极地以主动靶向或被动靶向的方式到达特定的组织；③有一定的稳定性，可以长时间保持成像性能[23]。成像试剂可通过物理包覆[26]、化学键连[27]或表面吸附[28]的方式引入高分子传输体系。组成的可视化高分子药物传输体系大多具备以下组件，如图 11-2 所示：①聚合物主体，用于纳米结构的组装、药物及造影剂的负载等；②小分子药物或核酸，用于灭杀肿瘤细胞或调控基因表达；③显像剂，用于成像；④靶向配体，引导高分子输送体系主动聚集在肿瘤部位，并诱发受体介导的细胞内吞作用，提高肿瘤组织药物及基因积累量及摄取量[19]。影像可视化的实现可在多方面对高分子传输体系起到重要作用。

基于高分子聚合物的纳米诊疗一体化体系

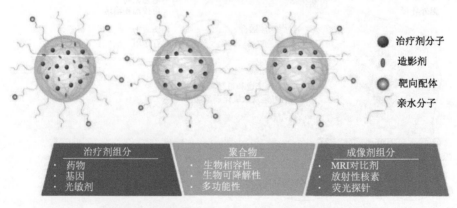

图 11-2　影像可视化高分子纳米传输体系构建示意图[19]

（图片引用经 American Chemical Society 授权）

11.2.1　影像可视化可反映高分子传输体系在体内的实时分布与代谢

　　2015 年"精准医疗计划"（precision medicine initiative）被首次提出，有效的成像手段可以反映药物在体内的生理过程、生物分布情况，帮助医学工作者进行术前术中判断，指导和调整治疗方案。以肿瘤为例，肿瘤的血管系统组成成分不均一、结构形态复杂，治疗过程中难以确定所输送的小分子药物或基因等药物是否已经进入肿瘤组织中。而显像剂能够以非侵入性的方式进入组织细胞，达到无创的效果，避免或减轻患者的副作用，并对治疗效果进行实时反馈。医学工作者凭此可进行有效的检测与评估，知晓药物分布在何处、是否已经释放、剂量是否过量或不足，进而针对每位患者的个人反应和需求，从药物剂量、用药时间等方面制定更佳的治疗方案，从而降低患者因药物过量、治疗时间过长而造成组织损伤的概率，或减少因剂量不足、治疗时间过短而无法有效消灭病变细胞的可能性[29]。不少研究工作都借助荧光成像来确定最佳的给药间隔，以指导更高效的肿瘤治疗[26, 30-32]。另一方面，对于需施加外源刺激如光照、超声等的药物传输体系，针对肿瘤部位施加辐照刺激的时间至关重要。如过早，药物还未大量聚集到肿瘤部位；过晚则影响药物的利用率。我们于 2018 年发表的研究工作合成了一种同时负载超声造影剂全氟戊烷（PFP）、五氟丁烷（PFB）和化疗药物阿霉素（DOX）的高分子纳米传输体系，通过外源超声刺激实现药物在肿瘤部位的可控释放。通过在体系中引入荧光试剂 DiR，借助荧光成像发现样品注射后 11 h，肿瘤部位聚集最为明显[32, 33]，此时施加超声，得到了最好的治疗效果，如图 11-3 所示。

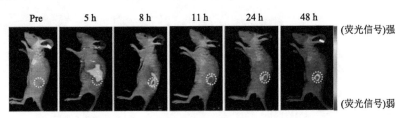

图 11-3　高分子纳米药物经尾静脉注射后在肿瘤部位的聚集情况[33]

虚线圈圈出肿瘤位置

（图片引用经 American Chemical Society 授权）

11.2.2　影像可视化实现高分子传输体系的诊疗一体化

　　高分子药物传输体系的影像可视化，不仅可在治疗过程中实时监测载体或药物的体内分布情况，还可以对肿瘤的大小、位置进行判断，这种能动态监测疾病发展进程的治疗体系，被称为"诊疗一体化"（theranostics）平台，其应用形式随着聚合物载药体系类型的不同可大致分为聚合物复合物、聚合物囊泡、聚合物胶束及树状大分子[34]。自 2002 年被 Funkhouser 教授首次提出以来[35]，近年来诊疗一体化的概念已被广泛认可且获得飞速发展。常用化疗药物阿霉素（doxorubicin，DOX）自带荧光，所以载 DOX 体系通常具有诊断功能，但由于发射波长太短，易受到生物体自发荧光干扰[36]。现常用组织穿透能力更强的近红外染料作为荧光探针，如 Chen 等就将近红外染料吲哚菁绿与化疗药物 DOX 共同负载于聚乙二醇-聚天冬酰癸胺纳米胶束，利用荧光成像实现肿瘤的实时监测高效治疗[37]。另一方面，核磁共振成像试剂也常用于诊疗一体化体系的构建。如我们前期的研究工作将超顺磁四氧化三铁（superparamagnetic iron oxide，SPIO）纳米颗粒与药物或基因共载于聚合物胶束或复合物中，得到可实时监控治疗效果的传输体系，对癌症的诊断治疗起到很好的推动作用[38-40]。随着光热治疗、光声成像等新兴治疗及成像方式的发展，成像分子本身作为治疗试剂成为可能。例如，Yin 等报道了一种星形的三萘嵌二苯酰亚胺-聚丙烯酸聚合物，不需要添加额外的载体或药物，即可自组装形成纳米体系。该纳米体系表现出优异的光热转换性能，静脉注射后，具备很好的光热治疗效果及肿瘤实时光声成像检测功能[41]，如图 11-4 所示。

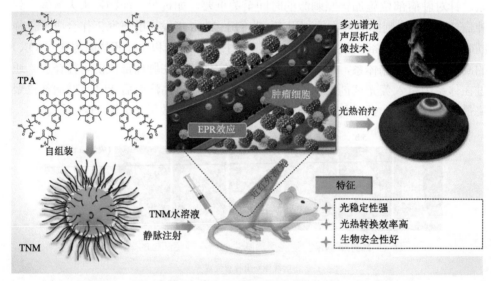

图 11-4　基于 TPA 的诊疗一体化纳米药物的结构及应用图解[41]

（图片引用经 American Chemical Society 授权）

11.2.3　影像可视化的引入可促进药物的释放与渗透

上述提到过，为实现所负载药物在病灶部位的定点可控释放，高分子载体多带有刺激响应性的结构设计，如响应肿瘤微酸和还原环境[31]、动脉粥样硬化氧化环境[42]等，但实现应用的主要难点在于：单纯依赖肿瘤组织微环境的内源刺激响应性释药，会存在较强的个体差异而使疗效不稳定，而且常因刺激强度不足而影响药物的高效释放。此外，即使药物在瘤内被快速释放出来，仍必须穿过肿瘤间质到达癌细胞才能发挥作用，尽管小分子药物的组织穿透能力较强，对于一些结缔组织丰富的肿瘤（例如：乳腺癌、胰腺癌、肠癌、非小细胞肺癌），肿瘤血管外周被致密的结缔组织包围，需要提高癌组织通透性，才有望取得理想的药物治疗效果[43-46]。而影像可视化的引入，如光、超声成像等为上述问题的解决带来了希望。低频超声作为刺激源产生的空化效应、机械效应和声化学效应，增加了一重外源刺激响应，近红外光作为刺激源产生热效应，一方面促进了纳米载体在癌组织快速释药；另一方面提高了癌组织的通透性，可望更高效地将药物输送到癌组织的深部区域。如上述提到的我们于 2018 年发表的研究工作中[33]，施加超声后，肿瘤部位的荧光强度远远大于未施加超声组，证明所负载的荧光试剂/药物被大量释放。进一步的肿瘤切片染色研究表明，施加超声后，DOX 的荧光扩散至血管（绿色）周边的更远处，如图 11-5 所示，表明超声能促进药物在肿瘤部位更好地渗透，这对全面灭杀肿瘤细胞、提高肿瘤的治疗具有非常大的意义。

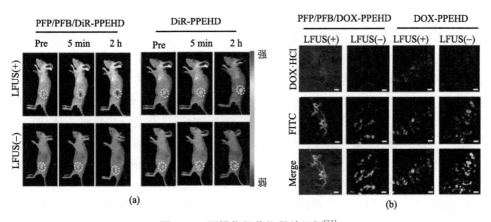

图 11-5　可视化促药物释放示例[33]

（a）施加超声后肿瘤部位的荧光强度变化（超声引发药物释放，荧光解猝灭而增强）；（b）不同组的肿瘤切片荧光染色照片

红色：DOX；绿色：FITC 染的血管；LFUS：低频超声；Merge：图片叠加；PFP：全氟戊烷；PFB：五氟丁烷；DiR：1, 1′-二十八烷基-3, 3, 3′, 3′-碘化四甲基吲哚菁花青（一种近红外荧光染料）；PPEHD：聚乙二醇-聚天冬氨酸（二异丙基氨基乙酯-co-组胺氨基乙酯-co-乙基氨基乙酯）；DOX·HCl：盐酸阿霉素；FITC：异硫氰酸荧光素；PFP/PFB/DiR-PPEHD 表示同时负载超声造影剂 PFP/PFB 和 DiR 的纳米探针；DiR-PPEHD 表示只负载 DiR 的纳米探针；PFP/PFB/DOX-PPEHD 表示同时负载超声造影剂 PFP/PFB 和 DOX 的纳米探针；DOX-PPEHD 表示只负载 DOX 的纳米探针

（图片引用经 American Chemical Society 授权）

11.3 高分子载体输送体系的影像可视化手段

有效的成像手段不仅可以在治疗过程中实时监测载体或药物的体内分布情况，帮助医学工作者进行术前术中判断，指导和调整治疗方案，还可以对肿瘤的大小、位置进行实时的判断。因此，可视化药物输送体系成为近年来肿瘤治疗的热点。基于不同成像原理，成像手段可分为光学成像、磁共振（magnetic resonance，MR）成像、超声（ultrasound，US）成像、电子计算机断层成像（computed tomography，CT）、正电子发射计算机断层成像（positron emission tomography，PET）、热成像与光声成像等多种成像模式。

11.3.1 光学成像是最常用的高分子载体输送体系可视化途径

在各种成像手段中，光学成像是最简单、常用的一种方式。活体动物体内光学成像包括生物发光和荧光成像两种技术。

11.3.1.1 生物发光成像

生物发光信号是利用荧光素酶催化荧光素底物发生化学反应，同时发出荧光光子来成像。其优势在于成像的高灵敏性和不受机体自身背景影响的成像特异性，且能够从动物水平对发光细胞精确定量。应用荧光素酶标记肿瘤细胞，可以在皮下或原位接种后，实时地观察到肿瘤细胞在体内的生长、转移或者被药物抑制的情况。荧光素酶也可以用来标记病毒或基因分子片段，例如 siRNA 等[47-49]。因此，生物发光技术在基因治疗方面具有巨大的应用潜力。已有大量文章将活体动物体内光学成像用于追踪荧光素酶标记细胞在体内的生长和分布情况，以及标记基因在体内的表达。McCaffrey 与其合作者成功应用 siRNA 及 shRNA 减弱了小鼠转染的荧光素酶的表达，第一次在活体动物水平实时观察并验证了 siRNA 对特异靶基因表达的阻断作用[49]。我们课题组就曾通过负载 siRNA 靶向 A549 肿瘤细胞中的荧光素酶报告基因来验证载体传输的效果[13]。载体在酸性环境诱导下发生响应性电荷转换，释放 siRNA，受试载体在肿瘤的酸性环境下可以显著下调荧光素酶表达，呈现出荧光信号的明显下降（图 11-6）。荧光素酶基因也被一些研究者用于插入脂质体或高分子载体包载的 DNA 分子中，以此来观察这些载体在 DNA 体内运输中的作用并评价基因治疗的效果[50]。

利用荧光素酶在活细胞中的发光成像效应，不仅可以实现定位、定量检测，还可以指示细胞的代谢活性，尤其是对荧光成像和其他成像模式难以区分的细胞活性和肿瘤良恶性，显示出独特的优势。但是，此成像模式应用到活体动物时，需

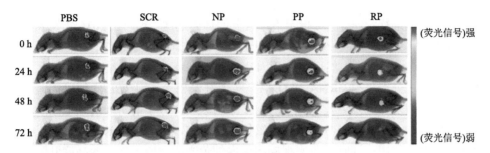

图 11-6　荷荧光素酶标记 A549 肿瘤的裸鼠在接受负载荧光素酶 siRNA 聚合物注射后体内生物
发光成像[13]

siRNA：小干扰 RNA；PBS：磷酸盐缓冲液对照组；SCR：无功能 siRNA 组（聚合物负载无功能的 siRNA 形成电
荷可逆的纳米复合物作为对照）；NP：负电荷组；PP：正电荷组；RP：可逆电荷组
（图片引用经 John Wiley and Sons 授权）

要预先将细胞或基因进行特殊标记才可表达荧光素酶，在检测前需要通过注射方
式给予外源荧光素作为底物，才可实现生物发光。此外，荧光素酶催化反应产生
的光子数量很少，成像信号较弱，且光强依赖标记细胞数，需要专门的高精度仪
器进行检测，这些条件都大大限制了其应用。

11.3.1.2　荧光成像

相比于生物发光，很多分子在近红外（NIR）区域有良好的吸收和发射性能，
利用其自发荧光或者受激发后的荧光进行体内外荧光成像检测，成为更为普遍可
行的方法。荧光成像由于其具有操作简便、结果清晰、成像过程快速、经济成本
低廉等优势，已经在科学研究和临床检测上得到了广泛应用。

1. 小分子化学成像剂

光学成像以往多用于患者病灶部位的诊断，近年来，利用小分子光学成像剂
来进行手术过程中的可视化指导成为一个新的突破。尤其是对于成像中存在的健
康与病变组织边界不清的问题，应用小分子成像剂都可以有效解决。目前，已有
多家公司的外科手术摄像系统被美国 FDA 批准进入临床。然而，当前获批进入
临床的小分子成像剂均为非靶向化学染料，如吲哚菁绿[51]、亚甲蓝[52, 53]和荧光
黄[54, 55]。临床前的动物实验研究倾向于采用长波长荧光染料，以增强信号值并降
低背景干扰。由于小分子荧光成像剂不具备肿瘤靶向作用，并容易被洗脱导致失
效，为了得到更高效和精准的成像效果，研究人员借助纳米载体来实现被动或主
动靶向的肿瘤荧光成像。小分子被吸附、键合或包载在纳米载体中，载体表面修
饰的靶向配体大量聚集于肿瘤组织，并表现出明显高于健康组织的荧光信号。在
一些高分子基因载体中，并不直接对 DNA 或 RNA 进行荧光标记，而是通过 NIR

荧光素对载体进行示踪，间接指示治疗成分的体内递送。我们在 2016 年发表的研究工作利用 Alexa Fluor 680 标记靶向配体叶酸修饰的聚乙二醇-聚乙烯亚胺（FA-PEG-PEI）聚合物，然后负载基因药物，得到荧光标记的纳米药物体系。该纳米药物通过分别负载 siRNA 和 DNA，实现肝癌相关基因 *TBLR1* 的可控调节，验证其在肿瘤发生、发展及转移中的相关作用。荧光分子的引入清晰地指示出纳米药物经静脉注射后不同时间点在小鼠体内的分布，证明了纳米药物具有优良的肿瘤靶向蓄积作用；同时，荷瘤裸鼠的体内外荧光成像所表现出的高度肝脏聚集信号，也表明了纳米药物是通过肝脏代谢实现体内清除的（图 11-7）[56]。

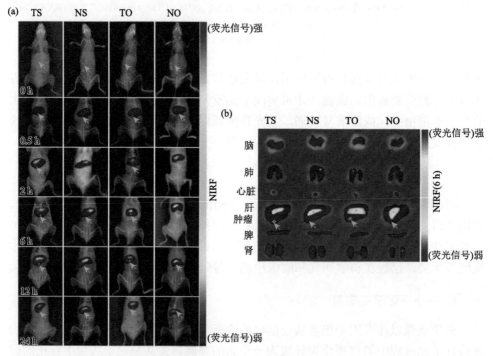

图 11-7　荷 Hep3B 肝癌小鼠接受 Alexa Fluor 680 标记的聚合物载体注射后 24 h 内的体内分布情况（a）和注射 6 h 后离体器官荧光分布（b）[56]

黄色箭头指示肿瘤位置。TS：靶向聚合物负载 siRNA 组；NS：非靶聚合物负载 siRNA 组；TO：靶向聚合物负载 DNA 组；NO：非靶聚合物负载 DNA 组。NIRF：近红外荧光

（图片引用经 John Wiley and Sons 授权）

2. 特异性激活型探针

除了将近红外染料直接应用于荧光成像，利用载体特殊的响应性，使荧光信号分子在受到一定条件触发下发生从荧光猝灭到复活的转变，从而实现具有

特异响应性的荧光成像成为新的研究热点。小分子荧光素被包覆在高分子载体内部，或通过化学键直接连接在聚合物表面，用来指示载体的体内传递过程。然而，很多荧光染料分子中的荧光生色团在这一聚集体状态下会失去荧光作用，发生高浓度聚集猝灭，导致成像失效。Weissleder 等发现当 NIR 染料 Cy5.5 在被修饰到聚合物骨架上后，由于发色团的空间聚集导致 Cy5.5 的荧光在完整载体上时会自发猝灭，而从载体释放出来后恢复成像功能[57]。Bremer 等通过一种响应性短肽链将 Cy5.5 连接到聚赖氨酸骨架上，得到荧光猝灭的高分子载体，然而这一纳米粒子运送至肿瘤部位后，可在该区域过表达的金属基质蛋白酶（matrix metalloproteinase，MMP）作用下响应性地切断这一短肽链，使 Cy5.5 脱落而重新发挥荧光成像功能[58]。

　　近年来，区别于传统的聚集猝灭高分子荧光载体，以唐本忠团队为代表研发的聚集诱导发光（aggregation-induced emission，AIE）体系成为光学成像研究的新方向。AIE 分子多含有“螺旋桨”式的分子结构，由于分子内的自由转动，本身不存在或只有微弱的荧光特性，然而在不良溶剂的加入下形成聚集体，导致分子内旋转受限，使激发态更多地通过辐射衰变返回基态，显著增强荧光特性。在传统高分子载体基础上，包载具有聚集诱导发光效应的小分子，这一高分子载体在体内长循环时无荧光信号，在递送至肿瘤部位后，依据肿瘤微环境 pH[59]、温度[60]、溶解性[61]、氧化还原环境[62]等条件变化，AIE 分子会自发产生聚集或分散行为，导致荧光信号的强弱或波长变化从而通过光学影像指示不同的环境变化信号。

11.3.2　磁共振成像对高分子载体的体内输送行为进行实时监测

　　磁共振成像（MRI）作为一种非侵入性的成像方法，可对深部组织进行精确定位和定量分析、无创伤、可重复性强，在临床上被广泛用于肿瘤、心血管和神经损伤等疾病的检测[63, 64]。为提高病变组织与周围正常组织的对比度，MR 对比剂应运而生[65, 66]，最常用的对比剂有超顺磁性氧化铁（superparamagnetic iron oxide，SPIO）纳米粒子、钆等。将 MR 造影剂整合到高分子载体体系中，可实现药物输送的 MR 可视化。

11.3.2.1　基于 SPIO 造影的高分子载体体系

　　SPIO 是通过水热法、热分解法和共沉积法等制备的主要成分为四氧化三铁（Fe_3O_4）的纳米粒子[67]。在外部磁场的作用下，SPIO 会缩短周围氢原子的横向弛豫时间，使所在组织表现出较暗的信号。作为常用的 MR 对比剂，SPIO 表现出极具潜力的临床应用优势：超强的信号增强能力、长时间成像功能及低毒性[68]。近年来，SPIO 已被应用到多种高分子载体药物输送系统，如团簇、胶束、纳米凝胶和聚合物囊泡等[69-71]。在 Lee 等的研究中，经三甲氧基硅醇甲基丙烯酸酯和聚乙二醇甲基丙烯酸酯无规共聚物修饰的 SPIO 能够逃脱网状内皮系统的清除，经静脉注射进入荷瘤小鼠后，在 1 小时内即可检测到肿瘤部位内积累的纳米磁体[72]。

负载在纳米胶束或囊泡中的 SPIO 会因为"团簇效应"表现出更强的 MR 信号，从而显著提高 MRI 灵敏度。例如我们在 2018 年发表的研究工作，将水溶性 SPIO 负载于聚乙烯亚胺-聚乳酸囊泡的水腔中，其 T_2 弛豫率从 72.2×10^3 L/(mol·s) 增大到 491×10^3 L/(mol·s)，近 7 倍的增幅使得体内示踪更清晰且更具长效性[73]。将该载体体系负载 NgR-siRNA 并进行神经干细胞（neural stem cell，NSC）的标记与转染，长效、实时地监测了 NSC 移植治疗脑梗死的细胞归巢及迁移效果（图 11-8），为提高干细胞治疗脑梗死的临床治疗提供了一定的指导。同时，我们将 SPIO 通过氨基交换反应修饰上聚乙二醇-聚乙烯亚胺（PEG-PEI），开发了一种成熟的 PEG-PEI-SPIO 可视化基因载体体系，用于原位肝移植后的可视化 T 细胞靶向炎症因子抑制[74]及癌基因的识别[56, 75]。这种"团簇效应"引起的信号变化也可被反向利用，作为药物释放的证据。如 Park 等报道的基于 SPIO-聚乙烯亚胺的 DNA 载体体系，随着负载的 DNA 的释放，T_2 弛豫率有明显的降低[76]。另一方面，SPIO 的引入，也可以赋予高分子载药体系磁靶向的能力，在外加磁场的引导下进行更高效的肿瘤富集及治疗[77, 78]。

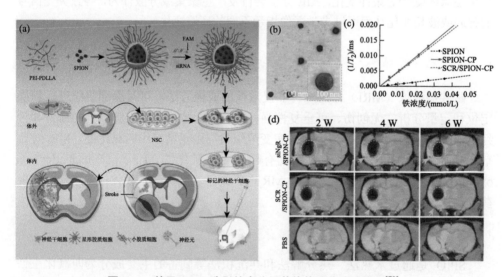

图 11-8 基于 SPIO 造影的高分子载体体系治疗脑梗死[73]

（a）负载 NgR-siRNA 的 MRI 可视化 PEI-PLA 纳米囊泡的制备及用于干细胞标记治疗脑梗死的示意图；（b）负载 SPIO 及 siRNA 复合物纳米粒子的透射电镜图；（c）游离 SPIO 与经囊泡负载后的 T_2 弛豫率对比；（d）干细胞体内移植后的长时间 MR 检测图，黄色箭头指示 MR 示踪的干细胞向梗死灶的迁移

（图片引用经 John Wiley and Sons 授权）

SPIO 引入高分子载体形成诊疗一体化体系虽具有较多的临床前期研究报道，但其临床应用仍然面临着很大的挑战，包括较高的造价、复杂的制备工艺及尚待提高的灵敏度等，当然，我们相信，这些障碍会随着研究工作的开展被一步一步克服。

11.3.2.2 基于钆（Gd）等离子造影的高分子载体体系

钆离子（Gd^{3+}）能通过提高周围氢原子的纵向弛豫率来产生正向图像对比，在纵向弛豫时间（T_1）加权的图像中，表现为亮色增强，是常用的 T_1 造影剂。目前临床上常用的 MR 造影剂主要是钆的小分子螯合物，包括钆喷酸葡胺（Gd-DTPA）、钆特酸葡胺（Gd-DOTA）等。钆离子（Gd^{3+}）也可以通过过螯合作用引入到高分子载药体系中，进行药物的可视化输送。Patil 等设计了一种基于造影剂 Gd-DOTA 和抗体识别肿瘤特异性标志物的纳米粒子，该纳米粒子能够跨越血脑屏障并应用于脑肿瘤的诊断与定位[79]。Zhang 等对负载钆的纳米体系作了一个总结，认为这是临床上实现肿瘤诊疗一体化极具潜力的方式[80]。除成像外，基于 Gd 的 MR 对比剂还可应用于肿瘤的治疗。当对比剂到达肿瘤组织后，在病灶部位加以热中子辐照，Gd 便会捕获中子并释放 γ 射线，杀死附近的癌细胞。如 Kataoka 等报道的聚乙二醇-聚天冬氨酸包裹的磷酸钙/Gd-DTPA 纳米体系，表现出了优异的中子俘获治疗肿瘤的能力（图 11-9）[81]。除了 Gd 以外，锰离子（Mn^{2+}）

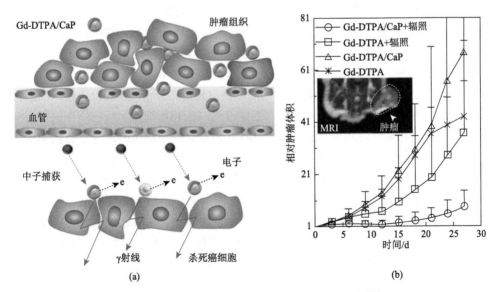

图 11-9　基于钆离子造影的高分子载体体系示例[81]

（a）纳米胶束俘获中子灭杀肿瘤的示意图；（b）磷酸钙/Gd-DTPA 纳米胶束的肿瘤 MR 成像及肿瘤抑制效果图

（图片引用经 American Chemical Society 授权）

也常用于聚合物载体体系的 MR 成像。Kataoka 等于 2016 年发表的研究论文就报道了一种基于聚氨基酸负载 Mn^{2+} 的成像体系，该体系能够响应肿瘤微酸性环境，比临床上使用的 Gd-DTPA 具有更好的肿瘤成像效果[82]。

无论是 SPIO、Gd 还是基于锰离子的造影剂均是利用氢原子核质子（^1H）成像，因其信号最强，在人体组织内也广泛存在。然而，也正是由于生物体内 ^1H 含量丰富，且不同组织的 MR 信号强度有别，导致 MR 成像时内源 ^1H 的信号将产生较强的背景干扰。因此，^{19}F 等非质子核磁共振成像技术逐渐进入研究者的视野[83]。

11.3.2.3　基于 ^{19}F 等非质子 MR 造影的高分子载体体系

除了 ^1H，MRI 造影中最有应用前景的核素之一是 ^{19}F。^{19}F 具有很高的旋磁比，敏感度与 ^1H 相近，适当调整 ^1H NMR 设备后即可将其用于 ^{19}F 检测，操作方便，经济实用。与此同时，生物体内的内源性氟含量极少，且主要以固定盐的形式分布于骨骼与牙齿，其发出的 MRI 信号难以被仪器检测到，因此治疗过程中外源载体体系所引起的信号不会被背景信号所干扰，对比度强，分辨率高，可应用于深层组织疾病的磁共振成像[83,84]。液态全氟碳化物、全氟聚醚等氟化造影剂已在被应用于高分子载体体系的体内 ^{19}F MRI 成像。Löwik 等将全氟碳化物负载于聚乙二醇修饰的聚(乳酸-乙醇酸)共聚物纳米粒子中，实现了外伤性脑损伤病变范围内深部组织的精准 MR 成像[85]。另外，为达到足够长的横向弛豫时间，以允许通过标准自旋回声或梯度回声脉冲序列进行成像，用于体内 ^{19}F 检测的聚合材料应注意避免氟-氟强相互作用，需使氟化段保持较高的节段流动性。这可以通过在支链的聚合结构中掺入以 PEG 为基体的三氟乙基丙烯酸酯来实现[23]。

目前，已有多种类型的 MRI 造影剂能够被封装于高分子载体，以非侵入的形式进入生物体内，并通过改变横向或纵向弛豫时间，在 MR 成像时将它所在的位点与其他结构区别开来，达到显影的目的。MRI 可清晰、快速地反映高分子载药输送体系在生物体内的输送行为与分布情况，有望为判断病情发展情况提供可靠的依据。

接下来，应通过一系列研究，确定高分子载药输送体系进入细胞后是否会因所处环境 pH、氧化还原环境等因素的不同，而改变移动性、成像性能等性质，影响 MRI 的性能[23]，并针对各项问题采取进一步的改良。除此之外，还应在临床前检测包裹造影剂的高分子载药输送体系对于动物、人体的安全性方面的影响，避免免疫反应等副作用，保证未来应用至临床时安全可靠。

11.3.3　超声成像辅助高分子载体输送体系进行靶点药物释放

11.3.3.1　具有超声造影功能的高分子载体

超声成像是通过探测体内组织接受超声辐照后产生的不同超声回波信号来实

现病变部位的可视化。超声成像技术可以实时成像显影，操作方便，费用低廉，可做到无创检测，且在诊断超声条件下不对机体造成损害。因此，超声成像作为一种快速、直观、方便地判断机体状态的手段，广泛应用于临床检测和活体研究中。在成像过程中，超声造影剂的加入，可以极大地增强超声成像对比度，对于判断病灶部位，提供了很大便利。其中应用最多的是微泡超声造影剂。1984 年 Feinstein 等用人血清白蛋白包裹空气，制备了主要依赖空气包裹的第一代超声微泡[86]，主要用于诊断心脏疾病。然而空气在血液中的易扩散性和易逃逸性，会使泡壁迅速塌陷失去造影功能。随后，包载氟碳类物质的第二代超声造影剂有效延长了微泡的血液循环时间，得到了更稳定的效果。但其多采用蛋白质、多糖、脂类等作为膜材，无可避免造成成像时的信号衰减，大大限制了其应用。因此，以高分子材料为膜材的第三代微泡由于声学性质可控、性能稳定，成为较为理想的超声造影剂。

目前的超声造影剂，多是采用白蛋白、非离子表面活性剂、脂质体、多聚体等包裹气体内核，如空气、氮气、全氟化碳、六氟化硫等，得到粒径 1～8 μm 的微泡。虽然这些造影剂的制备手段较为成熟，可以得到均匀、稳定的微泡，并且可以产生高效的超声回波信号，但体内稳定性差和大粒径粒子的体内递送效率低，成为限制其发展的两个重要难题。其一，微泡经过静脉注射进入体内，由于气体内核向周围液体介质的扩散作用，以及体内代谢系统的快速清除，使得这些微泡的成像窗口很短，并且难以保存，临床应用的上市产品，如 Sono Vue®，只能现用现配，且必须在注射后立刻进行超声检测。因此，研究者们将液态氟化碳代替气体作为超声造影剂内核，体循环过程中保持液体状态，在加热或其他物理刺激下发生液气转变，可以大大增加纳米粒子的稳定性。其二，由于微泡的超大粒径，常规造影剂只能停留在血管内进行血池显影，而不能渗透到血管外的组织，无法进行病变组织的精准探测和靶向治疗。因此，很多研究者致力于开发可通过 EPR 效应渗出血管的纳米级超声造影剂，将这类纳米级造影剂的小尺寸渗透优势和微米级造影剂的高回声信号性能相结合，成为有效解决肿瘤组织超声分子成像的重要方向。我们在 2018 年发表的研究工作成功制备了一种基于改性聚氨基酸材料的纳米囊泡，包裹全氟戊烷作为超声造影剂，利用该囊泡可以响应肿瘤部位的酸性环境发生尺寸变化的特点，实现高效的超声可视化药物输送[33]。这一体系在体内输送时将粒径控制在 200 nm 以内，保证长时间的血液循环、有效的血管渗出和高效的肿瘤蓄积，在肿瘤部位 pH 6.8 的弱酸性环境下粒径可逆地增大至 400 nm 左右。若同时对肿瘤部位进行热敷处理，在酸性和升温的共同作用下，囊泡的氟化碳内核会发生液气转化，发生进一步胀大，变为大尺寸的超声造影剂，可显著增加超声信号。此时，在肿瘤部位施加外部的低频超声刺激，在增大的囊泡空腔和负载在囊泡空腔里的造影剂的双重作用下，纳米体系被胀破而解体，释放内部的治疗药物，同时获得增强的超声造影信号，而且这一外部机械力又会促进药物分子向肿瘤深部渗透（图 11-10）[33]。

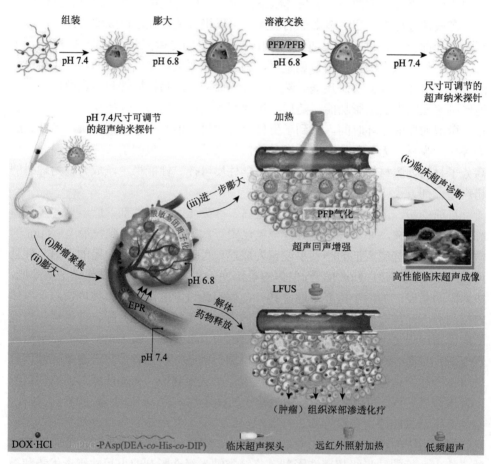

图 11-10　多重响应粒径可控的纳米级超声造影剂在体内发挥肿瘤诊断治疗作用的示意图[33]

（图片引用经 American Chemical Society 授权）

11.3.3.2　超声造影剂作为基因或药物载体

1998 年，Skyba 等发现成像时的超声声波会破坏微泡造影剂，因此提出利用超声微泡负载药物或基因，在微泡到达靶组织后，实现药物的体内定位释放[87]，这一发现为第四代超声造影剂的开发提供了可能。将超声造影剂与药物共同负载于高分子纳米体系，制备成的纳米探针不仅可以作为造影剂增加靶区的影像信号，还可以利用超声作用实现负载药物的定位释放，达到靶向治疗的目的。这一诊断/治疗的双重作用让超声造影剂与高分子载体的结合具有独特优势。

超声作为外部刺激源，具有穿透深度不受限制的优点，超声渗透疗法也成为一种新兴的辅助药物瘤内递送的手段。一方面，载体内部包载的超声响应成分接受超声辐照后，会发生液气相变而胀大直至撑破载体，释放药物。另一方面，超声振动可以打破致密的肿瘤基质组织，使载体粒子的穿行更加顺畅；同时，可以将肿瘤血管壁的孔径打开，增加粒子的渗透率。低频超声引发液体气化而产生的空穴现象，可以诱导纳米载体的不稳定性，并且释放内部负载的基因和药物[88, 89]。内部包载气体的具有单层磷脂膜结构的气泡脂质体和包载氟化碳液体的纳米乳剂，已经作为超声响应载体被用于药物的响应释放[90]。据报道，低频超声响应的气泡脂质体可通过提高细胞内吞、增强内涵体逃逸等机制，显著提高药物的靶向输送效率[91]；而低频超声本身也可以增强药物或载体的血管渗出和在组织中的进一步穿透[92]，从而增加细胞对有效治疗成分的摄取。目前已有研究表明，诊断频率下的超声即可有效增强肿瘤部位血供，使载药纳米粒子更加快速高效地输送至肿瘤深部区域，增加化疗药的浓度，提高对肿瘤细胞的杀伤作用。此外，聚焦超声也是一种可以穿透颅骨、打破血脑屏障的有效手段，为治疗脑部疾病，尤其是恶性脑胶质瘤提供了新的可能。Götz 课题组曾采用一种扫描模式下的聚焦超声，将抗体药物成功输送至小鼠脑部，并成功检测到显著的脑部蓄积[93]。我们前期的研究工作将具有超声造影功能的高分子载体用于化疗药物输送[94]以及化疗药物与 siRNA 的联合输送[95]，进行了一系列研究。通过异质粒子组装法制备成粒径小于 500 nm 的纳米载体，这一类超声响应纳米药物经小鼠尾静脉注射后，一旦在肿瘤部位施加局部低频超声辐照，内部的纳米气泡无法保持稳定而胀破载体，发生空化效应，一方面促进所包载药物的快速释放，另一方面，被释放的药物在超声空化效应下加强了向肿瘤深部组织的递送，提高了肿瘤治疗效果（图 11-11）。

11.3.4　高分子载体体系其他影像可视化手段的实现

引入其他影像可视化手段包括电子计算机断层成像（CT）、正电子发射计算机断层成像（PET）、热成像与光声成像等均可被引入高分子载体体系中，实现药物的体内监测与定位。

11.3.4.1　电子计算机断层成像（CT）

电子计算机断层成像（CT）是借助 X 射线束从不同角度对生物体内活体检查部位一定厚度的层面进行照射，测量通过的射线信号，将所有断层信号进行数字化处理和重建，得到成像图片，是最常用的结构成像之一。CT 具有组织穿透能力强、空间分辨率高等优点，可用于多种组织、器官等病变的检查，帮助提供组织

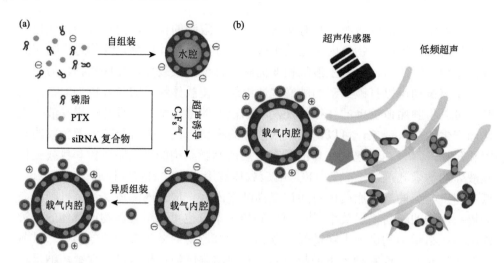

图 11-11　超声敏感药物/siRNA 共递送体系的制备（a）及其在超声辐照下发生空化效应（b）[95]

（图片引用经 Elsevier Ltd.授权）

结构和解剖位置信息。此外，CT 还具有费用低、可利用度高等优点，但由于 X 射线参与，具有一定的电离辐射风险。目前临床应用的 X 射线造影剂主要是硫酸钡基溶液和聚碘化芳香族化合物，通过增加不同的组织对比度来进行机体的研究[96, 97]。但这些造影剂的分子量较小，易被肾小球滤过而快速清除，在生物体内的半衰期较短，而大剂量注射又会由于造影剂黏度、高渗透性和伴随的高渗透压等影响，导致严重的毒副作用，甚至产生肾毒性和肾衰竭，这极大地限制了其在临床上对病变部位进行特异性成像的应用。近年来，基于纳米材料的 CT 造影剂，尤其是在利用高分子材料制备含无机 CT 造影剂的纳米材料或复合物成为研究的热门方向。其中将无机成像材料，包括金、银、铂、铋及钆等制备成纳米成像剂，既可保证体内稳定性，降低安全风险，还可进行靶向修饰，实现特异性造影。此外，更高的原子序数和 X 射线吸收系数也赋予其更加优良的成像敏感性。一些报道已证明金纳米粒子可以作为 CT 成像的有效成像剂[98]，并且其 X 射线吸收系数是传统碘成像剂的数倍。

11.3.4.2　核医学分子成像

核医学分子成像使用适当的放射性核素标记酶、受体、核酸、基因等生物分子，直接显示疾病发生的分子机制，包括正电子发射计算机断层成像（PET）、单光子发射计算机断层成像（SPET）以及 PET/CT。PET 是将含放射性核素标记的显影剂注射入体内，根据显影剂在体内的富集，实现诊断示踪的目的。PET 可从体外无损伤、定量和动态地检测成像分子在活体内的分布、代谢等变化，具有高灵敏性、可定量等优势，其诊断灵敏度比传统 CT 高出 8～9 个数量级，具备发现微小转移病灶的能力，是目前较为成熟的成像手段。在高分子药物和基因载体中，可以直接标记载体或基因，可提供细胞代谢、受体、酶和基因表达等功能信息。但是由于需要用放射性元素进行标记，如 ^{11}C、^{18}F、^{15}O、^{13}N、^{64}Cu、^{131}I、^{90}Y 等，因此在应用过程中也有一定的辐射风险。虽然 PET 具有较高灵敏度，但是空间分辨率较低，定位不准确，因此在临床应用中常与结构性成像 CT 联合应用，PET/CT 也成为目前唯一进入临床使用的分子成像模式[99]。此外，核医学成像由于成像时间长、设备复杂、放射性强等因素，仅限于用来进行术前定位，无法实现术中实时监测，因此研究人员着力开发核素-光学双模态成像，将核素成像的精确定量优势和光学成像的操作简便、实时成像的优势结合起来，实现更加符合临床需求的成像手段[100, 101]。

11.3.4.3　热成像

一些在 NIR 区域有强吸收的材料，可以将 NIR 光能量转化为热能，引起活体内温度变化，以此来指示活体病变部位或载体的生物分布，这一成像手段通常在光热治疗（photothermal therapy，PTT）过程中进行。一些在 NIR 区域有强吸收特性的成分，本身即可作为 PTT 治疗成分使用，无须进一步修饰即有较强光热成像以及光声成像性能，如金纳米粒子、ICG、DiR、普鲁士蓝等。在 PTT 实施过程中，对肿瘤细胞的杀伤主要取决于肿瘤部位的升温效果，这与以下两个方面直接相关。第一，升温需要的热量主要来源于光热转换试剂的光热效应，因此需尽量提升光热纳米材料在肿瘤部位的富集效率；第二，温度的升高还受外源激发光的功率和辐照时间的影响，所以在肿瘤部位施加一定波长、合适功率的激光并控制辐照时间可实现肿瘤的精确消融。为避免 PTT 过程对周围正常组织造成损伤，可采用近红外热成像仪实时监测 NIR 激光辐照对机体温度的影响情况，无需成像剂即可非侵入地筛选出最佳的辐照条件。因此，光热治疗具有方便快捷、时空可控等优势。

在进行影像可视化基因输送高分子载体开发的过程中，光热剂常与基因治疗或其他治疗手段相结合。PTT 中使用的光热剂，不仅为治疗体系提供了近红外热成像的可能，根据光-热-声信号转换机理，也显示出光声成像的潜力，有效帮助判断肿瘤的位置及大小。PTT 产生的光热作用不仅能有效杀伤肿瘤细胞，还能与药物产生联合抗肿瘤效应；同时光照作为外源刺激时空可控地改善肿瘤部位的渗透性，促进药物向致密的肿瘤深部渗透，增强药物与肿瘤细胞的相互作用，提升其治疗效果[102]。在基因治疗的过程中，核酸药物在瘤内输送的快慢会直接影响基因转染的效率，进而影响治疗效果，利用光热材料制备基因转染载体，用热效应辅助核酸运输，可以显著增强基因转染效率，如 Feng 等对光热材料氧化石墨烯进行修饰制备载体，用于基因转染时获得很好的转染效果[103-105]。我们在 2016 年发表的研究工作在包载化疗药物的纳米胶束表面修饰非连续性的金壳作为光热转化成分，在近红外光照射下，产生光热效应辅助药物向肿瘤深部渗透（图 11-12）[106]。

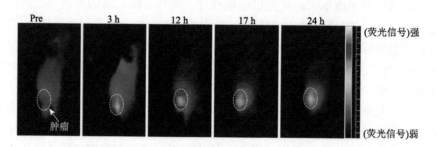

图 11-12　荷瘤小鼠经瘤内注射修饰金壳的聚合物载体后，在不同时间点接受 808 nm 激光辐照后的近红外热像图[106]

（图片引用经 Elsevier Ltd. 授权）

11.3.4.4　光声成像

光声成像是一种新型的非侵入式成像模式。当脉冲激光照射到生物组织和成像剂时，受光热效应诱导，会产生瞬间的热弹性膨胀，激发出超声波，被称为光声信号[107]。由于组织固有成分对光吸收能力有限，肿瘤深部组织的光声成像受到限制，需要借助载体中的造影剂进行成像[108]。大多数光声成像剂依赖于成像分子在 NIR 区域的强吸收，进而将光信号转化为声波信号而造影，因此多数光热成像剂同时也是优良的光声成像剂。如普鲁士蓝纳米粒子由于其良好的导电性、稳定性及生物相容性等，已被广泛应用于光热治疗和光声成像[22, 109, 110]。将普鲁士蓝包裹在修饰了靶向基团的高分子载体中，借助 NIR 光辐照，普鲁士蓝纳米粒子进行光能转化，不仅可以实现光热/磁共振/光声多模态成像，还可以发挥依赖 NIR 光的光热治疗作用，这已应用到乳腺癌等多种实体瘤的治疗。Liang 等将普鲁士蓝纳米粒子应用在小鼠头部成像，得到了良好的造影增强效果。即使在 NIR 激光穿透 43 mm 厚鸡胸肉后，仍可以产生明显的光声成像增强效果[111]。金纳米材料由于其局部表面等离子体共振（LSPR）的固有特性，以及随材料尺寸、形状可调的光学性能，在多种光学成像模式中发挥重要作用。我们团队应用金纳米笼修饰的 pH 敏感聚合物胶束，在接受 NIR 光作用下发挥高效的光热治疗和光声成像功能，并在肿瘤酸性环境下降解释药，进而导致金纳米结构的自然解体，减少材料蓄积造成的安全风险（图 11-13）[112]。此外，一些具有较好的光热转换升温性能的纳米材料，如负载纳米金的普鲁士蓝纳米粒[113]、聚吡咯纳米颗粒[114]、聚吡咯纳米颗粒负载氧化钽[115]以及纳米硫化铜颗粒[116]等，都可引入高分子载体体系实现肿瘤部位的特异性光声成像。

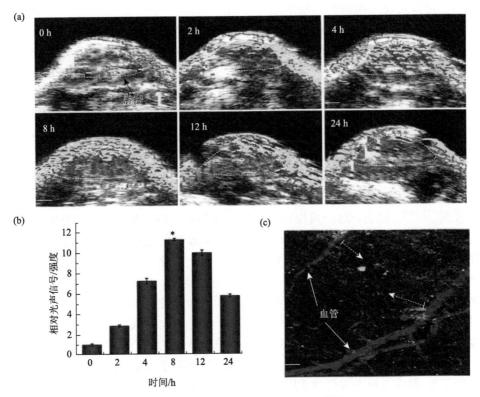

图 11-13　小动物体内光声成像示例[112]

（a）荷瘤小鼠经静脉注射纳米药物后随时间体内光声成像图片；（b）相对光声信号强度；（c）小鼠体内实时监测注射纳米药物后血管（红色荧光）和金纳米粒子（绿色荧光）的荧光信号

（图片引用经 Elsevier Ltd. 授权）

11.3.5　多模态成像的引入实现高分子载体输送体系的体内精准定位

　　理想状态下，我们希望仅通过一种成像方法便可同时获取组织结构、生理特征等多个层面的成像信息。然而，由于各个成像模态间拥有不同成像优势和缺点，目前尚没有一种现行的成像手段能达到上述目的。由于特定的适用环境，单一成像手段在实际应用中会受到特定的限制，甚至会出现假阳性情况干扰判断，因此多模态成像成为一个研究趋势。尤其是对高分子纳米药物载体，不仅结构和性质相对稳定，可以在体内长循环而不引起毒副作用，载体也易于进行功能化修饰，得到理想的体内动力学或代谢性质。在同一体系中加入不同成像剂进行造影，也可加入某种多功能成像剂造影，多重成像模式相辅相成，有助于准确判断疾病位点。在此基础上，将成像试剂和治疗成分整合到同一载体系统中，可以实现对疾病的诊断治疗一体化。

例如，放射性核素成像具有超高灵敏度，可以发现极微小的转移病灶，虽然在临床上可用于术前检测微小且放射性吸收很强的病灶，明确指示其大致位置，但其在临床应用上受到两方面限制。其一，放射性核素成像虽然具有极高的灵敏度，且易实现准确定量，在肾显像、骨显像及代谢、基因成像等方面得到应用，但是其分辨率差、对于结构成像不够清晰，这就为结构性成像手段 CT 与 PET 联合应用提供了巨大的潜力。其二，虽然超高灵敏度使核医学成像具备可发现微小转移病灶的能力，但由于成像设备复杂，时间较长，仅可以实现术前定位，无法进行术中实时成像。一些研究报道采用手持式 γ 射线或 β 射线探测器，结合核素探针，如 ^{18}F-FDG、^{123}I-MIBG、^{99m}Tc-sestamibi 等去实现术中实时检测[117-119]。然而，这一成像辅助手段会受到正常组织和器官放射性背景的干扰，而且会增加操作人员的放射性暴露，并非理想的选择。由于光学成像设备简单、成像速度快，尤其适用于实时成像，因此研究人员更多地将注意力转向核素-光学双模态成像，利用 PET 进行术前精准定位，核素完全衰变后，再借助光学手段进行可视化术中指导，不仅将光学成像设备简单、成像迅速、成像信号较持久等优势用于弥补核素成像的不足，同时为实时成像提供了便利，还减少了放射性核素造成的损伤。超声微泡由于其特殊的动力学和热力学响应性，在与其他成像手段结合时具有独特优势。Ke 等将量子点 CdTe 连接到微泡表面，得到荧光-超声双模态成像体系[120]。对该造影剂施加大功率超声辐照，可打破超声微泡并产生超声信号，同时释放负载的量子点，荧光解猝灭，在组织部位或进入细胞实现荧光成像[121-124]。除了荧光成像，超声成像还常与热成像联合应用。由于超声造影剂存在需要将较小粒径的肿瘤蓄积特性和较大粒径的成像功能集于一身的难题，一些研究人员利用低沸点的液滴制备纳米超声体系，在热成像剂作用下产生内部相变，将超声微泡撑大至足以产生造影信号的尺寸，从而发挥二次造影功能[33]。另外，生物发光成像因极低的背景噪声常被用来作为定位工具。例如，我们前期的研究工作利用二硫键在聚天冬氨酸上接枝聚乙烯亚胺合成高效的基因载体，负载 SPIO 和荧光素酶报告基因，实现了间充质干细胞移植的光学、MRI 双模态可视化治疗[125]。

我们还可以选择集多种成像模式于一身的多功能成像剂，设计多模态成像载体。如以金元素为基础的纳米粒子应用到高分子载体中，金粒子可以通过不同基团修饰作为发射波长不同的荧光成像剂[126]，也可以利用其 NIR 吸收特性作为光热成像剂[127]和光声成像剂[107]，此外，金还被用作有潜力的 CT 造影成分[100]。将具有多重造影功能的载体应用于基因药物中，可以实现多角度成像，有效避免了假阳性信号和成像部位分辨率低等难题，并且简化制备步骤，无须引入多种成像剂，在可视化治疗领域具有巨大潜力。

11.4　影像可视化高分子载体的应用与展望

高分子药物、基因输送载体的应用，有效地解决了药物单一作用时水溶性差、毒副作用大、稳定性低、靶向性差等问题，但与此同时也改变了药物在生物体内的分布及药代动力学特征。通过设计和调整载体结构可以实现诊断与治疗试剂的一体化，从而追踪纳米药物在生物体内的分布并监测病症的发展情况。在引导治疗的同时，很多成像试剂本身也可以作为治疗试剂应用于光热治疗、光动力治疗、中子俘获治疗等新型疗法，将这些疗法与传统化疗相结合可以实现二者的优势互补并有效解决耐药性等问题[128]。目前，影像可视化的高分子载体已应用于多种疾病的诊断及治疗研究，如癌症[129]、血管疾病[130]、肾病[131]、肺部疾病[132]、神经退行性疾病[133]等。

各类显像剂的引入对高分子药物和基因输送载体起到重要的引导与反馈作用，然而，目前诊疗一体化的高分子载体仍在实验室研发阶段，还未能投入临床使用，其体内安全性与有效性仍有待进一步的检测与验证。但相信在科研人员的共同努力下，未来极有希望攻坚破难，研发出在人体内安全、高效的影像可视化高分子载药体系，为实现更高效的疾病治疗奠定基础。

参 考 文 献

[1] Eisenhauer E A, Therasse P, Bogaerts J, Schwartz L H, Sargent D, Ford R, Dancey J, Arbuck S, Gwyther S, Mooney M, Rubinstein L, Shankar L, Dodd L, Kaplan R, Lacombe D, Verweij J. New response evaluation criteria in solid tumours: Revised RECIST guideline (version 1.1). European Journal of Cancer, 2009, 45(2): 228-247.

[2] Fire A, Xu S Q, Montgomery M K, Kostas S A, Driver S E, Mello C C. Potent and specific genetic interference by double-stranded RNA in *Caenorhabditis elegans*. Nature, 1998, 391(6669): 806-811.

[3] Tibbitt M W, Dahlman J E, Langer R. Emerging frontiers in drug delivery. Journal of the American Chemical Society, 2016, 138(3): 704-717.

[4] Li Y L, Maciel D, Rodrigues J, Shi X Y, Tomas H. Biodegradable polymer nanogels for drug/nucleic acid delivery. Chemical Reviews, 2015, 115(16): 8564-8608.

[5] Langer R, Folkman J. Polymers for the sustained release of proteins and other macromolecules. Nature, 1976, 263(5580): 797-800.

[6] Larson N, Ghandehari H. Polymeric conjugates for drug delivery. Chemistry of Materials, 2012, 24(5): 840-853.

[7] Kataoka K, Harada A, Nagasaki Y. Block copolymer micelles for drug delivery: Design, characterization and biological significance. Advanced Drug Delivery Reviews, 2001, 47(1): 113-131.

[8] Guo X, Shi C L, Wang J, Di S B, Zhou S B. pH-triggered intracellular release from actively targeting polymer micelles. Biomaterials, 2013, 34(18): 4544-4554.

[9] Yoo H S, Lee E A, Park T G. Doxorubicin-conjugated biodegradable polymeric micelles having acid-cleavable linkages. Journal of Controlled Release, 2002, 82(1): 17-27.

[10]　Yang R N, Mondal G, Wen D, Mahato R I. Combination therapy of paclitaxel and cyclopamine polymer-drug conjugates to treat advanced prostate cancer. Nanomedicine-Nanotechnology Biology and Medicine, 2017, 13(2): 391-401.

[11]　Wang H R, Zhu W W, Feng L Z, Chen Q, Chao Y, Dong Z L, Liu Z. Nanoscale covalent organic polymers as a biodegradable nanomedicine for chemotherapy-enhanced photodynamic therapy of cancer. Nano Research, 2018, 11(6): 3244-3257.

[12]　He S S, Cong Y W, Zhou D F, Li J Z, Xie Z G, Chen X S, Jing X B, Huang Y B. A dextran-platinum (Ⅳ) conjugate as a reduction-responsive carrier for triggered drug release. Journal of Materials Chemistry B, 2015, 3(41): 8203-8211.

[13]　Li J G, Yu X S, Wang Y, Yuan Y Y, Xiao H, Cheng D, Shuai X T. A reduction and pH dual-sensitive polymeric vector for long-circulating and tumor-targeted siRNA delivery. Advanced Materials, 2014, 26(48): 8217-8224.

[14]　Pack D W, Hoffman A S, Pun S, Stayton P S. Design and development of polymers for gene delivery. Nature Reviews Drug Discovery, 2005, 4(7): 581-593.

[15]　Duncan R. The dawning era of polymer therapeutics. Nature Reviews Drug Discovery, 2003, 2(5): 347-360.

[16]　Yuan Y Y, Gong F M, Cao Y, Chen W C, Cheng D, Shuai X T. Biodegradable multiamine polymeric vector for siRNA delivery. Journal of Biomedical Nanotechnology, 2015, 11(4): 668-679.

[17]　Nasongkla N, Shuai X T, Ai H, Weinberg B D, Pink J, Boothman D A, Gao J M. cRGD-functionalized polymer micelles for targeted doxorubicin delivery. Angewandte Chemie International Edition, 2004, 43(46): 6323-6327.

[18]　Sun W J, Hu Q Y, Ji W Y, Wright G, Gu Z. Leveraging physiology for precision drug delivery. Physiological Reviews, 2017, 97(1): 189-225.

[19]　Luk B T, Zhang L F. Current advances in polymer-based nanotheranostics for cancer treatment and diagnosis. ACS Applied Materials & Interfaces, 2014, 6(24): 21859-21873.

[20]　Gaumet M, Vargas A, Gurny R, Delie F. Nanoparticles for drug delivery: The need for precision in reporting particle size parameters. European Journal of Pharmaceutics and Biopharmaceutics, 2008, 69(1): 1-9.

[21]　Yamada H, Hasegawa Y, Imai H, Takayama Y, Sugihara F, Matsuda T, Tochio H, Shirakawa M, Sando S, Kimura Y, Toshimitsu A, Aoyama Y, Kondo T. Magnetic resonance imaging of tumor with a self-traceable phosphorylcholine polymer. Journal of the American Chemical Society, 2015, 137(2): 799-806.

[22]　Soppimath K S, Aminabhavi T M, Kulkarni A R, Rudzinski W E. Biodegradable polymeric nanoparticles as drug delivery devices. Journal of Controlled Release, 2001, 70(1-2): 1-20.

[23]　Rolfe B E, Blakey I, Squires O, Peng H, Boase N R B, Alexander C, Parsons P G, Boyle G M, Whittaker A K, Thurecht K J. Multimodal polymer nanoparticles with combined F-19 magnetic resonance and optical detection for tunable, targeted, multimodal imaging *in vivo*. Journal of the American Chemical Society, 2014, 136(6): 2413-2419.

[24]　Stuart M A C, Huck W T S, Genzer J, Mueller M, Ober C, Stamm M, Sukhorukov G B, Szleifer I, Tsukruk V V, Urban M, Winnik F, Zauscher S, Luzinov I, Minko S. Emerging applications of stimuli-responsive polymer materials. Nature Materials, 2010, 9(2): 101-113.

[25]　Ojha T, Rizzo L, Storm G, Kiessling F, Lammers T. Image-guided drug delivery: Preclinical applications and clinical translation. Expert Opinion on Drug Delivery, 2015, 12(8): 1203-1207.

[26]　Sun W T, Chen X Y, Xie C, Wang Y, Lin L T, Zhu K S, Shuai X T. Co-delivery of doxorubicin and anti-BCL-2 siRNA by pH-responsive polymeric vector to overcome drug resistance in *in vitro* and *in vivo* HepG2 hepatoma model. Biomacromolecules, 2018, 19(6): 2248-2256.

[27]　Yang H, Mao H J, Wan Z H, Zhu A J, Guo M, Li Y L, Li X M, Wan J L, Yang X L, Shuai X T, Chen H B. Micelles assembled with carbocyanine dyes for theranostic near-infrared fluorescent cancer imaging and photothermal therapy. Biomaterials, 2013, 34(36): 9124-9133.

[28]　Wen X H, Wang Y, Zhang F, Zhang X, Lu L J, Shuai X T, Shen J. *In vivo* monitoring of neural stem cells after transplantation in acute cerebral infarction with dual-modal MR imaging and optical imaging. Biomaterials, 2014, 35(16): 4627-4635.

[29]　Li C, Penet M F, Wildes F, Takagi T, Chen Z H, Winnard P T, Artemov D, Bhujwalla Z M. Nanoplex delivery of siRNA and prodrug enzyme for multimodality image-guided molecular pathway targeted cancer therapy. ACS Nano, 2010, 4(11): 6707-6716.

[30]　Qian C C, Wang Y, Chen Y T, Zeng L J, Zhang Q B, Shuai X T, Huang K H. Suppression of pancreatic tumor growth by targeted arsenic delivery with anti-CD44v6 single chain antibody conjugated nanoparticles. Biomaterials, 2013, 34(26): 6175-6184.

[31]　Li J G, Cheng D, Yin T H, Chen W C, Lin Y J, Chen J F, Li R T, Shuai X T. Copolymer of poly(ethylene glycol) and poly(L-lysine) grafting polyethylenimine through a reducible disulfide linkage for siRNA delivery. Nanoscale, 2014, 6(3): 1732-1740.

[32]　Wang Y R, Yin T H, Su Z W, Qiu C, Wang Y, Zheng R Q, Chen M W, Shuai X T. Highly uniform ultrasound-sensitive nanospheres produced by a pH-induced micelle-to-vesicle transition for tumor-targeted drug delivery. Nano Research, 2017: 1-12.

[33]　Zhang L, Yin T H, Li B, Zheng R Q, Qiu C, Lam K S, Zhang Q, Shuai X T. Size-modulable nanoprobe for high-performance ultrasound imaging and drug delivery against cancer. ACS Nano, 2018, 12(4): 3449-3460.

[34]　Wang Z, Niu G, Chen X Y. Polymeric materials for theranostic applications. Pharmaceutical Research, 2014, 31(6): 1358-1376.

[35]　Funkhouser J. Reinventing pharma: The theranostic revolution. Current Drug Discovery, 2002, 2: 17-19.

[36]　Chen W C, Yuan Y Y, Cheng D, Chen J F, Wang L, Shuai X T. Co-delivery of doxorubicin and siRNA with reduction and pH dually sensitive nanocarrier for synergistic cancer therapy. Small, 2014, 10(13): 2678-2687.

[37]　Wan Z H, Mao H J, Guo M, Li Y L, Zhu A J, Yang H, He H, Shen J K, Zhou L J, Jiang Z, Ge C C, Chen X Y, Yang X L, Liu G, Chen H B. Highly efficient hierarchical micelles integrating photothermal therapy and singlet oxygen-synergized chemotherapy for cancer eradication. Theranostics, 2014, 4(4): 399-411.

[38]　Shen M, Gong F M, Pang P F, Zhu K S, Meng X C, Wu C, Wang J, Shan H, Shuai X T. An MRI-visible non-viral vector for targeted Bcl-2 siRNA delivery to neuroblastoma. International Journal of Nanomedicine, 2012, 7: 3319-3332.

[39]　Chen G H, Chen W J, Wu Z, Yuan R X, Li H, Gao J M, Shuai X. MRI-visible polymeric vector bearing CD3 single chain antibody for gene delivery to T cells for immunosuppression. Biomaterials, 2009, 30(10): 1962-1970.

[40]　Sun Q Q, Cheng D, Yu X S, Zhang Z Q, Dai J, Li H, Liang B L, Shuai X T. A pH-sensitive polymeric nanovesicle based on biodegradable poly(ethylene glycol)-*b*-poly(2-(diisopropylamino)ethyl aspartate) as a MRI-visible drug delivery system. Journal of Materials Chemistry, 2011, 21(39): 15316-15326.

[41]　Zhang S B, Guo W S, Wei J, Li C, Liang X J, Yin M Z. Terrylenediimide-based intrinsic theranostic nanomedicines with high photothermal conversion efficiency for photoacoustic imaging-guided cancer therapy. ACS Nano, 2017, 11(4): 3797-3805.

[42]　Wu T, Chen X Y, Wang Y, Xiao H, Peng Y, Lin L T, Xia W H, Long M, Tao J, Shuai X T. Aortic plaque-targeted andrographolide delivery with oxidation-sensitive micelle effectively treats atherosclerosis via simultaneous ROS

capture and anti-inflammation. Nanomedicine-Nanotechnology Biology and Medicine, 2018, 14(7): 2215-2226.

[43]   Minchinton A I, Tannock I F. Drug penetration in solid tumors. Nature Reviews Cancer, 2006, 6(8): 583-592.

[44]   Coley H M, Amos W B, Twentyman P R, Workman P. Examination by laser scanning confocal fluorescence imaging microscopy of the subcellular localisation of anthracyclines in parent and multidrug resistant cell lines. British Journal of Cancer, 1993, 67(6): 1316-1323.

[45]   Lankelma J, Dekker H, Luque R F, Luykx S, Hoekman K, van der Valk P, van Diest P J, Pinedo H M. Doxorubicin gradients in human breast cancer. Clinical Cancer Research, 1999, 5(7): 1703-1707.

[46]   Jain R K. Transport of molecules in the tumor interstitium: A review. Cancer Research, 1987, 47(12): 3039-3051.

[47]   Iyer M, Berenji M, Templeton N S, Gambhir S S. Noninvasive imaging of cationic lipid-mediated delivery of optical and PET reporter genes in living mice. Molecular Therapy, 2002, 6(4): 555-562.

[48]   Tseng J C, Levin B, Hurtado A, Yee H, Perez de Castro I, Jimenez M, Shamamian P, Jin R Z, Novick R P, Pellicer A, Meruelo D. Systemic tumor targeting and killing by Sindbis viral vectors. Nature Biotechnology, 2004, 22(1): 70-77.

[49]   McCaffrey A P, Meuse L, Pham T T T, Conklin D S, Hannon G J, Kay M A. Gene expression-RNA interference in adult mice. Nature, 2002, 418(6893): 38-39.

[50]   Rice B W, Cable M D, Nelson M B. *In vivo* imaging of light-emitting probes. Journal of Biomedical Optics, 2001, 6(4): 432-440.

[51]   Buchs N C, Hagen M E, Pugin F, Volonte F, Bucher P, Schiffer E, Morel P. Intra-operative fluorescent cholangiography using indocyanin green during robotic single site cholecystectomy. International Journal of Medical Robotics and Computer Assisted Surgery, 2012, 8(4): 436-440.

[52]   Tummers Q R J G, Boonstra M C, Frangioni J V, van de Velde C J H, Vahrmeijer A L, Bonsing B A. Intraoperative near-infrared fluorescence imaging of a paraganglioma using methylene blue: A case report. International Journal of Surgery Case Reports, 2015, 6: 150-153.

[53]   Verbeek F P R, van der Vorst J R, Schaafsma B E, Swijnenburg R-J, Gaarenstroom K N, Elzevier H W, van de Velde C J H, Frangioni J V, Vahrmeijer A L. Intraoperative near infrared fluorescence guided identification of the ureters using low dose methylene blue: A first in human experience. Journal of Urology, 2013, 190(2): 574-579.

[54]   Gribar S C, Hamad G G. Ischemic bowel after laparoscopic Roux-en-Y gastric bypass: Limited resection based on fluorescein assessment of bowel viability. Surgery for Obesity and Related Diseases, 2007, 3(5): 561-563.

[55]   McGinty J J, Hogle N, Fowler D L. Laparoscopic evaluation of intestinal ischemia using fluorescein and ultraviolet light in a porcine model. Surgical Endoscopy and Other Interventional Techniques, 2003, 17(7): 1140-1143.

[56]   Guo Y, Wang J, Zhang L, Shen S L, Guo R M, Yang Y, Chen W J, Wang Y R, Chen G H, Shuai X T. Theranostical nanosystem-mediated identification of an oncogene and highly effective therapy in hepatocellular carcinoma. Hepatology, 2016, 63(4): 1240-1255.

[57]   Weissleder R, Tung C H, Mahmood U, Bogdanov A. *In vivo* imaging of tumors with protease-activated near-infrared fluorescent probes. Nature Biotechnology, 1999, 17(4): 375-378.

[58]   Bremer C, Tung C H, Weissleder R. *In vivo* molecular target assessment of matrix metalloproteinase inhibition. Nature Medicine, 2001, 7(6): 743-748.

[59]   Chen S J, Hong Y N, Liu Y, Liu J Z, Leung C W T, Li M, Kwok R T K, Zhao E G, Lam J W Y, Yu Y, Tang B Z. Full-range intracellular pH sensing by an aggregation-induced emission-active two-channel ratiometric fluorogen. Journal of the American Chemical Society, 2013, 135(13): 4926-4929.

[60]　Li X Q, Zhang X, Ghosh S, Wuerthner F. Highly fluorescent lyotropic mesophases and organogels based on J-aggregates of core-twisted perylene bisimide dyes. Chemistry: A European Journal, 2008, 14(27): 8074-8078.

[61]　Bernet A, Albuquerque R Q, Behr M, Hoffmann S T, Schmidt H W. Formation of a supramolecular chromophore: A spectroscopic and theoretical study. Soft Matter, 2012, 8(1): 66-69.

[62]　Lee Y D, Lim C K, Singh A, Koh J, Kim J, Kwon I C, Kim S. Dye/peroxalate aggregated nanoparticles with enhanced and tunable chemiluminescence for biomedical imaging of hydrogen peroxide. ACS Nano, 2012, 6(8): 6759-6766.

[63]　Sykova E, Jendelova P. Migration, fate and *in vivo* imaging of adult stem cells in the CNS. Cell Death and Differentiation, 2007, 14(7): 1336-1342.

[64]　Zhao Y, Peng J, Li J J, Huang L, Yang J Y, Huang K, Li H W, Jiang N, Zheng S K, Zhang X N, Niu Y J, Han G. Tumor-targeted and clearable human protein-based MRI nanoprobes. Nano Letters, 2017, 17(7): 4096-4100.

[65]　Frias J C, Williams K J, Fisher E A, Fayad Z A. Recombinant HDL-like nanoparticles: A specific contrast agent for MRI of atherosclerotic plaques. Journal of the American Chemical Society, 2004, 126(50): 16316-16317.

[66]　Herschman H R. Molecular imaging: Looking at problems, seeing solutions. Science, 2003, 302(5645): 605-608.

[67]　Schleich N, Danhier F, Preat V. Iron oxide-loaded nanotheranostics: Major obstacles to *in vivo* studies and clinical translation. Journal of Controlled Release, 2015, 198: 35-54.

[68]　Laurent S, Saei A A, Behzadi S, Panahifar A, Mahmoudi M. Superparamagnetic iron oxide nanoparticles for delivery of therapeutic agents: Opportunities and challenges. Expert Opinion on Drug Delivery, 2014, 11(9): 1449-1470.

[69]　Ling Y, Wei K, Luo Y, Gao X, Zhong S Z. Dual docetaxel/superparamagnetic iron oxide loaded nanoparticles for both targeting magnetic resonance imaging and cancer therapy. Biomaterials, 2011, 32(29): 7139-7150.

[70]　Alexiou C, Arnold W, Klein R J, Parak F G, Hulin P, Bergemann C, Erhardt W, Wagenpfeil S, Lubbe A S. Locoregional cancer treatment with magnetic drug targeting. Cancer Research, 2000, 60(23): 6641-6648.

[71]　Mura S, Couvreur P. Nanotheranostics for personalized medicine. Advanced Drug Delivery Reviews, 2012, 64(13): 1394-1416.

[72]　Lee H, Lee E, Kim D K, Jang N K, Jeong Y Y, Jon S. Antibiofouling polymer-coated superparamagnetic iron oxide nanoparticles as potential magnetic resonance contrast agents for *in vivo* cancer imaging. Journal of the American Chemical Society, 2006, 128(22): 7383-7389.

[73]　Lu L J, Wang Y, Zhang F, Chen M W, Lin B L, Duan X H, Cao M H, Zheng C S, Mao J J, Shuai X T, Shen J. MRI-visible siRNA nanomedicine directing neuronal differentiation of neural stem cells in stroke. Advanced Functional Materials, 2018, 28(14): 1706769.

[74]　Guo Y, Chen W J, Wang W W, Shen J, Guo R M, Gong F M, Lin S D, Cheng D, Chen G H, Shuai X T. Simultaneous diagnosis and gene therapy of immuno-rejection in rat allogeneic heart transplantation model using a T-cell-targeted theranostic nanosystem. ACS Nano, 2012, 6(12): 10646-10657.

[75]　Guo Y, Wu Z Q, Shen S L, Guo R M, Wang J, Wang W W, Zhao K, Kuang M, Shuai X T. Nanomedicines reveal how PBOV1 promotes hepatocellular carcinoma for effective gene therapy. Nature Communications, 2018, 9: 3430.

[76]　Park I K, Ng C P, Wang J, Chu B, Yuan C, Zhang S, Pun S H. Determination of nanoparticle vehicle unpackaging by MR imaging of a T_2 magnetic relaxation switch. Biomaterials, 2008, 29(6): 724-732.

[77]　Arias J L, Reddy L H, Othman M, Gillet B, Desmaele D, Zouhiri F, Dosio F, Gref R, Couvreur P. Squalene based nanocomposites: A new platform for the design of multifunctional pharmaceutical theragnostics. ACS Nano, 2011,

5(2): 1513-1521.

[78] Yang H W, Hua M Y, Liu H L, Tsai R Y, Pang S T, Hsu P H, Tang H J, Yen T C, Chuang C K. An epirubicin-conjugated nanocarrier with MRI function to overcome lethal multidrug-resistant bladder cancer. Biomaterials, 2012, 33(15): 3919-3930.

[79] Patil R, Ljubimov A V, Gangalum P R, Ding H, Portilla-Arias J, Wagner S, Inoue S, Konda B, Rekechenetskiy A, Chesnokova A, Markman J L, Ljubimov V A, Li D, Prasad R S, Black K L, Holler E, Ljubimova J Y. MRI virtual biopsy and treatment of brain metastatic tumors with targeted nanobioconjugates: Nanoclinic in the brain. ACS Nano, 2015, 9(5): 5594-5608.

[80] Liu Y J, Zhang N. Gadolinium loaded nanoparticles in theranostic magnetic resonance imaging. Biomaterials, 2012, 33(21): 5363-5375.

[81] Mi P, Dewi N, Yanagie H, Kokuryo D, Suzuki M, Sakurai Y, Li Y M, Aoki I, Ono K, Takahashi H, Cabral H, Nishiyama N, Kataoka K. Hybrid calcium phosphate-polymeric micelles incorporating gadolinium chelates for imaging-guided gadolinium neutron capture tumor therapy. ACS Nano, 2015, 9(6): 5913-5921.

[82] Mi P, Kokuryo D, Cabral H, Wu H L, Terada Y, Saga T, Aoki I, Nishiyama N, Kataoka K. A pH-activatable nanoparticle with signal-amplification capabilities for non-invasive imaging of tumour malignancy. Nature Nanotechnology, 2016, 11(8): 724-730.

[83] Mizukami S, Takikawa R, Sugihara F, Hori Y, Tochio H, Walchli M, Shirakawa M, Kikuchi K. Paramagnetic relaxation-based F-19 MRI probe to detect protease activity. Journal of the American Chemical Society, 2008, 130(3): 794-795.

[84] Tirotta I, Mastropietro A, Cordiglieri C, Gazzera L, Baggi F, Baselli G, Bruzzone M G, Zucca I, Cavallo G, Terraneo G, Bombelli F B, Metrangolo P, Resnati G. A superfluorinated molecular probe for highly sensitive *in vivo* ^{19}F-MRI. Journal of the American Chemical Society, 2014, 136(24): 8524-8527.

[85] Cruz L J, Que I, Aswendt M, Chan A, Hoehn M, Löwik C. Targeted nanoparticles for the non-invasive detection of traumatic brain injury by optical imaging and fluorine magnetic resonance imaging. Nano Research, 2016, 9(5): 1276-1289.

[86] Feinstein S B, Shah P M, Bing R J, Meerbaum S, Corday E, Chang B L, Santillan G, Fujibayashi Y. Microbubble dynamics visualized in the intact capillary circulation. Journal of the American College of Cardiology, 1984, 4(3): 595-600.

[87] Skyba D M, Price R J, Linka A Z, Skalak T C, Kaul S. Direct *in vivo* visualization of intravascular destruction of microbubbles by ultrasound and its local effects on tissue. Circulation, 1998, 98(4): 290-293.

[88] Schroeder A, Honen R, Turjeman K, Gabizon A, Kost J, Barenholz Y. Ultrasound triggered release of cisplatin from liposomes in murine tumors. Journal of Controlled Release, 2009, 137(1): 63-68.

[89] Rapoport N Y, Kennedy A M, Shea J E, Scaife C L, Nam K-H. Controlled and targeted tumor chemotherapy by ultrasound-activated nanoemulsions/microbubbles. Journal of Controlled Release, 2009, 138(3): 268-276.

[90] Javadi M, Pitt W G, Belnap D M, Tsosie N H, Hartley J M. Encapsulating nanoemulsions inside eliposomes for ultrasonic drug delivery. Langmuir, 2012, 28(41): 14720-14729.

[91] Mura S, Nicolas J, Couvreur P. Stimuli-responsive nanocarriers for drug delivery. Nature Materials, 2013, 12(11): 991-1003.

[92] Tran M A, Gowda R, Sharma A, Park E J, Adair J, Kester M, Smith N B, Robertson G P. Targeting B-V600E-Raf and AW using nanoliposomal-small interfering RNA inhibits cutaneous melanocytic lesion development. Cancer Research, 2008, 68(18): 7638-7649

[93]　Nisbet R M, Van der Jeugd A, Leinenga G, Evans H T, Janowicz P W, Götz J. Combined effects of scanning ultrasound and a tau-specific single chain antibody in a tau transgenic mouse model. Brain, 2017, 140: 1220-1230.

[94]　Yin T H, Wang P, Li J G, Zheng R Q, Zheng B W, Cheng D, Li R T, Lai J Y, Shuai X T. Ultrasound-sensitive siRNA-loaded nanobubbles formed by hetero-assembly of polymeric micelles and liposomes and their therapeutic effect in gliomas. Biomaterials, 2013, 34(18): 4532-4543.

[95]　Yin T H, Wang P, Li J G, Wang Y R, Zheng B W, Zheng R Q, Cheng D, Shuai X T. Tumor-penetrating codelivery of siRNA and paclitaxel with ultrasound-responsive nanobubbles hetero-assembled from polymeric micelles and liposomes. Biomaterials, 2014, 35(22): 5932-5943.

[96]　Liu H, Wang H, Xu Y H, Guo R, Wen S H, Huang Y P, Liu W N, Shen M W, Zhao J L, Zhang G X, Shi X Y. Lactobionic acid-modified dendrimer-entrapped gold nanoparticles for targeted computed tomography imaging of human hepatocellular carcinoma. ACS Applied Materials & Interfaces, 2014, 6(9): 6944-6953.

[97]　Zhu J, Lu Y J, Li Y G, Jiang J, Cheng L, Liu Z, Guo L, Pan Y, Gu H W. Synthesis of Au-Fe$_3$O$_4$ heterostructured nanoparticles for $in\ vivo$ computed tomography and magnetic resonance dual model imaging. Nanoscale, 2014, 6(1): 199-202.

[98]　von Maltzahn G, Park J H, Agrawal A, Bandaru N K, Das S K, Sailor M J, Bhatia S N. Computationally guided photothermal tumor therapy using long-circulating gold nanorod antennas. Cancer Research, 2009, 69(9): 3892-3900.

[99]　Janib S M, Moses A S, MacKay J A. Imaging and drug delivery using theranostic nanoparticles. Advanced Drug Delivery Reviews, 2010, 62(11): 1052-1063.

[100]　Culver J, Akers W, Achilefu S. Multimodality molecular imaging with combined optical and SPECT/PET modalities. Journal of Nuclear Medicine, 2008, 49(2): 169-172.

[101]　Jennings L E, Long N J. Two is better than one'-probes for dual-modality molecular imaging. Chemical Communications, 2009, 24(24): 3511-3524.

[102]　Zhang Z J, Wang J, Chen C Y. Near-infrared light-mediated nanoplatforms for cancer thermo-chemotherapy and optical imaging. Advanced Materials, 2013, 25(28): 3869-3880.

[103]　Feng L Z, Zhang S, Liu Z. Graphene based gene transfection. Nanoscale, 2011, 3(3): 1252-1257.

[104]　Feng L Z, Yang X Z, Shi X Z, Tan X F, Peng R, Wang J, Liu Z. Polyethylene glycol and polyethylenimine dual-functionalized nano-graphene oxide for photothermally enhanced gene delivery. Small, 2013, 9(11): 1989-1997.

[105]　Li K Y, Feng L Z, Shen J W, Zhang Q, Liu Z, Lee S T, Liu J. Patterned substrates of nano-graphene oxide mediating highly localized and efficient gene delivery. ACS Applied Materials & Interfaces, 2014, 6(8): 5900-5907.

[106]　Wang L, Yuan Y Y, Lin S D, Huang J S, Dai J, Jiang Q, Cheng D, Shuai X T. Photothermo-chemotherapy of cancer employing drug leakage-free gold nanoshells. Biomaterials, 2016, 78: 40-49.

[107]　Huang Y R, He S, Cao W P, Cai K Y, Liang X J. Biomedical nanomaterials for imaging-guided cancer therapy. Nanoscale, 2012, 4(20): 6135-6149.

[108]　Xu J S, Chen Y, Deng L M, Liu J X, Cao Y, Li P, Ran H T, Zheng Y Y, Wang Z G. Microwave-activated nanodroplet vaporization for highly efficient tumor ablation with real-time monitoring performance. Biomaterials, 2016, 106: 264-275.

[109]　Liu L W, Yong K T, Roy I, Law W C, Ye L, Liu J W, Liu J, Kumar R, Zhang X H, Prasad P N. Bioconjugated pluronic triblock-copolymer micelle-encapsulated quantum dots for targeted imaging of cancer: $In\ vitro$ and $in\ vivo$

studies. Theranostics, 2012, 2(7): 705-713.

[110] Moghimi S M, Hunter A C, Murray J C, Szewczyk A. Cellular distribution of nonionic micelles. Science, 2004, 303(5658): 626-627.

[111] Liang X L, Deng Z J, Jing L J, Li X D, Dai Z F, Li C H, Huang M M. Prussian blue nanoparticles operate as a contrast agent for enhanced photoacoustic imaging. Chemical Communications, 2013, 49(94): 11029-11031.

[112] Zhou G Y, Xiao H, Li X X, Huang Y, Song W, Song L, Chen M W, Cheng D, Shuai X T. Gold nanocage decorated pH-sensitive micelle for highly effective photothermo-chemotherapy and photoacoustic imaging. Acta Biomaterialia, 2017, 64: 223-236.

[113] Jing L J, Liang X L, Deng Z J, Feng S S, Li X D, Huang M M, Li C H, Dai Z F. Prussian blue coated gold nanoparticles for simultaneous photoacoustic/CT bimodal imaging and photothermal ablation of cancer. Biomaterials, 2014, 35(22): 5814-5821.

[114] Zha Z B, Deng Z J, Li Y Y, Li C H, Wang J R, Wang S M, Qu E Z, Dai Z F. Biocompatible polypyrrole nanoparticles as a novel organic photoacoustic contrast agent for deep tissue imaging. Nanoscale, 2013, 5(10): 4462-4467.

[115] Jin Y S, Li Y Y, Ma X B, Zha Z B, Shi L L, Tian J, Dai Z F. Encapsulating tantalum oxide into polypyrrole nanoparticles for X-ray CT/photoacoustic bimodal imaging-guided photothermal ablation of cancer. Biomaterials, 2014, 35(22): 5795-5804.

[116] Zha Z B, Zhang S H, Deng Z J, Li Y Y, Li C H, Dai Z F. Enzyme-responsive copper sulphide nanoparticles for combined photoacoustic imaging, tumor-selective chemotherapy and photothermal therapy. Chemical Communications, 2013, 49(33): 3455-3457.

[117] Piert M, Carey J, Clinthorne N. Probe-guided localization of cancer deposits using F-18 fluorodeoxyglucose. Quarterly Journal of Nuclear Medicine and Molecular Imaging, 2008, 52(1): 37-49.

[118] Iagaru A, Peterson D, Quon A, Dutta S, Twist C, Daghighian F, Gambhir S S, Albanese C. [123]I MIBG mapping with intraoperative gamma probe for recurrent neuroblastoma. Molecular Imaging and Biology, 2008, 10(1): 19-23.

[119] Casara D, Rubello D, Pelizzo M, Shapiro B. Clinical role of [99m]TcO4/MIBI scan, ultrasound and intra-operative gamma probe in the performance of unilateral and minimally invasive surgery in primary hyperparathyroidism. European Journal of Nuclear Medicine, 2001, 28(9): 1351-1359.

[120] Ke H T, Xing Z W, Zhao B, Wang J R, Liu J B, Guo C X, Yue X L, Liu S Q, Tang Z Y, Dai Z F. Quantum-dot-modified microbubbles with bi-mode imaging capabilities. Nanotechnology, 2009, 20(42): 425105.

[121] Smith N B. Applications of ultrasonic skin permeation in transdermal drug delivery. Expert Opinion on Drug Delivery, 2008, 5(10): 1107-1120.

[122] Bekeredjian R, Chen S Y, Frenkel P A, Grayburn P A, Shohet R V. Ultrasound-targeted microbubble destruction can repeatedly direct highly specific plasmid expression to the heart. Circulation, 2003, 108(8): 1022-1026.

[123] Lindner J R. Microbubbles in medical imaging: Current applications and future directions. Nature Reviews Drug Discovery, 2004, 3(6): 527-532.

[124] Hernot S, Klibanov A L. Microbubbles in ultrasound-triggered drug and gene delivery. Advanced Drug Delivery Reviews, 2008, 60(10): 1153-1166.

[125] Wu C, Li J G, Pang P F, Liu J J, Zhu K S, Li D, Cheng D, Chen J W, Shuai X T, Shan H. Polymeric vector-mediated gene transfection of MSCs for dual bioluminescent and MRI tracking in vivo. Biomaterials, 2014, 35(28): 8249-8260.

[126] Lin C A J, Lee C H, Hsieh J T, Wang H H, Li J K, Shen J L, Chan W H, Yeh H I, Chang W H. Synthesis of fluorescent

metallic nanoclusters toward biomedical application: Recent progress and present challenges. Journal of Medical and Biological Engineering, 2009, 29(6): 276-283.

[127] Yu M, Guo F, Wang J P, Tan F P, Li N. A pH-Driven and photoresponsive nanocarrier: Remotely-controlled by near-infrared light for stepwise antitumor treatment. Biomaterials, 2016, 79: 25-35.

[128] Kelkar S S, Reineke T M. Theranostics: Combining imaging and therapy. Bioconjugate Chemistry, 2011, 22(10): 1879-1903.

[129] Yao X X, Niu X X, Ma K X, Huang P, Grothe J, Kaskel S, Zhu Y F. Graphene quantum dots-capped magnetic mesoporous silica nanoparticles as a multifunctional platform for controlled drug delivery, magnetic hyperthermia, and photothermal therapy. Small, 2017, 13(2): 1602225.

[130] Chen G, Deng H Z, Song X, Lu M Z, Zhao L, Xia S, You G X, Zhao J X, Zhang Y L, Dong A J, Zhou H. Reactive oxygen species-responsive polymeric nanoparticles for alleviating sepsis-induced acute liver injury in mice. Biomaterials, 2017, 144: 30-41.

[131] Haick H, Hakim M, Patrascu M, Levenberg C, Shehada N, Nakhoul F, Abassi Z. Sniffing chronic renal failure in rat model by an array of random networks of single-walled carbon nanotubes. ACS Nano, 2009, 3(5): 1258-1266.

[132] Patel A R, Chougule M B, Lim E, Francis K P, Safe S, Singh M. Theranostic tumor homing nanocarriers for the treatment of lung cancer. Nanomedicine-Nanotechnology Biology and Medicine, 2014, 10(5): 1053-1063.

[133] Amiri H, Saeidi K, Borhani P, Manafirad A, Ghavami M, Zerbi V. Alzheimer's disease: Pathophysiology and applications of magnetic nanoparticles as MRI theranostic agents. ACS Chemical Neuroscience, 2013, 4(11): 1417-1429.

（帅心涛　王　勇　于　梦）

第12章

自身具有治疗功能的聚合物材料

摘要： 聚合物材料一方面可作为药物的载体，以提高药物的生物利用度、改善药物体内循环、增强靶向能力等，最终提升药物治疗效果；另一方面，一些聚合物自身亦可具有治疗功能。本章主要介绍一些在抗炎症反应或抗感染等方面具有一定功效的人工合成聚合物，例如阳离子聚合物，其作为核酸清除剂通过结合游离核酸及其免疫复合物抑制炎症反应，用来治疗核酸引起的自身免疫疾病等。此外，具有多种多样表面端基的树形大分子具有潜在的药用功效，且不同的树形大分子由于端基的多样性分别体现出抗炎症反应、抗肿瘤或抗病毒的特性，并在治疗免疫疾病、抑制肿瘤生长和抗病毒感染中具有潜在的应用价值。因此，聚合物本身可直接作为药物应用于疾病治疗当中，这是一种全新的治疗疾病策略。

Abstract： Polymeric materials can, on the one hand, serve as drug-loaded vehicles to increase bioavailability, improve drug circulation, and enhance targeting for a better therapeutic effect; on the other hand, some polymers have therapeutic functions towards diseases. This chapter introduces some synthetic polymers that have intrinsic anti-inflammatory or anti-infection activities. For example, cationic polymers could be used as the scavengers of nucleic acid and its immune complex to inhibit the inflammatory responses, which therefore can treat inflammatory diseases like autoimmune diseases induced by circulating nucleic acid. Besides, dendrimers also show medical efficacy as anti-inflammation, anticancer or anti-virus agents owing to the multiplicity of their surface end groups, which may have the potential value in the application of immune diseases treatment, tumor inhibition and anti-viral infection in the future. It affords a completely new strategy to treat diseases with polymers as drugs.

12.1 从载体材料到具有治疗功能的聚合物材料

目前，高分子在生物医学材料领域中的应用已进入大量的临床实践阶段，以高分子材料制备的医用假体、医疗设备、接触镜片、牙科材料和药物赋形剂等已经成为常用的医用材料[1, 2]。高分子在纳米医学领域的应用也备受关注，通过材料纳米化如利用聚合物超分子化学合成纳米尺寸大小的颗粒来应用于生物医学，可以改进诊断和治疗、提高药物疗效来更好地改善患者的身体状况。

目前常见的聚合物治疗法是以聚合物负载药物，这样的载药体系包括聚合物-药物缀合物[3]、聚合物蛋白质共轭物[2]、药物共价结合的聚合物胶束[4]、物理作用负载药物的胶束[4]以及多组分复合物形成的非病毒载体[5]。聚合物作为负载药物的纳米输送载体，可改善药物分散性，延长体内半衰期，比传统的药物输送系统具有更好的医用功效。在这些治疗体系中，聚合物可以通过改善药物溶解度、控制药物释放及靶向运输来起到促进药物疗效的辅助作用[6]。而近年来研究发现，一些合成的聚合物本身在某些疾病上具有特殊的功效，如抑制炎症反应等。因此，聚合物本身可直接作为药物来成为一种全新的疾病治疗策略，本章对该领域做一小结和展望。

12.2 可抑制免疫反应的阳离子聚合物

阳离子聚合物常用作非病毒载体输送核酸，在基因治疗中起到重要作用。阳离子聚合物通过正负电荷作用与带负电的核酸形成复合颗粒，把松散的核酸大分子压缩成致密的颗粒，有利于目标细胞摄入，并在细胞质中释放核酸，完成输送功能。大量研究通过调节聚阳离子的电荷类型和密度、分子量、链拓扑等结构因素，并赋予微环境响应性质，使阳离子聚合物具有高转染效率和生物安全性[7]。近年来的研究发现利用阳离子聚合物与核酸的相互作用，可以清除体内过多核酸来抑制由核酸诱导的炎症反应，因此可利用这些阳离子材料来治疗一些自身免疫性疾病，从而进一步拓展阳离子材料在生物医学中的应用。

12.2.1 阳离子聚合物抑制免疫反应的机理

游离核酸是指被释放到细胞外的核酸，这些核酸及其降解片段以游离方式或者与核酸蛋白结合后形成免疫复合物，进入免疫细胞，与细胞内核酸识别分子，如 Toll 样受体（Toll-like receptor, TLR）[8, 9]结合，导致下游信号通路的激活和促炎因子的异常表达[10, 11]，从而引起自身免疫疾病发生，如图 12-1 所示。TLR 受体与病原体相关分子模式（pathogen-associated molecular pattern, PAMP）或损伤相关分子模式（damage-associated molecular pattern, DAMP）结合，进一步诱导炎症因子、免疫刺激细胞因子、趋化因子、共刺激分子等免疫反应因子表达，增加机体对病原体的防御。但是，另一方面，TLR 受体的异常激活会导致机体失衡，如目前有研究表明，多种自身免疫性疾病如系统性红斑狼疮、败血症、炎症性肠病、银屑病、多发性硬化、类风湿性关节炎和动脉粥样硬化症与 TLR 样受体异常增高相关[11-13]。因此，抑制 TLR 受体激活通路，有望成为治疗这些过激免疫疾病的新策略。有两种方式可以抑制 TLR 受体激活通路：一种方式是用 TLR 受体拮抗剂抑制受体来减弱疾病的进程，该种方法在某种程度上已经得到证实[14-16]，但是，由于 TLR 存在冗余性，需要同时抑制多种 TLR 才能抑制炎症；另外一种方式是通过清除游离核酸来抑制其与 TLR 的结合，最终实现对炎症反应的抑制。

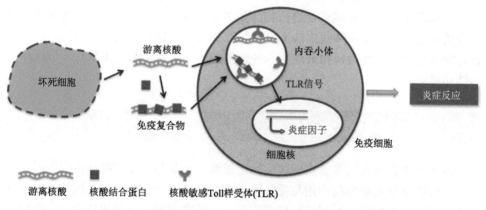

图 12-1　坏死细胞释放游离核酸引起炎症反应的示意图

Lee 等[17]证明了一些阳离子聚合物可以作为核酸清除剂，阻断细胞外的 ssRNA、dsRNA 和未甲基化 DNA 产生的免疫刺激效应。Lee 等采用了六种已知可以结合核酸的材料，包括聚氨基磷酸酯聚合物（PPA-DPA）、第三代超支化聚酰胺-胺树形大分子（PAMAM-G3）、多聚-L-赖氨酸、含聚阳离子的β-环糊精（CDP）、聚凝胺（HDMBr）和硫酸鱼精蛋白，研究它们减弱巨噬细胞内核酸感应 TLR 激活的能力。除硫酸鱼精蛋白，其他五种材料可以抑制聚肌苷酸-聚胞苷酸（poly I：C）这种 dsRNA 对 TLR3 的激活，降低细胞表达细胞因子 TNF-α、IL-6。其中，CDP、HDMBr 和 PAMAM-G3 这三种阳离子聚合物可抑制细菌 DNA 即 CpG ODN 对 TLR9 的激活，还能抑制 ssRNA-脂质复合物（ssRNA40）对 TLR7 的激活。除巨噬细胞，这些阳离子聚合物还可以抑制核酸对 B 细胞、纤维原细胞和树突细胞的 TLR 激活，并且特异地抑制核酸感应 TLR 的激活，即它们不会抑制那些非核酸类 TLR 驱动剂对 TLR 的激活，如细菌的脂多糖对 TLR4 的激活以及一种合成的细菌脂蛋白 Pam3CSK4 对 TLR2/1 激活。

这些阳离子聚合物含有质子化的伯胺，进入细胞内吞小体后，可产生质子海绵效应，导致渗透性膨胀和内吞小体破裂，并中和核酸从而抑制炎症刺激活动[18]。研究发现这些聚合物抑制核酸的免疫刺激反应可能是由于聚合物抑制了细胞对游离核酸的摄取。Lee 等使用细胞定位实验证明，相对于游离的 CpG，HDMBr 和 PAMAM-G3 会减少细胞对 CpG ODN 的摄取；然而没有抑制炎症效果的阳离子聚合物（如 PPA-DPA、多聚-L-赖氨酸和硫酸鱼精蛋白），则显著地增加了细胞对 CpG ODN 的摄取。细胞定位结果同时显示在没有聚合物时，CpG ODN 被巨噬细胞内吞并存在于细胞溶质和细胞核，在细胞质中 CpG ODN 以点的形式聚集在内吞小体中，说明 CpG ODN 有部分与 TLR9 共定位到一起。HDMBr 和 PAMAM-G3 的加入不仅使细胞内吞的 CpG 减少，而且大大地改变了 CpG 的分布，使得它更多地分布在细胞核。上述细胞定位实验结果表明，加入这些阳离子聚合物可对 CpG ODN 的亚细胞定位进行改变，这与不同阳离子聚合物可通过多种内化方式及途径输送基因进细胞有关，该过程本身也会受到分子组成、表面电荷及复合物大小的影响。此外，这些可结合核酸的阳离子聚合物同时可以阻断免疫复合物的形成，降低炎症反应。研究表明，抗 DNA 抗体通过形成免疫复合物在免疫发病机制中起到关键作用，可作为诊断和预知疾病的标志[19-21]。在系统性红斑狼疮（systemic lupus erythematosus，SLE）患者中，DNA 和抗 DNA 抗体的复合物可以在肾脏沉淀激发肾小球性肾炎且导致浆细胞样树突状细胞产生Ⅰ型干扰素[22-24]。Stearns 等[25]实验证明，三种典型可结合核酸的阳离子聚合物 PAMAM-G3、HDMBr 与 CDP 可以有效地抑制抗 DNA 抗体与 DNA 之间的相互作用。他们的实验数据表明：在系统性红斑狼疮患者血清中抗体与核酸形成免疫复合物情况下，聚合物可以竞争性地与核酸结合，使抗体与核酸形成的免疫复合物发生解离，因此这些阳离子聚合物可作为抗 DNA 抗体抑制剂，有效结合核酸、阻断核酸与抗体形成免疫复合物，从而选择性地阻断自身抗体的相互作用来治疗 SLE。由此可见，阳离子聚合物能有效破坏核酸的免疫复合物，降低炎症反应，可作为治疗免疫反应引起疾病的新方法。

12.2.2　采用阳离子聚合物全身治疗的应用

在许多自身免疫疾病及炎症反应中，受损细胞或中性粒细胞的细胞外杀菌网络（neutrophil extracellular trap，NET）会将核酸释放到血液和组织液中，并降解成游离核酸，若这些在血液当中的游离核酸没有被及时清除而不断累积会造成对 TLR 的过度激活，同时这些游离核酸会和抗核酸抗体进一步形成免疫复合物而更易被细胞摄取，造成更多 TLR 的激活并产生炎症因子，加重病情发展。采用阳离子聚合物来进行全身治疗可清除血液中的游离循环核酸，抑制核酸介导的 TLR 激活及其产生的一系列免疫反应来实现对疾病的治疗。

12.2.2.1 阳离子聚合物在治疗系统性红斑狼疮中的应用

抗自身核酸抗体及相关蛋白与核酸形成免疫复合物过度激活 TLR 导致自身免疫紊乱是目前公认的系统性红斑狼疮的主要病因[26,27]。研究人员将这些可识别核酸的 TLR 受体作为治疗靶点，利用阳离子聚合物来清除核酸及其免疫复合物减少 TLR 的免疫反应，从而起到减缓甚至逆转 SLE 疾病进程的作用。

Holl 等[28]利用 NZBW F₁ 狼疮小鼠模型评价阳离子聚合物 PAMAM-G3 的治疗效果，他们通过胶带剥离诱导的真皮损伤模仿人类亚急性皮肤型红斑狼疮，产生的自身免疫疾病和人类 SLE 相似，以高含量循环自身抗体和促炎因子为特征。为了证实阳离子聚合物可以结合细胞外核酸从而抑制 NZBW F₁ 小鼠上皮肤损伤的进程，实验人员在 NZBW F₁ 小鼠模型皮下注射 PAMAM-G3，结果显示该治疗组的皮肤损伤比对照组恢复得更好，并且皮肤组织的病理切片结果显示用 PAMAM-G3 治疗后的 NZBW F₁ 小鼠病理损伤得到改善。

模型 NZBW F₁ 小鼠皮肤损伤后，免疫细胞募集到损伤处，皮肤炎症与 TLR（如 TLR7 和 TLR9）被激活相关。PAMAM-G3 不影响巨噬细胞、中性粒细胞和 T 细胞等免疫细胞在受伤皮肤上的浸润情况，却阻断了核酸对 NZBW F₁ 鼠皮肤上 DC 细胞 TLR 激活来抑制炎症反应，此研究结果说明阳离子聚合物可以阻断由核酸导致的免疫细胞激活及炎症因子的产生，并对触发的炎症产生快速应答，促进 NZBW F₁ 小鼠的伤口愈合，限制异常炎症的发展。

此外，阳离子聚合物还能够有效地抑制 SLE 小鼠模型上的慢性炎症，通过长达 10 周在腹腔注射 PAMAM-G3 阳离子聚合物可以有效地减少 5 月龄 MRL^{lpr} 狼疮小鼠中血管球性肾炎和肾损伤，且阳离子聚合物治疗显著降低了分布在肾小球上补体成分 C3c 的沉积，同时还降低了体内抗核酸抗体、抗 DNA 抗体的含量，表明阳离子聚合物对 MRL^{lpr} 狼疮小鼠的治疗可抑制细胞外核酸碎片引起的慢性炎症，破坏含有核酸免疫复合物来减少它们在肾脏或其他器官上的沉积，减缓 SLE 的进程，抑制血管球性肾炎，具有潜在的实用价值。

12.2.2.2 阳离子聚合物抑制中毒性休克的应用

急性中毒性休克中大量释放的促炎核酸会引起致命的肝损伤，严重的会导致死亡。使用阳离子聚合物系统性治疗可以保护小鼠免受核酸引起的中毒性休克和随之带来的致命炎症。在中毒性休克模型当中，阳离子聚合物与体内循环的游离核酸结合，抑制核酸对 TLR 致病性激活能力[17]。在 D-半乳糖胺致敏后的小鼠身上注射 TLR 激动剂如 CpG DNA、poly I∶C 或者 RNA，会使得小鼠产生 TNF-α 依赖的致命肝损伤，并在 48 小时内死亡[29,30]。此时若同时腹腔注射阳离子聚合物 HDMBr 或 PAMAM-G3，则可以有效避免肝损伤，从而减少死亡率。但是，这些聚合物不能减少非核酸基 TLR 激动剂如 LPS 刺激小鼠的死亡。这说明阳离子聚合物在体内特异性结合游离循环核酸，从而抑制小鼠体内由核酸引起的中毒性休克反应。

12.2.3　采用阳离子聚合物局部治疗的应用

采用阳离子聚合物进行全身给药虽然可以清除血液中循环的游离核酸实现治疗，但同时存在细胞毒性及非特异性细胞摄取的问题而造成一定毒副作用[31]。将阳离子聚合物运用于局部治疗可以减少阳离子聚合物进入血液循环而带来的全身毒性，但仍然需要进一步改良材料，以更好地结合局部游离核酸，如将阳离子聚合物接枝在纳米纤维或微米纤维上可在局部清除带负电的促炎分子（图 12-2），将这些带正电的聚阳离子纤维膜用在局部环境可有效抑制炎症反应，且同时减少毒副作用[32]。

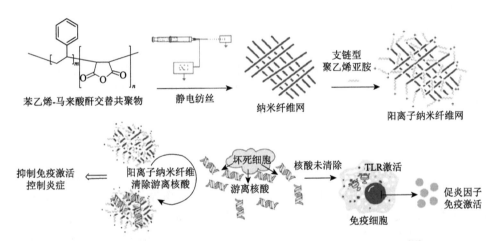

图 12-2　结合阳离子聚合物的纳米纤维网及其抑制炎症的示意图[32]

（图片引用经 American Chemical Society 授权）

12.2.3.1　阳离子聚合物浸润局部抑制病理性疤痕

病理性皮肤疤痕如瘢痕收缩、增生性瘢痕和瘢痕疙瘩等会造成疼痛和瘙痒，并影响外形美观，困扰了许多患者。目前病理性疤痕的治疗费用昂贵，而且治疗方法效果一般，未满足医疗需求[33]。研究发现，成纤维细胞的激活造成持续性的粒状萎缩，从而造成病理性疤痕[34]。皮肤感染和细胞损伤都会使得病理性皮肤疤痕进一步恶化，而伤口愈合的过程与免疫系统的调节有着密切联系，其中也与 TLR 的反应有关。与正常皮肤相比，在病理性瘢痕、增生性瘢痕和瘢痕疙瘩上 TLR9

的表达上升了 2～10 倍[35, 36]。在受伤之后，不同类型的游离核酸会释放出来，刺激 TLR 受体。这种核酸诱导 TLR 发出的信号激活了成纤维细胞并且促进病理性挛缩瘢痕中肉芽组织的持续性收缩，因此可采用阳离子聚合物来阻断核酸诱导的 TLR 激活，减少挛缩瘢痕。

阳离子聚合物如 PAMAM-G3 可以作为核酸清除剂并抑制病理性疤痕中成纤维细胞的信号传递及下游活动[37]。首先，Holl 等进行体外实验验证阳离子聚合物可以抑制核酸刺激成纤维细胞产生转化生长因子-β、单核细胞趋化蛋白和白介素-10 等炎症因子，并降低干扰素-γ、TNF-α 等细胞因子的水平。进一步活体实验表明：阳离子聚合物在受伤的肉芽组织收缩模型中具有良好的治疗功效，将 PAMAM-G3 的 PBS 水溶液浸润敞开的伤口，用 3M 透明伤口敷料包扎，发现伤口在 14 天治疗之内可闭合，且不会有全身毒性产生。由于成纤维细胞在第 5 天才会在肉芽组织处出现并开始活跃，从第 5 天开始没有治疗过的模型组小鼠会有明显的肉芽组织收缩，实验结果显示，PAMAM-G3 在治疗的前 5 天并不会改变伤口的面积大小，在第 6～10 天可有效抑制肉芽组织收缩，减少了呈直线沉积在肉芽组织的胶原蛋白，减少了瘢痕的出现。在治疗的第 14 天经过 PAMAM-G3 治疗的伤口组织增生血管数有所减少，疤痕色素沉着也变少。这说明 PAMAMA-G3 可以抑制肉芽组织中成纤维细胞的激活，通过抑制病理性疤痕处的炎症反应来抑制肉芽组织收缩，缓解病理性疤痕的症状，可见阳离子聚合物有望成为治疗病理性疤痕的有效策略。

12.2.3.2 阳离子聚合物纤维网在抑制创伤后炎症及血栓中的应用

创伤患者的细胞和组织受损后会产生大量的危险信号，并且释放出大量的 DAMP，如游离核酸及其与 HMGB1 形成的免疫复合物等[38]。创伤性损伤患者的血浆中有高浓度游离核酸，与严重创伤后并发症例如全身性炎症反应综合征、多器官功能障碍和血栓的产生密切相关[39, 40]。为了抑制这些游离核酸直接或间接引起严重创伤患者的各种炎症和血栓并发症，可采用阳离子聚合物中和创伤患者血液中循环的游离核酸，从而阻碍游离核酸刺激 TLR2、TLR3、TLR4 和 TLR9，并且能够抑制凝血。

创伤性损伤患者血液中游离核酸的浓度范围是 1～16 μg/mL[41]，HMGB1 为 200～600 ng/mL[42]。若采用全身给药治疗，在其最大耐受剂量 20～30 μg/mL 时，游离 PAMAM-G3 的治疗效果较差，并且存在较高的安全风险。Lee 等[43]采用苯乙烯-顺丁烯二酸酐共聚物[poly(styrene-alt-maleic anhydride), PSMA]/聚苯乙烯超细纤维网，负载 PEI（288 μg/cm²）和 PAMAM-G3（128 μg/cm²）治疗创伤后炎症及血栓，结果显示比注射游离阳离子聚合物更有效、安全。他们采用体外凝血实验和小鼠心脏移植实验，来验证结合游离核酸的阳离子化合物的超细纤维网是否可以抑制游离核酸介导的凝血和移植物排斥，结果显示人和小鼠细胞在超声诱导下产生的游离核酸会加速人和小鼠血浆的凝结，但用负载了 PEI 的超细纤维网处理可以削弱游离核酸刺激血浆凝结的能力。同样，PEI 超细纤维网预处理小鼠全血显著减弱了游离核酸诱导的全血凝固，说明这种阳离子超细纤维网可以有效抑制游离核酸在心脏移植中引起的促血栓效应。动物实验证明用游离核酸灌注小鼠供体心脏可迅速形成闭塞性血栓，并在移植完成后的 5 min 内停止跳动，但用超细纤维网捕获了游离核酸后的供体心脏在移植完成 10 min 后没有发现急性血栓形成，也没有观察到心脏跳动异常。

可见，阳离子聚合物超细纤维网从血液循环中去除促炎介质和促凝体介质，可作为安全有效的抗炎和抗血栓治疗剂，不仅可以运用于对创伤性损伤患者的治疗上，还可以用来处理创伤性损伤患者的器官移植物。

12.2.4 阳离子聚合物的生物安全性

目前市场上抗自身免疫疾病的药物会导致各种严重的副反应，如肝毒性、致畸性、免疫抑制等，如 TNF-α 抑制剂虽然能起到很好的抗炎作用，却同时会削弱免疫系统功能而增加感染肺结核等风险[44]。然而，阳离子聚合物在治疗中并没有引起免疫抑制作用。将红斑狼疮小鼠上接种鼠肺适应株甲型流感病毒（A H1N1）后，加聚合物治疗，会发现注射的阳离子聚合物并不会增加模型小鼠被流感感染的发病率[28]。在很低的感染株剂量下，没有用聚合物治疗的模型组中有 16% 的死亡率，聚合物处理的组别中没有死亡出现。而且聚合物治疗并没有影响脾脏生发中心成熟，说明用阳离子聚合物治疗并不会抑制红斑狼疮小鼠内抗病毒的免疫应答。注射 PAMAM-G3 甚至还可以使得正常小鼠有效抵御更高剂量的流感病毒，进一步说明治疗不会影响小鼠体内抗流感的抗体滴度。

阳离子聚合物避免了大多数拮抗类药物产生的免疫抑制副反应，且本身具有抗菌抗病毒的功效，这是其作为药物使用的一大优点。由于阳离子聚合物的生物安全性受到广泛重视，目前阳离子聚合物材料也在向更低毒、更安全的方向改进。一方面，可以改变结构、组成来提高阳离子聚合物本身生物相容性，如改变星型或树形大分子的接枝度可以减少被细胞摄取、同时提高聚合物与核酸的结合能力[45]；另一方面，可改变阳离子聚合物颗粒材料的形状、尺寸，如制备成不进入循环系统的微球、纤维、薄膜等，运用于局部治疗[32]；或者采用可降解成小分子的聚合物材料，在发挥抗炎作用后可代谢出机体。

综上所述，阳离子聚合物能高效清除核酸及其免疫复合物来抗击炎症，具有很广泛的应用前景。阳离子聚合物的进一步改进则需要通过改变结构组成及调控材料的形貌大小，来进一步降低阳离子聚合物的毒性同时保持其高效结合核酸的能力，使其成为既能抑制炎症又能保证安全的药剂，更好地应用于人类生物医学药物的市场当中。

12.3 具有药理活性的树形大分子

树形大分子是一种逐步合成得到的一类具有高度分支结构特征的大分子。通过有效的设计和合成，可以得到具有精确分子结构、端基数量、分子量及尺寸的大分子。这些大分子特别适合用于解决纳米医学的问题[46]。相比起线型聚合物、大尺寸纳米粒子及脂质体，树形大分子具有快速进入细胞、减少巨噬细胞摄取、准确靶向的特性，以及通过转胞吞作用容易通过生物屏障的优势。树形大分子由于其表面端基的多样性使得它具有更多的价态，从而可以具有更高效载荷，是一种理想的药物分子载体[47]，被广泛用于输送药物的研究发展。

同时，人们在研究中发现树形大分子本身可以作为药物来用于疾病治疗中。上述的 PAMAM-G3 是第一种被商业化和最常被研究的树形大分子，具有抗炎功能，可抑制巨噬细胞和 DC 细胞产生的免疫因子[48]。除 PAMAM-G3 外还有其他树形大分子在疾病治疗上有一定功效，如抑制类风湿性关节炎炎症的含磷树形大分子[48, 49]、抑制炎症白细胞溢出物的 PEO 树形大分子[50]、抑制瘢痕组织形成的葡萄糖氨基化枝状聚合物的结合物[51]以及能有效对抗病毒含磺化基团的聚阴离子树形大分子[52]等等。这类研究报道很少，但预示着聚合物材料在医学治疗中的可能应用。

12.3.1 抗炎症反应的树形大分子

12.3.1.1 树形大分子抑制白细胞迁移

白细胞和内皮细胞的黏附反应是白细胞迁移到并驻留于组织发炎部位的一个重要环节，在免疫监视中起重要作用。急性及慢性炎症疾病都会有异常调节的免疫反应并导致大量白细胞渗出产生更严重的组织损伤[53]。因此，靶向白细胞踪迹可以作为一种潜在的炎症治疗形式。细胞黏附因子 E-选择素、L-选择素、P-选择素及其相配的碳水化合物配体的相互作用可引发白细胞迁移，而 Dernedde 等[50]证明树形大分子聚甘油硫酸（polyglycerol sulfate，dPGS）作为一种大分子抑制剂可以有效抑制这些相互作用从而减少白细胞迁移，具有潜在治疗前景。研究发现聚甘油硫酸既能高效抑制白细胞的 L-选择素又能抑制内皮的 P-选择素，并且其尺寸和聚合物核的硫酸化程度会影响聚合物与选择素间的结合力，调节这些参数有利于提高治疗效果。体内实验证明使用 dPGS 治疗接触性皮炎模型小鼠可以抑制白细胞渗出并减少水肿作用，且 dPGS 与补体因子 C3 和 C5 可以相互作用，用于补体激活的小鼠模型中可减少 C5a 含量。因此，dPGS 表现出的显著治疗效果预示着高分子本身可作为药物直接用于治疗炎症疾病。

12.3.1.2　树形大分子治疗类风湿性关节炎

Poupot 等[54]发现一种以 N_3P_3 环三磷腈作为核心，以 PMMH 作为分枝并以氮杂双磷酸盐（ABP）封端的含磷树形大分子与人的 PBMC 进行共培养时可以选择性地靶向到单核细胞，并可通过吞噬溶酶体的途径被单核细胞内吞从而抑制单核细胞分泌炎症因子。这种树形大分子还能强烈抑制骨髓单核细胞的前体细胞或单核细胞在巨噬细胞集落刺激因子（macrophage colony stimulating factor，M-CSF）和核因子 κB 受体活化因子配体（receptor activator for nuclear factor-κB ligand，RANKL）诱导下分化为破骨细胞的过程，从而具有抗破骨细胞的性质。在类风湿性关节炎（rheumatoid arthritis，RA）中，促炎因子 IL-1β 和 TNF-α 主要由单核细胞和巨噬细胞产生，这些因子与 RNAK 协同作用来产生成熟的破骨细胞导致炎症和骨破坏发生[55, 56]。因此，研究人员采用树形大分子 ABP 抑制在 RA 发炎和骨破坏过程中由单核细胞介导的破骨细胞生成和促炎因子的分泌，达到治疗 RA 疾病的效果。

Hayder 等[48]在抗 IL-1 受体缺失的 IL-1ra-/-小鼠和 K/BxN 血清诱导的小鼠这两种类似人类 RA 的关节炎模型中测试了树形大分子 ABP 的功能。他们发现注射 1 mg/kg 和 10 mg/kg 的 ABP 可以明显减少模型小鼠炎症反应和关节炎的关节肿胀（图 12-3），10 mg/kg ABP 剂量治疗后小鼠滑膜组织还能保持接近正常，且软骨完好，骨基质中没有出现破骨细胞；在血浆中 IL-1β、TNF-α、IL-6、IL-17 等 TH1 促炎因子，以及和软骨退变有关的基质金属蛋白酶 MMP3 与 MMP9 等均有下降。而对照组模型小鼠仍可看到增生的滑膜及免疫细胞浸润导致的炎症，并伴随严重的关节损伤，且软骨被完全侵蚀，在被侵蚀的骨基质中存在破骨细胞。这些结果说明树形大分子 ABP 在 IL-1ra-/-小鼠的自发性关节炎上有抗关节炎和抗炎症的作用。同样在 K/BxN 血清转化小鼠模型中，树形大分子 ABP 在治疗给药和预防给药的剂量下都能成功地抑制关节炎炎症反应，说明 ABP 具有效抑制关节炎发展的特殊功效。

树形大分子 ABP 可直接抑制炎症及骨破坏，但并不会对内脏引起明显的损伤，与传统抗体类药物相比更有效安全治疗 RA。可见，使用含磷树形大分子特别是 ABP 来作用于单核细胞可调控先天性免疫，是一种有前景的纳米治疗手段。

12.3.1.3　树形大分子抑制瘢痕组织形成

人们逐渐认识到在细胞表面介导的免疫调节中糖类和蛋白质之间受体-配体多

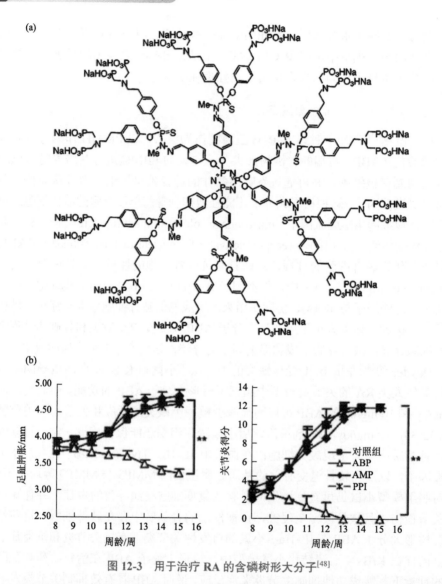

图 12-3　用于治疗 RA 的含磷树形大分子[48]

（a）含磷树形大分子 ABP 的结构示意图；（b）ABP 有效抑制 IL-1ra-/-小鼠的关节肿胀等关节炎病理表现
（图片引用经 The American Association for Advancement of Science 授权）

重相互作用的重要性，为了调节这些相互作用，科学家研制的新药应具有与多种协同受体结合的能力[57,58]。可灵活调整的树形大分子端基官能团使聚合物具有新颖的生物特性，来改变协同的受体-配体间的多重相互作用。因此，将氨基葡萄糖和硫酸氨基葡萄糖来修饰阴离子树形大分子的末端基团，可使得树形大分子抑制协同受体-配体间的多重相互作用，从而具有免疫调节和扎血管生成性质。

Shaunak 等[51]的研究发现表明，阴离子型 PAMAM-G3.5 树形大分子可在水溶液环境下结合 D-(+)-氨基葡萄糖盐酸盐而具有免疫调节作用，这种含葡萄糖胺的树形大分子可抑制脂多糖对人类树枝状细胞和巨噬细胞 TLR4 介导的促炎趋化因子（MIP-1α、MIP-1β、IL-8）和细胞因子（TNF-α、IL-1β、IL-6）的分泌，但会上调共刺激因子 CD25、CD80、CD83 和 CD86 的表达。PAMAM-G3.5 端基引入 D-(+)-硫酸氨基葡萄糖后具有抗血管增生功能：在人的胎盘血管生成试验中，D-(+)-硫酸氨基葡萄糖树形大分子阻断了成纤维细胞生长因子-2 介导的内皮细胞增殖和新血管生成。当树形大分子葡萄糖胺和树形大分子葡萄糖胺 6-硫酸盐一起用于青光眼滤过手术后有瘢痕组织形成的兔子模型时，可以减少因为瘢痕组织过度造成的手术失败，手术的长期成功率从 30% 升高到 80%（$P = 0.029$）。可见含葡萄糖胺树枝状大分子可具有免疫调节和抗血管生成特性，并且它们的协同使用可以预防瘢痕组织形成。

以上研究表明，含葡糖胺及硫酸葡萄糖胺的树枝状大分子可以抑制细胞表面受体-配体的多重相互作用来调节全身炎症反应。这些氨基葡萄糖修饰聚合物还可应用于医学和手术的其他领域，比如说由 TLR4 和成纤维细胞生长因子受体介导的细菌性败血症综合征和其他与休克相关的疾病的综合征等[59]，在未来可以利用氨基葡萄糖树枝状聚合物来减少在大手术后患者中与全身炎症反应相关的死亡率、烧伤、急性胰腺炎和细菌性败血症等。可见，这一类氨基葡萄糖聚合物具有广阔的医学应用前景，可以进一步开发研究。

12.3.2　抗肿瘤的树形大分子

近几十年来，聚合物越来越多被用作纳米载体包封或缀合抗肿瘤药物，如蛋白质药物新制癌菌素、小分子化疗药物多柔比星和核酸药物小干扰 RNA（siRNA）等。这一领域的研究大部分都是将聚合物作为载体包裹抗肿瘤药物来制成各种纳米药物，以改善药物的药代动力学和在肿瘤的聚集情况，从而减少不良反应同时增强药物的生物利用度[60-62]。

然而，最近的研究发现一些合成聚合物本身具有抗癌特性。Shao 等[63]通过正交单体的连续点击反应合成了聚乙二醇修饰的聚酰基硫脲树形大分子（PATU-PEG），该聚合物中的酰基硫脲基团与铜离子有螯合作用，可消耗生物效应的铜离子然后抑制血管生成和细胞增殖，利用 PATU-PEG 聚合物这种特性可以有效地抑制各种肿瘤包括耐药肿瘤的生长，甚至能有效抑制肿瘤转移。Shao 等首先测试了 PATU-PEG 在患有 BCap37 乳腺癌的无胸腺裸鼠上抗肿瘤功效，肿瘤的免疫组化结果显示，与对照组聚硫脲树形大分子相比，含有酰基硫脲基团的 PATU-PEG 有更强的抑制肿瘤的作用，能更显著地下调血管内皮生长因子（VEGF）的表达，减少微血管数量并阻碍细胞增殖，这说明酰基硫脲基团在抗癌活性中发挥重要作用。且 PATU-PEG 与一定量的铜离子混合后的复合物对肿瘤抑制的效果不如无铜的 PATU-PEG，这也说明 PATU-PEG 的抗癌作用来源于它与铜离子的螯合性质，若聚合物与铜离子的结合已经接近饱和，其抗肿瘤效果将会受到影响。

研究还发现 PATU-PEG 具有与传统化疗药物阿霉素脂质体相近的抗肿瘤生长效果，却没有像阿霉素脂质体那样引起小鼠明显的不适及体重的下降，具有更高的生物安全性。且 PATU-PEG 与铜形成的络合物所具有的细胞毒性较低，因此 PATU-PEG 并不是通过细胞毒性来发挥抗癌活性。体内实验证明 PATU-PEG 静脉注射到体内后只显示出较低的急性毒性和亚急性毒性，本身没有影响细胞增殖或集落形成能力，并让细胞形态和细胞循环一直保持稳定，且从小鼠的主要器官的组织切片中并没有发现 PATU-PEG 对脏器造成损伤。因此，树形大分子 PATU-PEG 无显著细胞毒性，不会明显产生由于细胞毒性诱导的副作用。

12.3.3 抗病毒的树形大分子

早在 2001 年，Matthews 等[64]已发现一些树形大分子如聚酰胺-胺及聚赖氨酸树枝状大分子具有抗病毒特性，可做成抗病毒药物。实际上传统的聚阴离子也显示出对抗病毒的生物活性，但是它的分子多样性有限。将聚阴离子做成树形大分子的形式，可赋予聚阴离子更明确的实体及更好的生物学特性。科学家在研究基于树状聚合物的抗病毒特性时，发现树形大分子中结构单元、树形大分子的代数、连接基团和表面等参数发生细微变化都有可能对树形大分子的生物特性产生影响。因此可通过改变树形大分子的设计参数，更好地分析它的生物活性并改造为具成更有效的抗病毒药剂[52]。

Witvrouw 等[65]用两种核中心基团不同的树形大分子（SPL2923 和 SPL6195）来研究改变树形大分子的基团组成对其抗病毒性能的影响。两种聚合物都是以同代数 PAMAM 作为骨架，SPL2923 表面是由硫脲键连接的萘二磺酸基团，SPL6195 表面则是由硫脲键连接的苯二甲酸基团。两种聚合物在结构和极性方面都非常相似，且在最初体外 HIV 筛查中，它们都表现出基本相同的抗病毒活性，只有在比利时鲁汶大学 REGA 医药研究所的额外研究中表现出了细微的差异。REGA 研究所的结果显示：20 μg/mL 的 SPL6195 抑制病毒附着和融合的方式与其结构中包含的聚阴离子复合硫酸葡聚糖的影响病毒方式相同，且当 SPL6195 浓度增加 5 倍后，其抑制病毒附着和融合的作用方式并没有明显改变。而对于 SPL2923，在 20 μg/mL 浓度下同样表现出与 SPL6195 相同的情况，即抑制病毒附着和融合但不影响细胞内的活动。然而当浓度增加到 100 μg/mL，该化合物却影响了细胞内病毒 RNA 掺入宿主的 DNA 的过程。进一步的研究发现这种树形大分子影响细胞内作用模式实际上是抑制了逆转录酶和病毒整合酶，从而抑制了病毒 RNA 的逆转录和这些病毒 DNA 向宿主 DNA 的整合。可见，尽管树形大分子的基本结构相似，它们表面不同的阴离子类型却可改变细胞的渗透并转变聚合物抑制病毒的方式。

12.4　小结与展望

聚合物除了能在聚合物-药物体系当中提高药物生物利用度和生物相容性来提高药效之外，其本身通过干预某些疾病机理，也具有治疗或抑制疾病的功效。如阳离子聚合物可以清除游离核酸来抑制核酸引起的 TLR 反应从而有效抑制免疫活动和炎症反应：将阳离子聚合物用于全身治疗清除血液中的循环游离核酸，可以治疗系统性红斑狼疮等自身免疫疾病，还可以抑制中毒性休克等疾病中的炎症反应来降低死亡率；将阳离子聚合物负载在纤维网上既可以发挥阳离子聚合物结合核酸的作用，又可以减少阳离子的细胞毒性，可用于清除局部的核酸来抑制病理性疤痕和外部创伤处等的炎症反应。由于末端基团的多样性，树形大分子具有抑制炎症作用来应用于多种疾病的治疗，如：聚甘油硫酸树形大分子可以抑制白细胞的迁移；以氮杂双膦酸盐（ABP）封端的含磷树枝状可以抑制类风湿性关节炎；含葡糖胺及硫酸葡萄糖胺的树形大分子可抑制瘢痕组织的形成。除此之外，一些树形大分子还具有抗肿瘤、抗病毒的功效，如聚乙二醇修饰的聚酰基硫脲树形大分子可有效抑制肿瘤生长及肿瘤转移，而含硫脲键的树枝状大分子则具有抗病毒的生物活性。相信随着生物医学的深入研究与高分子合成技术的发展，越来越多的具有药效功能的聚合物会被进一步挖掘而得以应用。

可见，一些合成聚合物可通过介入某些疾病发展机制而表现出生物功能，以应用于炎症、自身免疫疾病等疾病的治疗，这也将带来传统药物所不具备的功能，并且有望避免传统化学药物、生物质药物存在的问题。尽管研究报道零星，但无疑给生物材料领域展示了一个极为诱人的发展方向。

但是，这个领域受到的关注远远不如材料负载输送药物领域，这可能是由于材料和医学两个学科差异所致，要求研究人员具有跨领域交叉研究的能力，对材料科学和生物医学都具备深刻的认识，并需要针对疾病发展机理来设计、制备特定功能的材料，在保证安全同时具备独特的治疗功能。相信在不久的将来，这些自身具有治疗功能的聚合物材料及其技术能够应用在生物医学的领域中，为人类战胜一些重大疾病发挥作用。

参考文献

[1]　Duncan R. The dawning era of polymer therapeutics. Nature Reviews Drug Discovery, 2003, 2(5): 347-360.

[2]　Harris J M, Chess R B. Effect of pegylation on pharmaceuticals. Nature Reviews Drug Discovery, 2003, 2(3):

214-221.

[3] Li C, Wallace S. Polymer-drug conjugates: Recent development in clinical oncology. Advanced Drug Delivery Reviews, 2008, 60(8): 886-898.

[4] Kakizawa Y, Kataoka K. Block copolymer micelles for delivery of gene and related compounds. Advanced Drug Delivery Reviews, 2002, 54(2): 203-222.

[5] Wagner E. Strategies to improve DNA polyplexes for *in vivo* gene transfer: Will "rtificial viruses" be the answer? Pharmaceutical Research, 2004, 21(1): 8-14.

[6] Duncan R, Ringsdorf H, Satchi-Fainaro R. Polymer therapeutics-polymers as drugs, drug and protein conjugates and gene delivery systems: Past, present and future opportunities. Journal of Drug Targeting, 2006, 14(6): 337-341.

[7] Zhou Z X, Shen Y Q, Tang J B, Fan M H, Van Kirk E A, Murdoch W J, Radosz M. Charge-reversal drug conjugate for targeted cancer cell nuclear drug delivery. Advanced Functional Materials, 2009, 19(22): 3580-3589.

[8] Kawai T, Akira S. TLR signaling. Seminars in Immunology, 2007, 19(1): 24-32.

[9] Lotze M T, Zeh H J, Rubartelli A, Sparvero L J, Amoscato A A, Washburn N R, DeVera M E, Liang X, Tor M, Billiar T. The grateful dead: Damage-associated molecular pattern molecules and reduction/oxidation regulate immunity. Immunological Reviews, 2007, 220(1): 60-81.

[10] Leulier F, Lemaitre B. Toll-like receptors: Taking an evolutionary approach. Nature Reviews Genetics, 2008, 9(3): 165-178.

[11] Marshak-Rothstein A, Rifkin I R. Immunologically active autoantigens: The role of Toll-like receptors in the development of chronic inflammatory disease. Annual Review Of Immunology, 25(1): 419-441.

[12] Chen K Q, Huang J, Gong W H, Iribarren P, Dunlop N M, Wang J M. Toll-like receptors in inflammation, infection and cancer. International Immunopharmacology, 2007, 7(10): 1271-1285.

[13] O'Neill L A. Primer: Toll-like receptor signaling pathways: What do rheumatologists need to know? Nature Clinical Practice Rheumatology, 2008, 4(6): 319-327.

[14] Barrat F J, Meeker T, Chan J H, Guiducci C, Cofftnan R L. Treatment of lupus-prone of TLR7 and TLR9 leads to mice with a dual inhibitor reduction of autoantibody production and amelioration of disease symptoms. European Journal of Immunology, 2007, 37(12): 3582-3586.

[15] Plitas G, Burt B M, Nguyen H M, Bamboat Z M, DeMatteo R P. Toll-like receptor 9 inhibition reduces mortality in polymicrobial sepsis. Journal of Experimental Medicine, 2008, 205(6): 1277-1283.

[16] Lenert P, Yasuda K, Busconi L, Nelson P, Fleenor C, Ratnabalasuriar R S, Nagy P L, Ashman R F, Rifkin I R, Marshak-Rothstein A. DNA-like class R inhibitory oligonucleotides (INH-ODNs) preferentially block autoantigen-induced B-cell and dendritic cell activation in vitro and autoantibody production in lupus-prone MRL-Fas[lpr/lpr] mice *in vivo*. Arthritis Research & Therapy, 2009, 11(3): 1-16.

[17] Lee J, Sohn J W, Zhang Y, Leong K W, Pisetsky D, Sullenger B A. Nucleic acid-binding polymers as anti-inflammatory agents. Proceedings of the National Academy of Sciences of the United States of America, 2011, 108(34): 14055-14060.

[18] Boussif O, Lezoualch F, Zanta M A, Mergny M D, Scherman D, Demeneix B, Behr J P. A versatile vector for gene and oligonucleotide transfer into cells in culture and *in vivo*: Polyethylenimine. Proceedings of the National Academy of Sciences of the United States of America, 1995, 92(16): 7297-7301.

[19] Hahn B H. Antibodies to DNA. New England Journal of Medicine, 1998, 338(19): 1359-1368.

[20] Jang Y J, Stollar B D. Anti DNA antibodies. Aspects of structure and pathogenicity. Cellular and Molecular Life Sciences, 2003, 60(2): 309-320.

[21] Mortensen E S, Rekvig O P. Nephritogenic potential of anti-DNA antibodies against necrotic nucleosomes. Journal of the American Society of Nephrology, 2009, 20(4): 696-704.

[22] Boule M W, Broughton C, Mackay F, Akira S, Marshak-Rothstein A, Rifkin I R. Toll-like receptor 9-dependent and-independent dendritic cell activation by chromatin-immunoglobulin G complexes. Journal of Experimental Medicine, 2004, 199(12): 1631-1640.

[23] Tian J, Avalos A M, Mao S Y, Chen B, Senthil K, Wu H, Parroche P, Drabic S, Golenbock D, Sirois C, Hua J, An L L, Audoly L, La Rosa G, Bierhaus A, Naworth P, Marshak-Rothstein A, Crow M K, Fitzgerald K A, Latz E, Kiener P A, Coyle A J. Toll-like receptor 9-dependent activation by DNA-containing immune complexes is mediated by HMGB1 and RAGE. Nature Immunology, 2007, 8(5): 487-496.

[24] Vallin H, Perers A, Alm G V, Ronnblom L. Anti-double-stranded DNA antibodies and immunostimulatory plasmid DNA in combination mimic the endogenous IFN-α inducer in systemic lupus erythematosus. Journal of Immunology, 1999, 163(11): 6306-6313.

[25] Stearns N A, Lee J, Leong K W, Sullenger B A, Pisetsky D S. The inhibition of anti-DNA binding to DNA by nucleic acid binding polymers. PLoS One, 2012, 7(7): 1-7.

[26] Kotzin B L. Systemic lupus erythematosus. Cell, 1996, 85(3): 303-306.

[27] Kirou K A, Lee C, George S, Louca K, Peterson M G E, Crow M K. Activation of the interferon-α pathway identifies a subgroup of systemic lupus erythematosus patients with distinct serologic features and active disease. Arthritis & Rheumatology, 2005, 52(5): 1491-1503.

[28] Holl E K, Shumansky K L, Borst L B, Burnette A D, Sample C J, Ramsburg E A, Sullenger B A. Scavenging nucleic acid debris to combat autoimmunity and infectious disease. Proceedings of the National Academy of Sciences of the United States of America, 2016, 113(35): 9728-9733.

[29] Alexopoulou L, Holt A C, Medzhitov R, Flavell R A. Recognition of double-stranded RNA and activation of NF-kappa B by Toll-like receptor 3. Nature, 2001, 413(6857): 732-738.

[30] Duramad O, Fearon K L, Chang B, Chan J H, Gregorio J, Coffman R L, Barrat F J. Inhibitors of TLR-9 act on multiple cell subsets in mouse and man *in vitro* and prevent death *in vivo* from systemic inflammation. Journal of Immunology, 2005, 174(9): 5193-5200.

[31] Labieniec-Watala M, Watala C. PAMAM dendrimers: Destined for success or doomed to fail? Plain and modified PAMAM dendrimers in the context of biomedical applications. Journal of Pharmaceutical Sciences, 2015, 104(1): 2-14.

[32] Jackman J G, Juwarker H, Poveromo L P, Levinson H, Leong K W, Sullenger B A. Polycationic nanofibers for nucleic acid scavenging. Biomacromolecules, 2016, 17(11): 3706-3713.

[33] Sen C K, Gordillo G M, Roy S, Kirsner R, Lambert L, Hunt T K, Gottrup F, Gurtner G C, Longaker M T. Human skin wounds: A major and snowballing threat to public health and the economy. Wound Repair and Regeneration, 2009, 17(6): 763-771.

[34] Tomasek J J, Gabbiani G, Hinz B, Chaponnier C, Brown R A. Myofibroblasts and mechano-regulation of connective tissue remodelling. Nature Reviews Molecular Cell Biology, 2002, 3(5): 349-363.

[35] Campbell M T, Hile K L, Zhang H J, Asanuma H, Vanderbrink B A, Rink R R, Meldrum K K. Toll-like receptor 4: A novel signaling pathway during renal fibrogenesis. Journal of Surgical Research, 2011, 168(1): E61-E69.

[36] Meneghin A, Hogaboam C M. Infectious disease, the innate immune response, and fibrosis. Journal of Clinical Investigation, 2007, 117(3): 530-538.

[37] Holl E K, Bond J E, Selim M A, Ehanire T, Sullenger B, Levinson H. The nucleic acid scavenger polyamidoamine

third-generation dendrimer inhibits fibroblast activation and granulation tissue contraction. Plastic and Reconstructive Surgery, 2014, 134(3): 420E-433E.

[38]　Venereau E, Ceriotti C, Bianchi M E. DAMPs from cell death to new life. Frontiers in Immunology, 2015, 6: 1-11.

[39]　Stoecklein V M, Osuka A, Lederer J A. Trauma equals danger-damage control by the immune system. Journal of Leukocyte Biology, 2012, 92(3): 539-551.

[40]　Liaw P C, Ito T, Iba T, Thachil J, Zeerleder S. DAMP and DIC: The role of extracellular DNA and DNA-binding proteins in the pathogenesis of DIC. Blood Reviews, 2016, 30(4): 257-261.

[41]　Avriel A, Wiessman M P, Almog Y, Perl Y, Novack V, Galante O, Klein M, Pencina M J, Douvdevani A. Admission cell free DNA levels predict 28-day mortality in patients with severe sepsis in intensive care. PLoS One, 2014, 9(6): 1-7.

[42]　Peltz E D, Moore E E, Eckels P C, Damle S S, Tsuruta Y, Johnson J L, Sauaia A, Silliman C C, Banerjee A, Abraham E. HMGB1 Is markedly elevated within 6 hours of mechanical trauma in humans. Shock, 2009, 32(1): 17-22.

[43]　Lee J, Jackman J G, Kwun J, Manook M, Moreno A, Elster E A, Kirk A D, Leong K W, Sullenger B A. Nucleic acid scavenging microfiber mesh inhibits trauma-induced inflammation and thrombosis. Biomaterials, 2017, 120: 94-102.

[44]　Winthrop K L, Siegel J N, Jereb J, Taylor Z, Iademarco M F. Tuberculosis associated with therapy against tumor necrosis factor α. Arthritis & Rheumatology, 2005, 52(10): 2968-2974.

[45]　Synatschke C V, Schallon A, Jerome V, Freitag R, Muller A H E. Influence of polymer architecture and molecular weight of poly(2-(dimethylamino)ethyl methacrylate) polycations on transfection efficiency and cell viability in gene delivery. Biomacromolecules, 2011, 12(12): 4247-4255.

[46]　Menjoge A R, Kannan R M, Tomalia D A. Dendrimer-based drug and imaging conjugates: Design considerations for nanomedical applications. Drug Discovery Today, 2010, 15(5-6): 171-185.

[47]　Yang H, Lopina S T. Stealth dendrimers for antiarrhythmic quinidine delivery. Journal of Materials Science-Materials in Medicine, 2007, 18(10): 2061-2065.

[48]　Hayder M, Poupot M, Baron M, Nigon D, Turrin C O, Caminade A M, Majoral J P, Eisenberg R A, Fournie J J, Cantagrel A, Poupot R, Davignon J L. A phosphorus-based dendrimer targets inflammation and osteoclastogenesis in experimental arthritis. Science Translational Medicine, 2011, 3(81): 1-11.

[49]　Bosch X. Dendrimers to treat rheumatoid arthritis. ACS Nano, 2011, 5(9): 6779-6785.

[50]　Dernedde J, Rausch A, Weinhart M, Enders S, Tauber R, Licha K, Schirner M, Zugel U, von Bonin A, Haag R. Dendritic polyglycerol sulfates as multivalent inhibitors of inflammation. Proceedings of the National Academy of Sciences of the United States of America, 2010, 107(46): 19679-19684.

[51]　Shaunak S, Thomas S, Gianasi E, Godwin A, Jones E, Teo I, Mireskandari K, Luthert P, Duncan R, Patterson S, Khaw P, Brocchini S. Polyvalent dendrimer glucosamine conjugates prevent scar tissue formation. Nature Biotechnology, 2004, 22(8): 977-984.

[52]　McCarthy T D, Karellas P, Henderson S A, Giannis M, O'Keefe D F, Heery G, Paull J R A, Matthews B R, Holan G. Dendrimers as drugs: Discovery and preclinical and clinical development of dendrimer-based microbicides for HIV and STI prevention. Molecular Pharmaceutics, 2005, 2(4): 312-318.

[53]　Muller W A. Leukocyte-endothelial cell interactions in the inflammatory response. Laboratory Investigation, 2002, 82(5): 521-533.

[54]　Poupot M, Griffe L, Marchand P, Maraval A, Rolland O, Martinet L, L'Faqihi-Olive F E, Turrin C O, Caminade A

M, Fournie J J, Majoral J P, Poupot R. Design of phosphorylated dendritic architectures to promote human monocyte activation. Faseb Journal, 2006, 20(13): 2339-2351.

[55] McInnes I B, Schett G. Cytokines in the pathogenesis of rheumatoid arthritis. Nature Reviews Immunology, 2007, 7(6): 429-442.

[56] Takayanagi H. Osteoimmunology: Shared mechanisms and crosstalk between the immune and bone systems. Nature Reviews Immunology, 2007, 7(4): 292-304.

[57] Zanini D, Roy R. Practical synthesis of starburst PAMAM α-thiosialodendrimers for probing multivalent carbohydrate-lectin binding properties. The Journal of Organic Chemistry, 1998, 63(10): 3486-3491.

[58] Patri A K, Simanek E. Biological applications of dendrimers. Molecular Pharmaceutics, 2012, 9(3): 341.

[59] Johnson G B, Brunn G J, Platt J L. Cutting edge: An endogenous pathway to systemic inflammatory response syndrome (SIRS)-like reactions through toll-like receptor 4. Journal of Immunology, 2004, 172(1): 20-24.

[60] Kopecek J. Polymer-drug conjugates: Origins, progress to date and future directions. Advanced Drug Delivery Reviews, 2013, 65(1): 49-59.

[61] Cabral H, Kataoka K. Progress of drug-loaded polymeric micelles into clinical studies. Journal of Controlled Release, 2014, 190: 465-476.

[62] Shi J J, Kantoff P W, Wooster R, Farokhzad O C. Cancer nanomedicine: Progress, challenges and opportunities. Nature Reviews Cancer, 2017, 17(1): 20-37.

[63] Shao S Q, Zhou Q, Si J X, Tang J B, Liu X R, Wang M, Gao J Q, Wang K, Xu R Z, Shen Y Q. A non-cytotoxic dendrimer with innate and potent anticancer and anti-metastatic activities. Nature Biomedical Engineering, 2017, 1(9): 745-757.

[64] Matthews B R, Holan G. Antiviral dendrimers: United States Patent, 08/765528. 2001-02-20.

[65] Witvrouw M, Fikkert V, Pluymers W, Matthews B, Mardel K, Schols D, Raff J, Debyser Z, De Clercq E, Holan G, Pannecouque C. Polyanionic (i.e., polysulfonate) dendrimers can inhibit the replication of human immunodeficiency virus by interfering with both virus adsorption and later steps (reverse transcriptase/integrase) in the virus replicative cycle. Molecular Pharmacology, 2000, 58(5): 1100-1108.

（陈永明　梁慧怡　刘利新）

◼◼◼关键词索引◼◼◼

B

半秃胶束 82
比率型荧光探针 208

C

超声影像 317
触发式自分解聚合物 214
磁共振造影探针 206
刺激响应 120

D

电荷反转纳米药物 253
电荷生成聚合物 212
多功能诊疗功能材料 206

F

防粘连 84

G

高分子纳米载体 297
高分子药物 146
光声影像 314
光学探针 206
光学影像 312

H

海藻酸 46
合成高分子 19
核磁共振影像 304
核酸清除剂 376
核医学影像 321

J

甲壳素 58
聚氨基酸 24
聚合物药物传输体系 345
聚乙二醇 29
聚有机磷腈 99

K

抗病毒 386
抗炎症反应 382
抗肿瘤 86, 385
壳聚糖 44
可降解合成高分子 20
可降解脂肪族合成聚酯 20
可注射植入剂 166
口服定位释药制剂 143
口服制剂 137

N

纳米给药系统 156
纳米药物 343
纳米药物载体 286
纳米药物主动渗透 261
内镜黏膜下剥离术 86
黏膜下注射材料 86
凝胶化机理 80

P

皮肤修复 96
普鲁兰多糖 47

Q

氢键作用增强水凝胶 118

R

热致水凝胶 74
溶胶-凝胶转变 74

S

生物相容性 2, 82
生物医用高强度水凝胶 113
实时分布与代谢 347
释放与渗透 348
树形大分子 382
双网络水凝胶 114

T

"脱靶"效应 284
糖尿病 90
体内降解 82
物理凝胶化机理 81

X

纤维素 56
响应性高分子 205
相转变 74
形状记忆 119

Y

眼科疾病 95
阳离子聚合物 375
阳离子脂质辅助的纳米颗粒 293
药物缓释载体 86
医用高分子材料 2
医用合成高分子 4
医用天然高分子 4
影像可视化 343
游离核酸 375
逾渗胶束网络 81

Z

造影剂 304
诊疗一体化 347
脂肪族聚酯 7
转录后基因沉默 279
自噬效应 332
组织工程 96
组织再生 96

其　他

2R2SP 需求 242, 243
3D 打印 123
3S 纳米特性转换 242, 243
CAPIR 级联输送过程 241
CES 三要素 262
PEG-聚多肽嵌段共聚物 98

PEG-聚酯嵌段共聚物.....................76
PEG 修饰作用...............................146

RNAi 280
RNA 干扰 280